消化系统慢性病影像与临床

XIAOHUA XITONG MANXINGBING YINGXIANG YU LINCHUANG

中西医结合的成果和多项专利

主　审　田淇第
主　编　高晓龙　田春江　陈爱武
副主编　陈　瑜　刘春利　颜　兵
　　　　张玉峰
编　者　（以姓氏笔画为序）
　　　　牛　薇　田大伟　刘　茜
　　　　汪漪漪　魏树瑾

河南科学技术出版社
· 郑州 ·

内容提要

本书共12章，较详细地阐述了消化系统慢性病的诊断和治疗方法，包括食管、胃和十二指肠疾病，肝、胆、胰疾病，肠道与肠系膜疾病，直肠与肛管疾病等。每种疾病均简述其病因病理和临床表现，详述其影像检查和中西医治疗方法。本书是作者们特别是田淇第教授几十年临床实践经验的总结升华，资料翔实，图文并茂，内容实用，可供消化科、肛肠科、放射科和基层全科医师阅读参考，亦可供消化系统慢性病患者求医时参阅。

图书在版编目（CIP）数据

消化系统慢性病影像与临床/高晓龙，田春江，陈爱武主编. --郑州：河南科学技术出版社，2024. 10.

ISBN 978-7-5725-1714-3

Ⅰ. R570. 4

中国国家版本馆CIP数据核字第2024YJ9422号

出版发行：河南科学技术出版社
北京名医世纪文化传媒有限公司
地址：北京市丰台区万丰路316号万开基地B座115室　邮编：100161
电话：010-63863186　010-63863168

策划编辑：杨磊石
责任编辑：杨磊石　杨永岐
责任校对：龚利霞
封面设计：吴朝洪
版式设计：崔刚工作室
责任印制：程晋荣
印　　刷：河南瑞之光印刷股份有限公司
经　　销：全国新华书店、医学书店、网店
开　　本：720 mm×1020 mm　1/16　**印张**：22.25・彩页8面　**字数**：424千字
版　　次：2024年10月第1版　2024年10月第1次印刷
定　　价：128.00元

主审简介

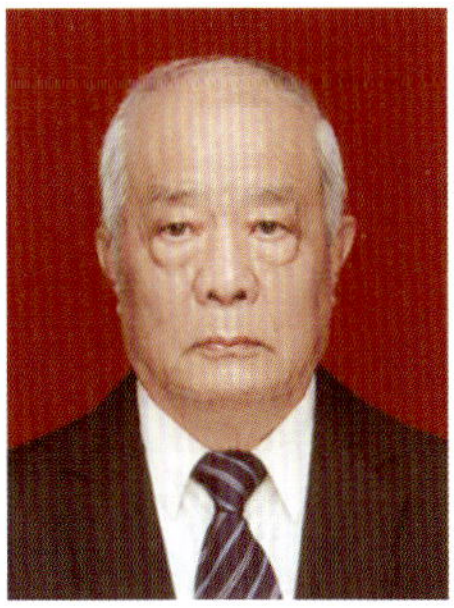

田淇第　男，汉族，1942 年 12 月出生于天津市。1963 年毕业于天津医学院，1972 年毕业于天津中医学院（西学中）。曾任天津市南开医院外科和肛肠科主任，兼任北京中医药大学和北京高等中医学校教授、中国微型刀学会理事。从医 55 年余，在中西医结合治疗消化系统慢性疾病方面取得了突出成就，将既往需手术的消化系统疾病挑选并制定临床标准，改为以中医中药非手术治疗，获得成功和国家科技奖，尤其在微创小针刀综合疗法研究与应用技术方面，将肛肠病治疗从开放性大手术变为闭合性的微创手术，获得国内外多种奖项，并获医学发明专利 10 项。主著出版《肛肠病小针刀综合疗法》《小针刀治疗肛肠病》和《消化系统慢性病诊断与治疗》，发表论文 50 余篇。

主编简介

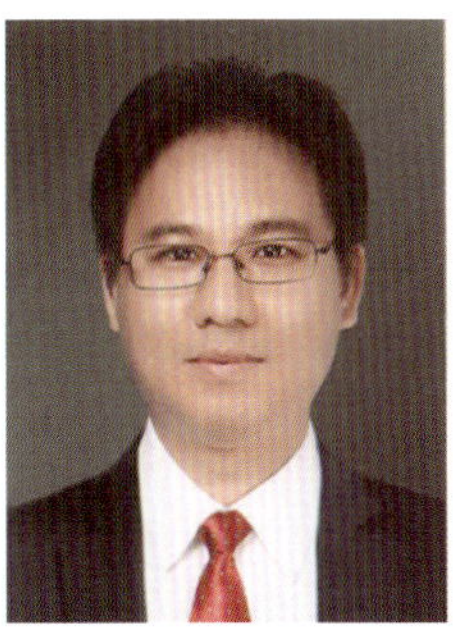

高晓龙　男，汉族，1978 年出生于湖南祁东。医学博士，主任医师。上海大学医学院、宁波大学、温州医科大学硕士生导师。2003 年天津医科大学医学影像学本科毕业，先后于 2010、2017 年获同济大学影像医学与核医学硕士、博士学位。在上海三级甲等医院影像科工作 15 年。目前任上海大学附属罗店医院放射科主任，学科带头人。上海市医学会放射专业委员会区属学组副组长。上海市医师协会放射医师分会分子影像与 AI 学组副组长，上海市医师协会放射医师分会区属学组委员，上海市社会医疗机构协会肿瘤学分会肿瘤放射专业委员会常委，上海市社会医疗机构协会肿瘤分会委员，上海市抗癌协会影像专业委员会区属学组委员。发表核心期刊论文 30 余篇，以第一作者或共一发表 SCI 10 篇。主持市卫健委课题 1 项，区科委课题 1 项，以主要成员参与国家自然科学基金 7 项，获批国家专利 4 项。以主要完成人荣获 2018 年上海市科学技术进步奖一等奖。

主编简介

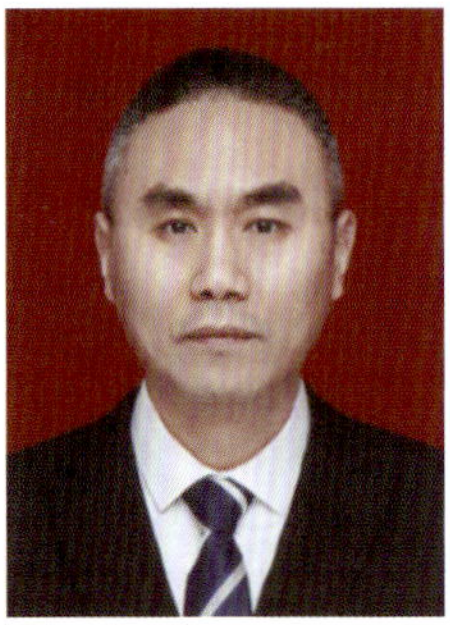

田春江　男，汉族，1978 年出生于天津市，2003 年毕业于天津医科大学。现任天津市南开医院放射科副主任医师。兼任天津市中西医结合学会医学影像专业委员会委员，天津市体视学学会委员，天津市核学会理事，天津市抗癌协会胃癌组委员。从医 20 多年，在 X 线、CT、MR、胃肠方面很好地掌握了各系统常见病、多发病的影像诊断，主攻方向为胸、腹、盆部 CT、MR 诊断，尤其是腹部肝、胆、胰、脾、肾常见及罕见疾病的影像学诊断。以第一作者及参与发表论著 20 多篇，其中包括 SCI 及中华医学期刊。参与完成天津市级自然科学基金课题 1 项。获国家发明专利 1 项。多次参加中日结肠癌精准研讨会，天津市及全国影像会议。参编著书 2 部（《X 线诊断思维》《CT 诊断思维》）。

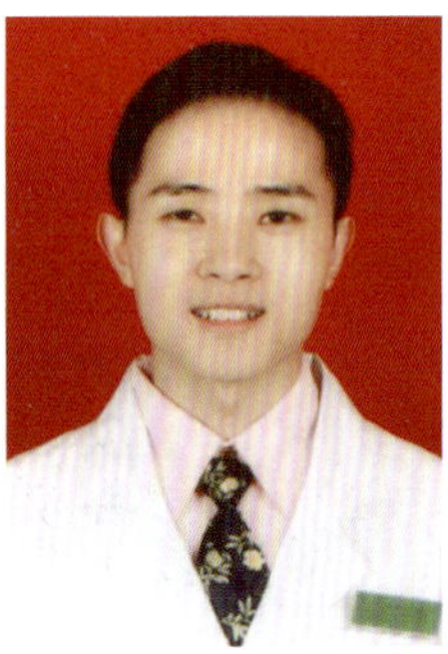

陈爱武　男，汉族，1981 年 12 月出生于湖北省孝感市，毕业于北京中医药大学。主治医师，中医世家，从事临床工作 20 余年。田淇第教授的博士生，针刀肛肠 10 项专利继承人，第武针刀肛肠研究院院长。将肛肠开放的手术改变成小针刀针眼微创治疗，可重复用小针刀治疗，因没有瘢痕，“针孔”仅用创可贴盖敷，故基本一次治疗即可痊愈。无并发症，无后遗症，患者不住院，门诊即可治疗，不禁食，不洗肠，无感染，无疼痛，无大便失禁，无肛门狭窄；不扩肛，治疗后照常吃饭、工作。获 2 项专利：①将痔核（疮）用胶圈（气门芯）套扎与痔核胶圈前注入中药消痔灵液同步完成的“套扎注射枪”；②“搔刮小针刀”，肛门外刺入针孔疗法治疗肛门瘙痒症。与田淇第教授共同主编《小针刀治疗肛肠病》《消化系统慢性病诊断与治疗》。

副主编简介

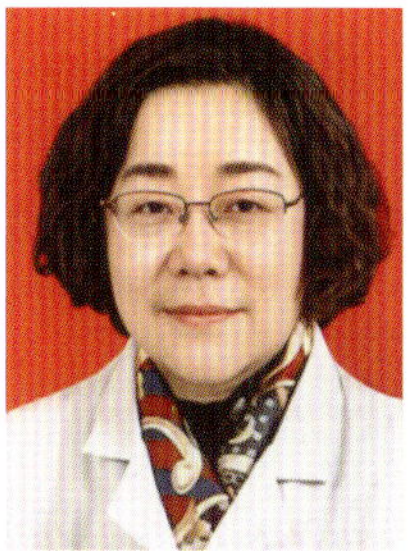

陈　瑜　女，副主任医师，现为上海市宝山区罗店医院中医肛肠科主任。从事中医肛肠疾病诊疗工作30余年，擅长环状混合痔、复杂性肛瘘、肛裂、肛周脓肿等疾病的诊断与治疗。被评为宝山区好中医、宝山工匠、宝山区优秀共产党员。以带头人身份完成宝山区特色专科重点专科——罗店医院中医肛肠科的建设工作。宝山区第九批"非遗"项目传承人。参与主持多项市级、区级科研课题，以第一作者身份发表数篇核心期刊论文。

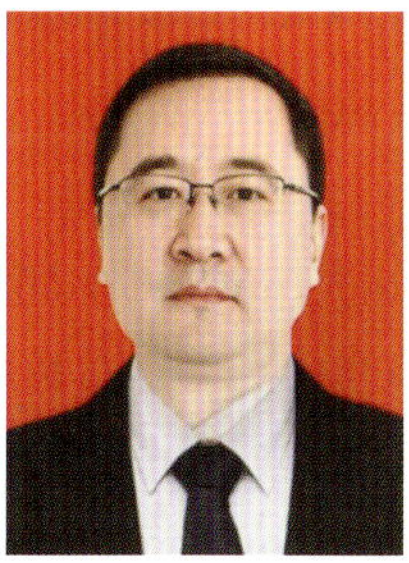

刘春利　男，副主任医师，现为上海全景医学影像诊断中心副院长兼PETCT主任。兼任中国非公医疗机构协会放射专业委员会委员，上海市放射学会非公学组组员，上海市中西医结合学会核医学与分子影像专委会委员，上海市抗癌协会肿瘤影像专业委员会委员。擅长胸腹部病变的诊断与鉴别诊断。发明专利及实用新型专利4项。以第一作者或通讯作者发表国内核心期刊及SCI文章多篇。获得武警部队医学科研成果三等奖1项。参与《分子影像与核医学——临床病例解析》编写。

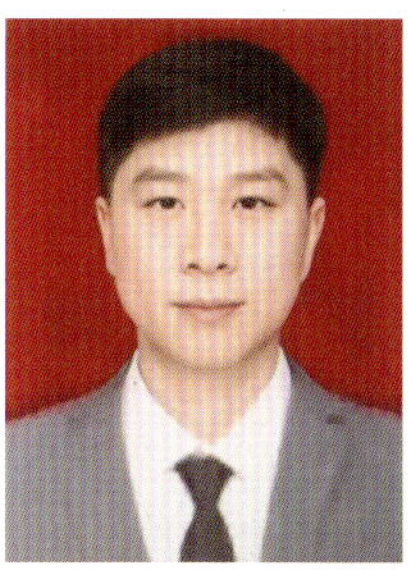

颜　兵　男，汉族，副主任医师，毕业于镇江医学院。现为上海全景医学影像远程事业部技术总监、医务教学主任。兼任中国医学影像技术研究会第九届理事会理事，中国医学影像技术研究会核医学分会第七届委员会委员。被授予"浙江省医学影像职业技能标兵""浙江金蓝领"称号，参编《肺部疾病临床与影像解析》《肺部真菌感染临床与影像解析》《医学影像Top3鉴别诊断》《肌骨影像学核心知识必读》。

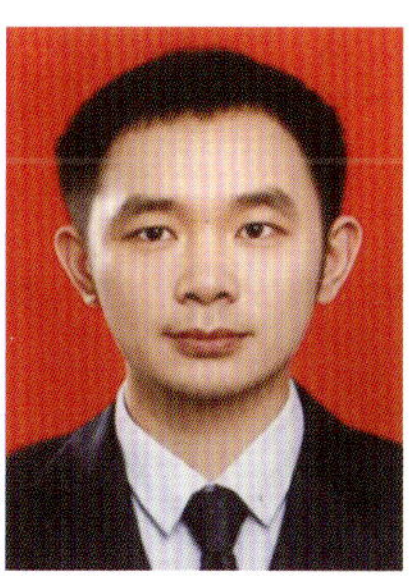

张玉峰　男，汉族，毕业于蚌埠医学院，2022年获苏州大学硕士学位。现任上海大学附属罗店医院放射科副主任医师，科研秘书。兼任上海市中西医结合学会影像医学专业委员会委员。对于消化系统疾病CT和MR诊断具备很强的综合分析能力。专业核心期刊发表论文十余篇。主持院级科研课题及区级科研课题多项。

编者简介

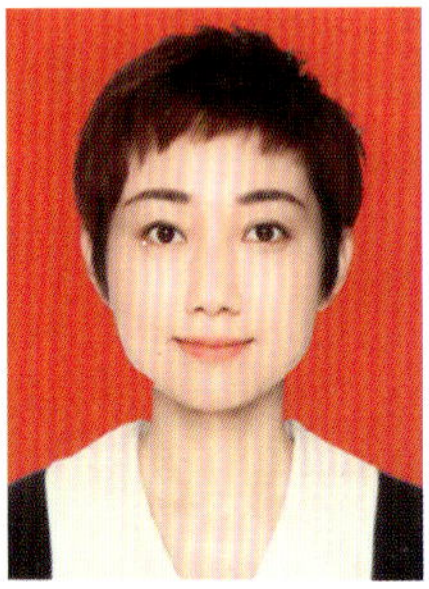

牛　薇　女，汉族，2006年华北煤炭医学院临床医学专业本科毕业，现任天津市南开医院消化内科主治医师。兼任天津市中西医结合学会心身医学专业委员会青年委员。发表SCI文章及核心期刊论文10余篇。参与市级、局级科研课题3项。

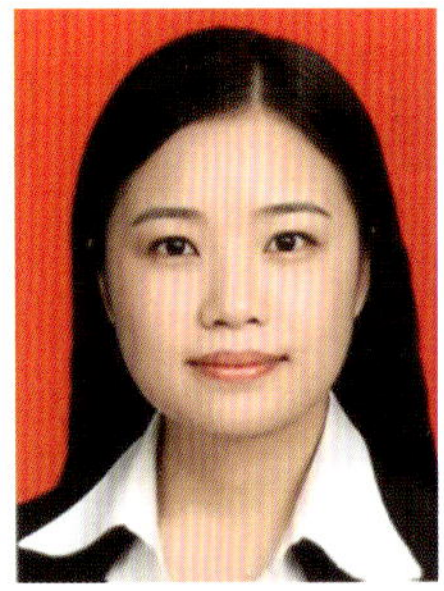

刘　茜　女，汉族，毕业于天津医科大学，2016年获天津医科大学博士学位，现任天津市中西医结合医院消化内科主治医师，科研秘书，兼任天津医疗健康消化专业委员会青年委员。擅长消化性溃疡、慢性萎缩性胃炎、炎症性肠病、胃肠息肉等疾病的诊断与治疗。参与主持多项国家级、局级科研课题，以第一作者身份发表数篇SCI文章及核心期刊论文。

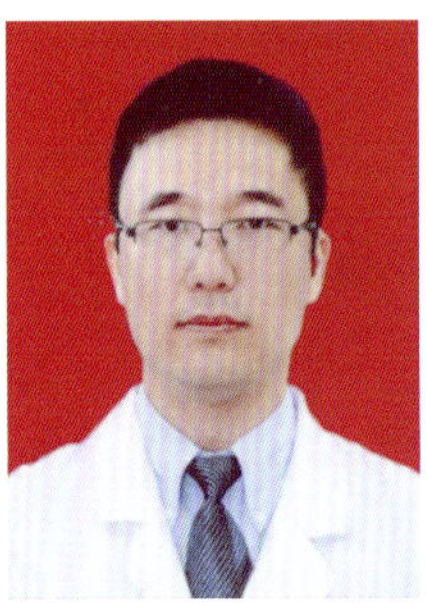

田大伟　医学博士，硕士生导师，副主任医师

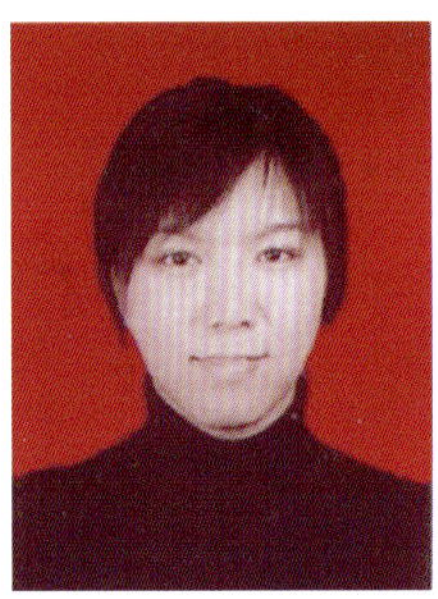

魏树瑾　医学博士，副主任医师

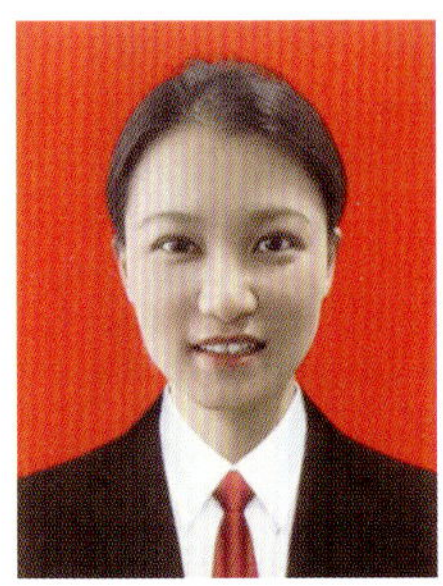

汪漪漪　田淇第教授的针刀肛肠荣誉硕士

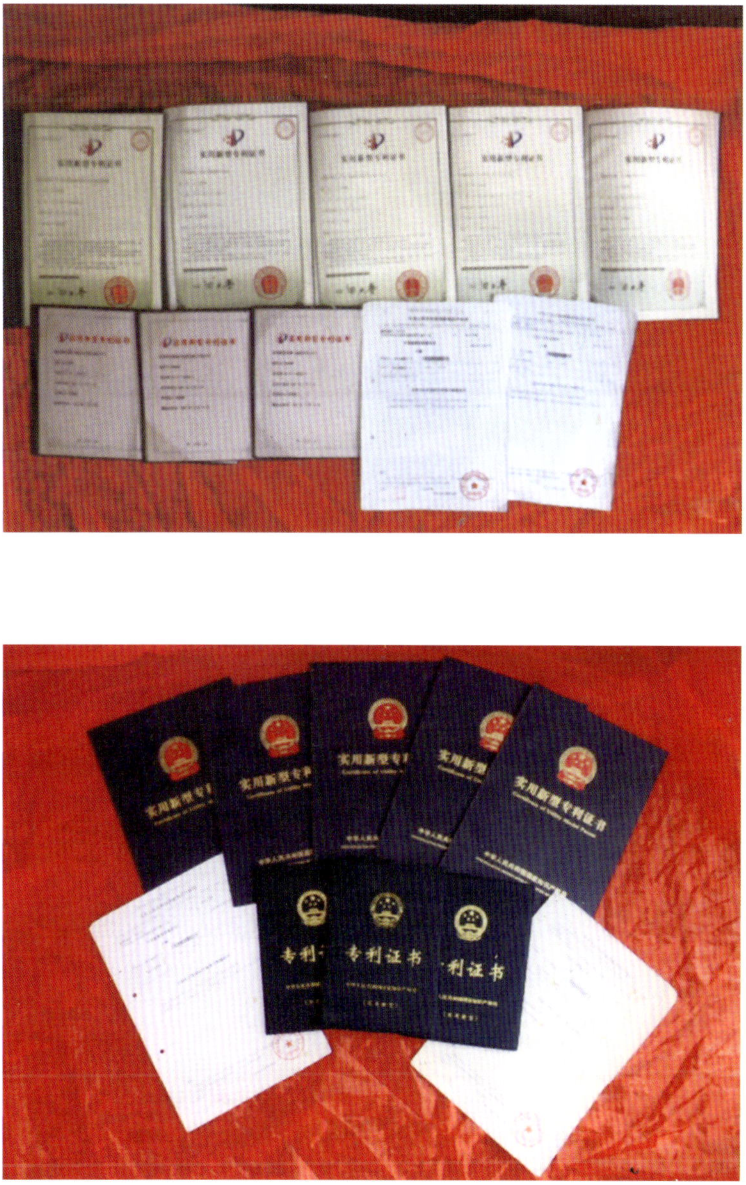

田淇第获 10 项专利证书

田淇第同志承担/参加中西医结合治疗溃疡病急性穿孔项目的研制工作，该项目被评为天津市八六年度优秀科技成果 等奖。特此证明。

科学技术进步（成果）三等奖

天津市人民政府

前　言

消化系统慢性疾病是常见病、多发病，其发病原因多种多样，临床表现各不相同。由于症状通常较轻，患者多能忍耐，因而忽视及时诊治，以致逐渐加重，长年受病痛折磨。为帮助读者提高对此类疾病的认识，交流和推广诊疗方法，我们在总结多年临床经验的基础上，参考相关医学文献，编写了这部《消化系统慢性病影像与临床》。

本书共12章，包括从食管（进口）至肛门（出口）的消化系统慢性疾病。每种疾病简述其病因病理和临床表现，详述其影像检查诊断和中西医治疗方法，其中融入了作者们影像学检查和中西医结合的科技成果。以往需西医手术的一些疾病，通过影像学精准诊断和中西医结合的非手术疗法，取得了很好的效果，不但免除了患者的“开刀之苦”，而且节省了医药费用。在肛肠疾病一章中，介绍了我们开展小针刀综合疗法的经验，其中有10项发明专利。

本书的编写和出版，得到上海大学附属罗店医院和天津市南开医院领导的大力支持，在此表示衷心感谢！

由于我们水平有限，书中如有错漏不当之处，期盼读者批评指正。

田淇第

2024年5月8日

目　录

第1章　绪　论

第一节　消化系统慢性疾病中西医结合疗法

一、中西医结合疗法的原则与优点

(一)中西医结合疗法的原则

(1)要有西医的正确诊断,不要延误疾病的治疗。

(2)将西医手术疾病的范围缩小,改为中医与西医结合疗法、“非手术”疗法,或有些疾病可选用中西医结合的非手术疗法(例如,本书中的疾病)。

(3)可以防止西医手术过度治疗。

(4)用西医诊断疾病,可以缩窄“中医辨证论治”范围,使之达到疗效更佳。

(5)中西医是“结合”,不是两者“加法”。有个别医师认为,开几副中药,再给患者打几针西药,如先锋霉素,就对患者讲,我这是用中西医结合方法治病。这种简单相加的认识和做法不对,只能称为中药加先锋霉素疗法。中西医结合,必须将中西医两种医学理论结合成一种“新理论”,并于临床实践验证,让患者获得最佳结果,这才叫中西医结合。

(二)中西医结合疗法的优点

中医有五千多年的历史,是“人体实践医学”的经验积累。例如,“神农尝百草”,是对人体有益或有害的中草药进行总结的记载。而西医只有二三百年的历史,是以人体解剖、生理学为基础,以动物实验和化学物质为主的“实验室”医学。

中西医结合是取两种医学之长,互补两种医学之短,而产生新的医学理论与方法,用于治疗疾病。例如,小针刀闭合性从“肛门外”刺入,在示(食)指引导下到达肛门、直肠中的“病灶”。改变了西医开放性、大切除、大切开的肛肠疾病手术,而获专利10项的小针刀治疗肛肠疾病,就体现了中西医结合的优点。

中医药事业传承发展,如屠呦呦教授获诺贝尔奖,是中医药融入主流西医学的有力证据;中医药的针灸,是当前医学知识与实践主流模式,是以科学证据为核心的循证医学模式,是评价治疗措施有效安全性的主要依据。

二、中医与西医的差异及各自的优势

(一)中医与西医的差异

中医学与西医学是两套完全不同的理论。为了将中医与西医结合,我国政府于1958年提出了让西医专家脱产学习中医药和针灸,即“西学中”研究班,有不少西医通过研究班的研修,成为了中西医结合名家。例如,天津市南开医院吴咸中院士是第一届学员,他主编《中西医结合治疗急腹症》并用中西医结合“非手术”疗法治疗“肠梗阻”,而获得满意疗效。再比如天津市南开医院吴咸中院士学生田淇第教授,也是“西学中”学员,著有《小针刀闭合性针眼疗法治疗肛肠疾病》,并获10项专利。

(二)中医与西医各自的优势

由于历史、社会等因素,中医远不如西医发展迅速,但中医学是总结记载中国“亿万人体”的实践医学积累。西医是利用现代科技发展而提高。例如,超声、纤维食管胃肠镜、人工智能手术等。中国利用5G技术,于北京与三亚远程实时手术。鉴别基因编辑纳米技术使医学获得发展。西医发展为中医医师和中西医结合医师提供了诊治疾病的科学依据,使中医临床思维和临床诊治技术得到提高。

三、消化系统疾病中医辨证论治

(一)中医的辨证论治

中医辨证论治很多,但八纲辨证是辨证总纲,而气血热是证治,是脏腑经络辨证,互相影响,最终要判明疾病的病因、病位,实施多种治疗方案。

中医的辨证治法很多,有扶正祛邪、补虚泻实、温补调和,以及同病异治,异病同治等。

中医辨别疾病是依据何脏、何腑,属于虚,属于实,属于热,属于寒,而相对应制订中医理法、方、药,称为脏腑证治。

(二)中医脾胃藏象学说

从《黄帝内经》《伤寒论》到李东垣的《脾胃论》,一直到明清的“叶氏胃阴学说”,使脾胃藏象(理论)更臻完善。

脾胃为后天之本,位于人体“中焦”,负有生化气血之功。脾与胃,通过经脉互络,是表里关系,胃主受纳,脾主运化。《素问·灵兰秘典论》曰:“脾胃者仓廪之官,五味出焉。”脾主升,胃主降,相辅相成。中医的脾与西医的脾不同。中医的脾包括西医的脾、胰腺的功能,脾的阳气温煦、胃的受纳与小肠泌别清浊功能。人吃入食物,消化吸入水、电解质、蛋白质、脂肪和糖类,转化为人体的营养,并进行新陈代谢。

(三)中医对肝的论述

肝主疏泄,调畅气机。《伤寒杂病论》确立了肝胆病辨证论治的基本法则。肝气机失常，累及脾。例如，对于“黄疸”，仲景医圣的《伤寒论》和《金匮要略》对于外感发黄和内伤发黄均有论述。对于脾水（腹水），《金匮要略》记载“水气病，脉证并治”。仲景医圣又提出，“见肝之病知肝传脾，当先实脾”。所以，中医的脾胃与肝胆相互影响，也是中医辨证论治消化系统疾病的“核心”与思路。

第二节　中医对气病、瘀血和热病的认识

一、气病及其治疗

理气开郁疗法是肛肠病常用八法之一，有着广泛的应用范围。

【基本概念】　气的名称散见于中医的各种著作和历代医案之中。例如，张景岳说：“生化之道以气为本，天地万物莫不有之……四时万物得以生长收藏，何非气之所为，人之有生全赖此气。”又如《杂病广要》中说：“阴阳虽大，未离乎气，故通天下一气耳，一吐纳，一动静，何所逃哉，与气流通而已。故气平则宁，气不平则病。”说明“气”在维持正常生理活动中有着重要意义。

中医对气的认识包含着两方面内容。①指物质而言，如大气、营气；②指功能而言，如心气、肝气。《灵枢·邪客篇》说：“营气者，泌其津液，注之于脉，化以为血，以荣四末，内注五脏六腑。”说明营气是血液中的营养物质。该篇又说：“宗气积于胸中，出于喉咙，以贯心脉，而行呼吸。”说明宗气有主司呼吸，又有促进血液循环的功能。总之，中医学对气的认识，不论是指功能的或物质的，均说明机体之所以能够维持正常的生命活动，保持各器官的生理平衡，是由于气的正常流通生化的结果。因此，人体气的生化有着重要的意义。

【病因病理】　中医学认为，不论七情内伤，外感六淫，或房事劳倦，均可伤气而致病。凡气的盛衰、急缓和乱结等都可以发生不同的病变。张景岳说：“气之在人，和则为正气，不和则为邪气。”如在内伤七情的病变中，有怒则气上，喜则气缓，悲则气消，恐则气下，惊则气乱，劳则气耗，思则气结等。在外感六淫的病变中，有风伤气为疼痛，寒伤气为战栗，暑伤气为热闷，湿伤气为肿满，燥伤气为闭结等。

总之，由于病因的不同，出现不同的病理变化和证候，其性质可有虚、实、寒、热的差异，变化多端。但其根本原因，皆为气不通调所致。

【临床表现】　由于气机失调所在部位的不同与症状的差异，常将气病分为气滞、气郁、气逆和气陷四大类。

1. 气滞　病在经络，症状多表现为疼痛阵发，时发时止，得热即缓。气聚则痛而见形，气散则平而无迹，痛无定所，往来走窜。脉弦、涩或紧。

2. 气郁　病在脏腑，症状多为胁肋疼痛，痞塞胀闷，饮食不化，神志忧郁。脉弦细。

3. 气逆　病在上，多为呕吐、喘满、气晕、头痛、耳鸣、面红。如肺气上逆可致咳喘，胃气上逆可致呃逆、呕吐等。脉弦紧有力。

4. 气陷　病在下，常表现为少气懒言、面黄白、自汗、腹泻、脱肛、崩漏、子宫下垂、尿频、四肢无力。脉沉细无力。

气病脉象以沉弦为多见。古人云："手下脉沉便知是气，大凡气病轻者，肺脉独沉，重者六脉俱沉。"又气病轻者，肝脉独弦，重者脾脉亦弦。

【治疗】　如前所述，气机失调可导致各种疾病，常采用行气、开郁、降气、补气等治法。前三者适用于气病之实证，如气滞、气郁、气逆；后者适用于气虚、气陷等虚证。

1. 气滞治法　宜行宜破，多用辛香行气止痛之品，如香附、苏叶、木香、川楝子、延胡索、乳香、没药、枳壳、厚朴等。代表方剂有木香顺气丸、金铃子散。

(1)木香顺气丸

①组成：木香、厚朴、青陈皮、苍术、半夏、茯苓、泽泻、益智仁、草蔻仁、吴茱萸、干姜、柴胡、升麻、当归。

②功用：调中顺气，益脾消胀。

③适应证：胸膈痞闷，胁腹胀满，气不宣通。

(2)金铃子散

①组成：川楝子、延胡索。

②功用：疏肝行气止痛。

③适应证：心腹胁肋诸痛，时发时止。脉数、舌红、苔黄。

2. 气郁的治法　宜疏宜散，多用行气解郁止痛健胃的药物，如香附、郁金、柴胡、蔻仁、砂仁等。常用代表方有柴胡舒肝丸。

(1)组成：柴胡、枳实、杭芍、川芎、枳壳、香附、生甘草。

(2)功用：调和肝脾。

(3)适应证：胁肋疼痛，寒热往来。

3. 气逆治法　宜降宜缓，采用降逆重镇之品，如苏子、旋覆花、半夏、代赭石、沉香、炒莱菔子等。用于气机上逆，见有恶心、呃逆、喘咳等症者。其代表方如旋覆代赭汤。胃虚而气逆者，可配人参、甘草，以益胃气；痰湿内郁者可配半夏、厚朴以化痰湿；有热者可用清降之品，如竹茹、桑白皮等；有寒者可用温降之品，如丁香、柿蒂等。

(1)组成：旋覆花、人参、生姜、代赭石、甘草、半夏、大枣。

(2)功用：扶正益气，降逆化痰。

(3)适应证：胃气虚弱，痰浊内阻，心下痞硬，时嗳气，大便秘。苔浊腻，脉弦虚者。

4. 气陷治法　常用补气益气之法，故宜升宜补。如用升麻、柴胡、党参、黄芪、白术、桂枝等。其代表方为补中益气汤。

(1)组成:黄芪、人参、甘草、白术、当归、陈皮、升麻、柴胡、大枣。

(2)功用:升阳益气,调补脾胃。

(3)适应证:劳倦伤脾,清阳下陷,中气不足,自汗,泄泻,子宫下垂,脱肛等。

以上是对于气机失调常采用的治疗方法(表 1-2-1)。在治疗气病使用理气药时,要注意以下几点。①理气药多为辛温香燥之品,用之不可过量或连续使用时间太长,否则会有耗气伤阴之流弊;②气郁而见津伤者,忌用理气药;③虚者和孕妇须慎用破气、降气药。

表 1-2-1 气病的分类与治法

分类	病位	症状	治法	方剂
气滞	病在经络	疼痛阵发、时发、时止,得热可缓,气聚则痛而见形,气散则平而无迹,痛无定所往来走窜。脉弦紧涩	宜行宜破	木香顺气丸
气郁	病在脏腑	胁肋疼痛 、痞满胀闷、饮食不化、神情忧郁。脉弦细	宜疏宜散	柴胡舒肝丸
气逆	病在上	为呕为吐、喘满头晕、头痛、耳鸣、面红。脉弦紧有力	宜降宜缓	旋覆赭石汤,苏子降气丸
气陷	病在下	少气懒言、面黄白、自汗、腹泻、脱肛、崩漏、子宫下垂、尿频、四肢无力。脉沉细无力	宜升宜补	补中益气丸

5. 理气开郁疗法

(1)急性肛瘘:中医学认为,其病因病理是肝、胆失疏泄,湿热滞结,热壅阳亢。根据临床症状、舌苔、脉象,分为气滞型、湿热型与实火型。方剂组成:柴胡、黄芩、半夏、枳壳、香附、郁金、延胡索、木香、川楝子各 9g,杭芍、大黄(后下)各 15g。

(2)急性肛门脓肿:根据肛门脓肿的病理发展过程,参照临床症状、脉象、舌苔,将它分为 3 个阶段,即气滞血瘀期、蕴热期与毒热期。对气滞血瘀期用行气活血的方法进行治疗。方剂组成:木香 10g,川楝子 10g,延胡索 6g,桃仁 10g,牡丹皮 10g,金银花 30g,大黄(后下)20g,红藤 20g。

(3)急性肠阻塞:肠阻塞的发生原因是气机失调,主要是恢复气机的正常运行,以行气、攻下为主。不论哪一类方剂,行气的药物都不可缺。方剂组成:川朴 9g,木香 9g,乌药 9g,炒莱菔子 9g,桃仁 9g,赤芍 9g,芒硝(冲)6g,番泻叶 9g。

对气胀较重的肠阻塞可用复方大承气汤。方剂组成:川朴 9g,炒莱菔子 9g,枳壳 9g,桃仁 9g,赤芍 9g,大黄(后下)30g,芒硝(冲)6g,木香 9g。

从上述应用情况可以看出,中医学的理气开郁疗法在中西医结合治疗肛肠病中，有着广泛的应用适应证，占有重要的地位。如何用现代科学的方法，加以整理研究，进一步指导临床治疗，是当前我们面临的一项重要任务。

二、瘀血及其治疗

气血学说是中医学病理生理的重要学说之一。过去对气血的关系及瘀血的认识是不够的。王肯堂指出："夫人饮食起居，一失其宜，皆能使血瘀滞不行，故百病由污血者多，而医书分门类证，有上气而无蓄血，予故增著之此说为是，然古人间有为蓄血立类者但不多见耳。"在肛肠病非手术治疗中也广泛应用逐瘀疗法，收到了较满意效果。

【基本概念】

1. 气　是机体一切功能活动的动力，因作用及分布部位不同而有不同名称。

(1)大气：亦称阳气或正气，是由元气、心阳气与谷气在气海中经气化而成。

(2)谷气：亦称胃气，是水谷在胃中经腐熟而产生。

(3)元气：是先天元阳之气，在后天是由右肾相火与左肾水精相合而成。

(4)心阳气：是心阳热吸收天阳气而成。

(5)天阳气：是天地间大气，由天阳热和地之水气交蒸而成。

(6)经气：行于十二经中的大气。

(7)精气：藏于脏腑之大气也叫脏气，有肺气、肝气、心气、肾气、脾气等。

2. 血　是水谷精微中的浊液，经十二经最后受心阳热锻炼而成。在《灵枢·决气篇》说："中焦受气，取汁变化而赤，是谓血。"血属阴，行于脉中，周流不息，营养全身，外注四肢百骸，内灌五脏六腑。"是故血和则经脉流行，营复阴阳，筋骨劲强，关节清利矣。""肝受血而能视，足受血而能步，掌受血而能握，指受血而能摄。"总之，血是最重要的生命物质之一。

3. 气血关系　气与血，一阴一阳，气可生血，血可化气。气为血帅，气行则血行，血为气守，血宁则气平。气血同源而并行，互相资生、相互促进。故唐容川说："人身气为阳，血为阴，阳无阴不附，气无血不留。"

【病理变化】

1. 气病对血的影响

(1)气虚而血虚：心、肝、脾气虚可引起血虚，治疗这类血虚宜用益气的方法，如当归补血汤。

(2)气虚不能统血：在大气下陷或脾气虚损时，可发生崩漏、便血等症，宜用升提方法补气健脾，如补中益气汤。

(3)气滞而血瘀：气为血帅，气滞不行可造成瘀血，宜行气以活血。

(4)气逆或气盛：可迫血妄行而出血，引起吐血、呕吐、咯血等症，宜用降气顺气方药。

2. 血病对气的影响

(1)血脱气散:大出血后造成“营血暴竭,卫气无依”。出现气散虚脱。治疗上有“有形之血不能速生,无形之气法当急固”之说,宜用独参汤、升脉散等。

(2)血瘀而气滞:血瘀在经阻遏气机而导致气机不利。治疗此类气滞当以活血为主。

【病因】 六淫、七情、饮食不节、暴急奔走,跌仆损伤、产后败血不尽均可造成瘀血。经书常谓“气血者喜温而恶寒,寒则泣不能流”。其实,六淫除寒以外,风湿成痹,湿热成痈,无一不造成气血郁滞。气病是瘀血的重要原因之一,尤其是肝郁气滞更为常见,肝气不疏血行不畅而胁痛。肝气犯胃,脾胃气血郁滞而胃脘痛。外伤也是造成瘀血的一个原因,《订补明医指掌》一书中谓:“跌仆损伤或被人打踢,或物相撞,或取闪肭,或奔走努力,或受困屈,或发恼怒,一时不觉,过至半日,或一二三日而发者有之,十数日或半月一月而发者有之。一般寒热交作,其心胸胁下小腹满痛,按之手不可近者,此有瘀血也。”因此,瘀血的病因相当广泛。

【临床表现】

1. 疼痛 后世医家李念莪曾说:“通则不痛,痛则不通。”概括了疼痛是因气血不通所致。究竟以气滞为主还是以血瘀为主,需要从疼痛性质上加以鉴别。

(1)气痛:时痛时止,痛无常处,气聚则痛而见形,气散则平而无迹,如肠痉挛。

(2)血痛:痛无休止,痛有定所,血积则成肿块,如血栓外痔。

(3)痛有虚实寒热之分,亦可详辨(表 1-2-2)。

表 1-2-2 实热痛与虚寒痛的鉴别

鉴别要点	实热痛	虚寒痛
是否胀痛	痛而胀	痛而不胀
是否喜按压	痛而拒按	痛而喜按
是否喜温热	痛而喜冷	痛而喜热
是否与饥饿有关	饱而痛甚	饥而痛甚
是否腹泻	痛而闭	痛而泻

实热痛与虚寒痛的鉴别,可分以下几种情况:①梗阻或痉挛引起的疼痛,特点是阵发性绞痛,多以气为主。如肛门内括约肌病。②炎症或肿胀引起的疼痛,特点是持续性跳痛或胀痛,多以血为主,如肛门脓肿。③腹膜受刺激引起的疼痛,特点是持续性,起始重,逐渐减缓,化学性刺激所致刀割样者多以气为主。内出血所致针刺样痛者,多以血为主,如肠穿孔。④缺血所引起的腹痛,呈持续性,活动后加重,多表现为气血相兼,如嵌顿痔。

2. 肿块 中医学关于肿块的论述很多,最早见于《内经·灵枢五变篇》,其后又有癥瘕痃癖等说。在认识上总离不开气血(表 1-2-3)。

表 1-2-3 肿块的鉴别

鉴别要点	积(癥)有形可证	聚(瘕)假物成形
气血	属血	属气
脏腑	属脏	属腑
阴阳	阴	阳
主要特点	有形可循,固定不移,痛有定处	聚散无常,往来浮动,疼痛走窜
病情	较重,如肠肿瘤	较轻,如肠痉挛

3. *发热* 《金匮》有“病者如热状,口干燥而渴,其脉反无热,此为阴伏是瘀血也”。《医林改错》中有“心里热名曰灯笼病,身外凉心里热,为内有瘀血”。另外,痔瘘类疾病,午后发热至晚尤甚。还有人认为,时发寒热而无外感者为内瘀血。

4. *热血* 吐血、鼻出血、便血、漏血诸症均有瘀血,有因瘀血而出血者,亦有因出血而瘀血者。大便黑亮如漆似胶有异臭者为内瘀血:皮下有紫斑为外瘀血;经前腹痛,月经有血块为内瘀血。

5. *精神神经症状* 《医林改错》中所说的“瞀闷”为瘀血。

6. *舌与脉* 舌色发紫或舌质有紫斑为瘀血。脉以弦紧涩为主,但也有沉细者。“弦而紧,胁痛脏伤,有瘀血”。“挟血者脉来乍涩乍数,闪烁明灭”。

7. *其他* 面色黧黑,尤以眼眶口唇暗黑者为瘀血。皮肤有蛛纹丝缕如蟹足者为瘀血。

【治疗】

1. *治疗原则* 无论何种原因所引起的瘀血,治宜祛瘀为先,轻者用消散之法,重者用逐破攻坚之法,但欲使其气血循经恢复正常,一定还要掌握气血兼顾,因为气为血帅,气行则血行。

(1)磨平饮:治死血成块。方用红花、桃仁、山楂、苏木、三棱、莪术、枳壳、香附、乌药。

(2)大黄散:治瘕结两胁胀痛。方用川大黄、京三棱、鳖甲、槟榔、木香、赤芍、桃仁、生姜。

治疗早期肛门脓肿以行血为主,辅以行气药,组成化瘀汤。反之,欲行其滞气也需理血佐之,如肠梗阻治疗应用桃仁、红花、牛膝等。

2. *辨证施治* 瘀血本为实邪,血实宜决之。另外,还应注意人体正气的盛衰,以及引起瘀血的原因和因瘀血产生的后果。因此,在治疗上必须辨明虚实证,实证指邪气,虚证指正气,做到祛邪不伤正,扶正以祛邪。

(1)病急,正盛,邪实:可用速战,专事攻消,邪祛再调正。

(2)病急,正虚,邪实:可用攻补兼施的办法治疗。

(3)病缓,正虚,邪实:可用扶正以祛邪,补中有行的办法。

(4)病缓,正伤未,邪实:可用祛邪与扶正交替的办法,病已久不可图速功,宜消磨之。

(5)除以上虚实辨证外,还须根据瘀血原因和结果,分别运用止血祛瘀、清热祛瘀、散寒祛瘀、通里祛瘀及渗湿祛瘀诸法。

3. 代表方剂 录自《医林改错》。

(1)血府逐瘀汤:治上焦瘀血诸证。

①处方:当归、生地黄、桃仁、红花、枳壳、赤芍、桔梗、川芎、牛膝各 9g,柴胡 6g,甘草 3g。

②主治:头痛,患头痛,无表证,无里证,无气虚痰饮等症,忽犯忽好。胸嗝,无论伤寒、瘟疫、杂症见呃逆速用此方,以及饮水即呛、夜不能睡用安神养血药治之不效者。

(2)膈下逐瘀汤:治中焦瘀血诸证。

①处方:五灵脂、当归、川芎、桃仁、赤芍、乌药、延胡索、香附、红花、枳壳各 9g,牡丹皮 6g,甘草 3g。

②主治:积块、小儿痞块(肚大青筋)、痛不移处。卧则腹坠,患者夜卧,腹中似有物,左卧向左边坠,右卧向右边坠,为内有血瘀。五更泻,二神、四神无效者。久泻,泻肚日久,百方不效者。

(3)少腹逐瘀汤:治下焦瘀血诸证。

①处方:小茴香(炒)7 粒,干姜 3 片,延胡索、没药、当归、川芎、赤芍、蒲黄、五灵脂各 9g,官桂 3g。

②主治:小腹积块疼痛或不疼痛或疼痛而无积块,或少腹胀满;经血见时先腰酸少腹胀。

三、热病及其治疗

《素问·至真要大论》有“治热以寒”“温者清之”,是清解热邪的一种治疗方法。由于热在表里,与虚实不同,在此大法之下设有清热解表、清解里热、里热成实当以攻里下热。此外,还有甘寒养阴的清解阴虚内热之剂等。

【基本概念】 中医学认为,人体热证有四种来源。

1. 阳气有余 人身的阳气,在正常情况下,本身有养神柔筋、温煦脏腑经络的生理作用,称之为“少火”。但如果阳气过亢,必致伤阳耗精,失去生理作用而成病理状态,被称为“壮火”。所以《素问· 阴阳应象大论》有“壮火散气,少火生气”,是指此而言。

2. 外感六淫 内伤积滞郁结外感风、寒、燥、湿之邪,均能郁而化热。如寒湿均为阴邪、寒邪外来,阳气不得宣泄,郁而发热。湿邪阻滞阳气,郁久化热。燥火均为阳邪。侵袭人体,骤然病热。再者内伤食积、虫积等皆郁而化热。

3. 情志怫郁　郁热化火称五志之火，如《素问·生气通天论》有“大怒则形气绝，而血菀于上，使人薄厥”。此为怒伤肝，郁而化热、化火，阳气不下，使气血并病之例。

4. 精亡血少　阴虚阳亢而生内热谓之虚热、虚火，如《素问·生气通天论》有“阳气者烦劳则张，精绝，辟积于夏，使人煎厥”。就是由于劳伤过度，精血亏耗，阳气被扰，虚火上炎的见证。

【病理变化】 上述由六淫、七情、内伤等所发生的热，在人体的病理变化，中医学有如下认识。

1. 热主开泄　如热在皮肤，则腠理开，汗大泄，阳气得泄，热也随之消减。若阳气不得泄越，内热便由此产生。热在不同脏腑发展，产生不同病理变化。

2. 热在血脉　则脉流薄疾，甚至迫血妄行。

3. 热在筋肉　则泄纵不收，热郁腠理肌肤，则为痤痱。

4. 热盛　则血聚肉腐，发为痈肿。

5. 热郁脘腹肠胃之间　则使传化功能失常。所谓“诸胀腹大，皆属于热”“诸病有声，敲之如鼓，皆属于热”均指此而言。

6. 大热不上，热盛化火，火盛神动　则出现神昏谵语，烦躁不宁，挛急抽搐，胡言乱语，行动超越正常，即所谓“诸症瞀瘛皆属于火”“诸躁狂越皆属于火”。

总之，“阳胜则为热”或为“气实者热也”。就是说热的基本病理是“阳盛”或“气实”。“阳盛”就是“气实”。中医学讲阴阳，是一种朴素的唯物主义思想。实指阴，代表精、血、津、液等有形之体，是物质基础。阳代表气，如元气、营气、卫气、宗气等无形之用，是发挥功能的基础。所以阴阳、气血，是指质与功能、体与用的关系。如“阴平阳秘”的阴阳平衡协调，处于正常生理状态，则达到“精神乃治”的健康状况。如“阳盛”或“气实”则功能作用过盛而出现病理状态。因此，可以说热是人体功能病理性亢奋的现象(表 1-2-4)。

表 1-2-4　热证特点及亢奋表现

热证特点	亢奋表现
烦而多言	热扰神明，致使多动多语功能亢奋
脉浮洪疾数	为营气功能亢奋致脉流诸疾
大便秘结	大肠燥化功能亢奋
小便赤短	小肠化火过亢，泌别清浊失司
消谷善饥	胃腐熟水谷亢奋

凡属人体功能病理性亢奋的表现均属热证。其范围较西医广，包括体温升高的热病，也指体温不升高的热病。如《灵枢 · 师传篇》说的“胃中热，则消谷，令人悬心善饥”，也许是指一部分糖尿病患者，或甲状腺功能亢进症患者。

【临床表现】

1. *基本证型表现*　热是八纲中的一纲，因此用八纲辨证是最基本的辨证方法。临床上凡是出现口渴饮凉、潮热、烦躁、面红目赤、小便短赤、大便闭结、舌苔黄燥、脉速等，便可以认为是热证。联系表里、虚实四纲可分为表热、里热、虚热、实热，进而又分表热虚、表热实、里热虚、里热实、表里俱实等。

(1)表热：发热、恶风、有汗或无汗、头痛、口渴；舌尖红，苔薄白不润，脉浮数。

(2)里热：壮热、口渴、目赤唇红、小便短赤；舌质赤红，苔黄，脉沉数。

(3)虚热：午后发热或热无定时，心烦、盗汗、咽喉干痛；舌红绛无苔，脉细数无力。

(4)实热：在表与表热证相同；在里高热、烦渴、声粗、腹满、便秘；舌苔黄燥，脉实数。

(5)里热虚：多由肝肾阴虚引起，掌心热、头晕、口渴、心烦不眠。

(6)里热实：外邪化热传里。壮热、口渴烦躁、腹满便秘、腹痛拒按，甚者神昏谵语。

(7)表热虚：即阴虚潮热一类。午后肌热、掌心热、自汗出。

(8)表热实：外感温病初起。同表热证。

(9)表里俱实：表邪化热传里，发热不退，反而增剧，类似里热实证。

2. *真热与假热表现*　热是一种症状的归纳方法，不能单凭某一个证候就做出热的判断，而必须结合证候，如舌苔、脉象等全面分析，才能做出判断。然而，证候浮于表面现象，有时难免给人以假象，造成辨证错误，这就要求我们必须善于分辨真热与假热。

(1)真热：应当脉数有力，滑大而实，症见烦躁、喘粗、胸闷腹胀，口渴饮凉，大便闭结，小便短赤，发热不欲盖被。

(2)假热：则外虽热内却寒，脉微细或虚数浮大无根，身上发热而神态安静，言语谵妄而声音低微，或似狂妄但禁之即止，或皮肤有瘀斑而浅红细碎，或喜凉饮而所用不多，或少溲多利，大便不闭结。这种热象并非真热而是假热实属寒证，即所谓寒极反兼热化，又叫阴盛格阳。

(3)肛肠病急性期：绝大多数患者表现为里热证或里实热证。

3. *其他辨证方法下的热证表现*　应用八纲辨别热证只能解决一个总纲领或大方向问题，要解决一个完善的证还应与六经、卫气营血(包括三焦)、脏腑、病因辨证结合起来，六经、卫气营血辨证是辨证热病的传统主要方法。

(1)六经辨证：六经指太阳、阳明、少阳、太阴、少阴、厥阴。三阳经证均表现功能亢奋现象，即热证。肛肠病常见有阳明证和少阳证。阳明脉证指外邪在太阳经未解，向里发展，此时无形热邪弥漫胃肠，但肠内糟粕尚未结成燥屎，热而未实，热盛。症见大热、大渴、大汗、脉大，称阳明经证。若肠内燥粪成形，更见便闭结，腹满，腹痛拒按，烦躁谵语，甚至神志不清，热而兼实，邪已化火，具有一派热象，称作阳明腑证。肛门脓肿或肠梗阻常表现为阳明经证和阳明腑证。少阳证指病邪传至半表半里，出现寒热往来，口苦咽干，目眩心烦，呕不欲食，脉弦数，为典型少阳证。另外，少阳与阳明合疾也最为多见，如肛门脓肿、门静脉炎、肝脓肿。

(2)卫气营血、三焦辨证：是六经辨证的发展，可以辨出发病部位和热病的轻重浅深。在肛肠病某些发展阶段也具备这一辨证的特点。常见有气分热和血分热。气分热，症见壮热、口渴、舌苔黄、脉滑数，基本同中焦阳明经证如肛肠病感染。血分热指热邪入血，症见狂妄，神昏谵语痉抽，外有斑疹，内有吐血、鼻出血、便血、舌质深绛少液，脉细数或弦数，如严重的感染性门静脉炎败血症、内痔硬化注射后感染等。

(3)三焦与六经辨证：把三焦与六经辨证做一对比，不难看出三焦自上而下，是一个纵的关系，六经从表走里，是一个横的关系，纵横之交点，在三焦为中焦，在六经为阳明太阴，原是一处。因此三焦、六经辨证在热证辨证中经常结合应用。

(4)脏腑、病因辨证：亦应明确热在脾胃还是在肝胆，热由何种病因引起或与何种病因合而致病。如脾胃实热主要表现为脘腹胀满、腹痛拒按，大便闭结，脉滑大；肝胆实热主要表现为胸脘烦闷、胁痛、口苦、易怒、脉弦数。两者均为实热，不分脏腑，可以知病在脾胃或肝胆。又如热从湿邪所化，或与湿邪合而为病，则临床除热象外，必有湿象，如口淡无味、胸脘痞闷、腹胀、食少，苔黄腻或黄厚腻，脉滑数。湿与热合，成为湿热证，治法不离清化湿热。由此不难理解分析脏腑、病因的实用价值。

总之，热证的辨证应当以八纲为总纲，结合六经、卫气营血、三焦、脏腑、病因辨证，才能全面获得较正确的辨证结论。

【治疗】 热证治法主要是清热，即《内经》所说“热者寒之”，亦称清解法，属于“正治”的范围。清热法最适用邪在表已得汗热不退，或里热已炽而尚未结实之证。热有表里、虚实、气分、血分之分，脏腑偏盛之殊，因此，清热法亦分数种。

1. 清热解表　用于清表(卫)分热，如银翘散、桑菊饮之类。

2. 清热泻火　用于清里热、实热，热在气分的用白虎汤。例如，阳明腑实者用大承气汤，治骨盆直肠间隔脓肿。

3. 清热解毒　用于毒热炽盛病症，如高热、头面咽喉肿痛，用普济消毒饮；如胃肠积热，疮疡肿毒，高热狂躁，则用三黄解毒汤、清解汤。

4. 清热生津　用于气分热盛，津液伤耗，余热未清之证，用竹叶石膏汤(竹叶、生石膏、半夏、人参、麦门冬、甘草、粳米)。

5. 清热凉血　用于清里热、清营血分热。营分热用清营汤（犀角、生地黄、玄参、竹叶心、金银花、连翘、黄连、丹参、麦门冬）；血分热用犀角地黄汤（犀角、生地黄、芍药、牡丹皮）。治肛门感染、败血症。

6. 气血两清　用于热邪侵入气分与血分，所谓“血气两燔”，用清瘟败毒饮（生石膏、犀角、川连、栀子、桔梗、黄芩、知母、赤芍、玄参、连翘、甘草、牡丹皮、竹叶）。

7. 清脏腑热　用于热邪偏盛于某一脏腑。清肝胆经热用龙胆泻肝汤（龙胆草、黄芩、栀子、泽泻、木通、车前子、当归、柴胡、甘草、生地黄）；清胃肠热用清胃散（黄连、生地黄、牡丹皮、当归、升麻）。

8. 滋阴清热　用于虚热证，久热伤阴者。如热病后期余热未清，阴液已伤，用青蒿鳖甲汤（青蒿、鳖甲、生地黄、知母、牡丹皮）养阴透热；阴虚火旺，骨蒸潮热，盗汗用秦艽鳖甲汤（地骨皮、柴胡、秦艽、知母、当归、鳖甲）滋阴养血，清热除蒸。

【注意事项】

1. 清热法应用范围广泛，应当辨证选用。清脏腑热要按脏腑虚实辨证施治，才恰当。

2. 热证兼表证当解表以清热；半表半里则和解以清热；热解腑实者通里以清热；毒热炽盛者则清热凉血或清热降火并用，热与湿合当清化湿热。

3. 使用清热法，必须辨明热证真假，勿为假象所迷惑。

4. 清热药应当根据热势轻重、体质强弱，投以适当药量，若用量太过和使用过久则可损害脾胃，影响消化。

5. 屡用清热泻火法热仍不退，如王太仆所说“寒之不寒，是无水也”之证，应改用滋阴壮水之法，阴多则其热自退。配合输液纠正水电解质紊乱。

6. 于毒热炽盛阶段，服清热药入口即吐者，可于清热剂中少佐辛温之药剂或凉药热服，此即《素问・五常政大论》所谓“热因热用”之法。

7. 清热之法对体质虚弱而有里寒者禁用，妇女产后慎用。

第三节　中医对肛肠病的认识

一、中医对肛肠病认识的简史

1. 汉代　从公元1—2世纪起，文献记载的365种药物中，用来医治痔瘘的就有槐实等21种，其中有6种药都可治疗“五痔”。由此可见，在汉代不仅有了对痔的病证鉴别和治疗药物，也有了初步的分类。

2. 晋代　皇甫谧已开始用针刺方法治疗痔瘘，在《针灸甲乙经》里记载有“痔痛，攒竹主之；痔，会阴主之……脱肛，下刺气街主之”。说明当时已将针刺疗法用于治疗痔瘘了（图1-3-1）。

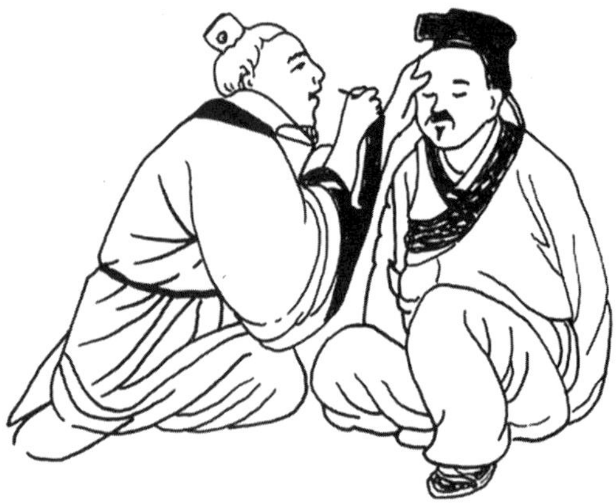

图 1-3-1　针刺法

3. 隋代　巢元方在他所著《诸病源候论》里，总结了前人的经验，提出“五痔”，并扼要地阐述了“五痔”的特征，包括了现代内痔、外痔、混合痔及肛瘘等概念。在治疗方面，当时创造了类似现代体育疗法的“导引法”（图 1-3-2）。其方法是：一足踏地，一足屈膝，两手抱犊鼻下急挽向身极势，左右换易四七，去痔五劳，三里气不下（《诸病源候论·诸痔疾》）。“五痔”的特征如下。

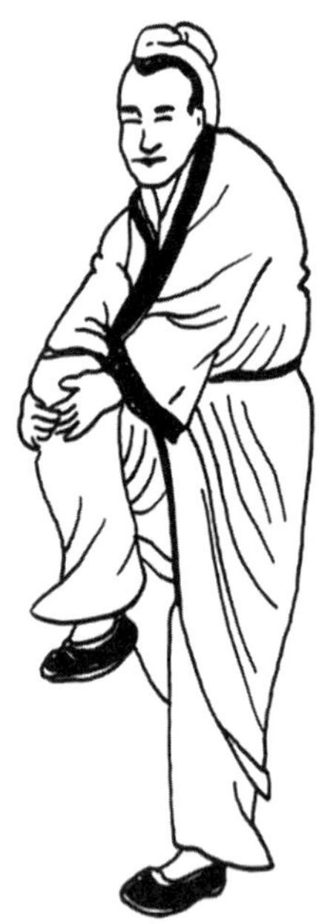

图 1-3-2　导引法

（1）牡痔：肛边生鼠乳出在外者，时时有脓血者。

（2）牝痔：肛边肿生疮而出血者。

（3）肠痔：肛边肿核痛，发寒热而出血者。

（4）脉痔：肛边生疮，痒而复痛出血者。

（5）血痔：因便而清血随出者。

4. 唐代　孙思邈《千金要方》中，在原有五痔的基础上，又增加了“燥湿痔”和“外痔”两种。在治疗上又有了应用蛇蜕、鳖甲、猬皮、猪蹄甲、蜂房 5 种药物，分别治疗气、牡、牝、肠、脉五痔的方法，并记载有以药物熏洗痔瘘的方法（图 1-3-3）。王焘的《外台秘要》中，又提出了“酒痔”“气痔”等分类，以及“灸痔”“熨痔”等疗法（图 1-3-4，图 1-3-5）。

5. 南宋　魏岘的《魏氏家藏方》记载“枯痔疗法”。

6. 明代　徐春甫著的《古今医统》介绍了“挂线疗法”。在内治法方面遵照李杲的湿、热、风、燥四治法，以及朱丹溪的补阴凉血为主的疗法。

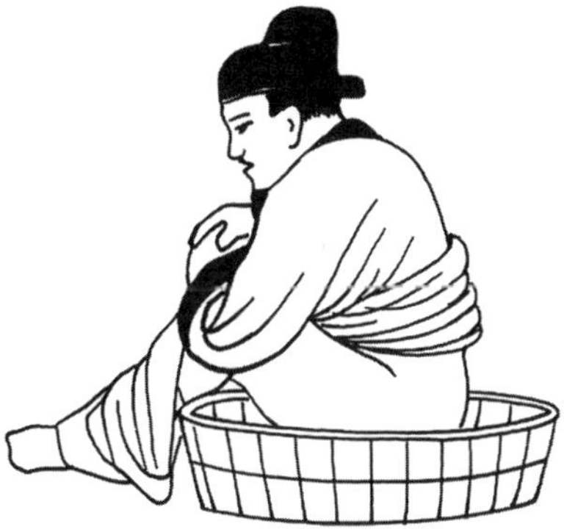

图 1-3-3 熏洗法

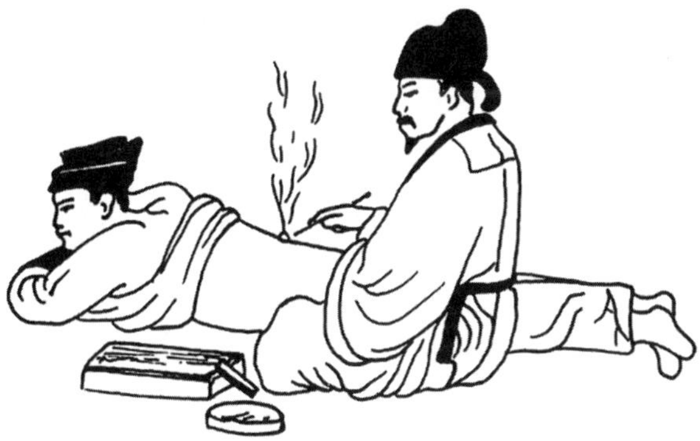

图 1-3-4 灸痔法

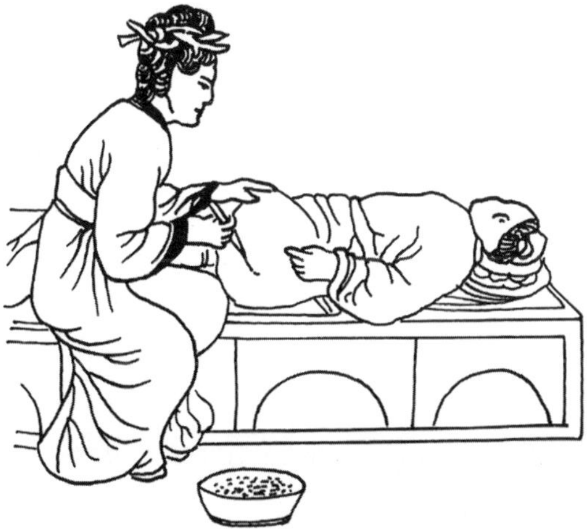

图 1-3-5 熨痔法

7. 清代 《医宗金鉴》记载“此证系肛门生疮，有生于肛门者，有生于门外者。初起成垒不破者为痔，易治破溃而出脓血，黄水浸淫，淋漓久不止者为漏难愈”，并发明了探肛筒、过肛针、弯刀等器械，用来治疗痔、瘘。

二、中医对肛肠生理病理的认识

1.《内经·素问》

(1)《金匮真言论》:“胆胃、大肠、小肠、膀胱、三焦、六腑皆为阳。”

(2)《阴阳应象大论》:“故清阳出上窍，浊阴出下窍。”

(3)《灵兰秘典论》:“大肠者，传道之官，变化出焉。”

(4)《六节脏象论》:“脾、胃、大肠、小肠、三焦膀胱者，仓廪之本，营之居也，名曰器。能化糟粕，转味而入出奇也。”

(5)《五脏别论》:“胃大肠小肠三膀胱，此五者，天气之所生也，其气象天故泻而不藏，此受五脏浊气，名曰传化之府，此不能久留，输泻者也，魄门变为五脏，使水谷不得久存……六腑者，传化物而不藏，故实而不能满也，所以然者，水谷入口，则胃实而肠虚。食下，则肠实而胃虚。故曰实而不满，满而不实也。”

2.《灵枢》

(1)《胀论》:“大肠胀者，肠鸣而痛濯濯，冬日重感于寒，则飧泄不化。”

(2)《本藏》:“黄帝曰:愿闻六腑之应。岐伯答曰:肺合大肠，大肠者，皮其应。……黄帝曰:应之奈何？岐伯曰:肺应皮，皮厚者，大肠厚，皮薄者，大肠薄;皮缓;腹里大者，大肠大而长;皮急者，大肠急而短;皮滑者，大肠直;皮肉不相离者，大肠结。”

3.《难经》 四十四难“七冲门何在？然:唇为飞门，齿为户门，会厌为吸门，胃为贲门，太仓下口为幽门，大肠小肠会为阑门，下极为魄门，故曰七冲门也”。“丁曰……大肠小肠会为阑门，会者合也，大肠小肠合会之处分阑水谷，精血各有所归，故曰阑门也。下极为魄门，大肠者肺之腑也，藏其魄，大肠下名肛门，又曰魄门者。杨曰，人有七窍是五腑之门户，皆出于面，今七冲门者亦是脏腑之所出，而内外兼有征焉……大肠小肠会为阑门。阑门者遗矢之义也，言大小二肠皆输泻广畅，即受传而出之。……故曰阑门。下极为魄门，魄门者下极肛门也。肺气上通喉咙，下通于肛门，是肺气之所出也。肺藏魄，故曰:魄门焉，仲者通也，出也，言脏腑之气通出之所也(难经集注)。”

4.《医学入门》 “痔非外邪，乃脏腑注热风燥，因时相合而成。”

5.《丹溪心法》 “痔者皆因脏腑本虚、外伤风湿，内蕴热毒……致气血下坠于肛门，宿滞不散而为痔。”痔术后脱落出血，予补中益气汤。

三、中医五脏与大肠功能的关系

《素问·五脏别论》有“魄门亦为五脏，使水谷不得久藏”之说。说明人体脏腑之间功能上相互联系又相互制约,才能保持体内外环境的统一。它们与大肠功能的关系如下。

1. 肺主气,主宣发、肃降 肺与大肠,即表与里、脏与腑相结合。肺气肃降,则大肠传导顺利;肺气虚则便秘,肺热下血,可致脱肛。反之,大肠传导失司,则肺气不通;魄门不能排泄浊气,则影响肺气肃降,产生咳喘。故宜泻白承气,温治肺热喘咳。

2. 脾主运化,主升清 脾关联大肠的传导,脾气有升清固脱作用,故脾虚产生腹泻、脱肛。脾虚则大肠传导无力而产生气虚便秘,脾统血如统摄失常,则可出现便血,例如沈目南在《金匮要略注》中说"五脏六腑之血,全赖脾气统摄"。若脾的统摄失调,则可造成便血。

3. 肾开窍于二阴,主魄门与小便开与闭 若肾阳虚损不能温煦下元可致五更泻。魄门不利,则引起便秘,肾的封藏失调、关门不利,则引起久泻滑脱。

4. 肝主疏泄,调气机 人体气机升降,出入疏通畅达,其魄门才可运行正常。肝气不和,其魄门开闭不利,则腹满胀气、大便涩燥。

5. 心藏神,主魄门的开闭 心神正常。则魄门开闭有序。心神不宁,则魄门开闭无序,引起大便失禁。

四、小针刀在治疗肛肠疾病中的应用

小针刀治疗肛肠病是"针眼外科"范畴。它通过试验,寻找出病变关键部位,以微创外科为基础,用微小的灵巧器械选择性地改变组织结构,以最小的创伤达到最佳的治疗效果。它可以保持局部结构基本完整,不伤及正常组织,不留瘢痕。

自开展小针刀疗法以来,不但将许多复杂的肛肠开放性手术变为简单、闭合性手术,而且疗效好,是中西医结合的结晶。小针刀治疗肛肠病,是以西医解剖学和诊断学知识为基础,对病变定性、定位,再运用中医小针刀的刺、切、钩、割和挑拨手法解除病痛的方法。因而手术创面小,不损伤正常肛肠组织,不会导致肛门失禁。它将针刺疗法的针和手术疗法的刀融为一体,即中医针灸疗法与西医手术疗法结合,因而既是中医学发展的新成果,也是中国的特色疗法。该疗法的许多创新之处,不仅获得多项专利,也获得不少国内外大奖。

小针刀疗法,有其独特的理论基础,操作简单,技法灵巧,可做到无切口,不出血,且局部麻醉安全可靠,无后遗症,无并发症和无不良反应。患者治疗前与后,均可以照常饮食、排大便和活动。

可以说,小针刀治疗肛肠疾病的诊断基础是西医,而治疗基础是中医,两者结合其优点如下。①西医先确定诊断,中医再进行辨证,缩小中医辨证范围,便于摸清中医辨证规律,从中医辨证的角度掌握病变的实质;②中西医结合诊断,弥补了彼此的不足,创造了新的有利条件,丰富了现代诊断方法,提高了治疗效果;③推动了中西医结合治疗的发展,进而产生了新疗法和新理论。

第 2 章　食管疾病

第一节　慢性食管炎

【病因】　任何机械性、化学性、微生物性损伤均可引起食管炎。但最主要的原因乃是胃酸反流至食管所致，炎症主要在食管下端。

【病理】　食管炎的病理开始为充血和水肿，和一般炎症相同。其次为溃疡，这主要在食管下段，也可广泛地散布在全部食管。到后期逐渐有纤维组织增生，形成狭窄。

【临床表现】　主要症状是胸骨后疼痛，有时颇为剧烈，常描述为“胃灼热”。因在早期有急性炎症、后期有瘢痕性阻塞，故常有咽下困难和呕吐。出血亦为常见症状，一般只是小量呕血，有时可有较大出血（采用气囊压迫或手术）。

【影像学检查】　X 线食管双重对比造影是常用检查方法。食管炎早期造影检查可为阴性，卧位可见胃内钡剂向食管反流，仅表现黏膜皱襞轻度肥厚，或中下段食管轻度痉挛收缩，管壁光滑。病变进展可见管壁毛糙、轻度变性，黏膜皱襞肥厚，糜烂引起星芒状、针尖状钡点小龛影（图 2-1-1 A，B）。病变晚期管腔狭窄，瘢痕形成，黏膜结构紊乱，食管壁扩张受限，蠕动减弱，甚至无蠕动，僵硬，管壁偏移，毛糙，边缘呈

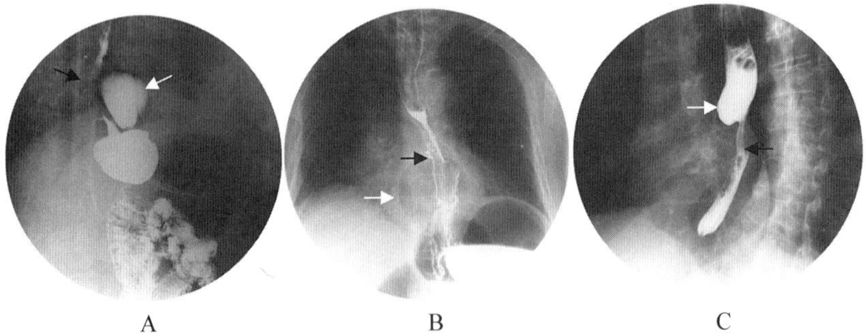

A　　B　　C

图 2-1-1　慢性反流性食管炎

A，B. 双重对比 X 线造影，食管裂孔疝伴反流性食管炎，膈肌上方疝囊（白箭），食管下段黏膜肥厚，管壁毛糙，针尖状钡点小龛影（黑箭）；C. 双重对比造影，食管中下段局部管腔狭窄（黑箭），壁僵硬，以上食管扩张（白箭）。

毛刺状,狭窄以上食管扩张,狭窄段可缩短,偏直,钡剂通过减缓受阻。部分患者常合并食管裂孔疝,特征为膈上方有含气疝囊,疝囊上方见狭窄段食管(图 2-1-1 C)。

【诊断】 临床上有时难以和食管下端的其他疾病如贲门痉挛、食管裂孔疝、膈上食管憩室等区分。食管镜检查可看出食管黏膜有无红肿或溃疡、管腔是否狭窄,也可检查有无其他疾病。

【治疗】 由于食管炎大多因胃酸反流而起,故防止胃酸反流是有效的预防方法。做任何食管和贲门手术时,有可能损害括约肌,均应考虑胃酸反流的可能性而予以防止。

轻症的食管炎可用饮食疗法,并用药物,使胃酸减少。

1. 西药治疗

(1)多巴胺受体拮抗药:甲氧氯普胺,是一种中枢 D_2 受体拮抗和胃动力药。其机制是作用于延髓催吐化学感受区(CTZ)中多巴胺受体,提高 CTZ 的阈值,从而具有强大的中枢性镇吐作用。甲氧氯普胺常用剂量 10mg,肌内注射。

(2)抗组胺类药物:苯海拉明,其具有抗组胺 H_1 受体的作用,对中枢神经有较强的抑制作用,还有阿托品样作用,用于恶心、呕吐时的剂量为成人 1 次 12.5mg。

(3)抗胆碱能类药物:如东莨菪碱、阿托品等。其能拮抗大脑皮质、脑桥中的 M_1 受体和下丘脑、呕吐中枢的 H_1 受体,同时抑制去甲肾上腺素能系统,使前庭对各种刺激的适应性增强。

(4)促胃肠动力药:枸橼酸莫沙必利片,具有健胃和止吐的功能,其优点为没有神经不良反应,用于治疗经常性胃排空延缓。

2. 中医辨证和中药治疗 中医学认为,呕吐是指胃失和降,气逆于上,胃内容物经食管和口腔吐出的一种病症。有物有声为呕,有物无声为吐,无物无声为干呕,因恼怒伤肝,肝失条达,横逆犯胃,胃气上逆,忧思伤脾,脾失健运,食停难化,胃失和降,而发生呕吐;或因脾运失司,痰饮内停而导致呕吐;劳倦过度,耗伤中气,脾虚不能承受水谷,水谷精微不能化生气血。总之,胃失和降,胃气上逆是呕吐的基本病机。

(1)气滞血瘀型

主证:舌质暗红有瘀斑,舌苔薄白,脉弦缓。

治则:疏肝理气,和胃降逆。

组方:①半夏厚朴汤(《金匮要略》)和左金丸(《丹溪心法》)加减。药物:半夏、厚朴、茯苓、生姜、苏叶、黄连、吴茱萸、竹茹、陈皮、枳实、大黄、生牛膝、白及(冲)、木香、川楝子。②血府逐瘀汤加减。药物:生地黄、桃仁、枳壳、柴胡、红花、牛膝、当归、赤芍、川芎、桔梗、延胡索。

(2)气血亏损型

主证:舌质红,苔白,脉沉或细。

治则：温中健脾，和胃降逆。

组方：①理中丸（《伤寒论》）加减。药物：党参、干姜、甘草、白术、黄芪、山药、白芍、竹茹、生牛膝、半夏。②痛泻要方加味。药物：炒白术、炒白芍、陈皮、炒枳壳、炒二芽、薏仁米、砂仁、茯苓、当归、金铃子。

3. 针灸治疗

（1）气滞血瘀型：选内关、公孙、足三里、天枢、下脘、气海、内庭、中脘、胆俞、阳陵泉、太冲、脾俞、丰隆、公孙等穴。用泻法，疏肝和胃降逆。

（2）气血亏损型：选脾俞、胃俞、阴陵泉、中脘、内关、足三里、三阴交等穴。用补法加灸，温中健脾，和胃降逆。

【提示】 正常人的食管和胃之间有食管下端的环形肌和右膈脚肌环绕，胃液不致反流至食管。但在下列情况下，上述肌肉失去应有作用：①先天性短食管、贲门和胃的一部分在膈上；②食管裂孔疝，特别是滑动性疝；③食管手术如食管胃吻合术、贲门成形术、黏膜处贲门肌切开术等；④大量而重复的呕吐。食管黏膜的耐酸性弱，如经常有胃酸反流，易于发生炎症，如患者胃酸过多则更易发生。此外，有时食管有异位胃黏膜，易于在食管内发生溃疡病和食管炎。可采用食管镜下微创手术。

第二节 慢性瘢痕性食管狭窄

【病因】 食管瘢痕性狭窄原因为吞咽苛性物，如强酸、强碱，则为食管炎的后果；食管手术后瘢痕性狭窄亦属常见。

【病理】 吞咽苛性物后，食管黏膜可能全部毁坏，开始为急性炎性反应，随后为纤维组织所代替，逐渐收缩，阻塞管腔。可损坏食管的全部，也可只损坏食管的一部分，此时多在食管下端。手术后瘢痕性狭窄的位置仅限于吻合处，故范围较小。

【临床表现】 瘢痕性狭窄的症状为咽下困难，到后期可能滴水不能通过。这种阻塞是不可复原的，但有时为部分阻塞，只因局部受刺激而有红肿，并有局部痉挛，使之成为暂时的完全阻塞，待红肿消退后，吞咽功能则可改善。此外，患者大部分只有黏膜层和黏膜下层肌纤维缺乏，或只有很少的环咽肌纤维化病理损害。

【影像学检查】 X线食管双重对比造影是常用检查方法。食管狭窄常起于主动脉弓下方的食管中下段，亦可累及食管全部；管腔呈向心性（图 2-2-1），可为连续性也可为间断性，亦可呈管腔自上扩张逐渐向下狭窄闭塞，呈鼠尾状或漏斗状改变；管壁边缘不光滑，呈串珠状或锯齿状；食管黏膜平坦消失或呈息肉样增粗形成充盈缺损。若合并食管穿孔可见对比剂进入纵隔，形成食管纵隔瘘，甚至出现食管气管瘘，则可见到支气管显示对比剂。

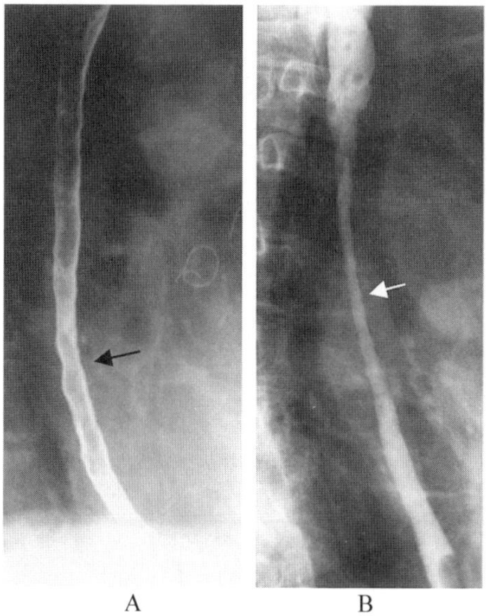

图 2-2-1　碱液性食管狭窄

X 线双重对比造影，由于广泛的瘢痕和纤维化造成胸腔食管弥漫性轻度狭窄（黑箭）、重度狭窄（白箭），边缘不光滑，壁僵硬。

【治疗】

1. 中医药、针灸治疗，参见慢性食管炎一节。

2. 食管镜下微创疗法，观察憩室是否存在，手术切开，电灼或缝合，食管瘢痕狭窄酌情电灼。

【提示】　为防止食管镜损伤食管，治疗前可行 X 线钡剂造影，先了解憩室的部位，以防止食管镜插入憩室，穿破憩室引起纵隔炎。

第三节　轻型食管贲门黏膜撕裂综合征

食管贲门黏膜撕裂综合征多数因剧烈呕吐和干呕所致，少数是由腹压突然增加（如剧咳、举重等）引起。纤维内镜检查可确诊。

【病因】　在腹压突然增加时，横膈挤压食管下端和胃贲门部，引起食管贲门连接处垂直的黏膜撕裂，多数情况下撕裂达到黏膜下层，有时可达肌层。出血多为小量。

1. 诱因，如暴饮暴食后剧烈呕吐或干呕，剧烈咳嗽，排便用力，负重过度。

2. 呕吐鲜血或食物中带血，有时仅为黑粪。大量出血者引起休克，可采用食管镜下微创治疗。

【影像学检查】

1. X 线　食管双重对比造影是常用检查方法。食管下段靠近胃连接部造影剂进入裂伤口内，形成与食管黏膜皱襞相平行之纵向积钡区（图 2-3-1），多为单发，偶多发。

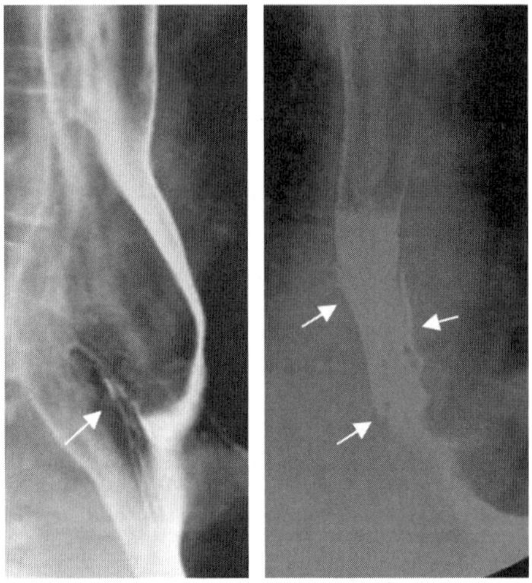

A　　B

图 2-3-1　食管贲门黏膜撕裂

A. 双重对比造影，食管远端见单发线性的钡剂聚集（箭）；B. 食管远端在胃食管交界处上方见多发浅的、纵向的、线性的钡剂聚集（箭）。

2. DSA　选择性腹腔动脉造影适用于钡剂、内镜检查阴性的患者。可见造影剂自食管和胃的交界处溢出，检出速度为每分钟 0.5ml 的出血，沿食管上或下流动，能够显示食管黏膜的轮廓。

【诊断】　内镜检查可发现贲门部附近的黏膜纵行撕裂伤，多为单发，有时可见活动性出血。

【治疗】

1. 中医药及针灸治疗，见慢性食管炎一节。

2. 静脉输液补充血容量，必要时输血，同时给予 H_2 受体阻滞药和镇静药。

3. 静脉输入酚磺乙胺（止血定）、巴曲酶（立止血）等药。

4. 经胃管注入止血中药降香、乌药、五倍子、白及（冲）、云南白药各 10g，地榆炭 30g，三七粉 3g。

【提示】　非手术治疗无效需行食管镜下微创手术，手术方法为局部缝扎或电灼止血。

第四节　慢性贲门痉挛

【病因】　贲门痉挛的原因尚不完全明了，但根据形态学检查，发现食管壁的肠肌丛，即 Auerbach 丛的神经节有变性和数量减少，显示副交感神经分布有缺陷，以致食管蠕动和张力消失，食管下端括约肌失去弛缓性。

【病理】　食管下端 1～4cm 有狭窄，其余部分均显著扩张，至晚期食管伸长而弯曲，并可伴有炎症。

贲门痉挛常和幽门肥大同时存在，这更说明是副交感神经系统失去应有作用的结果。

【临床表现】 最常见的症状为咽下困难,以进固体食物和冷液体时最为显著。和瘢痕性狭窄不同者乃是症状有缓解期,在早期用副交感神经兴奋药可清除症状,相反,在神经紧张时症状可能加剧。进食后可能有食物反流,并可能导致吸入性肺炎。患者有胸骨下或腹上部疼痛。

【影像学检查】

1. X 线

(1)胸部平片(DR):纵隔增宽,有时纵隔阴影内可见液平面(图 2-4-1A)。

(2)食管双重对比造影:食管自上而下逐渐狭窄,移行部呈漏斗状或鸟嘴状(图 2-4-1B),狭窄段长短不一,狭窄对称,黏膜皱襞连续,管壁光滑,质地柔软;造影剂通过贲门狭窄段受阻,甚至梗阻,呈缝隙样流入胃内,由于重力影响而使贲门轻度开放,少量钡剂呈喷射状进入胃内。呼气时比吸气时容易进入胃内;狭窄段以上食管不同程度扩张、迂曲,可呈 S 形位于横膈上,也可呈囊袋状扩张,可为正常食管的 4～5 倍,扩张程度与贲门狭窄程度相关;食管蠕动减弱或消失,可见无规律性收缩,遍及食管全长,此外,尚有第三收缩波频繁出现;并发炎症及溃疡,则黏膜皱襞糜烂,出现溃疡龛影。

2. CT　纵隔内食管不同程度扩张。中重度狭窄段管腔逐渐变细且管壁光滑,伴有食管壁对称性均匀增厚,狭窄上方食管明显扩张,其内积气积液,并可见食物残渣(图 2-4-1C、D)。MPR(多平面重建)图像上可以看到食管狭窄处呈“鸟嘴样”改变,上段的食管高度扩张而下方的贲门部食管狭窄同时存在是本病的特征性改变。

【诊断】 患者有咽下困难而无吞咽苛性物或其他食管损伤史,首先应考虑贲门痉挛。进一步的诊断方法是食管镜检查,不仅可肯定狭窄的存在,而且可观察其有无食管炎,更重要的是检查有无肿瘤。

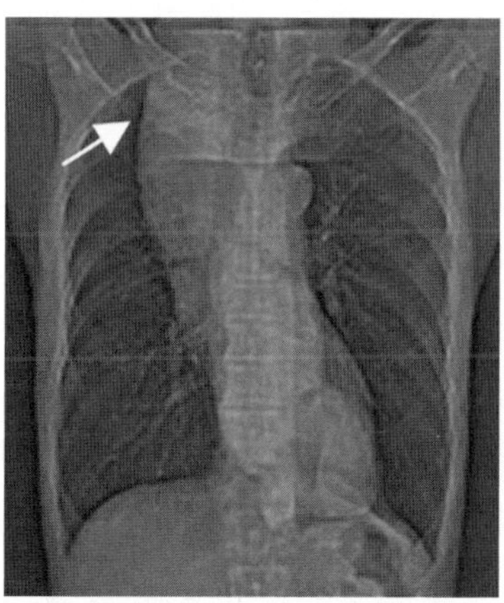

A

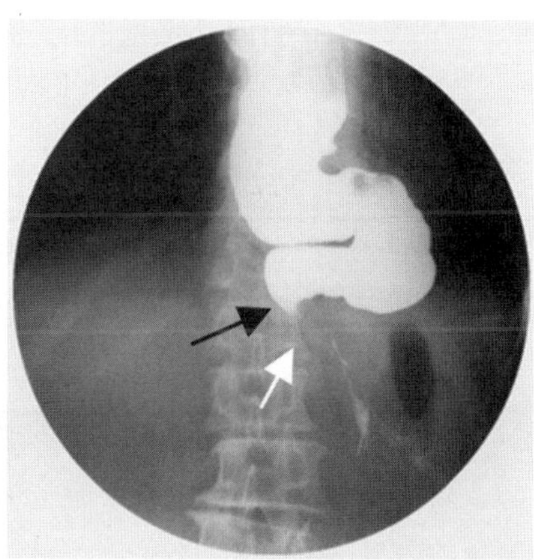

B

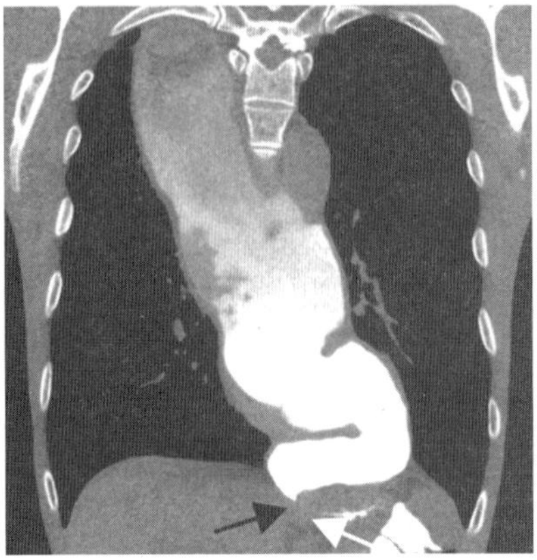

C

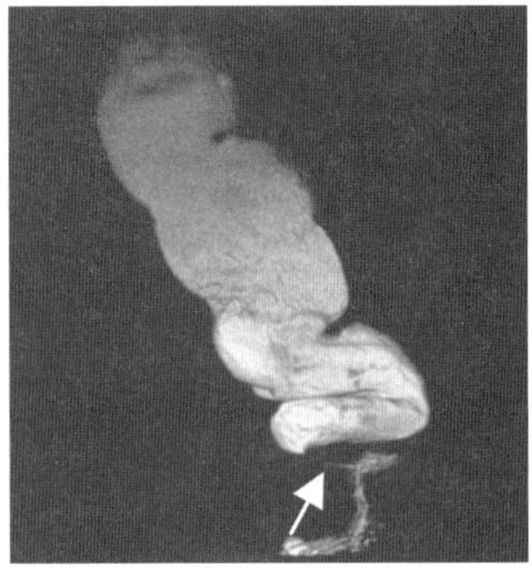

D

图 2-4-1 贲门狭窄伴食管扩张

A. DR，中上纵隔右侧增宽（白箭）；B. 消化道造影，贲门管腔明显狭窄（白箭），食管扩张狭窄移行部呈鸟嘴征（黑箭）；C，D. 冠状面 CT 和容积再现（VR）CT，贲门狭窄（白箭），鸟嘴征（黑箭），造影剂通过受阻，管壁光滑，以上食管呈 S 形扩张、迂曲。

【治疗】

1. *西药治疗* 口服镇静药（地西泮）和解痉挛药（阿托品）。

2. *中药及针灸治疗* 见前慢性食管炎一节。

3. *食管镜下扩张疗法* 经食管镜插入食管以扩张狭窄部，用电子探条或袋式扩张器（即食管气囊）注入空气，如囊式三腔管，使贲门括约肌弛缓。

【提示】 非手术无效，则在食管镜下行电灼或微创切开治疗。

第3章　胃和十二指肠疾病

第一节　胃和十二指肠解剖和生理

一、胃

【解剖】　胃位于腹腔左上方。上连食管的部分称为贲门端，下接十二指肠的部分称为幽门端。右侧边缘呈凹形，较短，称为胃小弯，小弯近幽门处有一凹入刻痕，称为幽门切迹。左侧边缘为凸形，较长，称为胃大弯，大弯长度约为小弯的3倍。在临床的应用上常将胃分为3部分。①胃底部：是胃的最上部分，位于贲门的左上方；②幽门窦部：在幽门切迹的右方；③胃体部：是底部和窦部之间的部分，所占面积最大。胃壁分为黏膜层、黏膜下层、肌层和浆膜层4层。

【生理】　胃是重要的消化器官，除了贮藏的功能外，胃可以将食物研磨为半液体状，并与胃液和唾液混合，达到部分消化的作用。这样形成的食糜再逐渐排入十二指肠和小肠内进一步消化与吸收。在胃内，仅有少量水、葡萄糖和盐被吸收。

胃的壁细胞分泌一定浓度的游离盐酸（0.4%～0.5%），在胃内，盐酸受到窦部碱性分泌、反流入胃的十二指肠液及食物等的稀释与中和，因此游离盐酸降低而无机氯化物增高。在所谓"胃酸过多"的情况下，并非指壁细胞分泌更浓的游离盐酸，而是由于胃液分泌量增多，或幽门排出迟缓，或正常稀释和中和作用减少所致。临床工作中所见的胃酸过多的情况，盐酸的浓度从未有超过纯胃液的浓度。胃液的分泌量和酸度随着年龄的增长而减退。在某些胃疾病（慢性萎缩性胃炎）胃黏膜有了退行性变，正常胃壁细胞减少，分泌自然也减少，在临床上即出现"胃酸过低"或"胃酸缺乏"的现象。

【胃液生理功能】

1. 消化作用　盐酸可以使食物中纤维素软化。盐酸和胃蛋白酶在胃内初步消化蛋白食物，凝乳酶使酪蛋白原变为酪蛋白，后者沉淀为钙盐，再经过消化变为胨。核蛋白亦在胃内分解为核蛋白素，胃黏膜可分泌脂肪酶，但脂肪酶在游离盐酸中即受到破坏，所以一般胃内不会有多少脂肪食物的消化作用。唾液和食物同时下咽至胃内，唾液淀粉酶即开始对淀粉食物进行消化。

2. 灭菌作用　盐酸具有强的灭菌能力，因此在正常的情况下，胃内容物是无菌的，这对某些胃肠道疾病的预防有重要的作用。

3. 保护黏膜作用　胃液内有大量黏蛋白，黏蛋白对消化酶具有抵抗力，因此有保护胃黏膜的作用。

4. 血液再生作用　胃液内含有一种"内在因素"，这种"内在因素"与一种"外在因素"(蛋白质)结合，产生一种物质，对红细胞的正常成熟有重要的作用。缺乏这种"内在因素"时可以发生贫血。

5. 钙和铁的吸收作用　钙和铁在小肠内吸收需要一个酸性的媒介，吸收不良时可以发生骨质疏松和贫血。

【胃液分泌的机制】　胃液的分泌可以分为3期。

1. 对食物的视觉、嗅觉和味觉的刺激，通过大脑皮质和皮质下神经中枢兴奋，经迷走神经传导至胃腺，可以引起大量的胃液分泌，胃液中富含胃蛋白酶。如血糖低于50mg%，迷走神经中枢受到刺激，可以获得同样胃液分泌。在胃迷走神经完全切断后，这种胃液分泌即消失；阿托品也可以抑制这种胃液分泌。在进食后这种胃液分泌一般持续30～40min。

2. 食物进入胃内，通过机械性刺激(膨胀)，可以引起胃液的分泌。在中性环境中，食物(尤其是肉类)与胃黏膜(主要是幽门窦部)接触后，产生一种类组胺激素(促胃液激素)，可以引起大量胃液分泌，这种胃液酸度高，但含胃蛋白酶很少。酸性环境可以抑制胃分泌激素的产生，胃幽门窦部经手术切除后，这种分泌亦减少。

3. 食糜作用于十二指肠和空肠上端黏膜，也同样产生一种类似但效力较小的激素(肠胃泌激素)，刺激胃液的分泌。动物实验证明，上述神经性和化学性胃液分泌作用彼此之间还存在着相互影响的关系。

在某些生理情况下胃液的分泌受到抑制，交感神经兴奋稍有抑制胃液分泌的作用。脂肪作用于十二指肠和空肠上端的黏膜，产生一种抑制胃液分泌的激素(肠抑胃泌激素)，这种激素也使胃运动力减低。从人尿内曾提取出一种物质(尿抑胃泌激素)，可以抑制胃液的分泌。

胃作为一个重要的消化器官，除了分泌的功能外，还具有运动的功能。胃壁有紧张力，即经常处于一种部分收缩的状态下。通过紧张力的改变，胃的容积可以适应所进食物的容量，这样在胃饱满或排空的时候，胃内压力不致有很大的变化。在禁食的情况下，胃有短暂的节律性收缩，在一定的间期内胃底部出现较强烈的收缩，即所谓"饥饿收缩"，幽门则处于关闭或开放的状态。进食后，胃蠕动波出现，自胃体部开始，向幽门方向进行，在每数分钟内一个蠕动波可达到幽门，此时幽门开放，十二指肠松弛，容许一小部分食糜进入十二指肠内。

【胃排空】　胃排空的快慢决定于以下3个因素：①胃壁的紧张力；②胃壁蠕动波的强烈程度；③幽门的活动。胃的正常排空是由于这些因素的共济运动(协调)。

在病理的情况下，胃排空的时间可以受到影响。例如，胃黏膜遇到强烈刺激或腹腔内有炎性病灶时，常引起幽门反射性收缩和胃动力的紊乱；肠道梗阻或手术后都能使胃排空时间迟缓。在胃迷走神经切断后，胃紧张力和蠕动减退，幽门括约肌痉挛，可发生高度胃滞留现象。

二、十二指肠

【解剖】　十二指肠位于胃幽门部和空肠之间，呈 G 字形，长约 25cm。在解剖学上十二指肠分为 4 个部分：①第一部或冠(球)部：较短，向后且稍向上，大部分周边为腹膜所覆盖，较活动；其上方与胆总管和胆囊邻近，其后方为胆总管下部和胰腺头部。②第二部或降部：与第一部成锐角下行，仅前、外侧为腹膜所覆盖，因此主要位于腹膜后，较固定；其内侧与胰腺头部紧密相连，胆总管和胰腺管口在其内侧壁十二指肠乳头处，在乳头上部可能尚有胰副管开口处；其后为右肾和下腔静脉，但在正常情况下有疏松结缔组织隔开，容易分离。③第三部或横部：自降部向左平行，亦位于腹膜后，其上方与胰头部钩部邻近，其后为腰椎体，其远端前方为肠系膜上动脉和静脉纵行跨过。④第四部或升部：先向上行然后成锐角向前向下，在横结肠系下方与空肠连接。十二指肠空肠曲处有时有数个腹膜隐窝，肠襻可能进入这些隐窝造成腹内疝。

十二指肠黏膜在近幽门部分表面平滑，在降部黏膜始呈环状襞，十二指肠黏膜内有多数布氏(Brunner)腺，分泌碱性十二指肠液。

十二指肠的血液由胰十二指肠动脉所供给。胰十二指肠上动脉为胃十二指肠动脉的分支，位于十二指肠降部与胰腺头部之间的沟内；胰十二指肠下动脉为肠系膜上动脉的分支，位于十二指肠横部与胰腺之间的沟内，胰十二指肠上、下动脉吻合成为动脉环。

【生理】

1. 十二指肠除接受胆液和胰液外，其黏膜腺体也分泌一种碱性消化液，称为肠液，内含多种消化酶，如肠蛋白酶(可以将胨分解为氨基酸)、麦芽糖酶、乳糖酶、蔗糖酶等(可将各种糖类分解为葡萄糖、半乳糖、果糖等)，此外也可含脂肪酶。肠液的消化能力虽不如胰液强，但可起补充作用。食糜自胃进入十二指肠后即与各种消化液混合开始进一步消化。

2. 十二指肠黏膜有一定的吸收作用，但不及其他小肠部分；水、葡萄糖、乙醇和晶类物质可以迅速吸收。

3. 十二指肠黏膜也分泌激素，肠促胰激素可以刺激胰液的分泌；胆囊收缩素可以使胆囊收缩，将贮藏的胆液排入至十二指肠腔内；肠激酶可以使胰液的胰蛋白酶原变为活性蛋白酶。

4. 十二指肠的运动功能与其他小肠部分相同。

第二节 慢性胃炎

慢性胃炎是多种病因引起的慢性胃黏膜炎症。通过胃镜及组织病理检查，才可明确诊断和鉴别诊断。《灵枢·邪气脏腑病形》中说："胃病者，腹膜胀，胃脘当心而痛。"在临证时根据胃痛及兼症不同，分别按寒热虚实和气血辨证论治。

【病因和发病机制】

1. 西医学

(1)胃幽门螺杆菌引起细胞毒素相关基因蛋白引起炎症反应。

(2)自身免疫，因壁细胞损伤后，作为自身抗原刺激免疫系统。

(3)胃幽门括约肌松弛症，使十二指肠液反流引起胃黏膜受损。

(4)饮酒、药物或含化学物质的食品，刺激并损害胃黏膜屏障。

(5)饮食不节(洁)及暴饮暴食。

(6)情志所伤，忧虑失眠。

2. 中医学

(1)外感邪气。

(2)内伤暴饮(食)。

(3)情志紊乱。

(4)气血郁滞，胃失所养。

(5)脏腑功能失调，脾胃受损，肝郁气滞引起。

(6)外感寒邪，过食生冷寒积于中，偏嗜辛辣甘肥。

(7)湿热内郁。

(8)思恼怒气郁伤肝，气机阻滞横逆犯胃。

(9)劳倦过度。

(10)脾胃虚弱中焦虚寒。

【临床表现】

1. 多有胃病史并常因饮食不节、情绪波动或气候变化等诱因引起胃病发作。

2. 上腹部不适，饱胀，胃部疼痛。

3. 餐后饱满，反酸，嗳气。

4. 烧灼痛或钝痛，进食后加重。

5. 食欲缺乏，并恶心。

【检查】

1. 纤维胃镜检查，可显示慢性胃炎症，胃黏膜充血，色泽较红，可有黏膜水肿，红白相间，以红为主，黏液分泌增多；表面可见白色渗出物，有时伴出血点和少量糜烂。胃镜及活检组织检查，可确诊慢性胃炎，或鉴别诊断是慢性萎缩性胃炎或胃癌等疾病。

2. 腹部超声检查，可鉴别其他疾病。

(1)慢性胆囊炎、胆囊结石，引起上腹痛。

(2)慢性胰腺炎、胰腺结石，引起“胃痛”。

3. 影像学检查：X 线双重对比造影，慢性胃炎依病理改变可有不同表现。

(1)浅表型胃炎：病变轻时常无 X 线影像异常改变，中重度才显示黏膜皱襞略粗、紊乱，局部可有压痛，胃壁软，胃小区、胃小沟改变也轻微(图 3-2-1A)。

(2)萎缩型胃炎：由于胃黏膜表层炎症同时伴有黏膜内腺体变少、变小，甚至萎缩，双重对比造影检查时可显示胃小沟浅而细，胃小区显示不清或形态不规则。胃腺体萎缩后，多数情况下由于腺窝上皮增生替代而表现为胃黏膜皱襞增粗，胃小沟

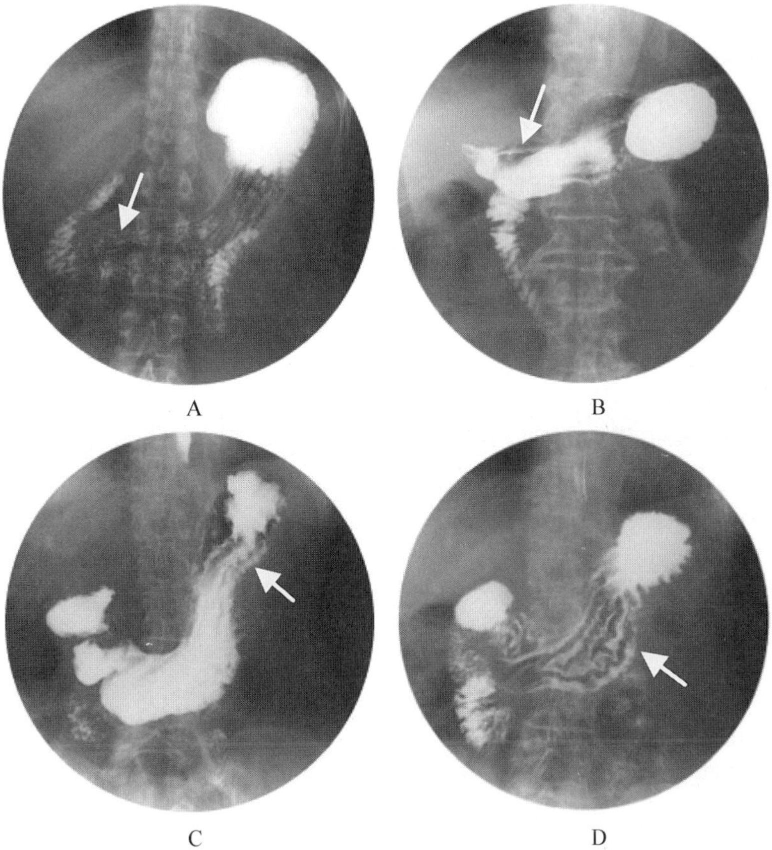

A　B　C　D

图 3-2-1　慢性胃炎

A. 双重对比造影，浅表型胃炎，清晰显示胃小区、胃小沟(箭)；B. 双重对比造影，萎缩型胃炎，胃小沟增宽，粗细不一，胃小区增大，数目减少(箭)；C、D. 双重对比造影，肥厚型胃炎，胃轮廓呈波浪状，黏膜皱襞粗大(箭)，排列紊乱、皱襞数量减少。

增宽＞1.0mm，密度高，粗细不一，胃小区增大至3.0～4.0mm，数目减少。少数情况下黏膜内腺体萎缩的同时，腺体外炎性浸润消退则使黏膜层变薄，皱襞减少、变浅，胃壁轮廓变得光整(图3-2-1B)。

(3)肥厚型胃炎：由于胃黏膜上皮、腺体都出现肥厚，X线黏膜像可见黏膜皱襞隆起、粗大而宽，排列紊乱、扭曲不规则，皱襞数量减少，常有多发表浅溃疡及大小不等的息肉样结节；充盈像时，胃轮廓呈波浪状(图3-2-1 C，D)。此外，慢性胃炎还可出现空腹滞留液增多，胃蠕动亢进等非特异性X线征。胃炎也常与胃溃疡、十二指肠球部溃疡、胃黏膜脱垂症等并存，在诊查时应引起注意。

【诊断和鉴别诊断】

1. 诊断

(1)胃病史和近期诱因。

(2)临床症状。

(3)胃镜、影像学检查。

2. 鉴别诊断

(1)靠胃镜检查鉴别萎缩性胃炎，主要依靠胃镜和活检病理学检查鉴别胃及十二指肠溃疡、胃黏膜脱垂症、胃癌早期3种疾病。

(2)依靠腹部超声检查与以下疾病鉴别。①胆囊炎、胆囊结石；②胰腺炎、胰腺结石；③胆总管结石；④肝内胆管结石。

【治疗】

1. 一般治疗

(1)胃黏膜保护药物(详见药物说明书)：①铋剂；②硫糖铝；③米索前列醇喜克馈)；④膜固思达；⑤替普瑞酮；⑥吉法酯；⑦麦滋林-S；⑧铝碳酸镁。

(2)生物活性药物：①叶酸；②维生素C；③维生素E；④微量元素硒。

2. 中医辨证和针灸治疗

(1)肝气犯胃型

主证：胃脘胀痛，牵及胸胁，胸闷嗳气，纳呆，大便不畅，郁怒则痛。舌质淡，舌苔薄白，脉沉弦。

治则：疏肝理气，和胃止痛。

组方：柴胡疏肝汤加平胃散。

药物：柴胡10g，白芍15g，枳壳10g，甘草3g，苍术10g，陈皮10g，香附10g，木香10g，川楝子6g，延胡索10g，香附10g，郁金10g，青皮10g，沉香10g。

针灸：选择中脘、足三里、鱼际、胃俞、内关、公孙、太白等穴。均用泻法，寒证加灸。

(2)湿热犯胃型

主证：胃脘胀满，灼痛或灼热隐痛，嘈杂泛酸，口干口苦口渴，不欲饮食。舌质红,舌苔白腻,脉弦滑。

治则:清化湿热,理气和胃。

组方:清中汤加减。

药物:黄连6g,栀子10g,半夏6g,茯苓10g,白豆蔻10g,陈皮10g,甘草3g,大黄6g,枳实10g,厚朴6g,大腹皮6g,半夏6g,杏仁10g,薏苡仁10g,砂仁10g,木通10g。

针灸:选择下脘、天枢、气海、足三里、内庭、脾俞、胃俞、内关、阳辅、商丘等穴。

(3)寒邪犯胃型

主证:胃脘疼痛,喜按,喜温熨胃,神倦体乏,大便稀。舌质淡舌苔白,脉沉细弱。

治则:温中散寒,健脾和胃。

组方:理中汤加减。

药物:人参10g,良姜10g,白术10g,吴茱萸6g,熟附子6g,砂仁5g,云苓12g。

针灸:选择中脘、足三里、公孙、合谷等穴。

(4)气虚血瘀胃型

主证:面色不荣水肿,倦怠无力,纳呆,胃脘胀满或疼痛,泛吐清水,大便溏。舌质暗淡,舌胖有齿印,苔薄,脉沉无力。

组方:补中益气汤合失笑散。

药物:人参6g,白术10g,云苓10g,黄芪15g,陈皮10g,当归12g,柴胡10g,蒲黄10g,五灵脂10g,甘草6g。

针灸:选择脾俞、胃俞、中脘、章门、足三里、三阴交等穴。

(5)气血两虚胃型

主证:面色无华,水肿,形寒肢冷心悸,气短,肌肤消瘦,虚烦,不眠(欠睡),大便溏稀。舌质淡红,苔薄,脉沉细无力。

治则:补气养血,健脾胃补肾。

组方:十全大补汤加减。

药物:党参15g,白术10g,黄芪30g,云苓15g,熟地黄20g,当归20g,白芍10g,阿胶15g,大枣5枚,补骨脂10g。

针灸:选择内关、内庭、中脘、气海、公孙、脾俞、胃俞、中脘、足三里、三阴交等穴。

(6)阴亏胃虚型

主证:胃隐痛或灼热痛,不思饮食,口干舌燥。舌质红,无苔少津,脉细数或弦数。

治则:养阴和胃,佐以清热。

组方:养阴汤加减。

药物：沙参 15g，麦冬 12g，玉竹 12g，白芍 10g，陈皮 10g，扁豆 10g，生谷芽 12g，甘草 6g。

针灸：选择脾俞、胃俞、中脘、章门、足三里、三阴交、内关、内庭、中脘、气海、公孙等穴。

【提示】 慢性胃炎如果胃镜检查及活检病理为“慢性萎缩性胃炎”，其西医治疗服用奥美拉唑，每次 20mg，每天 2 次，连服 14d。中医辨证论治，参见本节各型。因有可能转变胃癌，故每 6 个月需重复胃镜及活检病理检查，一旦有癌变则行胃切除术。

第三节 胃良性息肉

胃良性息肉一般没有症状，但较大时可以引起明显的症状。更重要的是一些较多见的胃良性息肉可能发生恶性变，或与恶性肿瘤不易鉴别。

【病因与病理】 胃良性息肉的病因不明，腺性息肉的发生可能与慢性萎缩性胃炎有关。年龄和性别与发病率没有明显的关系。

1. 多见于胃窦部，单发或多发。

2. 分类以组织学特征为依据。

(1)增生性息肉：为上皮组织过度增生，不恶变，一般直径＜2cm。

(2)腺瘤样息肉：多为胃窦部的单发病变，无或有蒂，有恶变率，直径大者易恶变。

(3)炎性息肉：也多发于胃窦部，常合并低酸，亦称为嗜酸性肉芽肿。

【临床表现】 一部分胃良性息肉可以产生症状，症状的性质决定于息肉的大小、部位及溃烂和出血的倾向。向胃腔内生长的较向腹膜腔生长的容易发生症状。位于贲门的息肉达到一定程度可以引起下咽困难的症状；位于幽门的带蒂息肉进食后有时可以经过幽门管进入十二指肠，可出现不适或类似溃疡的症状，以及间歇性幽门梗阻症状。胃良性息肉最主要的症状是胃肠道出血，可以表现为急性大出血，也可以因长期慢性小量失血而表现为高度缺铁性贫血。

【影像学检查】

1. X 线　双重对比造影可较好地显示胃息肉的形态、部位、大小和数目。息肉正面观表现为胃腔内圆形、椭圆形的环圈影，也可有浅分叶状，边界锐利、光滑，可有“卵石征”(图 3-3-1 A，B)或“印戒征”，病变周围胃小区存在，黏膜皱襞可呈局限性张开。息肉表面有溃疡形成时，可表现近似“牛眼征”；息肉切线位表现为隆起，边界光滑整齐、锐利，从胃壁突向胃腔内的半圆形阴影，称“草帽征”。带蒂息肉呈蕈伞状影突向胃腔内，形态不规则，透视下加压或改变体位，肿物形态和位置可有变化。幽门前区长蒂息肉可突至十二指肠球，甚至到十二指肠降部。X 线表现为十二指肠球部或降部圆形或不规则形的隆起性肿物，并有一条状透亮带引向胃窦。可随蠕动往返于十二指肠及胃窦内。息肉恶变肿物体积较大，隆起边界不规则，成分叶状，隆起病变表面呈颗粒或结节状外观。

2. CT　CT 及仿真内镜(VG)能够准确检出直径 5mm 以上胃内隆起性结节，增强可有强化(图 3-3-1C，D)。

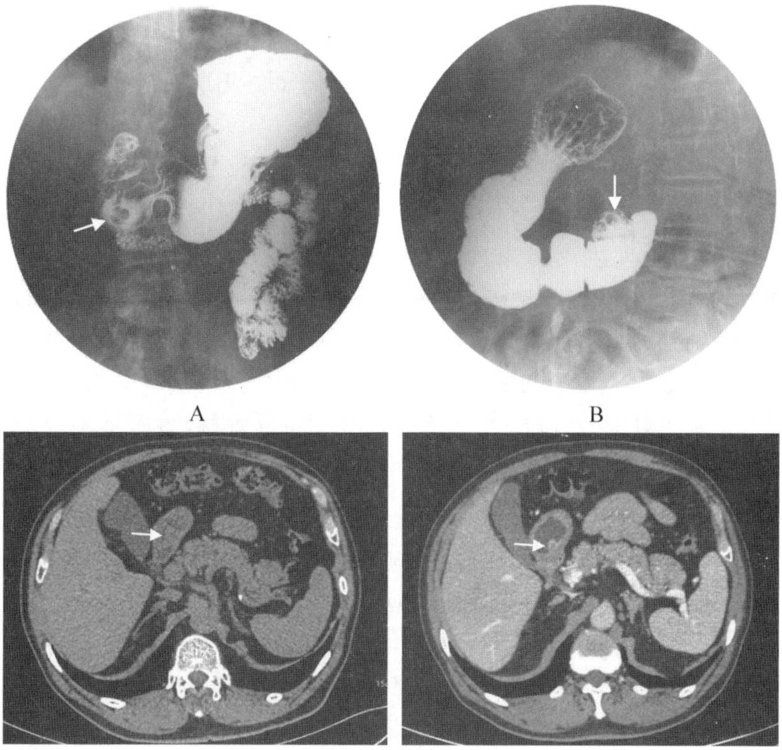

A　B　C　D

图 3-3-1　胃息肉

A、B. 双重对比造影，胃窦部圆形缺损影，卵石征(箭)；C、D. CT 平扫，强化，胃窦结节状腔内隆起，明显强化，边缘光滑(箭)。

【诊断】

1. 多无明显症状，位于幽门附近者可出现梗阻症状。

2. 可因慢性失血和铁吸收不良而致贫血。

3. 上消化道气钡剂双重造影可发现病变。

4. 内镜检查可明确诊断。

【治疗】

1. 中药和针灸治疗，见胃和十二指肠溃疡病一节。

2. 无症状的息肉，可行内镜电灼切除，并定期随访。

3. 疑有恶变或直径较大者(＞2cm),应经内镜或手术切除,并根据冰冻切片结果决定下一步处理方案。

4. 有症状的息肉(疼痛、梗阻、出血),根据息肉的数目、部位,行胃部分切除、胃次全切除或全胃切除。

【提示】 术前、术后服中药,可扶正祛邪,增强抵抗力。

第四节　慢性瘢痕性幽门梗阻

瘢痕性幽门狭窄是幽门附近溃疡愈合过程的后果。由于幽门梗阻存在,食物和胃液不能顺利通过,致使患者的营养和水电解质平衡发生紊乱。

【病理解剖和病理生理】 胃幽门窦部呈现一梭状或红枣形“肿物”,长 2～3cm,宽厚 1.5～2.0cm,表面光滑,色泽较正常胃肠壁白,硬度如软骨。纵切面可见此“肿物”为肥厚的胃壁肌肉,厚度为 0.4～0.6cm,肥厚肌肉主要为环肌,镜检下可见肌纤维容积增大。在早期黏膜正常,幽门梗阻存在一定时期后,常因炎症、水肿而增厚。在肌肥厚部分,幽门腔呈高度狭窄。在近胃侧,胃腔逐渐变宽;但在十二指肠侧,肠腔则骤然增宽,且肥厚肌肉中部突入十二指肠内较四周为多,由于幽门有机械性梗阻,食乳及饮水滞留于胃内,胃逐渐扩张,胃壁增厚,胃强烈蠕动。如能代偿,饮食可以通过狭窄的幽门,症状可以不发生或不严重。如幽门肌继续肥厚,梗阻程度加重,胃失去其代偿作用,则饮食不能通过幽门,且将吐出。

【病因和病理】 溃疡病引起幽门梗阻有 3 个原因:①幽门括约肌反射性痉挛,梗阻为间歇性;②幽门附近溃疡炎症水肿使幽门窄小,炎症水肿消退或减轻后,梗阻即缓解;③幽门附近溃疡愈合过程中,过多瘢痕组织形成,使幽门狭窄,梗阻为永久性,为外科手术治疗的适应证。以上 3 种情况可以同时存在,但程度上有差异。

在瘢痕性幽门梗阻的溃疡中,十二指肠溃疡远较胃溃疡为多:十二指肠冠部后壁的大溃疡易引起幽门梗阻。

【临床表现】 多数患者有长时期溃疡症状多次发作的病史,在幽门梗阻发生后,症状的性质和节律逐渐改变。原空腹疼痛被上腹部膨胀或沉重感所代替,后又可出现阵发性胃收缩痛,进食后反而加重,食欲亦减退,恶心、嗳气、反胃等症状更频繁、明显。

呕吐成为突出的症状,为自发性;呕吐物量很大,多为积存的食物,甚至有前一二日食物,并含大量黏液,且有臭味,一般无血液或胆汁;呕吐后上腹膨胀感显著减轻,此时腹痛可完全消失。

【影像学检查】 X 线双重对比造影显示胃扩张、张力减低甚至无蠕动、排空延迟。正常人胃内钡剂 4h 即排空,如 6h 尚有钡剂存留者,提示有胃潴留。24h 后仍有钡剂存留者,提示有瘢痕性幽门梗阻(图 3-4-1)。

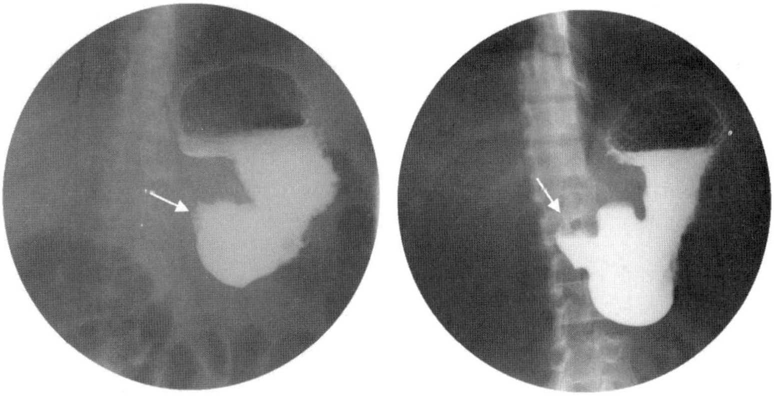

A　　B

图 3-4-1　幽门梗阻

X 线双重对比造影，幽门溃疡慢性瘢痕引起完全梗阻，对比剂滞留，远端未见对比剂通过(箭)。

【诊断和鉴别诊断】

1. 诊断　根据长时期溃疡病史和典型的胃潴留症状，通过胃十二指肠镜检查，即可诊断为溃疡所致的瘢痕性幽门梗阻。

2. 鉴别诊断　瘢痕性幽门梗阻须与下列情况鉴别。

(1)活动性溃疡所致幽门痉挛和水肿：溃疡疼痛常仍然存在，幽门梗阻为间歇性；呕吐症状虽然剧烈，但胃没有扩张，很少有隔夜食物潴留。

(2)胃幽门部肿瘤：有时胃小弯和窦部胃癌虽然没有机械性幽门梗阻，也可能有明显胃潴留的症状。

(3)成人幽门肌肥厚症：为罕见的疾病。一部分患者从幼年即有幽门梗阻的症状，可能为先天性；另一部分患者则病期较短，除幽门环状括约肌肥厚外，无其他病变。

在鉴别诊断中，可能引起幽门梗阻的其他胃内疾病，如胃结核、胃梅毒、胃黏膜脱垂、胃异物等，十二指肠冠部以下梗阻性疾病，如十二指肠肿瘤、环状胰腺等，以及可以压迫胃、十二指肠的外在疾病，如幽门外淋巴结结核、胰腺肿瘤、胆囊周围炎性粘连等，均应在考虑之列。

【治疗】

1. 一般治疗

(1)禁食，胃肠减压，温盐水洗胃。

(2)使用 H_2 受体拮抗药。

(3)纠正水、电解质及酸碱失调。

(4)行肠外营养支持，锁骨下静脉穿刺，输高营养液配方，必要时补全血或血浆制品。

2. 中医药治疗　中医将本病归入“反胃”“停饮”范畴，并分为虚实两类。实证者呕吐多由于痰饮内阻，胃气上逆，或肝气犯胃，胃气失于通降，或食滞伤胃，脾胃运化失常，气机受阻，浊气上逆。虚证者呕吐则因脾胃虚寒，中阳不振，无力运化，故食多则吐，或因胃阴不足，火热伤阴，失于和降，虚热上逆，故干呕多见。

中医辨证诊治分如下5型。

(1)痰饮内阻型

主证：为呕吐清水，脘闷不食，舌苔白腻，脉滑。

治则：以温化痰饮，和胃降逆为主。

组方：常用苓桂术甘汤合二陈汤。

药物：姜半夏10g，陈皮10g，白术10g，云苓15g，桂枝10g，生姜10g。加“失笑散”，生蒲黄、五灵脂各10g。

(2)肝气犯胃型

主证：为呕吐吞酸，嗳气频繁，胸胁胀满。舌苔薄白，脉弦。

治则：以疏肝理气为主，和胃止呕为辅。

组方：四七汤加减或半夏厚朴汤(《金匮要略》)。

药物：苏梗10g，香附10g，陈皮10g，姜半夏10g，云苓15g，生姜10g。如气郁化火，可加用左金丸；若大便秘结，可加大黄、枳实。

(3)食滞伤胃型

主证：为呕吐酸腐食物，嗳气厌食，脘腹胀满，吐后舒服。舌苔厚腻，脉滑。

治则：以消食导滞，和胃降逆为主。

组方：保和丸加减。

药物：半夏10g，云苓12g，陈皮10g，焦山楂12g，陈曲12g，莱菔子10g，麦芽12g，厚朴10g。

如积滞较重，腹胀便秘者，可用调胃承气汤；若湿热重者，可用温胆汤加黄连、黄芩。

(4)脾胃虚寒型

主证：为进食稍多即吐，倦怠乏力，面色白，大便溏薄。舌质淡，脉虚弱。

治则：以温中健脾，和胃降逆为主。

组方：六君子汤加减或逍遥散加减。

药物：党参12g，白术10g，云苓12g，姜半夏10g，陈皮10g，吴茱萸6g，丁香3g，砂仁6g，生甘草3g，生姜10g。

如畏寒明显，四肢不温，可加熟附子、肉桂等。

(5)胃阴不足

主证：为热病之后的干呕，不欲饮食，口燥咽干。舌红光苔少津，脉细数。

治则：以滋养胃阴，降逆止呕为主。

组方：麦门冬汤加减。

药物：麦门冬 15g，天花粉 12g，玉竹 10g，石斛 10g，竹茹 10g，枇杷叶 10g，姜半夏 10g，甘草 3g。

针灸：①足三里、胆俞、太冲、脾俞、肝俞、期门、中脘（泻法）；②上脘、天枢、阳陵泉、章门、行间、足三里（补法）。

【提示】 幽门梗阻加重，行胃十二指肠镜下微创电灼或电切治疗。

第五节　十二指肠憩室病

【病理解剖和病理生理】

1. 十二指肠憩室壁常仅有黏膜、黏膜下肌层及浆膜。绝大多数憩室位于十二指肠内侧（凹侧），与胰腺在解剖上关系密切，多数在胰腺后方，甚至可延伸至胰腺组织内；60％～70％憩室发生在十二指肠降部，其中多半集中在十二指肠乳头附近；20％～30％憩室在横部或上升部；十二指肠球部真性憩室很少见。

2. 大的憩室可以继发一些病理变化。①由于憩室颈部狭小，肠内容物进入憩室后，可能因排空不畅而潴留在腔内，使憩室发生急性或慢性炎症、溃疡、结石，甚至出血和穿孔；②憩室膨胀时可以压迫十二指肠腔引起部分梗阻；③在十二指肠乳突附近的憩室也可能压迫胆总管和胰管，引起继发性胆道和胰腺的病变；④憩室内也可能生长腺癌或肉瘤。

【病因和发病机制】

1. 憩室形成的基本原因为十二指肠壁局限性软弱。肠壁软弱的原因可能为先天性肌层发育不全。

2. 也与十二指肠解剖有关，在胆管、胰管、血管穿过处肠壁较易有缺陷，憩室也多发生在这些部位。

【临床表现和临床过程】 绝大多数十二指肠憩室没有任何症状，仅是在 X 线钡剂检查时发现。在憩室继发炎症、溃疡、梗阻等病理变化时，可有症状发生。而临床表现决定于病变的性质，最常见的症状为上腹或脐周围疼痛或不适，并常有恶心和膨胀感，在饱食后加重，嗳气、呕吐后减轻，抗酸和抗痉挛药物，以及身体姿势的改变也常有缓解症状的作用。有时颇似溃疡病的临床表现，也可能因出血、穿孔而出现急性症状。在胆管或胰管有梗阻时，可有黄疸和急性或慢性胰腺炎的症状。

【影像学检查】

1. X 线　双重对比造影能够清晰显示憩室，表现为突出于十二指肠轮廓之外的囊袋影，边界清晰光滑，并可见黏膜线，与正常十二指肠腔内黏膜线相延续，加压后显示更好，憩室内钡剂排空较慢（图 3-5-1A）。

2. CT　表现为十二指肠内侧壁囊袋影，内侧面及浆膜面均规则光滑，亦可见一窄颈与肠腔相通，内部可见积气或气液平面(图 3-5-1B)，较大者内可见食糜，口服阳性造影剂后 CT 扫描，可见气-对比剂平面。

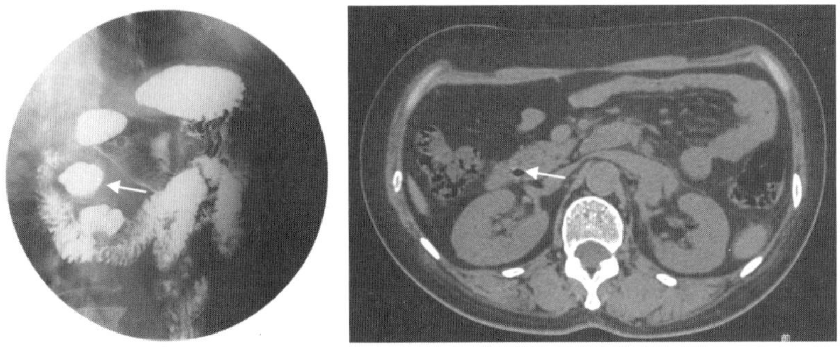

A　　　　　　　　B

图 3-5-1　十二指肠憩室

A. X 线双重对比造影，十二指肠降段囊袋影，突出于轮廓之外，囊袋影内充满对比剂(箭)；B. CT 平扫，十二指肠降段内侧见囊袋，内积气(箭)。

【诊断和鉴别诊断】

1. 十二指肠憩室的存在影像学检查才能证实。

2. 在 X 线检查时，真性憩室须与假性憩室鉴别，假性憩室多为十二指肠溃疡愈合过程中瘢痕收缩或十二指肠外炎性粘连牵扯肠壁所形成。可配合胃十二指肠镜检查鉴别。

3. 鉴别诊断的另一重要问题，为患者的症状与十二指肠憩室的关系，即患者的症状是否为憩室所致。单纯性憩室并无症状，如憩室与腹腔内其他病变同时存在，症状多为后者所致。如患者有腹部症状，而仅发现有憩室存在，则应该进一步检查，有无其他病变及除外胃肠道官能症的可能。

4. 若憩室甚大，外形不整齐，有明显压痛及潴留，或有附近十二指肠激惹和受压现象，证明憩室有继发病变，即可认为症状是憩室所致。

【治疗】

1. 如认为临床症状为憩室所致，可先采用内科疗法，调节饮食，给予抗酸及抗痉挛药物，利用体位姿势引流法避免憩室内淤积。

2. 外科手术治疗存在着一定的困难和危险性，因为憩室多位于胰腺后方或包围在胰腺组织内，手术中可能不易发现憩室。手术前服少量钡剂，手术时注射空气入十二指肠腔内或切开肠壁用手指探查，可帮助确定憩室的部位。憩室显露后以切除为宜；小的憩室可以翻入肠腔内，缝合颈部。手术可能引起较严重的并发症，如急性胰腺炎、胆管或胰管炎。现常采用胃十二指肠镜与腹腔镜联合的微创手术。

3. 手术治疗适应证可以根据下列原则。①无症状的憩室禁忌外科手术治疗。

②有症状，憩室和其他腹腔内病变同时存在，应按其他病变进行治疗。③有症状，发现有憩室而且有并发病变的证据，未发现腹腔内有其他病变，行超声检查可进行手术治疗。④有症状，发现有憩室，但无并发病变的证据，亦未发现腹腔内有其他病变，一般不应采用手术治疗。⑤但如症状较重而详细检查仍不能发现其他病变，内科治疗无效，采用胃十二指肠镜探查后，再行微创手术治疗。

4. 中医辨证论治，见胃和十二指肠溃疡病一节。

5. 针灸，见胃和十二指肠溃疡病一节。

【提示】

1. 有症状的憩室和其他疾病同时存在，应采用胃十二指肠镜、胆道镜和腹腔镜的三镜联合微创手术治疗。

2. 术前术后服中药，可扶正祛邪，增强抵抗力。

第六节　十二指肠淤滞症

【病因】

1. 先天性肠系膜上动脉分出的部位偏低，与腹主动脉的夹角由正常的 50°左右变成 20°左右，两血管间距缩小。

2. 先天性十二指肠悬韧带过短。

3. 内脏下垂或手术后肠粘连牵拉肠系膜。

【临床表现】　上腹饱胀，伴嗳气，进餐后恶心、呕吐。

【影像学检查】

1. X 线　双重对比造影示近端胃及十二指肠扩张、淤滞；钡剂在十二指肠水平部脊柱中线处中断，有整齐的类似笔杆压迫的斜行切迹，即笔杆征（图 3-6-1 A，B）；受阻近端肠管强有力地逆蠕动构成钟摆运动；切迹远端肠腔瘪陷，钡剂在 2～4h 内不能排空；侧卧或俯卧时钡剂可迅速通过十二指肠水平部进入空肠，逆蠕动消失。

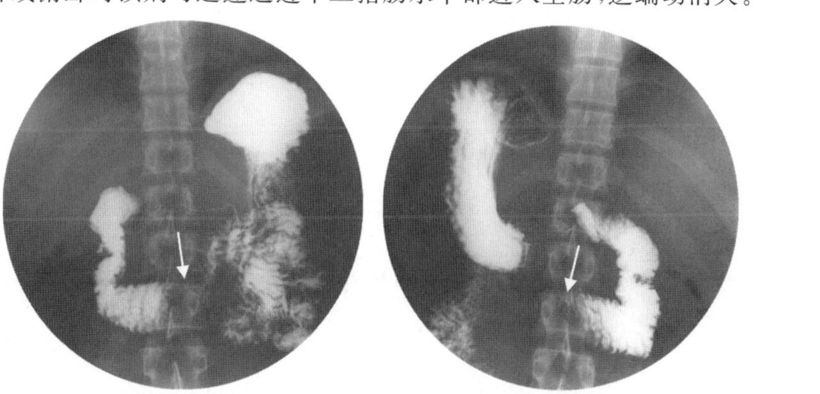

A　　　　B

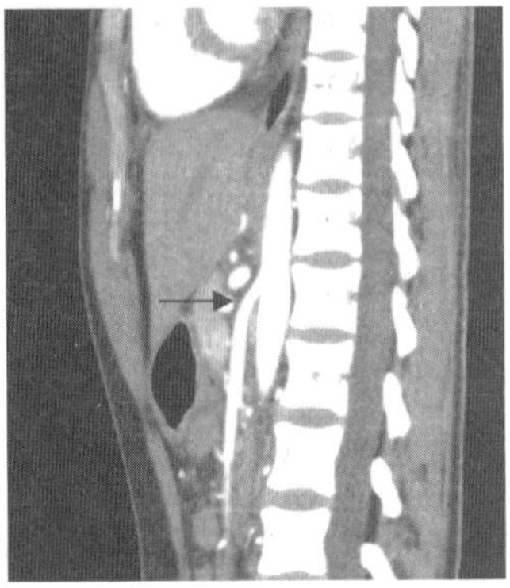

C

图 3-6-1　肠系膜上动脉压迫综合征伴十二指肠淤积症

A,B. X 线双重对比造影,十二指肠水平部处见钡剂中断,笔杆样切迹,即笔杆征(白箭),近端管腔充盈良好,扩张;C. CT 矢状图像增强,肠系膜上动脉与主动脉夹角减小(黑箭)。

2. CT　结合肠系膜上动脉造影可显示肠系膜上动脉与十二指肠在解剖角度上的关系,血管造影可见肠系膜上动脉与主动脉夹角通常小于 30°(图 3-6-1C),CT 可见这一水平上的梗阻。

【诊断和鉴别诊断】

1. 诊断

(1)明显的症状和体征,呕吐物有大量胆汁,呕吐后症状缓解。

(2)上消化道造影可显示十二指肠各部扩张,横部受阻,有时呈直线中断,改变体位后钡剂可通过。

(3)血管造影可发现肠系膜上动脉与主动脉夹角变小,可确诊。

2. 鉴别诊断

(1)急性胃扩张,呕吐后症状不缓解,上消化道造影可显示胃动力不足、扩张。

(2)高位肠梗阻,由于高位小肠肿瘤或肠系膜根部的肿瘤、结核压迫所致。上消化道造影可显示梗阻的部位并提示病因。

3. 腹部超声检查　协助诊断与鉴别诊断。

【治疗】　一般治疗和中医药辨证论治及针灸疗法见慢性瘢痕性幽门梗阻一节。

【提示】

1. 非手术治疗,多可缓解或治愈。

2. 一旦非手术疗法无效,可采用腹腔镜下,在十二指肠第三部与四部交界处,行十二指肠与空肠侧-侧吻合术。

第七节　慢性胃和十二指肠损伤

【病因】

1. 胃损伤

(1)胃外伤性损伤:由于胃除窦部外大部分受到肋弓的庇护,且胃壁较厚,胃本身有一定的可动性，因而除穿入伤外，胃外伤性损伤并不多见。胃外伤性损伤可能由下列原因造成。

①穿入性创伤，如枪弹伤、弹片伤、刀刃伤等。按损伤的性质和程度，胃壁上可发生不同大小的穿孔，损伤常不仅限于胃前壁，后壁亦可能伤及。这种创伤，尤其是高速度武器所致的创伤，也可能导致胃附近脏器如肝、脾、胰的损伤，有时胸部器官也可以同时受伤（胸腹联合创伤）。

②钝性创伤，如钝物打击、挤压、跌倒等。这种创伤可能仅造成胃壁的挫伤和黏膜裂伤，也可能引起胃破裂。胃膨胀是钝性创伤造成胃破裂的重要因素。

③胃腔内张力过大，如在洗胃时所用液体容量或压力过大，或胃过度饱胀等情况下，可能发生胃破裂，但绝大多数是发生在已有局部病变（腐蚀、溃疡、瘢痕）的胃。

④胃内有锐利异物或插入胃镜、胃管进行检查或治疗时，均有损伤胃的可能，轻则黏膜受伤，重则可发生破裂。

胃外伤性损伤的临床症状决定于损伤的范围和程度，也决定于是否有其他脏器同时受伤。胃壁部分损伤后，可无明显症状。如在饱食后胃有较大破裂，胃内容物大量进入腹膜腔内，可引起强烈的腹膜刺激，易于发生休克，并出现腹膜刺激症状如剧烈腹痛、呕吐，呕吐物可含血。重要体征为腹部压痛、腹肌强直（尤以上腹部为显著）、肠蠕动音消失，以及肝浊音可能消失。如穿孔较小，尤其在空腹的情况下，受伤后初期，全身和腹膜刺激症状都可能不明显，若同时身体其他部分有较重的创伤，容易忽略腹腔内有严重损害，待症状明显时腹膜炎已形成，失去了早期治疗的机会。

凡有上腹部受伤的历史并有腹膜刺激的症状和体征时，都应该考虑到胃损伤的可能，如呕吐物内有血，则是胃损伤的有力证据。如系穿入性创伤，根据出入口的部位或弹片穿过身体的方向常可判定胃是否可能受伤。如患者全身情况许可，可进行 X 线检查，发现膈肌下有积气，更可证明有穿孔存在。若为非贯通伤，X 线检查对异物的定位也有助于诊断。

胃穿孔或破裂经诊断确定后，甚至在极为可疑时，应及早进行腹腔镜手术。

（2）胃化学性损伤：胃的化学性损伤多为误饮强酸、强碱或其他腐蚀性化学物如升汞、来苏儿等，因此多见于儿童，但有时成人也可能发生这种损伤。胃的化学性损伤同时必然有口腔和食管黏膜的损伤。

损伤主要发生于胃黏膜，损伤的程度决定于化学物的浓度、腐蚀作用、剂量和与黏膜接触的时间。由于液体沿胃小弯流至幽门区，引起反射性幽门括约肌痉挛，使腐蚀液停滞该处，所以幽门区和小弯损伤常较胃其他部分为严重。早期病理改变为各种不同程度的炎性反应，如充血、水肿、糜烂、溃疡形成，甚至黏膜脱落和穿孔。如患者生存，经过瘢痕愈合后，常产生幽门狭窄。

胃化学损伤急性期的治疗，应立刻饮用中和腐蚀物的解毒剂，强酸用碱剂如碳酸盐，强碱用弱酸剂如稀释醋酸，升汞则用蛋白或牛乳。是否进行洗胃须按患者服腐蚀剂后呕吐情况和对胃损伤程度的估计而决定：洗胃时应注意避免引起胃穿孔的可能。此外可给予镇痛和镇静药物。数日内暂停饮食。口腔和食管的损伤也应按需要处理。为了维持患者营养须行暂时锁骨下动脉穿刺输高营养。

2. 十二指肠损伤　十二指肠的解剖部位较深，大部分十二指肠位于腹膜后，受伤的机会较胃肠道其他部分较少。十二指肠损伤时，常同时有其他脏器如肝、脾、胰、肾、结肠等损伤。

十二指肠的损伤可由穿入性或钝性创伤所引起，穿入性创伤多为高速度武器所致，因此多见于战时；钝性创伤则较多见于工矿或农业事故。肠腔内异物和手术时创伤（右肾切除术、右半结肠切除术、胃切除术）也可能损伤十二指肠。

最严重的十二指肠损伤为肠壁穿孔或破裂，如穿破腹腔内的部分，碱性的胰液和十二指肠液流入腹腔内，可以引起剧烈的腹膜刺激和炎症，单纯十二指肠腹膜后部分损伤多为钝性创伤所致。创伤多系突然发生，当时因腹肌松弛，不具有防御性收缩，外力可作用于十二指肠。致伤的原因有以下两种。①十二指肠肠管可能受外力挤压于腰椎体上而受到直接损伤。②十二指肠空肠曲为锐角，受伤时如幽门括约肌紧闭，十二指肠即可能成一闭襻，外力作用于肠管使肠腔内压力增高，肠壁可在较弱部分破裂；肠壁破裂后十二指肠腔内的空气、胆液、胰液等进入腹膜后的疏松结缔组织内，并向肾周围以及沿升结肠向右侧腹和右下腹甚至盆腔扩散，可行腹腔镜下手术及腹腔食管针引流。

【影像学检查】

1. X线　双重对比造影对胃和十二指肠损伤的诊断帮助很大。腹部平片可见腰大肌附近的腹膜后间隙，右肾周围间隙及上腰椎前间隙有气体影存在，亦可见到腹腔游离气体及胆道内气体的存在。腰大肌影模糊或消失提示十二指肠损伤的存在。口服或自胃管内注入水溶性造影剂发现造影剂自十二指肠处外溢，可以明确十二指肠破裂诊断。如上消化道造影显示十二指肠黏膜呈典型的弹簧圈征，为十二指肠肠壁内血肿。

2. CT　可准确全面地反映腹部损伤的情况，可为临床治疗提供重要的依据。十二指肠损伤的腹部表现为十二指肠肠壁增厚，肠腔狭窄，右肾前出现游离气体或积液，右肾周围影模糊；如出现十二指肠肠壁中断，提示破口较大；如见血管造影剂外溢，提示合并有活动性出血。

【治疗】　慢性恢复期的胃或十二指肠损伤结合不同病因、损伤部位、深浅等情况，参见胃十二指肠溃疡一节治疗。

【提示】　病情变化期，如临床表现严重，则采用胃十二指肠镜的微创治疗。

第八节　慢性胃和十二指肠黏膜应激性溃疡

应激性溃疡是指在应激状态下，如严重创伤、大面积烧伤、脑损害、大手术、黄疸或严重感染等条件下，发生在胃、十二指肠黏膜的急性、浅表性糜烂和溃疡，多数还伴有轻重程度不同的出血，少数可出现急性穿孔。

【病因】　发病原因尚不清楚，不同诱因引起的应激性溃疡，其发病机制亦不相同。目前认为与下列因素有关。

1. 由于神经和体液因素造成胃黏膜缺血，黏膜细胞迅速死亡。

2. 由于有效循环血量减少，引起胃壁，尤其是黏膜血供减少而致损伤。

3. 由于胃酸的分泌明显增加。

4. 胆汁的长期或短期大量反流损害了胃黏膜屏障，氢离子逆向弥散。

5. 长期服用解热镇痛药或肾上腺皮质激素。

6. 应激性溃疡的病理特征，为不规则、基底新鲜、无纤维增生表现。脑外伤所致者多为单发溃疡，而创伤或感染所致者多为多发性溃疡。

【影像学检查】

1. 胃溃疡　X 线检查直接征象是腔外龛影，是钡剂充填胃壁缺损处的直接投影，常见于小弯侧，切线位呈乳头状、锥状或其他形状，其边缘光滑整齐，底部平整或略不平(图 3-8-1 A,B)。龛影口部常有一圈黏膜水肿形成的透明带。这种黏膜水肿带为良性溃疡的特征，依其范围与不同位置的显示而有如下表现。①黏膜线：为龛影口部一条宽 1～2mm 的光滑整齐的透明线；②项圈征：龛影口部的透明带，宽 0.5～1cm 犹如一项圈；③狭颈征：龛影口部明显狭小，使龛影犹如具有一个狭长的颈。另一良性溃疡的特征为慢性溃疡周围的瘢痕收缩而形成的黏膜皱襞均匀性纠集。这种皱襞如车轮状向龛影口部集中且达口部边缘并逐渐变窄。以上这些 X 线征象以双重对比造影及加压法较易显示。

2. 十二指肠球溃疡　X 线检查有如下表现。①直接征象：十二指肠溃疡的典型表现是龛影。在加压法下，可呈现为类圆形或米粒状并朝向斑点的阴影。这些龛影的边缘通常光滑整齐，周围有一圈透明带，偶出现放射状黏膜皱襞集合。溃疡可以是单个或多个(图 3-8-1 C,D)。②球部变形：由于痉挛和瘢痕收缩，十二指肠球部常会发生形态改变，这是球部溃疡常见而重要的征象。常见的表现是球部一侧壁的切迹样凹陷，尤其是在大弯侧较为多见。其他可能的变形包括三叶形、山字形或葫芦形等。③其他表现：除了直接征象外，球部溃疡还可能表现为钡剂到达球部后不易停留，迅速排出，即“激惹征”。此外，还可伴有幽门痉挛、开放延迟及胃分泌液增多，以及球部固定的压痛等征象。此外，球部溃疡常常合并胃炎的一些表现，如胃黏膜皱襞增粗迂曲等。

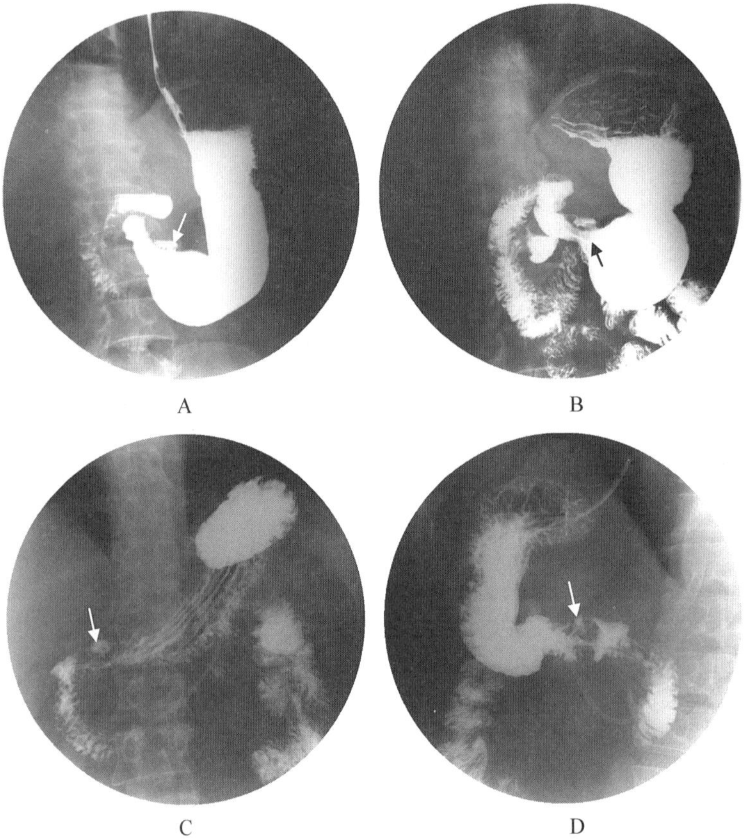

图 3-8-1 慢性胃和十二指肠黏膜应激性溃疡

A,B. 双重对比造影,胃窦小弯侧腔外溃疡(白箭),龛影口部见透明带,即项圈征(黑箭);C、D. 双重对比造影,十二指肠球底部见圆形龛影,内对比剂充盈,边缘光滑(箭)。

【诊断】

1. 明显的诱发原因。

2. 突发的大出血,以呕血为主。腹痛不明显。慢性出血可反复发作。

3. 主要靠内镜检查,可发现表浅黏膜糜烂或小溃疡,黏膜充血水肿伴散在的出血点。

【治疗】

1. 西医疗法,输液,纠正水电质紊乱,给予止血药。

2. 中医药针灸治疗,见胃和十二指肠溃疡病一节。

【提示】 应激性溃疡,突发大出血穿孔,用胃十二指肠纤维镜微创电灼止血或缝合。

第九节　胃和十二指肠溃疡病

【病因】　胃、十二指肠溃疡病发生极为复杂，为胃、十二指肠的一种局部病理变化，胃、十二指肠壁的局限性圆形或椭圆形缺损。正确的发病机制学说必须能全面解释溃疡病的主要特点，如溃疡的形成和不易愈合的原因，以及溃疡易于复发等。

1. 中枢神经系统和溃疡的发生有密切的关系。大脑皮质、中脑和间脑有病变（如肿瘤）和某些手术患者可以同时患胃、十二指肠溃疡。高级神经系统的病理状态系通过间脑自主神经中枢作用于胃，主要表现为迷走神经兴奋亢进。迷走神经的刺激可以引起富有盐酸和胃蛋白酶的胃液过多分泌、胃壁紧张力和蠕动的增强，以及黏膜血管收缩。这些迷走神经兴奋的病理生理变化，都可以促使黏膜组织的破坏和溃疡的形成。

2. 幽门螺杆菌感染

（1）原因：饮用不洁的水、食物等。具有家族性。

（2）检验：直接涂片，染色，显微镜下检验。组织切片染色，镜检，细菌培养。

【临床表现和临床过程】　胃、十二指肠溃疡病常有较典型的临床表现，但非典型的和无明显症状的病例并不少见，有些患者最初的溃疡症状为继发，如溃疡穿孔、出血等。

1. 溃疡病最主要的症状为腹部疼痛，典型的溃疡病疼痛具有以下 4 个特征。

（1）性质和程度：常为咬啮痛、酸痛或烧灼感，有时仅为饥饿感。疼痛多不剧烈，患者可以忍受。

（2）部位：一般均在上腹近中线处，范围比较局限；十二指肠溃疡疼痛部位稍低，且稍偏右。有慢性穿孔涉及其他脏器时，疼痛可放射至背部、胸部或肩部；贲门附近的胃溃疡疼痛可在胸骨下端后面，咽食物时加重。

（3）节律性：溃疡病疼痛的出现和消失与进食的时间有一定的关系。疼痛一般在饭后 1～3h 出现，胃溃疡疼痛出现时间常较十二指肠溃疡为早。疼痛出现后逐渐加重，0.5～1h 后即自行消失；十二指肠溃疡，疼痛多持续至下一餐饭后始消失。疼痛也常在夜间患者入睡后 1～4h 出现，稍进食物或服碱性药物后可缓解。

（4）周期性：溃疡病的疼痛和其他症状常呈周期性发作，每次发作时持续数日至数周不等，在缓解期可以毫无症状，进食如正常人。

2. 单纯性溃疡病患者可能有嗳气、反酸、胃灼热等症状，在急性发作期，进食后可能有呕吐，呕吐前有恶心和疼痛，吐后缓解，这种呕吐常是幽门痉挛所致。

3. 单纯性溃疡病本身没有明显的体征，在上腹近中线处可能发现局限性深部压痛。

4. 溃疡病是一个慢性的良性疾病，但在溃疡病的过程中一部分患者可发生严重的并发症，如急性和慢性穿孔、大出血、幽门瘢痕性梗阻等。胃溃疡也有恶性变的可能，十二指肠溃疡癌变则罕见。

【影像学检查】 主要为X线造影。

1. 胃溃疡 除上述的直接征象腔外龛影之外，胃溃疡亦可引起的功能性改变，有如下表现。①痉挛性改变：其特征为胃壁上的凹陷，也叫切迹，小弯溃疡在大弯侧的相对应处出现深的痉挛切迹，犹如一个手指指向龛影。胃窦及幽门也常有痉挛性改变。②胃液分泌增多：在无幽门梗阻的情况下，出现少至中量的胃内空腹滞留液，使钡剂不易附着于胃壁而难以显示黏膜皱襞。③胃蠕动的变化：张力增高或减低，蠕动增强或减弱，排空加速或延缓。此外，龛影部位常有不同程度的压痛及不适感。溃疡好转或愈合时，以上这些功能性改变也常随之减轻或消失。胃溃疡引起的瘢痕性改变可致胃变形与狭窄（图3-9-1 A，B），小弯侧的溃疡可使小弯短缩，使幽门与贲门靠近，也可使胃体呈环状狭窄而形成葫芦样胃或哑铃样胃，而发生在幽门处的溃疡则可引起幽门狭窄或梗阻。

2. 十二指肠溃疡 直接征象亦是上述描述的龛影及球部畸形为重要征象（图3-9-1 C，D）。

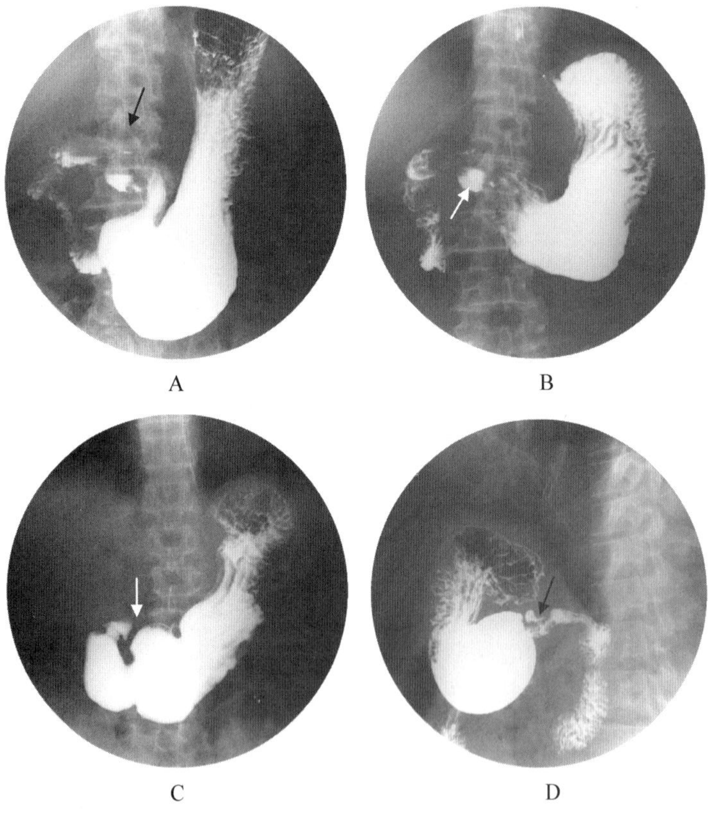

图3-9-1 胃和十二指肠溃疡病

A、B. 双重对比造影，胃大弯侧溃疡（白箭），邻近瘢痕性改变，胃腔稍窄（黑箭）；C、D. 双重对比造影，十二指肠球溃疡，体积小（白箭），变形（黑箭），局部黏膜纠集。

【检查和诊断】

1．胃和十二指肠镜检查可确诊。

2．胃液细胞学检查主要用于胃溃疡和胃癌的鉴别诊断。

3．消化道造影可观察溃疡位置、大小、形态，轮廓，进行诊断。

【鉴别诊断】　主要与 4 类疾病区别。①胃神经官能症；②胃十二指肠非溃疡性病变如炎症、肿瘤；③胃十二指肠以外的腹腔脏器疾病，如慢性胆囊炎、慢性阑尾炎、肠结核、结肠炎等；④内分泌腺腺瘤的可能（血管造影检查）。

【治疗】

1．西药治疗

(1)联合抗菌药物，分 3 组，选其中一组给予治疗。12d 为 1 个疗程。

①“铋剂”加“质子泵抑制药”加“四环素族药”或“甲硝唑”。

②“铋剂”加“质子泵抑制药”加“克拉霉素”和“阿莫西林”。

③“铋剂”加“质子泵抑制药”加“呋喃唑酮”和“左氧氟沙星”。

(2)口服胃十二指肠黏膜保护药、抗酸和减少胃液分泌的药物、抗痉挛药物、镇静药物。

2．中成药治疗与辨证论治

(1)中成药治疗

①口服胃舒胶囊或颗粒。

②口服荆花胃康胶丸。

③冲服溃疡散（天津市南开医院制剂）。

(2)辨证论治

①脾胃虚寒证

主证：胃脘部隐痛，泛吐清水，得温痛减，喜热饮，神疲乏力，手足欠温；舌淡胖，边有齿痕，苔薄白，脉弦紧。

治则：补脾健胃。

组方：香砂六君子汤（《医方集解》）或黄芪建中汤加减，或痛泻要方加减。

药物：党参、炒白术、茯苓、法半夏、陈皮、木香、砂仁（后下）、干姜、炙甘草、延胡索、杏仁。

②肝胃气滞证

主证：上腹胃脘部胀痛，痛无定处，饥时痛减，恶心呕吐，嘈杂泛酸；苔薄白或薄黄脉弦。

治则：疏肝解郁，理气和胃。

组方：柴胡疏肝散（《景岳全书》）加“平胃散”，或小柴胡汤加左金丸。

药物：柴胡、香附、郁金、川芎、陈皮、延胡索、枳壳、木香、白芍、甘草。

③脾胃湿热证

主证：胃脘胀满、嘈杂反酸，纳后痛增，口渴不欲饮；苔白厚腻或黄腻，舌质红，脉弦滑。

治则：清热除湿、理气和中。

组方：连朴饮（《霍乱论》）加减或陈平汤加减。

药物：黄连、厚朴、石菖蒲、制半夏、炒栀子、芦根、茵陈、生薏苡仁、茯苓、木通、莱菔子、杏仁、蔻仁、白药、甘草、枳壳。

④脾胃瘀血证

主证：胃脘刺痛，食后痛重、痛处不移，痛而拒按，呕吐、黑粪；舌边夹瘀斑瘀点，舌质紫黯苔白，脉弦涩。

治则：行气活血。

组方：丹参饮合失笑散加减，或补中益气汤加失笑散。

药物：丹参、砂仁（后下）、蒲黄、莪术、五灵脂、三七粉（兑服）、延胡索、川芎、当归、薏苡仁、蔻仁、郁金、枳壳、木香。

(3)针灸

①脾胃虚寒证

治则：温中散寒，补脾健胃。

穴位：合谷，中脘，足三里，内关，脾俞，胃俞，章门，三阴交。手法为补法或加艾灸。

②肝胃气滞型

治则：疏肝理气。

穴位：膻中，内关，气海，阳陵泉，足三里，太冲。手法为平补、平泻法。

③脾胃湿热型

治则：清热利湿。

穴位：胆俞，阳陵泉，太冲，阴陵泉，至阳，三阴交，足三里。手法为泻法。

④胃络瘀血证

治则：活血化瘀。

穴位：膻中，膈俞，血海，合谷，太冲，三阴交。手法为平补平泻。

【提示】 胃十二指肠镜检查，癌变则给予配合腹腔镜手术。

第十节 胃扩张病

胃扩张表现为胃和十二指肠极度急性扩大，腔内有大量液体潴留；过度饱食后也可以发生此种情况。

【发病机制】 胃扩张病的发病机制有两种学说。一种学说认为，胃、十二指肠的扩张是由于肠系膜上动脉和小肠系膜将十二指肠横部压迫于脊柱和主动脉上所致；在许多急性胃扩张患者，可见扩张包括胃和肠系膜上动脉以上的十二指肠部分；在身体消瘦长期卧床的患者，由于腹膜后脂肪减少和仰卧位置，更使十二指肠横部容易受压。另一种学说认为，扩张是由于胃、肠壁原发性麻痹所致，麻痹的原因为手术时牵扯、操作或大量食物过度伸张胃壁所引起的神经反射性作用，重体力劳动后的疲劳、腹腔内炎症和损伤、剧烈疼痛和情绪波动等。实际上，机械梗阻和神经性麻痹两个因素可能均存在，而胃壁肌肉麻痹很可能占主导的作用。胃麻痹扩张后可将小肠推向下方，使小肠系膜和肠系膜上动脉紧张，易于压迫十二指肠，使胃内食物和咽入空气，以及胃和十二指肠的分泌液与胆液、胰液大量积存。

【病理生理】　胃和十二指肠高度扩张，几乎占据整个腹腔，胃壁可能因过度伸张而变薄，血供障碍而发生坏死和穿孔。在大多数病例中，可发现十二指肠横部受肠系膜上动脉压迫，十二指肠壁可能发生压迫溃疡。

【临床表现】　患者初期仅感觉上腹膨胀及恶心，很少有剧烈腹痛。随后出现呕吐，起初为小口反逆出胃内积液，以后量逐渐增加。患者呕吐时毫不费力，从无干呕现象。呕出液常具有典型特征，开始为深棕绿色浑浊液体，后呈咖啡渣样，但不含血块，呕吐并不减轻症状。此时若插入胃管，即发现胃内积存大量相同液体，说明所谓呕吐症状实际上是胃、十二指肠内积液过满后的溢出现象。此时检查可发现，腹部膨胀和水振荡声，全腹可能有弥散性轻度触痛，肠蠕动音减低或正常。

【影像学检查】

1. 立位 X 线平片　可见胃泡明显积气、扩大，胃内有一或两个宽大的液平（图 3-10-1A），可长达 20～40cm，气液面上层为气体，下层为未消化的固体食物或液体；左侧膈肌抬高，动度减弱；仰卧位平片可见巨大扩张的胃轮廓，严重者可占据腹部面积的 1/2 以上。透视下可见扩张的胃有轻微蠕动波，也可表现为麻痹性胃扩张，胃壁完全无蠕动。

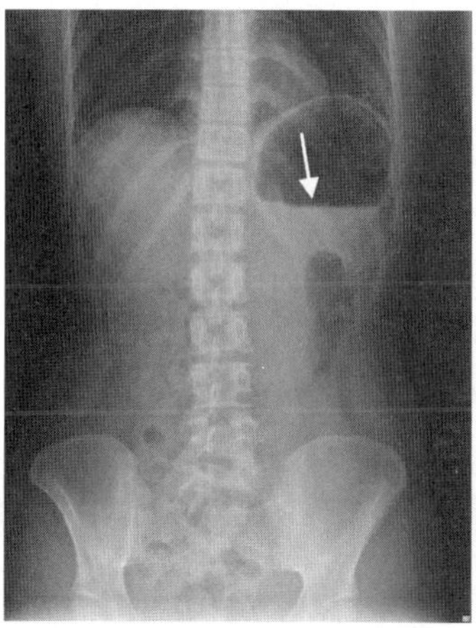
A

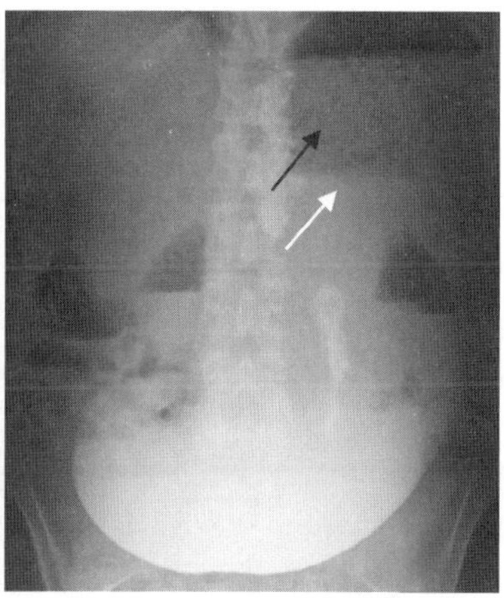
B

图 3-10-1　胃扩张

A. 立位 X 线平片示胃扩张，巨大胃泡，见宽大气液平（白箭）；B. 双重对比造影，胃扩张，造影剂（白箭）-胃液（黑箭）-气体分层征象，胃壁无蠕动。

2. 消化道造影　立位口服含碘造影剂后，造影剂马上沉积于胃的最低部位，可见造影剂-胃液-气体分层征象，胃壁无蠕动（图 3-10-1B）。

【诊断】

1. 手术后初期或过分饱食后如出现上述溢出性呕吐和具有上述特征的吐出物，并发现上腹部胀满、水振荡声，即应怀疑急性胃扩张的可能。应立即插入胃管，如吸出大量同样液体（或腹部超声检查），诊断即可确定。

2. 在创伤、感染后发生时，一般不易联想到急性胃扩张的诊断，如在腹部 X 线片上有左上腹部弥散性一致阴影，胃气泡水平面增大，或侧位照相上有充气扩大十二指肠时，应考虑到胃扩张的可能。

【鉴别诊断】　应与弥漫性腹膜炎、高位机械性肠梗阻区别。①弥漫性腹膜炎者，体温常增高，腹膜刺激体征明显，肠腔呈普遍性气胀，肠蠕动音消失。②机械性高位肠梗阻者，常有较明显的腹痛，肠蠕动音加强，呕吐物含小肠内容物，但腹胀不显著。

【预防】　腹部手术后广泛应用胃肠减压以来，急性胃扩张的发生率已大为降低。手术后胃肠暂时性麻痹消失和胃肠蠕动恢复前，是预防急性胃扩张的主要时机；避免暴饮暴食，尤其在较长时期疲劳和饥饿后不过分食饱，对于急性胃扩张的预防也很重要。

【治疗】

1. 手术后急性胃扩张一般禁忌手术治疗，常用的治疗有以下三方面措施。

(1)放置胃减压管，吸出全部积液，以后禁食，禁水。

(2)改变卧位姿势，以解除十二指肠横部的受压。可采用俯卧位，并将足部抬高。

(3)静脉输液矫正脱水和补充电解质，并做血液化学检查（钠、钾、氧化物、二氧化碳结合力、非蛋白氮等），维持尿量正常。

2. 辨证论治

(1)湿热实型

症状：胃脘痞胀满、恶心、呕吐、大便秘结尿黄。

脉与苔：脉沉或弦，舌质红绛，苔黄厚腻。

通里攻下法：①大承气汤加减。大黄（后下）20g，芒硝（冲）6g，厚朴 10g，白芍 10g，枳壳 10g，炒莱菔子 15g，木香 10g，延胡索 10g，川楝子 10g，陈皮 10g，竹茹 10g，半夏 10g，赭石 20g。②半夏厚朴汤（《金匮要略》）。③苓桂术甘汤（《金匮要略》）。

(2)气血虚型

症状：胃脘不适，胃痛喜按，苍白面色。

脉与苔：脉沉细，舌质淡，苔白。

温中扶正法：①四逆汤。人参10g，白术12g，干姜6g，茯苓10g，山药10g，甘草6g。②理中丸（《伤寒论》）。

3. 针灸

(1)湿热实型

穴位：行间，三阴交，血海，大陵，神门，曲泽，膈俞，足三里，内关，太冲，膻中，合谷，太冲，阳陵泉。

手法：针刺泻法。

(2)气血虚型

穴位：气海，膏肓，足三里，脾俞，胃俞，太白，百会，内关，太冲，公孙，天突，尺泽。

手法：补法，可加灸。

【提示】　一旦出现并发症，应立即手术。

第4章　肝疾病

第一节　肝的解剖和生理概要

【解剖】　肝有3个主要分裂，新的肝叶分类法，对于设计和施行肝叶切除术有密切关系。

1. 肝的位置　肝大部分位于右上腹部，向左延达左上腹部。它的上界在右锁骨中线平第5肋骨上缘，下界齐肋缘，但在腹中线达到剑突与脐的中点。肝上面呈凸形，与膈肌接触；下面较扁平，与胃、十二指肠、胆囊和结肠肝曲毗邻，上、下两面交界处形成锐缘。

2. 新的肝叶分类法　①肝中裂是以下腔静脉左缘至胆囊窝中部的平面为分界线，把肝分为大小不相等的左右两半，称为左半肝和右半肝。②左叶间裂是以镰状韧带为标志，将左半肝又分为左内叶和左外叶。左内叶包括过去所谓的方叶和尾叶的大部分；左外叶即以前习称的"左叶"。③右叶间裂在肝表面无明显标志，分界线差距较大，一般是以肝下缘的肝中裂与肝右缘之间的中外1/3处起，沿肝右缘向右上后方走行，终止于下腔静脉右缘，多与右侧第8肋间相应。④将右半肝分为右前叶和右后叶。

3. 门静脉　长约6cm，是由肠系膜上静脉和脾静脉在胰腺颈部的后面汇合而成，在肝十二指肠韧带内。

4. 肝动脉　和肝管的分布和门静脉分支并行，三者都为肝纤维所包裹，也符合肝内部的分叶。

5. 肝静脉　一般有3支。①右肝静脉位于右前、右后两叶之间，汇流右后叶全部。②中肝静脉居于肝中裂，即左右两半肝之间，汇流右前叶大部和左内叶全部。③左肝静脉汇流左外叶的全部。有时中肝静脉和左肝静脉汇成一个总干，进入下腔静脉。

【生理】

1. 制造胆汁　由胆道流入十二指肠，帮助消化。

2. 代谢作用　食物消化后经门静脉系统进入肝。肝能将糖类、蛋白质和一部分脂肪转变为糖原，储存于肝内。当血糖减少时，又将糖原分解为葡萄糖，进入血液。同时在氨基酸分解过程中，有脱氨和尿素生成作用；在脂酸分解过程中，有减饱和及磷脂化合物与酮体生成作用。

3. 解毒作用　在代谢过程中产生的毒物或外来的毒物（如某些药品），经过肝选择或改变，随胆汁经过胆道和肠道排出体外。

4. 制造血浆蛋白　制造部分血清白蛋白和球蛋白，并贮藏在肝内，需用时输入循环内，以维持血浆胶体渗透压的平衡。肝制造纤维蛋白原，同时利用维生素 K 制造凝血酶原，这些都和血液凝固有关。

5. 调节血液循环　肝本身能储藏大量血液。在紧急出血时，能运输出相当量的血液，维持血量平衡。

第二节　肝炎（病）

一、慢性病毒性肝炎

慢性病毒性肝炎是指肝的炎症、组织学及生物化学的异常征象，引起肝炎症慢性化最常见的病因是各型肝炎病毒，其中尤以乙型肝炎病毒最常见，丙型肝炎病毒、丁型肝炎病毒感染引起的慢性肝炎亦可见之。这里主要讨论由肝炎病毒引起的慢性肝炎。

【临床表现】　慢性肝炎多由急性肝炎迁延不愈所致，患者有急性肝炎史，少数病例可无明显的病史，临床表现多样，反复发作或迁延日久。

1. 消化道功能紊乱　对食物脂肪、乙醇不能耐受，食欲缺乏，厌油，恶心欲呕或呕吐，腹胀，便溏。

2. 肝区疼痛　常因劳累精神萎靡，遇气候变化、饮食不节生冷油腻时，自觉肝区隐痛或胀痛，常因劳动或剧烈活动一过性胀痛，疼痛以右侧卧位时明显。

3. 伴有症状　慢性肝炎可迁延十余年或更长，预后一般良好，仅少数患者可演变为慢性活动肝炎（慢活肝）。慢活肝较慢性迁延肝炎预后差，慢活肝患者症状多而明显，例如厌食、腹胀、肝功能持续异常，甚至可反复出现黄疸，10%～20%的患者经过数月或数年活动，可发展为肝硬化。无症状的 HBsAg 携带者，大多数预后良好，但有部分患者可发展成慢性迁延性肝炎（慢迁肝），甚至形成肝硬化。

【实验室检查】

1. 血清酶学改变

(1)谷丙转氨酶（ALT）：是常用的肝功能指标，能灵敏地反映肝细胞有否坏死。持续反复的 ALT 升高见于慢活肝，升高幅度与病变程度基本平行。慢迁肝轻度或中度升高，或偶升高，或非持续性升高，部分患者可正常。

(2)γ-谷氨酰胺转肽酶（γ-GT）：是反映肝细胞坏死和胆汁淤积病变的指标。

慢活肝升高明显,慢迁肝多数正常。

(3)碱性磷酸酶(ALP):其升高反映胆汁淤积和肝细胞再生时的胆管增殖。此酶不具特异性,其他疾病也有升高者。在慢活肝晚期,此酶常明显升高。

(4)谷草转氨酶(AST):反映肝细胞坏死的指标,但不具特异性。慢活肝若持续升高,或高于 ALT 值,提示病情处于活动期。慢迁肝多数正常,且无倒置现象。

2. 血清蛋白及氨基酸改变

(1)蛋白量的改变:慢性迁延性肝炎血清蛋白无明显改变。慢活肝改变明显,其特点为清蛋白降低,球蛋白升高,清蛋白球蛋白比例倒置。

(2)蛋白电泳:可测定清蛋白和 α1、α2、β、γ 四种不同的球蛋白百分比。慢性活动性肝炎时球蛋白增加,尤以 γ-球蛋白升高明显,慢性迁延性肝炎则无改变。

(3)氨基酸改变:慢性肝炎血浆内总游离氨基酸浓度增高,支链氨基酸与芳香氨基酸之比倒置,且与血清蛋白水平相关。

3. 甲胎蛋白　慢性活动性肝炎常有低水平上升,但持续时间短,多随病情好转而下降至正常水平,慢迁肝为阴性。

【影像学检查】

1. 超声　切面显示肝表面回声光带增强、变厚,甚至出现波浪样改变,有较密到密集光点或小光斑,分布不均匀,肝边缘光滑,肝角变钝,门静脉稍增宽,胆囊壁常增厚。重型者肝门静脉增宽,但不超过 1.4cm。

2. X 线　若出现早期肝硬化表现,血管造影检查可见肝动脉分支变细少并扭曲,门静脉、脾静脉稍示扩张。

3. CT　早期肝体积可增大,CT 检查并无特异性表现;迁延时间较长者,可出现早期肝硬化的表现,由于肝表面融合性纤维化或瘢痕形成,肝边缘表现凹凸不平(图 4-2-1A),部分肝段正常形态消失,脂肪变性、纤维化可引起肝脏局限性或弥漫性不均性密度减低。

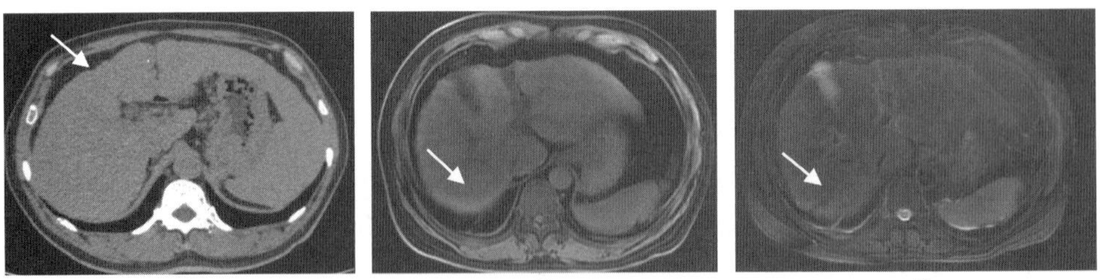

A　B　C

图 4-2-1　肝硬化、再生结节

A. CT 横断面,肝边缘呈波浪状改变,各叶比例失衡(箭);B. MR T_1 加权像横断面,肝左叶体积增大,肝内弥散再生结节,呈稍高信号(箭);C. MR T_2 加权像横断面,肝内弥散再生结节,呈稍低信号(箭)。

4. MRI　对于慢性病毒性肝炎者，常规 MR 检查容易检出因肝硬化所致的肝形态学改变以及门静脉高压征象。早期肝硬化，MRI 增强扫描可发现肝组织局限性或弥散性信号不匀；在肝硬化期，肝的大小及形态改变与 CT 表现相似，T_1WI 平扫呈低信号，T_2WI 呈高信号；若伴有肝硬化结节，肝信号不均并呈伴结节样改变，肝硬化结节 T_1WI 呈等或稍高信号(图 4-2-1B)，T_2WI 呈等或低信号(图 4-2-1C)。

【诊断】

1. 影像学检查　尤其 CT、MRI 检查，可直观显示肝大小、形态、轮廓，以及实质密度、信号异常，亦观察间接征象，明确诊断。

2. 腹腔镜检查　可看到肝表面的变化，了解肝的大小、质地、色泽等，也可在窥视下取组织做病理检查，根据主要表现分为包膜增厚型和表面粗糙型。包膜增厚型以肝包膜增厚为主要特征，肝大，色淡红，表面光滑但结构模糊。表面粗糙型以肝表面粗糙不平为特征，但无明显结节形成，肝大，色泽淡，近于灰白，包膜较厚，松弛起皱，边缘较锐。

【中西医结合治疗】

1. 概述　近年来，中西医结合治疗慢性肝炎的疗效明显优于单纯中药或西药，尤其是对于慢性活动性肝炎及慢性乙型肝炎乙肝病毒标志物，如 HBsAg、HBeAg 的阴转方面，采用中医专方或辨证论治，结合西药对症、护肝、改善微循环、免疫调节，弥补了单纯中医或西医的不足。

2. 中医辨证和中药治疗

(1)肝气(滞)郁结

主证：胁痛以胀痛为主，走窜不定，以右下肋显著，胸闷不舒，食欲减退；苔薄，脉弦。

治则：疏肝理气。

方药：柴胡疏肝散加减。

药物：柴胡、香附、枳壳、川芎、茵陈、木通、郁金、芍药各 12g，甘草 6g。若胁痛加青皮、白芥子，有理气通络止痛作用；气郁化火见胁肋掣痛，烦渴，二便少，舌质红，苔黄，脉弦数，加金铃子散、左金丸，牡丹皮、栀子等，以清肝调气；若胁痛伴腹泻者，加茯苓、白术；若伴恶心呕吐者，可加旋覆花、半夏、竹茹、代赭石、木香、延胡索、郁金各 10g。

(2)肝脾胃虚

主证：胸胁胀满，两胁胀疼，气窜不定，纳食减少，腹胀便溏或腹痛泄泻，疲乏无力；舌淡苔薄白，脉弦。

治则：疏肝健脾和胃。

方药 1：参茯术甘汤合金铃子散加减或逍遥散加减，党参、白术、炙甘草、金铃子、延胡索各 12g，茯苓、白芍各 16g，川楝子、郁金、香附各 10g。

方药2:香砂六味汤化裁。党参、白术、炙甘草、陈皮、香附、川楝子各12g,茯苓16g,蔻仁、薏苡仁各10g,砂仁9g。胁痛加香附、郁金;口黏苔腻者加苓术;气虚、疲乏无力,加党参、炙甘草;血虚、头昏、面色无华、舌质淡红,加白芍、当归;脾阳虚而致腹胀、畏寒,加黄芪30g。

3. 抑制病毒、增强免疫、改善肝功能的中药

(1)抑制病毒中药:①地榆、贯众、肉桂、麻黄、金钱草、虎杖、蒲公英、红藤。②钩藤、花斑竹、黄柏、白药子、独活、柴胡。③乌梅、芒硝、鱼腥草、石矾、黑矾、败酱草、金银花。

(2)增强免疫中药

①增强网状内皮系统吞噬功能的中药:党参、灵芝、五味子、沙参、玉竹、麦门冬、何首乌、生地黄、女贞子、枸杞子、云苓、鸡血藤、穿心莲、草河车、金银花、鱼腥草、野菊花、蛇舌草、黄连、栀子、淫羊藿、茯苓。

②增强细胞免疫功能的中药(多为益气健脾药):白术、云苓、薏苡仁、黄芪、山药、灵芝、人参、桑寄生、红花、丹参、黄连、黄芩、蒲公英、金银花。

③对体液反应起激活作用的中药:仙茅、菟丝子、锁阳、黄芪。

④促进淋巴细胞转化的中药:阿胶、枣仁、蒲公英、地丁、柴胡、黄柏、麻黄、菟丝子、黄连、五味子、白芍、黄芩。

⑤抑制免疫反应的中药:川芎、赤芍、丹参、益母草、穿山甲(代)、虻虫、水蛭、大黄、龙胆草、连翘、红花。

(3)改善肝功能中药

①降低转氨酶的中药:茵陈、白芍、甘草、牛膝、鱼腥草、当归、马齿苋、败酱草、虎杖、贯众、云苓、升麻、葛根。

②改善蛋白功能的中药:黄芪、山药、薏苡仁、蔻仁、枸杞子、灵芝。

③抗肝纤维化的中药:丹参、甘草、三棱、莪术、炮山甲(代)、鳖甲、桃仁。

④抗脂肪变的中药:石决明、灵芝、丹参。

4. 增强代谢功能的中药　三七、人参、大枣、黄芪、甘草、大黄、桃仁、牛膝、生地黄、当归、川芎、红花、丹参。

【提示】　慢性病毒性肝炎患者,应每6个月复查(包括B超检查)1次,怀疑癌变者,应尽早手术治疗。

二、慢性淤胆型肝炎

【病因】　淤胆型肝炎又称胆管型肝炎或胆汁淤积型肝炎,是急性或慢性病毒性肝炎的一种临床类型。淤胆型肝炎的黄疸,长期以来被认为是胆小管阻塞的结果。近年来,通过电镜和组织化学的研究,发现其根本原因是胆汁排泄障碍。由于胆盐的形成和转运不良,故胆汁不易排出,胆汁在微细胆管内变稠,形成胆栓,进一

步加重了胆汁的滞留。

【临床表现】

1. 黄疸，为肝内阻塞性黄疸，患者表现为持久的深度黄疸。

2. 皮肤瘙痒，尿呈深黄色，大便灰白色。

3. 慢性淤胆型肝炎，皮肤皱褶处出现黄色瘤，有时可在眼睑、面颊部、颈部、躯干部出现。

4. 肝大，部分患者可有脾大。

【实验室检查】

1. 血清胆红素常显著升高，以直接胆红素为主。

2. 血清碱性磷酸酶、γ-谷氨酰转肽酶亦明显升高。

3. 血清胆固醇和三酰甘油升高，且以低密度脂蛋白升高为主。

4. ALT 可见轻度和中度升高，而血清絮状及浊度试验常正常。

5. 尿胆红素呈强阳性，尿胆原和尿胆素明显减少或消失；大便中粪胆原含量减少或消失。

【影像学检查】

1. *超声*　是诊断慢性淤胆型肝炎较敏感、简便、无创的检查方法。超声可以发现肝实质回声增粗，且呈不均匀性改变，可见分布不均匀的斑点状或小结节状回声，后方伴有声影。M 型超声显示肝内胆管显示扩张，管壁增厚，呈高回声并带有切迹，易受到结石或肿瘤的影响。

2. CT　是诊断慢性淤胆型肝炎的重要影像学检查方法，可以表现肝的大小、形态、密度变化，以及肝内胆管和血管的异常改变。

3. MRI　可更好地显示肝内胆管的变异、结石、肿瘤的部位、数目、大小和范围等信息，对确诊肝内胆汁淤积非常重要，有时需结合增强 CT 和 PET-CT 两项检查，更能够全面显示肝内胆汁淤积的影像学表现（图 4-2-2）。

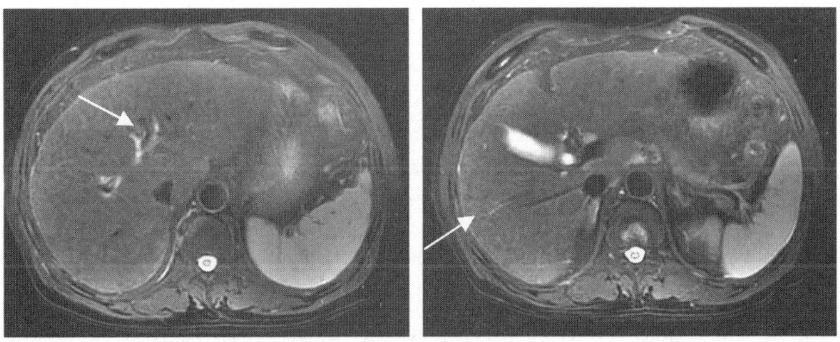

A　　　　　　B

图 4-2-2　慢性淤胆型肝炎

A. MR T_2 加权横断面脂肪抑制像，肝内胆管显示扩张（箭）；B. MR T_2 加权横断面脂肪抑制像，肝内信号不均，可见斑点状稍高信号影（箭）。

4. *核素扫描* 肝功能生化检查显示谷丙转氨酶和碱性磷酸酶升高，而血清胆红素可正常或升高。利用核素扫描与胆红素排泄试验结合，可检测胆红素的排泄是否正常。

【诊断】 根据临床表现、实验室检查，影像学检查，尤其腹部CT、MRI检查，可以确诊。

【鉴别诊断】

1. 淤胆型肝炎须与肝外梗阻性黄疸相鉴别。肝外梗阻性黄疸超声检查胆囊增大，脂餐后不收缩。

2. 超声及断层扫描发现胆管扩张或有胆石影像。

3. 纤维十二指肠镜逆行胆道造影发现有梗阻现象。

4. 淤胆型肝炎须与重症肝炎相鉴别。重症肝炎患者有严重乏力、腹胀及黄疸。

5. 淤胆型肝炎需与药物性（如甲基睾酮、硫脲嘧啶、保泰松、氯丙嗪等）引起的肝内胆汁淤积相鉴别。

6. 淤胆型肝炎须与原发性胆汁性肝硬化相鉴别。原发性胆汁性肝硬化的胆管损害与免疫有关，抗线粒体试验阳性。

【治疗】

1. *一般治疗* ①补充维生素；②保肝药物；③补充液体及能量合剂。

2. *中医、中药及针灸治疗* 见门脉性肝硬化一节。

【提示】 超声追踪检查，一旦有癌变尽可能手术治疗。

三、药物性肝病

【病因】 药物性肝病是药物的不良反应所引起的肝损害。根据药物导致肝病的作用机制，可将这些药物分为两类。一类是本质性肝毒素，如鞣酸、乙硫氨酸等；另一类则由于患者的特应性或过敏反应而引起的肝损伤，如氯丙嗪、甲基睾酮等。

【临床表现】

1. *肝细胞损害* 表现为厌食、恶心、腹胀，或有黄疸、出血倾向、腹水形成。

2. *黄疸* 表现为除药物直接损害肝细胞，引起肝细胞性黄疸外，还因不同药物而导致不同类型的黄疸。①苯肼、氯喹等抗疟药及磺胺类、解热镇痛药等引起溶血性黄疸，或兼有寒热、呕吐恶心、头身疼痛、血尿、蛋白尿等症状；②解热镇痛药等，可引起间接胆红素增高的黄疸，黄疸常为淡黄色，尿液多不黄；③氯丙嗪类，口服避孕药及地西泮、甲基睾酮、对氨水杨酸、甲巯咪唑（他巴唑）及青霉素等引起肝内淤胆性黄疸，多表现为黄疸色较深，瘙痒，实验室检查类似阻塞性黄疸；④苯妥英钠、异烟肼、红霉素、甲基多巴等药物则引起混合性黄疸，临床上常有肝细胞性及阻塞性黄疸的临床表现。

【实验室检查】

1. 肝功能、尿三胆试验　与其他原因引起的肝损害相似，但有助于判断疾病的严重程度。

2. 血常规　有一些药物性肝病周围血可有嗜酸性粒细胞增多。

3. 药物或其代谢产物血药浓度监测　其对对乙酰氨基酚、阿司匹林等少数药物有价值。

【影像学检查】

1. CT　主要表现如下。①局部或灶性肝损害，CT 平扫显示肝脏密度不均匀，呈多发小斑片状低密度影。增强扫描动脉期显示明显强化，门静脉期肝实质内可见多发小片状低密度影，延迟期肝实质密度仍为不均密度。②弥散性肝损害，CT 平扫显示肝密度均匀性减低(图 4-2-3A)；增强 CT 三期扫描肝实质均匀强化，部分门脉周围间隙增宽，呈水样密度。病变迁延成肝硬化表现，CT 平扫肝内可见弥散分布的稍高密度结节，病灶直径 1～15 mm，增强扫描动脉期病灶呈明显强化，静脉期及延迟期与肝实质等密度；肝脏表面呈结节状，各叶比例失调，肝裂增宽，间

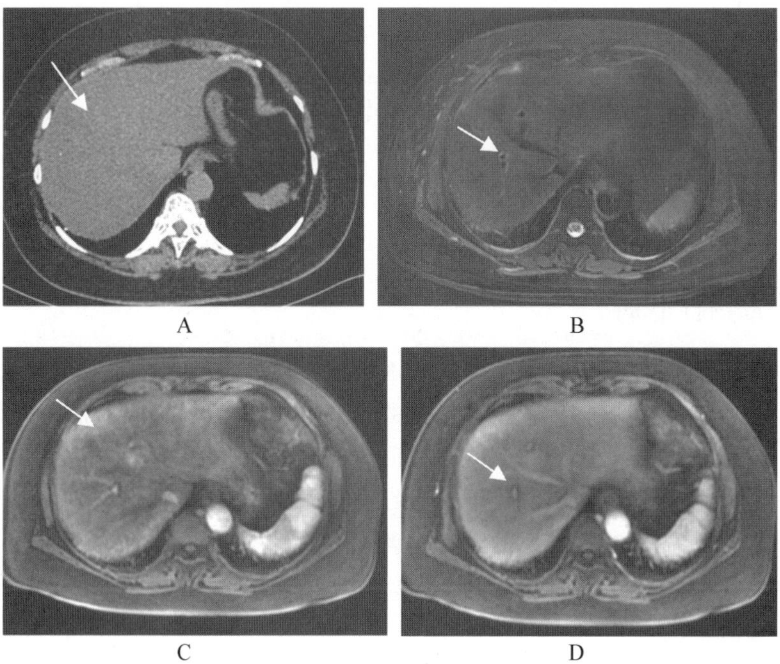

图 4-2-3　药物性肝病

A. CT 平扫，肝密度弥散性均匀性降低(箭)；B. MR T_2 加权横断位脂肪抑制像，肝信号弥散性降低，门静脉周围可见环形稍高信号，提示门脉周围淋巴潴留(箭)；C. MR T_1 加权横断位脂肪抑制增强图，肝弥散不均性强化(箭)；D. 门静脉周围环状低信号影，提示淋巴潴留(箭)。

接征象可伴腹水及侧支循环形成、食管下段静脉轻度增粗纡曲呈团状等表现。

2. MRI　对于药物性肝病，常规 MR 检查更容易发现肝早期的异常信号及肝形态的改变，影像表现基本与 CT 相一致(图 4-2-3 B～D)。

【诊断】

1. 肝活检　仅适用于能引起较典型的病理组织学改变的药源性肝病，如四环素、丙戊酸引起的微泡状脂肪变性，以及对乙酰氨基酚引起的小叶中心性坏死。

2. 影像学检查和胆管造影术　可有助于药源性胆汁淤积、肝肿瘤的诊断。

3. 药物激发试验　用小剂量有关药物做激发试验，在用药后分别测定多种血清酶活性。用药后连续多次测定均较用药前明显增高，则为阳性，可考虑为药物性肝病。

【鉴别诊断】

1. 病毒性肝炎　本病以肝细胞损害为主者，有类似病毒性肝炎的临床表现，病毒性肝炎经病原学检查可明确诊断，而本病有服用损肝药物史。

2. 梗阻性黄疸　药物性肝病肝内淤疸型应与梗阻性黄疸相鉴别。两者主要从病因上区别，前者为药物引起肝细胞胆汁分泌器和细小胆管及胆小管上皮损害所致；后者是由于结石、寄生虫、炎症、肿块或术后胆管狭窄等原因导致胆管阻塞为患。前者常无腹痛、胆囊不大、胆管无扩张，泼尼松、苯巴比妥治疗试验有效，后者则不然。行超声检查可区别。

【治疗】　见慢性病毒性肝炎。

【提示】　停用对肝有损害的药物；采用中药和针灸疗法。

四、毒物性肝病

【病因】　毒物性肝病是由于肝毒素本身或其代谢产物直接对肝的损害。肝毒素包括天然异种的物质和化学品，按其来源可分为动物性、植物性和化学品。其毒素具有以下特征。①对肝能产生特殊的损伤；②损害的严重程度与剂量大小有关；③已证明三氯甲烷(氯仿)、砷、磷等具有趋肝毒性。

【临床表现】　毒物性肝病的临床表现可类似于急性肝炎或慢性肝硬化。

1. 肝炎型　发病较急，疲倦无力、恶心、呕吐、黄疸、肝脾大并有压痛等症状，或有黄疸。超声检查肝缩小，自发性出血，凝血酶原时间延长。

2. 肝硬化型　可见乏力、腹胀或腹泻，腹水，可见肝掌及蜘蛛痣，肝大或缩小，质地变硬，或有发热、黄疸、出血。

【实验室检查】

1. 血常规可发现白细胞总数及中性白细胞增加。

2. 肝功能及尿三胆肝功能试验常与病毒性肝炎相似，但毒物性肝病的血清脑磷脂胆固醇、絮状试验及麝香草酚浊度试验的阳性率均较病毒性肝炎为低。如果血清碱性磷酸酶活性及胆固醇含量增高，而脑磷脂胆固醇絮状试验及麝香草酚浊度试验在正常范围内，应考虑到中毒性肝病。

【影像学检查】

CT、MRI检查与药物性肝病由于其病理表现类似，影像表现基本相似，仅仅是肝大这一征象毒物性肝病较药物性肝病表现更为明显，鉴别诊断需要结合相应实验室检查和病原学检测。

【诊断】 ①检测病毒性肝炎标志物；②做肝、胆、脾影像学检查；③胆道造影。

【鉴别诊断】

1. 毒物性肝病肝炎型应与急性病毒性肝炎鉴别。前者有毒物接触或服用史，或血、尿、粪等标本中发现毒物或其他代谢产物，后者做病原学检测可明确诊断。

2. 毒物性肝病肝硬化型应与其他原因所致肝硬化相鉴别。它们均有肝硬化的临床表现，前者有毒物中毒的病因和病史。

3. 血吸虫性肝硬化有血吸虫感染病史。

4. 肝炎后肝硬化则有相应的病因和感染病史。

【治疗】

1. 进行毒物中毒教育 ①让人们了解鱼胆、毒蕈、蓖麻子、发霉糍粑等有剧毒，应防止误食中毒；②在接触毒物的生产工作中，要重视毒物的防护，防止中毒。

2. 对症治疗

(1)铅化合物中毒，可用依地酸二钠钙或二巯丁二钠排毒。

(2)锑化合物或砷化合物中毒，可用二巯丙醇、二巯丁二钠或二巯基丙磺酸钠排毒。

(3)钡化合物口服中毒，可立即给予口服20%～30%硫酸钠或硫酸镁100～150ml，或以2%～5%硫酸钠或硫酸镁溶液洗胃。

(4)口服磷或磷化锌中毒，可分次给服0.5%硫酸铜120～160ml(总量)，使形成不溶性无毒的磷化铜，也可用0.1%硫酸铜洗胃。

(5)误服甲醛，可用0.1%氨水洗胃，氨可与甲醛结合成毒性较小的乌洛托品而起解毒作用。

(6)误服苦味酸，可用2%碳酸氢钠溶液洗胃，以中和其酸性。

(7)误服三氧化二砷(砒霜)，可口服氢氧化铁，配以12%硫酸亚铁溶液和2%氧化镁混悬液，两者临用时等量混合，每5～10分钟服1茶匙，直至呕吐。同时肌内注射二巯丙醇解毒。

(8)无机汞农药中毒，可肌内注射二巯基丙磺酸钠驱汞。

(9)氟硅酸钠口服中毒，可给服1%氯化钙或10%石灰水澄清液使形成不溶性无毒的氟化钙，再予引吐，或以这些可溶性钙溶液洗胃。

(10)苯胺、苯肼等中毒引起的高铁血红蛋白血症，可静脉注射小剂量亚甲蓝

(1～2mg/kg,用10%溶液)使之还原为血红蛋白。

3. 中医中药及针灸治疗　见慢性病毒性肝炎一节。

【提示】

1. 以蛋白尿为主,治以健脾益气,或滋补脾肾,酌情选用党参、黄芪、枣皮、川断、山药等。

2. 以血尿为主,治以清热凉血化瘀,或扶正养血活血,可酌情选用赤芍、牡丹皮、茜草、当归、黄芪、益母草等。

五、酒精性肝病

【病因】　酒精性肝病是指长期酗酒而引起酒精性肝损伤,包括酒精性脂肪肝、酒精性肝炎和酒精性肝硬化。

【临床表现】

1. 酒精性脂肪肝　食欲缺乏、恶心呕吐、黄疸、右胁下疼痛,后发生肝区疼痛、肝大,黄疸颇似梗阻性黄疸,其尿色较深,粪呈浅色。

2. 酒精性肝炎　轻者可有食欲缺乏、右上腹疼痛,肝大、乏力、间歇性发热。急性发病者,除上述症状外,还出现黄疸、恶心呕吐,甚至发生腹水、下肢水肿。

3. 酒精性肝硬化　软弱无力、厌食腹痛、牙龈及鼻出血等,黄疸明显者常为肝内胆汁淤积,可有长期低热。其他证候,如腹水、肝脾大、扑翼震颤、门脉高压及食管胃底静脉破裂出血。

4. 营养障碍　主要因为酗酒后摄食不足而引起,可呈末梢神经炎、舌炎、缺铁性贫血。

5. 腮腺肿胀　两侧腮腺呈轻度至中等程度的大,自觉症状不多。组织学上亦轻度腺体扩大而无炎性反应。

6. 酒精性胰腺炎　酗酒者可伴有钙化性胰腺炎。

【实验室检查】

1. 肝功能试验　①酒精性脂肪肝只有轻度异常,AST轻度升高;②酒精性肝炎转氨酶中度增高;③胆红素增高;④血清清蛋白减少,球蛋白增高;⑤γ-谷氨酰转肽酶和碱性磷酸酶均升高。

2. 免疫及其他检测　酒精性肝硬化患者免疫球蛋白定量有IgG、IgA、IgM升高;电泳分析有明显白蛋白减少,β及γ球蛋白增高。

【影像学检查】

1. 酒精性脂肪肝

(1)超声:弥散性脂肪肝,肝体积增大,包膜光滑,肝实质回声增强,呈弥散性细点状,表现为“明亮肝”。肝远场回声衰减,肝内血管回声减弱或显示不清。局限性脂肪肝分两型。①叶段型:多数病变以肝叶段或沿门静脉分支长轴分布,肝实质内呈片状回声增强，边界较清楚，无占位效应。②团块型：少数病变呈团块型强回声，无占位效应，需与肿瘤相鉴别。

(2)CT：弥散性脂肪肝表现为肝实质密度均匀减低，脂肪含量越高，CT 值越低，肝/脾 CT 比值≤1，可诊断为脂肪肝(图 4-2-4A)。严重者，肝实质 CT 值呈负值(图 4-2-4B)。局限性脂肪肝表现为局限性界限不清的低密度区，其内仍可见正常肝实质的等密度区，即“肝岛”。增强检查病变区无明显异常强化表现，强化程度低于正常肝组织，密度均匀一致，部分延时期呈等密度增强，无占位效应，也无血管充盈缺损或移位现象。

(3)MRI：目前质子化学移位成像技术及相位对比成像技术的应用提高了 MRI 诊断脂肪肝的敏感度，相位对比成像技术通过对比正、反相位肝的信号强度确定脂肪肝的存在。弥散性脂肪肝在反相位上，信号明显较正相位减低(图 4-2-4 C，D)。如局限性脂肪肝超声及 CT 难以与肿瘤鉴别时，可行 MRI 检查，MRI 显示局限性脂肪肝没有血管移位，进而区别于肿瘤病变。

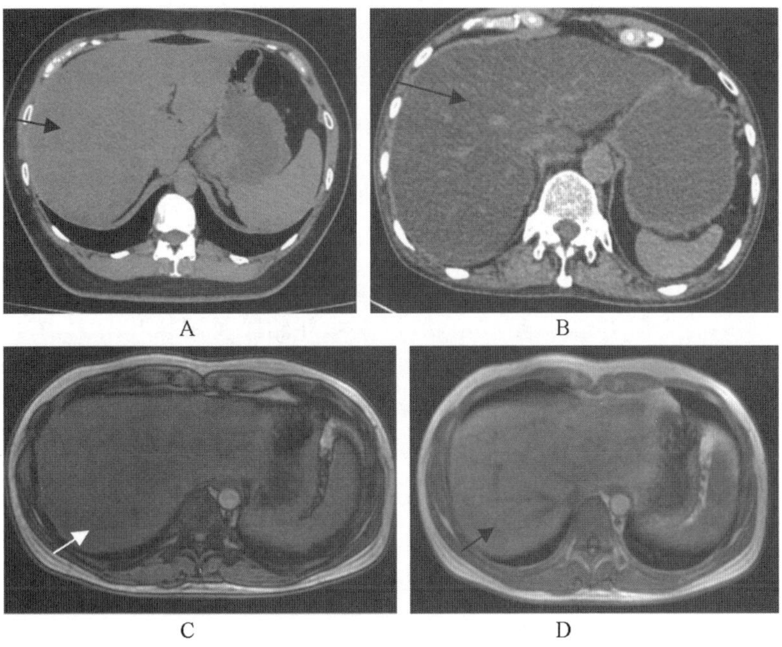

图 4-2-4　酒精性脂肪肝

A. CT 平扫，肝密度弥散性降低(黑箭)；B. CT 平扫，肝密度明显弥散性降低，呈负值(黑箭)；C、D. MR 横断位 T_1 加权反相位图(白箭)，肝信号较正相位(黑箭)明显降低。

2. 酒精性肝炎及酒精性肝硬化

(1)超声:由于酒精性肝硬化为小结节性肝硬化,肝表面呈波纹状,肝内回声弥散增强,肝内血管减少或显示不清。门静脉高压征象,门静脉主干增宽＞13mm,伴侧支循环形成,如脐静脉开放、胃左静脉扩张等。间接显示脾大及腹水。

(2)CT:肝各叶比例失衡,肝裂增宽,肝左叶外侧段及尾状叶增大,右叶缩小,肝脏表面不光滑、凹凸不平(图 4-2-5),边缘圆钝,肝实质内可见再生结节。酒精性肝硬化的再生结节为小结节。门静脉高压表现,间接显示脾大,脾静脉及门静脉增粗、扩张,侧支循环形成,脐静脉、胃短静脉及食管静脉曲张等。动态增强 CT 显示酒精性肝硬化峰强化时间及延迟时间明显长于非酒精性肝硬化。

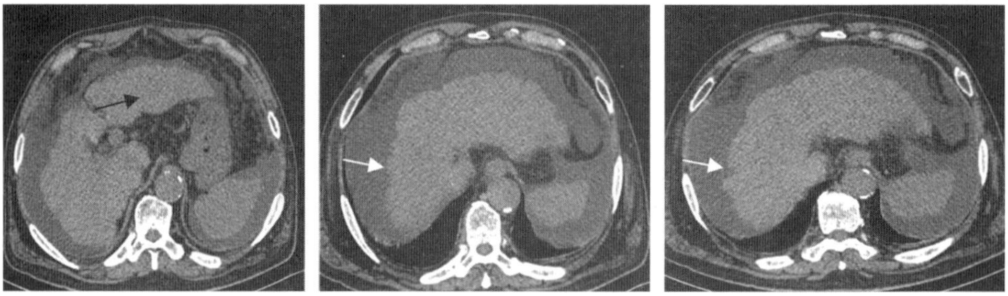

A　　B　　C

图 4-2-5　酒精性肝炎及酒精性肝硬化

CT 平扫,肝各叶比例失调,肝裂增宽,肝左叶外侧段及尾状叶增大(黑箭),肝表面凹凸不平,边缘呈波浪状改变(白箭);腹腔积液。

(3)MRI:肝表面不光滑,呈波浪状,肝左叶外侧段及尾状叶增大,右叶及左叶内侧段缩小,肝裂增宽,可见到脾大及腹水,肝实质内显示多发再生结节,表现基本等同于 CT。MRI 对于显示肝实质改变明显优于 CT,对肝硬化再生结节、发育不良结节及小肝癌信号特点显示差异性较高,进而对诊断结节性质价值较为重要;MRCP 示胆管增粗并不规则,胆管末端分支减少,此表现是由于胆管周围纤维化组织及再生结节推挤、压迫所致。

【诊断】　肝穿刺取肝活组织检查,是诊断酒精性肝病的重要手段,并可以进行分型。

【鉴别诊断】　急性酒精性肝病应与病毒性肝炎、药物性肝炎、中毒性肝炎进行鉴别。

【治疗】　见慢性病毒性肝炎。

【提示】　进行超声追踪检查,每 3 个月 1 次。发生腹水、黄疸时,应怀疑并发肝癌。

第三节　肝硬化疾病

一、门脉性肝硬化

【病因】 引起门脉性肝硬化的原因以病毒性肝炎和血吸虫肝病及化学中毒为多见，国外则以酒精性肝病为主。

【临床表现】

1. 肝功能指标改变

(1)血浆蛋白：晚期血浆清蛋白减少，球蛋白早期增高，清/球比值降低或倒置。

(2)血清胆红素：可有轻度增加，持续上升者预后差。

(3)絮浊试验：代偿失效期或伴活动性病变时呈阳性，以锌浊度试验最为敏感。

(4)血清转氨酶：进行性肝细胞坏死时，谷丙转氨酶及谷草转氨酶可有轻度升高。

2. 营养障碍　由于蛋白质、维生素代谢障碍，可出现消瘦、水肿及贫血等。

3. 内分泌失调　性激素失调时性功能减退常见。由于对雌激素的灭活障碍，可出现蜘蛛痣、肝掌。垂体、肾上腺皮质功能紊乱时，则有皮肤色素沉着及水肿等。

4. 凝血障碍　肝内合成凝血因子(如凝血酶原、纤维蛋白原等)的缺乏，可有鼻衄、牙龈出血及皮肤黏膜紫癜等。凝血障碍也与门脉高压时的脾大、脾功能亢进以至血小板减少有关。

5. 胆红素代谢障碍　出现黄疸。

6. 门脉高压

(1)脾大：可发生脾功能亢进。

(2)静脉曲张：与门脉高压时建立侧支循环有关，食管及胃底静脉曲张、破裂，可造成急性上消化道大出血。

(3)腹水：多数患者的腹水常隐袭地经过数月形成。①无并发症者腹水为淡黄色漏出液；②并发腹膜炎时则透明度降低，比重增高，利凡他试验阳性，细胞数增多，细菌存在。

【腹水的鉴别诊断】

1. 心力衰竭　如二尖瓣狭窄、缩窄性心包炎等心脏病，在发生心力衰竭时往往出现腹水，易与肝硬化腹水相混淆。但详细心脏听诊、心电图及 X 线检查，很容易确定诊断，鉴别比较容易。

2. 慢性肾炎　很容易发生腹水，而误诊为肝硬化。但慢性肾炎常合并有全身水肿，血尿，血压高，尿液内有大量的蛋白及管型，所以诊断并不困难。

3. 腹腔内肿瘤　腹腔内肿瘤可压迫门静脉而出现门脉高压症及腹水。此时已属肿瘤晚期，可有血行及淋巴转移，只要详细询问病史及查体，进行钡剂、超声及CT检查，鉴别并不困难。腹水查找癌细胞意义重大。

【影像学检查】

1. *超声*　提示肝表面有结节状凹凸不平、波浪状改变，肝内光点普遍增强增粗，肝静脉狭小而不清晰，肝外门静脉明显扩张，直径大于13mm，门脉高压显著时可达15～20mm。还可显示脾大及脾静脉扩张，有腹水时可在腹腔内见到液性暗区。

2. X线　表现基本同肝硬化的继发改变。

(1)食管钡剂造影：能显示食管静脉曲张引起的虫蚀样、蚯蚓状缺损和纵行皱襞加宽，多局限于食管下段或中下段，胃底静脉曲张则呈菊花样充盈缺损。

(2)血管造影：可见肝动脉分支变细变少、扭曲，门静脉、脾静脉可见扩张。

3. CT　门脉性肝硬化基本的影像学为肝硬化的表现，其中血吸虫性肝硬化有其特征性表现，如肝内蟹足状、地图样、线样等钙化；门静脉血管壁可见半弧状及点状钙化，有时可见到肠壁线样钙化。其他门脉性肝硬化表现大致类似，早期肝体积可以增大，中晚期肝硬化可出现肝叶增大及萎缩，肝各叶大小比例失衡、肝裂增宽，肝边缘凹凸不平、波浪状、肝缘圆钝，脂肪变性及纤维化则可引起肝弥散性或不均匀的密度减低，肝内可见多发的再生结节。继发性改变：①脾大，脾外侧缘超过5个肋单元，或脾下极低于肝下极(图4-3-1B)。②门静脉扩张，门静脉主干增宽>13mm，伴侧支循环形成，脾门、胃底、食管下段等静脉增粗扭曲扩张(图4-3-1 A，C)。门静脉出现海绵样变，肝门区门静脉主干及左、右分支出现大量迂曲、扩张的静脉血管。③腹水。

4. MRI　在显示肝脏形态、大小改变和门静脉高压、脾大征象方面与CT相同。肝硬化致肝内血管变细以及炎性纤维组织造成肝实质内结构紊乱，可见高信号的细小网格影，T_2WI上较为明显。硬化结节一般T_1WI呈等信号或高信号，T_2WI呈低信号，信号均匀，无包膜，对比增强硬化结节弱强化或无明显强化(图4-3-1 D～F)。

5. *同位素扫描*　与B超应用价值大致相同，肝硬化时有放射性分布全面稀疏和脾显影等表现。

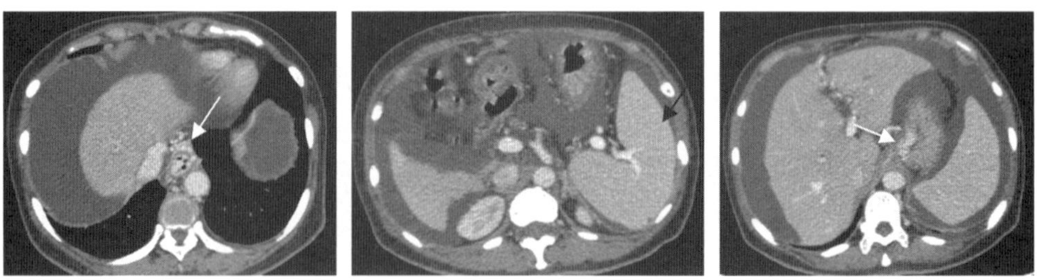

A　　　　B　　　　C

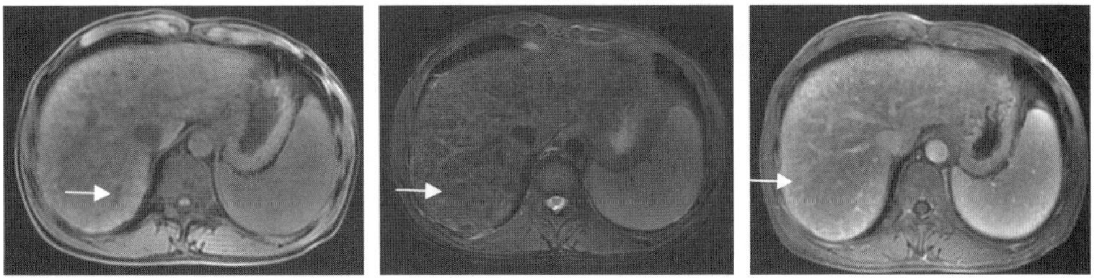

D　　　　E　　　　F

图 4-3-1　门脉性肝硬化

A～C. CT 增强检查，肝边缘凹凸不平、肝缘圆钝，胃底食管静脉曲张（白箭），脾大（黑箭），腹水，侧支血管形成；D. MR T_1 加权像，硬化结节弥漫，呈高信号（白箭）；E. MR T_2 加权像，硬化结节弥漫，呈低信号（白箭）；F. MR T_1WI 强化序列，肝脏弥漫性强化减低，硬化结节轻度强化（白箭）。

【诊断】　结合肝功能异常、脾大、腹水等临床表现，以及以下检查可以确诊。

1. 肝活组织检查　有确诊价值，也可了解肝硬化的组织学类型、肝细胞损害和结缔组织形成的程度。

2. 腹腔镜检查　对临床症状不明显的肝硬化者，可赖以明确诊断。优点在于能广泛窥见肝表面的病理变化、结节大小、结缔组织带的宽度，从而了解肝硬化的种类；也可在窥视下取肝组织做病理检查。

3. 影像学检查　CT、MRI 可以观察肝本身密度、信号异常，亦观察血管及间接征象，明确诊断。

【鉴别诊断】

1. 与引起腹水和腹胀大的其他疾病鉴别。
2. 与坏死后性肝硬化鉴别。
3. 与胆汁性肝硬化相鉴别。
4. 与慢性肝炎鉴别。
5. 与原发性肝癌鉴别。
6. 与脂肪肝鉴别。
7. 本病腹水时应与心功能不全、肾疾病、结核性腹膜炎鉴别。
8. 本病伴急性上消化道出血时，应与消化性溃疡、胃癌并发出血等鉴别。

【并发症】　①上消化道出血；②肝性脑病；③肝肾综合征；④原发性腹膜炎；⑤肝癌；⑥消化性溃疡及门脉性肝硬化合并溃疡病；⑦慢性肠炎。

【治疗】

1. 一般治疗

(1)营养加强：如含蛋白质、高能量饮食或输入人血浆、清蛋白。

(2)补充糖类:口服葡萄糖或静脉滴入含糖的“能量合剂”。

(3)补充维生素:多吃含维生素蔬菜、水果。

(4)补充矿物质:多吃含锌、铁、铜、钠、钾食品。

2. 中医中药和针灸治疗

(1)辨证论治:肝脾肾三脏失调,导致气滞、血瘀、水停,其气血水内阻又返回损伤三脏。古人云,水臌引起肝、脾、肾交结为患。气滞,血瘀,水停,三者是标本同治,补阴阳气血不足,攻气血水之壅滞。本病血瘀为本,水蓄是标,补脾逐水,疏肝利滞,软肝化瘀为治本。水臌(腹水)则需益气活血化瘀,益气行水之法,加入开肺气,利三焦下水药。

(2)中医方剂及针灸

①肝郁气滞血瘀型

主证:闷胀,胸胁痛,胃脘不适,腹胀腹痛。舌质红绛,苔白,有瘀斑。

治则:疏肝解郁,行气活血。

方药:当归10g,丹参20g,砂仁10g,柴胡6g,枳壳10g,郁金10g,青皮10g,香附10g,半夏10g,木香10g,延胡索10g,川楝子10g,穿山甲(代)6g,牡蛎6g,瓦楞子6g,五灵脂6g,桃仁6g,红花6g,白芍10g。水煎服。

针灸:气海、膻中、内关、合谷、太冲、支沟、阳陵泉、膈俞、血海、三阴交。用泻法。

②湿热水臌型

主证:身目发黄,皮肤紫黯,脘腹胀满,恶心厌食,腹胀腹水,小便黄,大便稀。苔脉舌暗红,苔黄腻,脉弦滑。

治则:清热,利湿逐水。

方药:茵陈30g,金钱草30g,赤芍30g,栀子10g,大黄20g,柴胡10g,郁金10g,当归10g,川芎10g,桃仁10g,牛膝10g,穿山甲(代)6g,王不留行6g,败酱草30g,蛇舌草10g,二丑6g,连皮苓6g,葫芦瓢6g,白术10g,防己30g,益母草60g,半边莲30g,龙葵10g,马鞭草20g。水煎服,早晚各1剂。

针灸:气海、尺泽、水道、水分、肾俞、足阳明、太阴、足三里、曲泉、阴陵泉、手三里、合谷、章门、脾俞、中脘、三阴交、曲池、内庭、丰隆、天枢、阴郄。用泻法,重用灸法。

③肝脾肾虚型

主证:面无光泽,胸闷腹胀,两肋胀痛,嗳气厌食,大便稀,小便黄,手足心热。苔白腻、舌质黯红或淡舌苔胖有齿痕,脉虚弦无力。

方药:柴胡6g,枳壳10g,香附10g,白术10g,白芍15g,郁金10g,元胡索6g,川楝子10g,茯苓10g,太子参20g,炙甘草6g,厚朴6g,沙参10g,枸杞子10g,阿胶10g,生地黄10g,泽泻10g,猪苓10g,连皮苓10g,车前子10g,白茅根30g,菖蒲6g。

水煎服，早晚各 1 剂。

针灸：肝俞、脾俞、关元、气海、足三里、三阴交、水道、水分、阳陵泉、曲泉、阴郄、太溪、水泉、血海。补泻兼施。

3. 腹水治疗

(1)口服中药，见“湿热水臌型”。

(2)外科治疗：目前常用的有以下几种。①大隐静脉腹内转流术，即大隐静脉在卵圆窝下一定的距离切断后，将其近端转向腹内，开口缝于腹膜上，以利于腹水引流于大隐静脉。②将特制的腹钮安置在腹前壁中，使腹水经腹钮引流到皮下再吸收。③腹腔→腹壁→胸壁→右颈内静脉→上腔静脉转流装置。④大网膜包肾术，建立静脉侧支循环，以加强腹水的吸收。

【提示】 ①一旦呕血，采用三腔气囊管压迫；②发生上消化道大出血应手术，酌情选用“断流术”或“分流术”；③晚期肝硬化患者可行“肝移植”。

二、坏死后性肝硬化

【病因】 坏死后性肝硬化最多见的原因分内在和外在两种因素。①内在主要因素是病毒性肝炎、免疫机制改变；②外在因素为中毒、感染、代谢障碍等。

【临床表现】 本病的临床表现与门脉性肝硬化有很多相似之处，有时难以区别。

1. 发病率　坏死后性肝硬化的发病率占各型肝硬化的 5%～37.5%。

2. 起病　急骤。常有恶心呕吐、食欲缺乏、腹部不适、发热、黄疸等，且病情持续加重，迅速出现腹水、门脉高压症或肝性昏迷。

3. 病程　本病较门脉性肝硬化的发展快，肝衰竭常发生在门静脉高压症状出现之前，且腹水常为严重的晚期表现。

4. 黄疸　80%以上病例出现中度或重度黄疸，这与门脉性肝硬化仅在严重进行期或终末期出现黄疸者不同。

5. 出血　凝血机制障碍较门脉性肝硬化明显，常有牙龈出血、鼻衄和皮肤瘀点与瘀斑。

6. 腹痛　60%～80%病例出现腹痛。疼痛多在上腹部，腹痛原因除肝病外，与伴发溃疡病、胆囊炎、胆石症、胃炎、肠炎、门静脉血栓形成等有关。

7. 肝大　在肋缘下常可触及肝，且边缘不规则，表面粗糙有结节，而门脉性肝硬化的肝变小，边缘有坚硬感而无粗糙结节。

【实验室检查】 检查项目与门脉性肝硬化相同，但肝功能障碍较严重。谷丙转氨酶常明显增高，反映有活动性肝细胞炎症及坏死；γ-谷酰转肽酶显著增高；碱性磷酸酶增高；胆碱酯酶减少；大部分患者血清胆红素超过 17.1μmol/L，血清蛋白下降明显，晚期常低于 2.0g/L；IgG 增高；大部分患者血 HBsAg 阳性；凝血酶原时间延长;凝血因子Ⅴ、Ⅶ等减少;纤维蛋白减少;80%病例血单胺氧化酶增高。

【影像学检查】 影像表现与门脉性肝硬化一致,主要鉴别依靠病史及病原学检查。

【诊断】 腹腔镜、肝穿刺活检能进一步明确诊断。

【鉴别诊断】 本病须与门脉性肝硬化、慢性活动性肝炎、重症肝炎、中毒性肝损害、胆汁性肝硬化、肝癌进行鉴别,尤其与前二者临床表现极为相似,但治疗方针不同。

1. 门脉性肝硬化 ①门静脉高压症状的出现一般先于慢性肝衰竭症状,处于疾病中期。②坏死性肝硬化则正好相反,门脉高压症是终末期表现;触诊时往往不容易摸到肝(萎缩),或肝左叶较大,仅有质坚而无明显不规则的感觉。③坏死性肝硬化的肝常大或左叶萎缩,边缘不规则并有粗结节,病程进展较慢。④坏死性肝硬化往往发展较快。

2. 慢性活动性肝炎 见慢性病毒性肝炎。

【治疗】

1. 西药治疗 出现以下情况时应用肾上腺皮质激素。①坏死性肝硬化过程中,黄疸迅速加深,各种自觉症状加重,提示肝内有明显炎症活动时;②肝炎向肝硬化进展过程,有自身免疫反应表现时;③对有腹水患者应用利尿药疗效不显时。但因其有诱发溃疡病、感染和糖尿病等,应用时要特别慎重,且有疗效后即逐步减少剂量。

2. 中医中药及针灸治疗 见门脉性肝硬化。

【提示】 坏死性肝硬化,必须诊断明确,还要鉴别诊断。可采用中西结合疗法。

三、原发性胆汁性肝硬化

【病因】 原发性胆汁性肝硬化又称为慢性肝内梗阻性黄疸。它是肝内胆小管上皮炎症性破坏导致的肝硬化,病理学则称之为慢性非化脓性破坏性胆管炎。

【临床表现】

1. 皮肤 皮肤粗糙,色素沉着,脱屑与增厚,黄疸。

2. 吸收不良综合征 由于胆汁排泄受阻,肠道缺乏胆盐,导致脂肪消化障碍,有大量脂肪排出,形成脂肪泻,大便次数及量增多,并可引起脂溶性维生素A、维生素D、维生素K及钙吸收不良,出现皮肤粗糙、眼干燥症、夜盲症、骨质软化及疏松,或鼻、齿龈出血,皮肤紫癜等。

3. 皮肤黄色瘤(黄疣) 在胆道梗阻、长期血清脂质和胆固醇增高的情况下,因脂质堆积和组织吞噬大量胆固醇所致。

4. 肝脾大 ①肝大,质坚,常无触痛,表面光滑或呈细颗粒状,晚期呈不规则结节状。且硬化期较胆管炎期更为多见。②脾大，可见食管静脉曲张。

5. 门静脉高压症 食管静脉曲张出血是本病一种常见的晚期并发症，可导致腹水及全身性水肿。

【实验室检查】

1. 尿、粪检查 呈梗阻性黄疸的表现，即尿胆原、粪胆原减少，尿胆红素阳性。

2. 肝功能试验

(1)血清直接胆红素增高，如呈进行性升高则示预后不良。

(2)碱性磷酸酶增高，黄疸出现后更加显著。游离胆固醇增高，血清甘油三酯正常或轻度增高。

(3)血清谷丙转氨酶(SGPT)、A/G 等基本正常或轻度异常。

3. 免疫学试验

(1)线粒体抗体阳性且滴度高，如其呈阴性，则本病的诊断要特别审慎。

(2)IgM 可显著增高，细胞免疫力降低。

【影像学检查】

1. 内镜逆行胆管造影 ERCP 意义有两点。其一，了解肝内胆管情况，如有蜿蜒曲折或管腔不规则，表明有胆管炎及硬化现象；其二，排除肝外梗阻。

2. 超声 肝体积增大，肝表面呈水纹状不平整，回声较强，分布不均，肝内毛细胆管可因胆汁潴留而增宽，肝外胆管及胆囊较难显示。

3. CT、MRI 肝形态异常，实质密度或信号异常，肝缘局部呈楔形，见网状、高密度影或 T_2WI 高信号，尾状叶及左叶内侧段增大，外侧段及后段萎缩(图 4-3-2)，较大的再生结节。增强扫描示胆管壁多发局限性增厚、强化，肝周纤维化表现为多发条片状强化，可见肝内胆管结石及肝门区淋巴结增大。MRCP 示肝内外胆管多发局限性狭窄，其间可见正常的或轻度扩张的胆管，呈“串珠样”表现，肝内末梢胆管不显示。大部分表现类似肝硬化(见门脉性肝硬化)。

【诊断】 腹腔镜或肝穿刺活检可确诊。

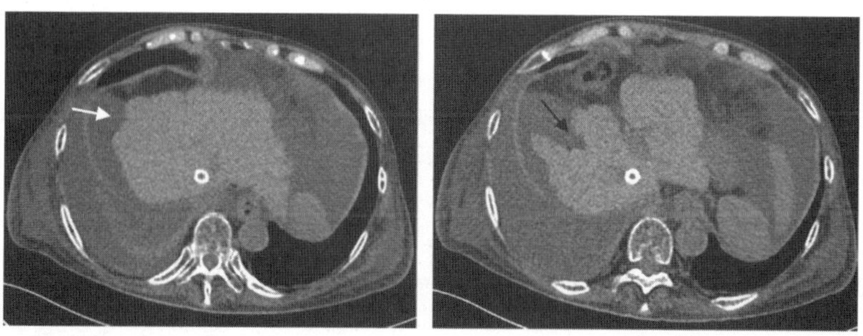

A　　　　B

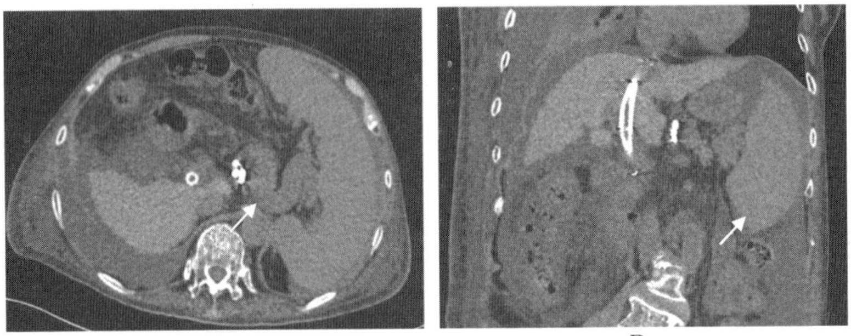

C　　　　D

图 4-3-2　原发性胆汁性肝硬化

A、B. CT 平扫，肝体积减小，表面凹凸不平（白箭），肝裂增宽（黑箭），肝缘圆钝，胸、腹腔积液；C. 脾大，脾静脉迂曲、扩张（白箭），胸腹腔积液；D. CT 冠状位，肝脏表面凹凸不平，腹腔积液、脾大（白箭）。

【鉴别诊断】　本病首先要与继发性胆汁性肝硬化鉴别，二者临床表现极为相似，而治疗方针、判断预后方面意义不同。其次，还要与门脉性、血吸虫性、坏死后性、继发性胆汁性肝硬化其他几种类型的肝硬化相鉴别。

【治疗】　见门脉性肝硬化。

【提示】　鉴别诊断的关键是组织病理学检查。对腹水的治疗，中医采取护肝、保肝，以及控制肝坏死和炎症。

四、继发性胆汁性肝硬化

【病因】　继发性胆汁性肝硬化又称肝外胆道梗阻性肝硬化，任何导致肝外胆道梗阻的原因均可引起本病。

【临床表现】

1. 梗阻性黄疸发病较快，多呈进行性加深。

2. 引起梗阻的原发病，儿童多见于先天性胆管闭锁，中年人多由于结石，老年人多见于肿瘤。

3. 有原发病的临床表现和体征。①由胆石症所致的胆汁性肝硬化，有胆绞痛、畏寒、发热等病史；②由癌肿导致；③由慢性胰腺炎所产生的胆汁性肝硬化。

4. 肝硬化本身的临床表现。①食欲缺乏、腹胀、疲倦乏力；②出血；③脾大；④腹壁静脉怒张。

【实验室检查】

1. 血清胆红素进行性增高。

2. 线粒体抗体阳性率远低于肝内梗阻性胆汁性肝硬化。

【影像学检查】

1. *超声*　肝各叶比例失衡，形态失常，局部肝段萎缩，包膜不光滑，肝实质回声增粗，肝内胆管可呈串珠样强回声，后伴有或无声影，远端胆管可扩张，CDFI 显示局部肝脏血流信号减少，肝内外胆管可广泛扩张，胆总管内可见强回声团影，门静脉主干内径可增宽，脾体积可显增大或正常。如胆管术后，超声可见局部胆道狭窄。对于肿瘤性病变的检出，肝内或胆总管内实性低回声影，与周围结构分界不清，远端胆管扩张等表现。

2. CT、MRI　肝体积比例失衡，部分叶段萎缩，肝边缘不光滑，可见波浪样突起（图 4-3-3 A，B），肝内可见斑片状低密度影，胆囊形态增大，横径超过 5cm，壁增厚，周围可见晕环影。肝内胆管及肝门部、左右肝管扩张，肝内胆管可见枯树枝状扩张，胆总管由上而下呈“锥状或锥形”扩张，管腔逐渐变细，胆总管远端可见结石影（图 4-3-3 C，D）；术后胆管狭窄显示肝内胆管广泛或局限性扩张，可见局部胆道狭窄。CT、MRI 均能明显发现胆道系统炎性病变、胆道系统发育异常、胆道系统肿瘤性病变等的存在。MRI 由于具有多序列、多参数及软组织高清晰分辨率显示的优势，结合 MRCP 检查对此类疾病检出率更为突出。由于肝外胆道系统梗阻所致

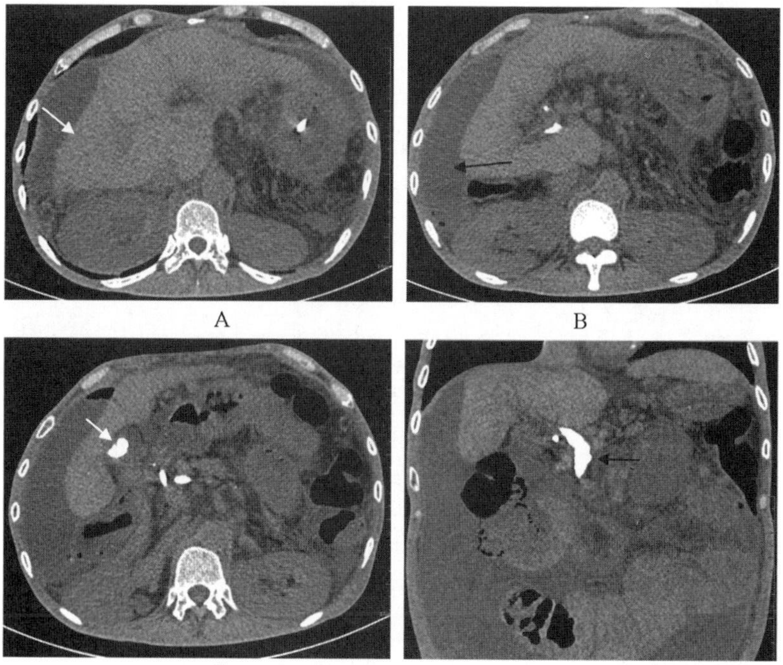

A　B　C　D

图 4-3-3　继发性胆汁性肝硬化

A、B. CT 平扫轴位图，肝体积萎缩（白箭），肝边缘不光滑，呈波浪样突起，腹水（黑箭）；C、D. CT 平扫轴位、冠位图，胆囊结石（不均匀）及胆总管内结石（黑箭）影，胆总管结石呈“锥形”。

胆汁淤积、梗阻性黄疸等一系列疾病，严重者可继发出现胆汁性肝硬化，甚至肝衰竭，从而大部分影像学表现同门脉性肝硬化较为相似(可见门脉性肝硬化)。

【鉴别诊断】 本病应与原发性胆汁性肝硬化相鉴别。

【治疗】 见门脉性肝硬化。

【提示】 酌情采用“肝外胆道梗阻”术。

五、色素性肝硬化

【病因】 色素性肝硬化是一种先天性代谢缺陷病。由过多的铁存积于肝、胰、心、肾、皮肤等处，引起组织损伤和功能障碍，肝为最常受累的脏器，并可形成肝硬化，常有家族史。

【临床表现】

1. 皮肤色素沉着　全身皮肤可有弥散性色素沉着，呈青铜色或灰褐色等。

2. 肝硬化　肝大，左叶比右叶受侵袭较多，质地坚硬，无压痛，表面光滑或有小结节，边缘锐利。晚期可见脾大、腹水、蜘蛛痣，偶有肝区痛。

3. 糖尿病　由铁沉积而损伤胰岛所致，部分由肝硬化耐糖量降低引起。可并发糖尿病性肾病。

4. 内分泌紊乱　与垂体前叶铁沉积有关，而与肝病程度或雌激素代谢异常无关。多见睾丸功能低下，如睾丸萎缩。

【实验室检查】

1. 生化检查　血清铁、铁蛋白和运铁蛋白饱和度增加。其中血清铁蛋白增多，假阳性较少，是检测体内总铁储量的重要指标。

2. 组织相容性抗原(HLA)分型　对于特发性血色病是有用的新方法。

3. 驱铁试验　静脉慢注去铁胺，24h 尿中铁胺排出量增高。

【影像学检查】

1. CT　肝平扫具有其特异性表现，可见肝弥散性密度均匀增高，CT 值在 86～132HU，甚至更高。原发性和继发性的铁沉积 CT 表现有所区别：前者表现为肝脏密度增高，亦可见肾上腺、胰腺密度增高；而后者同时表现为肝和脾的密度增高，胰腺密度却无明显增高。肝硬化及门静脉高压或并发肝癌的其他 CT 表现也是本病的重要征象。

2. MRI　肝实质铁沉积，肝细胞内的三价铁具有显著顺磁性效应，其可显著缩短 T_2 弛豫时间，T_2WI 显示肝的信号明显降低，为全肝低信号的“黑肝”(图 4-3-4A)，T_1WI 呈等信号。当重度铁沉积时，T_1WI 亦呈低信号表现，是因为缩短 T_2 值效应超过了缩短 T_1 值效应(图 4-3-4B)。T_2 或 $T_2{}^*$ 值的测量可反映肝内含铁浓度。

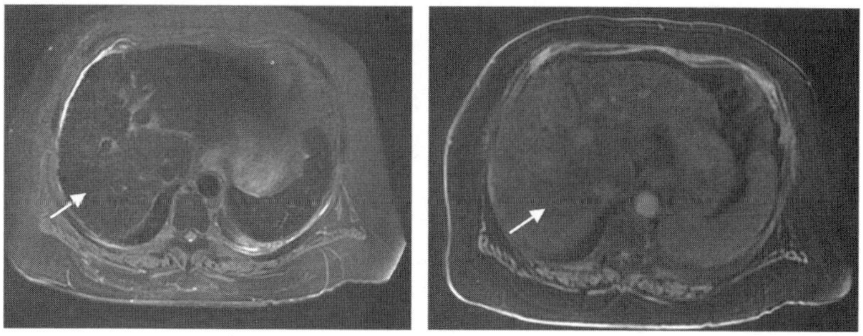

A　　　　　　　　B

图 4-3-4　色素性肝硬化

A. 横断位 T_2WI 脂肪抑制序列，全肝呈明显低信号（黑肝）；B. 横断位 T_1WI 增强、抑脂序列，全肝呈等/低信号影，强化程度明显不均。

【诊断】

1. 肝穿刺，进行组织活检，测含铁血黄素沉积量而诊断。

2. 影像学检查，尤其 MRI 铁血黄素沉积特殊表现，并进行定量测定，属于非创伤性检查。

【鉴别诊断】　本病应与门脉性肝硬化，尤其输血后含铁血黄素沉积症鉴别。

【治疗】　见门脉性肝硬化。

【提示】　使用改善铁代谢的药物和方法，尤其中医药可以改善病情。

第四节　感染性肝病

一、细菌性肝脓肿

【病因】　细菌性肝脓肿为化脓性细菌侵入肝所引起。细菌以葡萄球菌和大肠埃希菌为最常见，混合感染次之，链球菌等感染少见。

【感染途径】

1. 胆道系统　这是目前最主要的途径。在胆总管结石、蛔虫或华支睾吸虫等所致的胆道梗阻并发急性化脓性胆总管炎，细菌可沿胆道上行，感染肝，形成脓肿。

2. 门静脉系统　如坏疽性阑尾炎、痔核感染、肠炎等可引起门静脉属支静脉炎，脱落的脓毒性栓子沿门静脉系统进入肝，发炎形成脓肿。

3. 肝动脉　原发病灶如骨髓炎、亚急性细菌性心内膜炎、急性上呼吸道感染、疖痈等并发败血症，病原菌可经肝动脉进入肝。

4. 淋巴系统　邻近内脏发炎如胆囊炎、膈下脓肿，病原菌可经淋巴系统侵袭肝。

5. 开放性肝损伤　细菌可随损伤或从伤口进入肝，发生脓肿。肝中央破裂，血肿也可继发感染而形成脓肿。

【病理解剖】

1. 化脓性细菌进入肝后，发生炎症反应，有的形成许多小脓肿。这些小脓肿可逐渐扩大，融合成为一个或数个大脓肿。细菌性肝脓肿可以是多发性的，但单发性的并不少见。

2. 右肝的体积较大，接受由胆道和门静脉来的感染较多，所以肝脓肿大都位于右肝。但累及两侧的病例也不罕见。

3. 肝内血供丰富，发生化脓后，大量毒素直接被血供吸收，引起脓毒性或败血症反应。

【临床表现】

1. 主要症状是寒战、发热和右上腹疼痛。寒战和发热是最早的症状，体温达38～40℃，可为弛张热，并伴有大量出汗，类似败血症的过程。

2. 由于肝内积脓，被膜膨胀，故肝区常有持续性钝痛，常因激惹膈肌而放射于右肩部。

3. 恶心、呕吐和食欲缺乏为常见的症状。

【体格检查】

1. 偶有轻度黄疸，表示败血症的严重性。

2. 黄疸显著者，可因并发胆总管梗阻所致。体温升高，脉搏加快；肝大，沿右肋缘和肋间常有剧烈触痛。晚期，常有恶病质，消瘦无力。

3. 可在超声指引下，行肝脓肿套管针，置入细塑料管引流。

4. 血液检验白血细胞显著增高，达$(15\sim30)\times10^9/L$，中性白血细胞可高达90％。

【影像学检查】

1. X线　腹部平片对于较大的脓肿伴积气者，肝区可见含气或液平的脓腔影。改变体位后，液平可移动，亦可见膈膨隆、盘状肺不张、右侧胸膜增厚和（或）胸腔积液，还可并发膈下、肺脓肿（脓胸）等。

2. CT　平扫表现肝实质圆形或类圆形低密度病灶，中央为脓腔，密度均匀或不均匀，CT值高于水而低于肝（图4-4-1 A）。20％的脓肿内可见小气泡，有时可见气液平面。脓肿壁为环绕脓腔的密度低于肝而高于脓腔的环状影。急性期脓肿壁外周可见环状低密度影的水肿带，边缘模糊。增强CT表现为动脉期脓肿壁呈环形强化，脓肿所在肝叶或肝段的肝实质于动脉期可见一过性或短暂的明显强化，而脓肿壁周围的水肿带无强化；门静脉期及延迟期扫描，脓肿壁持续延时强化，周围水肿带也逐渐强化，脓腔在各期均无强化（图4-4-1 B～D）。在动脉期，脓肿壁的环形强化和周围无强化的低密度水肿带构成了所谓“环征”，90％脓肿出现“环征”。

一般多见"双环征",还可见"单环"及"三环征"。"环征"和脓肿内的小气泡为肝脓肿的 CT 特征性表现。

3. MRI　肝脓肿 MRI 显示为圆形或类圆形的异常信号病灶,脓腔在 T_1WI 呈均匀或不均匀的低信号,T_2WI 表现极高信号,周围环绕的脓肿壁,在 T_1WI 上信号强度高于脓腔而低于肝实质,T_2WI 表现中等信号,脓肿壁外侧的水肿带 T_1WI 呈低信号、T_2WI 呈明显高信号(图 4-4-1 E,F)。Gd-DTPA 多期增强检查,脓肿的强化表现类似增强 CT 所见(图 4-4-1 H),DWI 序列脓腔呈明显受限高信号改变(图 4-4-1 G)。

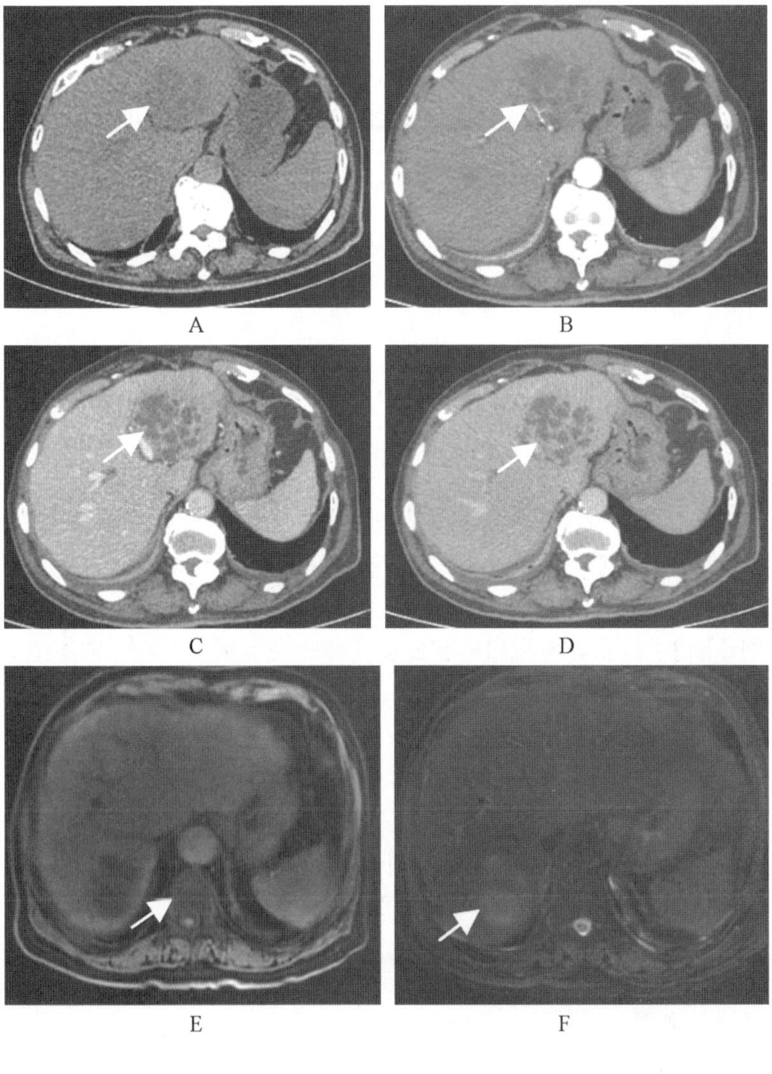

A　B　C　D　E　F

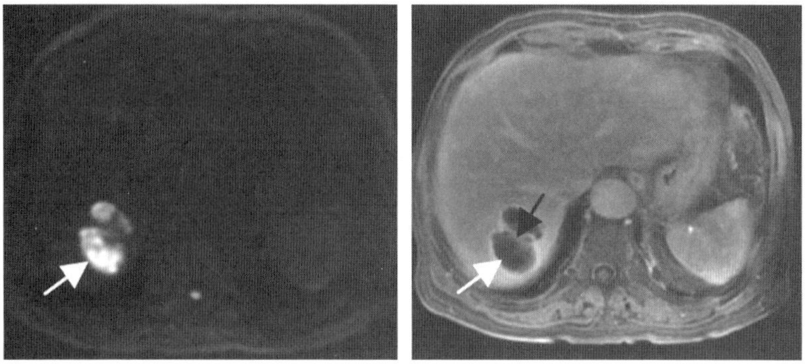

G　　　　　　　　　　H

图 4-4-1　细菌性肝脓肿

A～D. CT 平扫及三期增强检查，肝左叶类圆形低密度团片影，边界不清；增强 CT 示病变呈多房分隔蜂窝状、分隔呈线样增强，壁呈环形明显强化，腔内未见明显强化(白箭)。E、F. MRI 平扫 T_1、T_2 加权像，肝右叶类圆形 T_1 呈低信号(白箭)，T_2 呈高信号(白箭)，周围可见水肿带。G. MR DWI 序列，病变内明显弥散受限，呈高信号(白箭)，囊壁未见弥散受限。H. T_1WI 脂肪抑制增强，脓肿壁呈明显环状强化(白箭)，内部脓腔无强化(黑箭)。

【诊断】

1. 在急性肠道和胆道感染的病例中，突然发生脓毒性寒战和发热，并伴有上述表现，应想到肝内有脓肿形成的可能。

2. 同位素肝扫描对较大脓肿的存在和定位也有一定的诊断价值。

3. 可进行试探性肝穿刺术，对于诊断有一定意义。

4. 穿刺脓液除做细菌培养外，应行抗生素敏感试验。

【鉴别诊断】　肝脓肿应与门静脉血栓性静脉炎鉴别。①后者的寒战和发热等症状比较轻；②此外肝大，伴有触痛；③甚至有黄疸，都是肝脓肿诊断的要点。

【治疗】

1. 因为细菌性肝脓肿的患者，毒血症严重，故在治疗时须重视周身情况，使用大量抗生素。

2. 应给予充分营养饮食，输血补液，保持液体和电解质平衡。

3. 大型脓肿一旦形成后，在腹部超声指引下行肝脓肿穿刺引流，或置入肝脓肿塑料套管引流。

4. 中医中药辨证论治

(1)气滞瘀血型

主证：肝大，面黄晦暗，口唇紫黯，肋下刺痛，拒按，皮肤有赤纹丝缕。舌质紫黯或瘀斑、瘀点，苔薄白或淡黄苔。

治则：行气活血，疏肝化瘀。

方药：①肝大刺痛，用血府逐瘀汤加减。生地黄 15g，桃仁 15g，枳壳 15g，柴胡 10g，红花 10g，牛膝 10g，当归 10g，赤芍 15g，川芎 10g，桔梗 10g，木香 10g，延胡索 10g，川楝子 10g。②两胁胀痛，用膈下逐瘀汤加减。桃仁 10g，红花 10g，牡丹皮 10g，当归 10g，五灵脂 10g，赤芍 15g，川芎 10g，香附 10g，乌药 10g，枳壳 12g，延胡索 12g，川楝子 10g，炒栀子 10g，茵陈 30g。

针灸：期门、日月、阳陵泉、足三里、章门、行间、太冲、气海、膻中、内关、合谷、天突。用泻法。

(2)湿热蕴结型

主证：肝大，胁肋胀痛，脘腹胀满，发热口苦，纳呆厌油，恶心欲吐，大便干结，小便黄赤。苔白腻黄，或苔厚黄腻，脉弦滑数。

治则：清热化湿，通利二便。

方药：①湿热盛，用茵陈蒿汤合大承气汤。茵陈蒿 20g，栀子 10g，大黄(后下) 20g，茯苓 10g，木通 10g，车前子 15g，陈皮 12g，芒硝(冲)6g，枳实 10g，厚朴 10g，炒莱菔子 10g。②湿重于热，用茵陈四苓汤加减。茵陈 20g，猪苓 10g，茯苓 10g，白术 10g，泽泻 10g，车前子 15g，薏苡仁 30g，白茅根 30g，郁金 10g，丹参 20g，木通 10g。③热重于湿，用栀子柏皮汤加减。栀子 10g，黄柏 10g，炙甘草 3g，茵陈 20g，虎杖 10g，藿香 10g，陈皮 10g，车前子 10g，丹参 20g，蒲公英 30g，地丁 30g，红藤 30g。

针灸：胆俞、太冲、合谷、阳陵泉、内庭、大肠俞、足三里、天枢、上巨虚、章门、中脘。用泻法。

(3)脾胃虚弱型

主证：胃胀满，恶心厌食，大便稀稠。舌质淡红，舌质胖嫩，苔白腻，脉弦滑。

治则：健脾和胃。

方药：补中益气汤加减。人参 10g，黄芪 10g，炒白术 10g，当归 10g，陈皮 10g，炙升麻 10g，柴胡 6g，香附 10g，郁金 10g，炒厚朴 10g，枳壳 10g，桔梗 10g，茯苓 10g，甘草 3g。

针灸：脾俞、肝俞、足三里、中脘、天枢、内关、胃俞、公孙、三阴交、合谷、承山、太冲、气海。用平补法。

【提示】 腹部 B 超诊断，并在 B 超指引下行肝脓肿穿刺，大脓肿行肝脓肿套管针引流术。

二、阿米巴性肝脓肿

【病因】 阿米巴性肝脓肿是阿米巴肠炎的并发症。有的在阿米巴痢疾期间形成，有的发生于阿米巴痢疾之后。潜伏期最长可达数年。阿米巴原虫侵袭结肠后，在黏膜形成溃疡，并深入黏膜下层，原虫可直接经过门静脉属支而进入肝。有的原虫阻塞肝内门静脉末梢，导致缺血性坏死，同时可产生溶组织酶，破坏静脉壁，溶解肝组织而形成脓肿。

【病理解剖】 ①阿米巴性肝脓肿多为单发性，极少数为多发性。②大多数脓肿位于右半肝的上后部，靠近膈肌。③阿米巴原虫侵袭结肠后，多位于右半结肠。④脓腔大的可容数百毫升，所含脓液是肝细胞碎片和血液，故呈棕红色。⑤脓液中不易找到阿米巴原虫，但从脓腔壁刮下的组织中，几乎都可以找到活动的阿米巴原虫。

【临床表现】 ①主要是持续性或间歇性发热，体温常在38℃左右。②每次发作前可有发冷、寒战；发热后大量出汗，类似疟疾。③体重减轻、食欲缺乏。④常有恶心和呕吐。⑤约半数病例曾有痢疾病史。

【检查】 ①局部症状是肝区钝性痛，可放射至右肩部。②体格检查肝大，有时可在肋缘下扪到肿块，并有触痛，脓肿位于肝上部者，刺激膈肌，引起炎症反应，可有胸腔积液的体征。③血液检查示中度贫血，白细胞增多，约 15×10^9/L，中性白血细胞占75%～80%。

【影像学检查】

1. *超声* 病变呈大片状囊实性改变，早期无明显囊壁，相邻周围组织凹凸不平，脓腔形成后可呈网状回声表现，CDFI示周围无明显血流信号表现。

2. CT 阿米巴性肝脓肿表现多种多样，多为圆形或类圆形界限清楚的低密度影，中央呈更低密度影，CT值10～20HU。平扫时周边密度稍高于中心呈环状，增强检查病变周边密度可明显增高，病灶可以是单囊或多囊，周边可呈结节状。如继发细菌感染，则可在囊内见到气体。阿米巴性肝脓肿CT上缺乏特征性的表现，当CT怀疑本病时，应行超声及MRI检查。

3. MRI 病变右半肝居多，贴近肝包膜，呈圆形或类圆形病变，常单发，T_1WI呈低信号，T_2WI呈高信号。MRI增强表现类似肝脓肿，可见脓肿壁呈环形强化，少部分病例脓肿周围可见水肿带，表现为 T_2WI轻度高信号。MRI可显示治疗效果及病变侵犯膈肌和肺的情况。

【诊断】 ①阿米巴性肝脓肿的诊断应做乙状结肠镜检查，可见慢性溃疡，涂片寻找阿米巴原虫。②行肝穿刺，如能吸出棕红色脓液，即可诊断。

【鉴别诊断】 ①阿米巴性肝脓肿应与细菌性肝脓肿鉴别。前者症状较轻，后者白血细胞增加以中性者为最显著。②阿米巴性肝脓肿亦应与膈下脓肿鉴别。③阿米巴性肝脓肿可有痢疾或腹泻病史。④常可误诊为肺结核、支气管瘘、胃十二指肠溃疡穿孔后的膈下脓肿等。⑤本病可借肝穿刺术与肝癌鉴别。

【并发症】 阿米巴性肝脓肿如不及时处理，脓肿逐渐增大，终至穿破。①向上可穿入膈下间隙，甚至胸腔，浸润肺组织与支气管贯通，脓由气管排出，形成支气管瘘。②可穿入心包腔而形成心包炎。③向下可溃入腹腔引起腹膜炎，或与肠腔相通而形成内瘘。

【预后】　本病预后决定于下列因素。①肝内脓肿的多少；②脓肿是否继发化脓性感染；③治疗方法，过去曾采用切开引流法，死亡率高达 50%，近年使用穿刺排脓法者，死亡率下降。

【预防】　本病完全可以预防。①主要是防止阿米巴痢疾感染，故阿米巴性肝脓肿也显著减少。②阿米巴痢疾发生后，必须彻底治疗，以免阿米巴原虫进入肝内。③如能及时治疗，亦可防止脓肿的形成。

【治疗】

1. *一般治疗*　本病的病程较长，患者的周身情况较差，故在治疗上应采取以下措施。①给予高糖类、高蛋白和低脂肪饮食。②纠正贫血。③同时给予充分维生素，特别是 B 族维生素。④常用抗阿米巴药物，盐酸依米丁，每日剂量 0.06g，肌内注射，连用 7～10d，总剂量不超过 0.6g。在注射期间，每日须测量血压，如收缩压低到 80mmHg，应停止注射，以防心肌损害；氯喹，疗效与盐酸依米丁相同，其优点为毒性反应较低，初剂量每日 1g(分 2 次服)，连服 2d 后，减为每日 0.5g，连服 19d，总剂量共计 11.5g。⑤阿米巴性肝脓肿的治疗，首先应考虑非手术疗法。较大脓肿，在应用药物治疗法后，可在无菌操作下行穿刺排脓术或密闭式(套管针)引流术。

2. *中医药和针灸治疗*　见细菌性肝脓肿。

【提示】　在下列情况下，可考虑手术治疗。①脓肿伴有继发性感染者；②脓肿穿破，入腹腔或胸腔，并发腹膜炎或脓胸者；③脓肿位于左外叶，穿刺容易损伤腹腔脏器者。手术方法有切开引流和肝叶切除术。

第五节　代谢性肝疾病

一、脂肪肝

【病因】　脂肪肝是指由于肝本身及肝外原因引起的过量脂肪(主要为三酰甘油)在肝内持久积聚所致。与酗酒、营养缺乏、肥胖、糖尿病、皮质激素、妊娠、肝炎等有关。

【临床表现】

1. *肝内脂肪堆积*　症状为肝大、肝区痛及压痛。

2. *消化功能障碍*　可见食欲缺乏、恶心、腹胀。

3. *电解质代谢紊乱*　有低钾和低钠血症，患者可出现腹水和下肢水肿。

4. *内分泌失调*　可出现蜘蛛痣、月经过多、闭经、睾丸萎缩、阳痿。

5. *多种维生素缺乏*　由于脂肪堆积可导致患者维生素缺乏出现以下病症。①周围神经炎；②舌炎、口角炎；③皮肤瘀斑。

【实验室检查】

1. 血浆蛋白　患者血浆蛋白电泳检测显示，α1、α2、β 球蛋白增加，清蛋白、球蛋白比值倒置。

2. 血脂明显增高　血清总胆固醇≥9.1mmol/L，三酰甘油≥2.8mmol/L，β-脂蛋白≥1.12g/L。

3. 胆红素　血清总胆红素升高；有的碱性磷酸酶增高。少数患者直接胆红素增高和尿胆红素阳性；有的碱性磷酸酶增高。

【影像学检查】

1. 超声　①回声图表现，肝波衰减或消失，肝可有轻度大；②声像图表现，早期脂肪肝表现为肝大，但表面光滑，肝回声呈均匀的细小网状，全肝并有反射较强的细小光点。

2. CT　在脂肪肝的形态学及半定量诊断方面有一定价值。平扫显示肝密度降低，弥散性脂肪浸润表现为全肝密度降低（图 4-5-1A）。局灶性浸润则出现亚段、肝段或肝叶的肝局部密度降低。如果肝/脾 CT 值之比≤1 则可诊断脂肪肝，其比

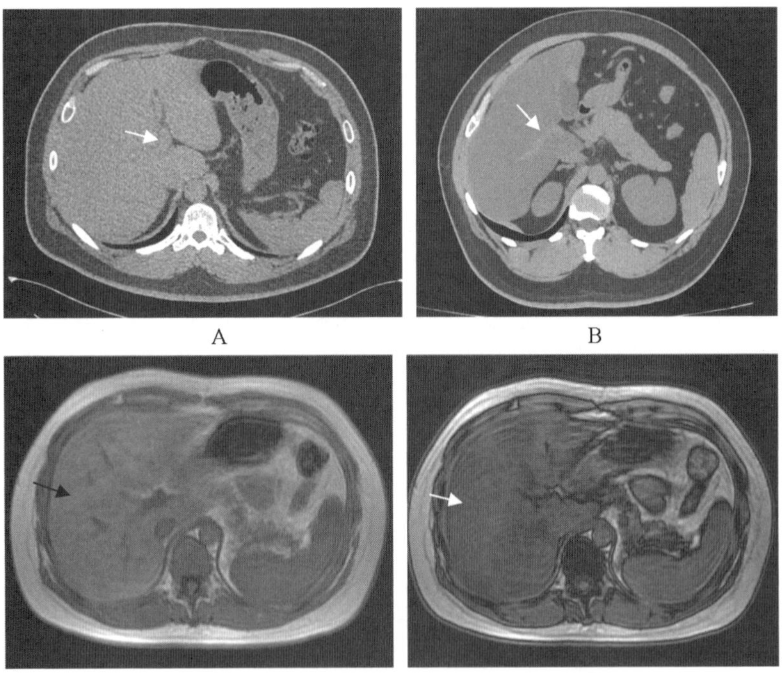

图 4-5-1　脂肪肝

A. CT 横断面，中度脂肪肝，肝密度与门脉血管密度接近（白箭）；B. CT 横断面，肝密度低于门脉血管密度（白箭），门脉走向、排列、大小、分支正常；C、D. MR 正反相位，反相位肝信号（白箭）低于同相位肝信号（黑箭）。

值也作为治疗后的参考指标。当肝的密度明显减低时，肝内血管呈相对高密度而清楚显示（图 4-5-1B），但大小、走向、排列、分支正常，没有受压移位或被侵犯征象。增强扫描，肝内血管显示更为清晰。在弥散性密度降低的脂肪肝内，可见正常的肝组织存留，称为肝岛，通常见于胆囊周围、肝裂附近或左叶内侧段的被膜下。

3. MRI　应用化学位移成像的正相位和反相位成像检查，可以显示肝脏脂肪浸润。在反相位图像上，脂肪浸润的信号比同相位图像的信号强度明显降低为其特征（图 4-5-1 C，D）。MRI 的化学位移新技术及 MRS 等技术也可进行肝脂肪含量的定量诊断。

【鉴别诊断】 本病以肝大、肝区疼痛及压痛为主要临床表现，临床上应与慢性肝炎、肝硬化及肝癌等相鉴别。

【治疗】 见慢性病毒性肝炎。

【提示】 根据脂肪肝病因，可采用中医辨证论治及针灸治疗。

二、肝淀粉样变性

【病因】 肝淀粉样变性是指细胞外淀粉样物质沉着于肝内血管及肝实质细胞，致肝内循环受阻，肝细胞压迫性萎缩而引起。

【临床表现】

1. 一般症状　神疲乏力，周身水肿，头晕气短。

2. 肝大　质地较硬，触痛不明显，表面尚光滑。

3. 腹水　肝淀粉样变性出现的腹水，其性质多为漏出液。

4. 黄疸　由于肝内胆管受阻，可出现黄疸。

【实验室检查】 肝功能损害的程度与肝淀粉样变性的程度没有平行的关系。肝淀粉样变性的患者中，碱性磷酸酶、麝香草酚浊度和谷草转氨酶增高。

【影像学检查】

1. 超声　无特异性，显示肝大，回声均匀。

2. CT　肝体积增大，平扫显示整个肝密度弥散性不均减低或无异常，增强扫描延迟期不均匀强化，可见斑片状低密度区，称为“淀粉假瘤”。

3. MRI　T_1WI 肝信号无异常或增高信号，肝内多发局灶性无强化低信号区，T_2WI 信号可均匀，实质内的网格样和线样“纹理”明显减少，增强扫描类似 CT 表现。

【诊断】

1. 肝扫描　对于已证明有肝淀粉样变性的患者，此种方法可证明肝损害程度。

2. 肝穿刺活组织检查　本法是确定肝淀粉样变性的主要诊断依据。

【鉴别诊断】 本病应与肝硬化、脂肪肝及肝炎等相鉴别。

【治疗】

1. 积极治疗原发病，对于继发性淀粉样变性患者，如能控制类风湿关节炎、慢性骨髓炎、结核病及多发性骨髓瘤等原发病，肝淀粉样变性可能消退。

2. 其他治疗，见门脉性肝硬化。

【提示】 应首先治疗原发病，可采用中西医结合疗法。

第六节 肝血管疾病

一、慢性门静脉血栓形成

【病因】 门静脉血栓的形成，与以下因素有关。①门静脉内淤血；②门静脉本身的病变或损伤；③门静脉分支内血栓向门静脉蔓延；④血液成分改变，呈高凝状态，造成门静脉阻塞；⑤根据发病部位分肝外和肝内；⑥临床上可分急性和慢性。

【临床表现】 多继发于肝硬化、肝癌和腹腔内脏肿瘤、真性红细胞增多症、肠系膜或脾静脉血栓形成蔓延、急性胰腺炎、胰腺囊肿等。临床表现多为门脉高压征象，脾大，常见胃、食管及腹壁静脉曲张和腹水，甚至发生上消化道出血，以及其他为原发病征象。

【实验室检查】 主要参照各原发病的实验室诊断要点。

【影像学检查】

1. 超声 多普勒超声很容易发现侧支血管网的形成，其敏感度不如 CT 及 MRI。

2. CT、MRI 平扫时门静脉可见扩张，增强检查血栓无明显强化，门静脉腔内可见充盈缺损或闭塞，并可见大量侧支血管网循环形成及门静脉海绵样变(图 4-6-1 B,C)，门静脉主干或左、右肝内门静脉分支阻塞，可导致门脉高压(图 4-6-1E)。慢性门静脉血栓以门静脉高压为主，伴胃食管静脉曲张(图 4-6-1A)、脾大(图 4-6-1D)等，在由相应的门静脉供血的肝段可由于血栓形成影响血供，在增强扫描时表现为密度减低。

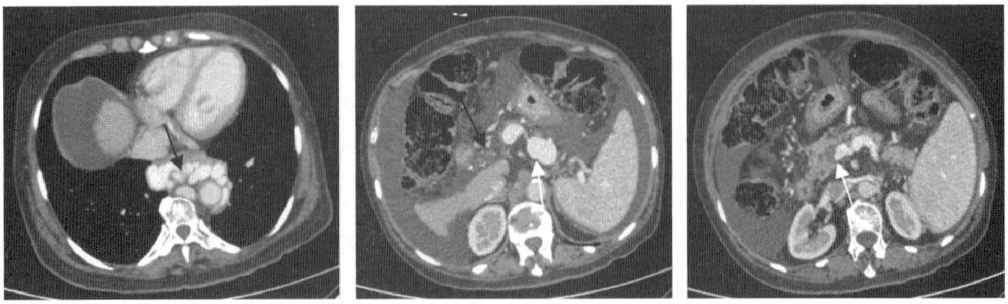

A B C

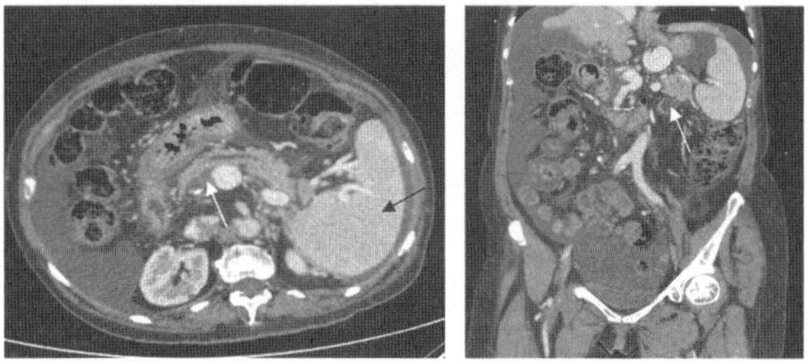

D　　　　　　　　E

图 4-6-1　慢性门静脉血栓形成

A. CT增强，食管下段静脉迂曲、增粗（黑箭）；B. 门静脉海绵样变性（黑箭），增粗的侧支血管（白箭）；C. 脾静脉内充盈缺损影（白箭）；D. 肠系膜上静脉与脾静脉汇合处管腔内充盈缺损影（白箭），脾大（黑箭）；E. 脾静脉内充盈缺损影（白箭）。

【治疗】　见门脉性肝硬化。

【提示】　重视原发病的治疗，可采用中医活血通瘀的中药治疗。

二、慢性化脓性门静脉炎

【病因】　化脓性门静脉炎系指门静脉主干及其肝内分支的化脓性炎症及多发性细菌性肝脓肿并存。

【临床表现】

1. *原发疾病症状*　本病常继发于多种病症，常见的有阑尾炎脓肿及穿孔、肝胆化脓性疾病、胃肠道癌肿、前列腺脓肿、女性生殖器官化脓性感染、肛管和痔手术后感染等。

2. *脓毒血症症状*　弛张热，畏寒或寒战。

3. *肝大*　质地中等，肝区疼痛和压痛，伴有轻度黄疸。

4. *并发症*　主要并发症为脓毒血症、消化道出血、腹膜炎、脾大等（并发脾静脉炎时脾巨大）。

【实验室检查】

1. *血常规*　常见白细胞增高，中性白细胞增多，血红蛋白或红细胞减少为继发性贫血。

2. *血培养*　肝静脉受累炎性变，血培养方为阳性。

【影像学检查】

1. *超声*　可准确判断病变及蔓延的程度及范围，并可通过反复观察，监测治疗过程中的动态变化。能够显示受累门静脉管壁增厚，回声增强，门静脉内径明显增宽，内膜面不光滑，回声增强；腔内可见不规则强回声光团或絮状、雾状强回声，可贴附于管壁一侧或两侧，外界模糊不清；管腔扩张，腔内可见栓子等病变。

2. X线　胸片检查可显示膈肌抬高、运动受限制及反应性胸腔积液等征象，较重者腹部平片有时可于门静脉处见到气体影。

3. 血管造影　直接门静脉造影、选择性动脉造影也对本病诊断有一定的帮助，可见到门静脉系统血栓形成，并且有离心血流。

4. CT　可显示门静脉及其分支内气体影（图4-6-2），如见到门静脉血栓形成并延伸至脾静脉或肠系膜静脉，也是CT确诊的重要依据。肝内门静脉与肝内胆管走行常一致，在增强扫描时可见到较低密度的门静脉分支与梗阻性扩张胆管相伴行，但门静脉主干形成血栓后则无此征象。

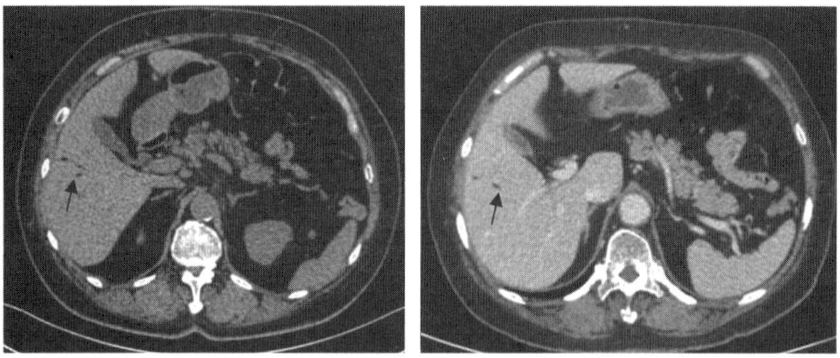
A　　B

图4-6-2　慢性化脓性门静脉炎

CT平扫及增强，门静脉内可见多发点状气体影（箭）。

5. MRI　可鉴别急性（5周以下）或慢性（2个月以上）的门静脉血栓，前者门静脉腔内T_1WI出现高信号，T_2WI更明显，后者仅在T_1WI显示门静脉高信号。

【鉴别诊断】　与阿米巴肝脓肿、胆囊炎、胆囊积脓、膈下脓肿等相鉴别。

【治疗】　见细菌性肝脓肿。

【提示】　可用大量抗生素及清热解毒中药治疗。

三、肝静脉障碍性瘀血肝

【病因】　瘀血肝指充血性心力衰竭或心包疾病时，导致肝静脉血液回流障碍，肝内中心静脉被动性充血为基本病理过程的一种疾病。临床有肝瘀血及肝大、质地较坚韧、压痛、颈静脉曲张，以及原发疾病等表现。

【临床表现】

1. 原发性心脏病出现右心衰竭的症状和体征，厌食恶心，右季肋部胀痛，肝大，颈静脉曲张，肝颈反流征阳性，心脏扩大，水肿或伴有胸腔和腹腔积液。

2. 心包病变引起有心包炎的症状和体征，同时出现肝大、颈静脉曲张、静脉压升高等。

3. 肝大进行性肝功能损害和大量腹水。明确诊断须行下腔静脉造影。

4. 肝触痛，慢性瘀血肝的肝大不及急性瘀血肝显著，常表现出右上腹部持续性疼痛，肝质地较硬，边缘圆钝，当回心血流严重受阻时可出现腹水；瘀血肝反复发生超过半年，则增大的肝不易回缩，且质地变硬，若同时脾大变硬，则发展为瘀血性肝硬化阶段。

【实验室检查】 慢性瘀血肝谷丙转氨酶、谷草转氨酶、碱性磷酸酶轻度升高，血清胆红素增高，蛋白质代谢障碍，血清白蛋白低下，球蛋白增高，尿酸合成及凝血因子合成减少。

【影像学检查】

1. CT　急性期 CT 平扫可见肝呈弥散性低密度增大且或伴有大量腹水。当静脉压升高时，在对比增强开始阶段出现肝实质非均质性的斑片状增强，以中央部增强明显，延迟后逐渐变为均匀一致的增强，平扫和门静脉期出现与肝静脉引流区域一致的异常密度灶。部分病例在肝门血管周围出现环绕的低密度水肿区。另一征象是下腔静脉和肝静脉扩大、增粗（图 4-6-3），在动态增强扫描时肝静脉比肝实质先出现增强。

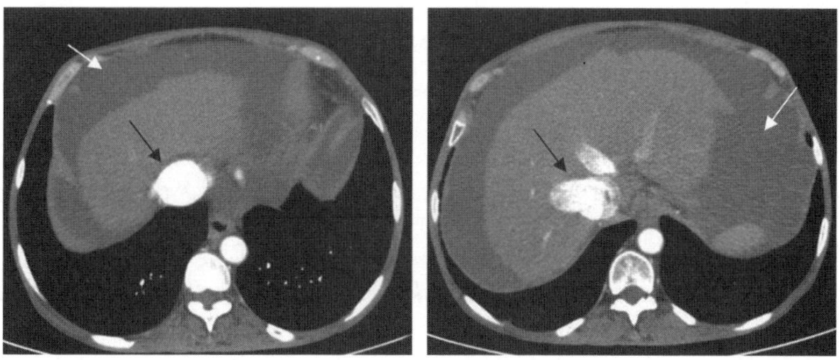

A　　B

图 4-6-3　肝静脉障碍性淤血肝

CT 增强动脉期，下腔静脉及肝静脉明显强化，管腔明显增粗（黑箭），大量腹腔积液（白箭）。

2. MRI　T_1 可显示肝实质呈低信号，提示组织内自由水增加，导致肝淤血；MRI 还可显示肝内侧支循环呈现的蛛网样变化，同时对肝外侧支循环亦可显示。

3. *核素扫描*　同位素扫描检查可见肝区放射性稀疏，而尾叶放射性密集。

【诊断】 慢性瘀血肝活体组织检查可见中央静脉扩张，肝窦呈充血状，肝窦旁间隙开放，肝小叶中央区肝细胞萎缩。慢性瘀血肝确诊分三类。①右侧心力衰竭所致瘀血肝；②急性心包炎所致瘀血肝；③慢性心包炎所致瘀血肝。

【鉴别诊断】

1. 肝大时，须与急慢性肝炎、肝硬化相鉴别。

2. 腹水时，应与肝硬化、肾疾病、结核性腹膜炎相鉴别。

3. 肝区明显胀痛时，应与原发性肝癌相鉴别。

【治疗】

1. 病因治疗

(1)去除诱因，积极控制心力衰竭，从而达到减轻肝瘀血程度，缩短肝瘀血时间。

(2)由急性心包积液引起者，须尽快做心包穿刺抽液，降低心包内压。抽液后可将适量抗生素注入心包腔内。

(3)缩窄性心包炎形成的肝瘀血，内科治疗只能作为减轻患者痛苦及术前准备。

(4)有肝静脉血栓形成者，经内科对症治疗、病情好转后，应考虑外科手术，以恢复下腔静脉血液。

(5)充血性心力衰竭者，根据病情对症治疗。

2. 中医药及针灸治疗　见门脉性肝硬化。

【提示】 “瘀血肝”要积极治疗原发疾病。

第七节　肝肾综合征

【病因】 肝肾综合征属功能性肾衰竭，指严重肝病患者所发生的进行性、功能性、肾前性肾功能不全而言。常见于以下原因。①肝硬化；②暴发性肝衰竭；③重症病毒性肝炎；④原发性或继发性肝癌；⑤妊娠脂肪肝等严重肝病过程中。

【病机】 ①体液平衡性紊乱；②肾交感神经张力增加；③体液因素(肾素、血管紧张素)；④内毒素血症。

【临床表现】 本病临床表现除具有明显肝疾病的症状和体征，以及肝功能受损外，突出表现为少尿和尿闭，继之出现氮质血症的症状。

1. 严重肝疾病，尤其肝硬化，如门脉高压、重度腹水、黄疸甚至肝性脑病等。

2. 病前无原发性肾疾病。

3. 突然出现少尿、无尿、恶心、呕吐、自发性氮质血症。

4. 大多数患者在大量放腹水、强烈利尿、上消化道大出血及严重黄疸时，易发生肝肾综合征。

5. 扩充血容量治疗后，不能使肾功能获得持久改善。

【实验室检查】

1. 低尿钠，尿钠一般$<$10mmol/L。

2. 稀释性低钠血症，一般血钠均有降低。

3. 自发性氮质血症，血清尿素氮升高。

4. 尿肌酐/血肌酐＞30∶1。

5. 尿渗透压/血浆渗透压＞1。

6. 肾小球滤过率与肾血浆流量显著下降。

7. 尿钠排泄率与滤过率比值＜1%。

8. 尿浓度≥1。

9. 肌酐清除率减少。

10. 对氨马尿酸排出量减少。

11. 水负荷试验减少。

12. 尿蛋白微量，尿沉渣变化不明显。

13. 尿内血栓素 B_2 明显增高。

14. 约 3/4 的肝肾综合征患者鲎试验阳性(具有尿毒素血症)，而无肝肾综合征肝硬化合并有内毒素血症者仅占 1/10。

【诊断】

1. 肾血管造影检查，可见叶间动脉、弓形动脉有明显的串珠状扭曲。

2. 血中血管紧张素Ⅱ、儿茶酚胺、加压素和血栓素 A_2 等增多，而激肽、后激肽、肾性前列腺素减少。

【鉴别诊断】

1. 肾前性氮质血症　均可导致全身性循环血量不足，造成暂时性肾功能不全时，患者亦有少尿、无尿。

2. 急性肾小管坏死　本病尿比重低，固定于 1.010～1.015，尿钠浓度高一般为 40～60mmol/L，尿溶菌酶试验阳性，尿常规有显著蛋白及管型。而肝肾综合征者少尿伴高比重尿，且尿钠低，有助鉴别。

3. 肝病合并慢性肾炎　慢性肾炎既往有水肿、高血压病、血尿等病史，氮质血症病程较长，尿常规有蛋白、管型及红细胞，尿比重低而固定，尿钠显著增高。

【治疗】

1. 西医治疗

(1)肝肾功能全面综合调节。

(2)对于腹水患者，要慎用大剂量利尿药；切忌大量放腹水；慎用肾毒性抗生素。

(3)观察相关指标。①准确记录 24h 出入量；②密切观察有尢内毒素血症存在；③经常检查电解质、尿素氮、凝血酶原时间及肝功能的情况；④观察有无出血倾向和神志。

2. 中医中药及针灸治疗　见门脉性肝硬化。

【提示】　积极治疗原发病，改善肝功能。

第5章 胆道疾病

左、右肝管，在肝门处汇合成肝总管，长约3cm。下端与胆囊管汇合而成胆总管。

胆总管长7～9cm，直径0.6～0.8cm。上段位于肝、十二指肠韧带内，在门静脉之前，肝动脉之右。下段位于十二指肠第一段和胰腺头部之后，约2/3的人贯穿胰腺头部；其余1/3在胰腺头部后面的沟内。末端达到十二指肠第二段的后内侧，在肠壁内扩大形成乏特壶腹部后，进入肠腔。约70%胆总管壶腹部和胰管互相汇合，构成同一出口。出口处有括约肌围绕，谓之Oddi括约肌。胆囊通常位于右锁骨中线和第9肋软骨交叉处，其状如梨，长7～9cm，宽2.5～3.5cm，容量35～50ml。

胆囊管与颈部连接，管长2.5～4cm，节制胆汁出入，并使胆汁贮藏。胆囊动脉来自肝右动脉，静脉回流入门静脉。

胆囊淋巴结位于肝总管和胆囊管交界处，与胃和胰腺的淋巴管相吻合。胆囊与肝毗邻，彼此淋巴也互相交通。故胆囊一旦发炎或有癌变时，常可引起肝部病变。

胆囊和胆道的神经来自迷走神经和交感神经。

第一节 胆石症

【病因和发病机制】 胆石形成的原因和可能的致病因素与胆道感染、代谢障碍、神经功能紊乱及胆汁滞留等有关。

1. 胆道感染 ①胆囊感染后，坏死黏膜脱落和细菌等集合成一核心，促使胆固醇和胆红素沉积。同时发炎的胆囊吸收胆盐使胆固醇因浓度相对的增加而易于沉淀，形成结石。②胆道内已死的蛔虫或蛔虫卵都可作为核心，而形成结石。

2. 代谢障碍 ①胆红素或胆固醇的代谢障碍都与结石有关；②营养不良和维生素A缺乏，亦可能影响胆固醇代谢而导致结石形成。

3. 神经功能紊乱及胆汁滞留 自主神经的功能紊乱引起Oddi括约肌和胆囊管痉挛，使胆汁不易排出；滞留在胆总管或胆囊的胆汁浓缩后成分改变，易沉积而成结石。

【胆石分类】

1. 混合结石　由胆固醇、胆色素和钙盐等组成。

2. 胆色素结石　除胆色素外，尚有少量钙盐和有机物为其核心。

3. 胆固醇结石　主要由胆固醇组成。

【临床表现】

1. 腹痛　①胆石症发作时多有典型的胆绞痛，为上腹部和右上腹阵发性痉挛性疼痛，伴有持续性加重，常向右肩部或肩胛部放射。由结石嵌顿所引起。②由胆管或胆道梗阻使胆囊或胆管内压升高，胆囊管或胆总管平滑肌扩张及痉挛。

2. 胃肠道症状　胆石症急性发作时，继腹痛后常有恶心、呕吐。

3. 发热与寒战　①与胆道感染程度有关。胆囊炎多继发于胆囊结石；梗阻性坏疽性胆囊炎可有寒战及高热。②胆管结石常并发急性胆管炎，出现腹痛、寒战高热和黄疸三联征。③当胆总管或肝内主要胆管由于结石、蛔虫和胆管狭窄造成胆管急性完全梗阻时，胆管扩张，胆管内压升高，管腔内充满脓性胆汁，大量细菌和内毒素滞留于肝内，通过肝窦隙进入血液循环，而导致败血症和感染性休克，此种病变称为急性梗阻性化脓性胆管炎(应紧急手术治疗)。

4. 黄疸的原因　①胆囊炎同时并发胆管炎；②大的胆囊压迫胆总管引起部分性梗阻；③由于感染引起肝细胞一过性损害。如胆囊结石出现明显黄疸，则考虑有继发性胆管结石，属于胆囊颈部结石压迫胆总管造成胆管狭窄。

【实验室检查】　肝功能试验：①发作期检查所见与急性胆囊炎、急性胆管炎或AOSC相同；②出现梗阻性黄疸，可见血清胆红素和黄疸指数增高；③血清碱性磷酸酶和 γ-谷氨酰转肽酶升高；④严重时可出现凝血机制障碍。

【影像学检查】

1. 结石表现

(1)超声：对结石有特征性表现。①胆囊结石内有一或多个实体强回声光团，声阻抗很大，与胆汁形成明显界面；②胆管结石声像图表现为在稍扩大的胆管腔内出现较强回声光团伴有后声影；③肝内胆管结石所在的肝内胆管可有不同程度的扩张；④胆管壁有增厚改变，在肝内胆管出现较强回声，表现为光斑或光团后伴声影。

(2)CT：结石的密度及 CT 值与胆固醇含量呈负相关，与胆红素和钙含量呈正相关。按密度不同分为 4 种类型。①高密度结石，多为胆色素结石。②等密度结石，胆固醇类结石。③低密度结石，高胆固醇类结石。④混合密度结石，混合类，典型呈层环状高低密度相间，中心低密度影，周围环状高密度(图 5-1-1 A,B)。

(3)MRI：各种类型结石在 MRCP 上均显示为低信号充盈缺损。不同成分结石在 T_1WI 及 T_2WI 上的信号不同。①胆固醇结石，T_1WI 及 T_2WI 上均表现低信号。②胆色素结石，T_1WI 上表现为高信号，T_2WI 上表现为低信号(图 5-1-1 C,D)。③混合结石，表现为分层状高低信号相间。

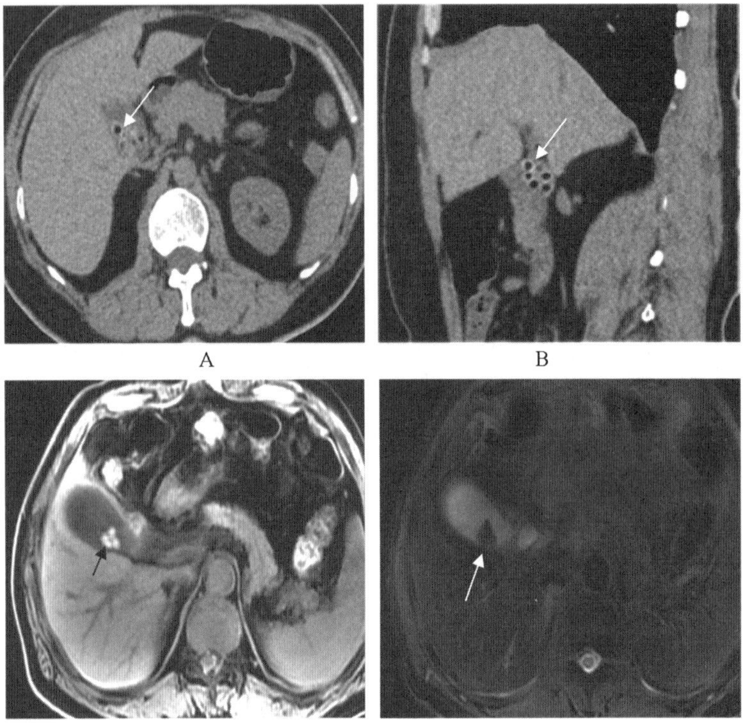

A　　　　B　　　　C　　　　D

图 5-1-1　胆囊结石

A、B. CT 矢状面轴位像，示混合密度结石，胆囊腔内见多发类圆形结石影（白箭），结石中心低密度影，周围环状高密度；C、D. MR T_1 加权像及 T_2 加权像，胆色素结石，T_1WI 见多发结节状高信号结石（黑箭），T_2WI 结石呈低信号缺损影（白箭），胆囊壁显示增厚，提示伴急性胆囊炎表现。

2. 结石的继发性改变　胆石症可继发胆道梗阻、急慢性胆囊炎和急慢性胆管炎；结石及炎症的反复刺激还可诱发恶性肿瘤。

【诊断】　根据病因、临床表现、实验检查和影像学检查确诊。

【鉴别诊断】　与下列疾病相鉴别。①先天性胆总管扩张；②胆道蛔虫病；③胆道运动障碍；④溃疡病穿孔；⑤胰腺炎；⑥肠梗阻；⑦右侧肾结石、右下肺炎或胸膜炎；⑧胆管癌；⑨壶腹周围癌；⑩慢性胰腺炎、胰腺癌等。

【治疗】

1. 综合治疗　目前较为有效的方案如下。

(1)中西溶石、排石药联用：对于胆囊结石，无论中药或西药（如鹅去氧胆酸或熊去氧胆酸）溶石，两者的疗效均低，疗程长，西药溶石还有不良反应。为了提高两者的疗效，应在结石形成前，即先有胆泥或液晶水泡出现（前者具有一定超声特征，常见于胆囊收缩功能不良、胆汁淤滞或轻度胆道感染时，或完全性胃肠道外营养的病例)，若能及时用西药溶石和中药利胆排石，可兼收防治之效。

(2)体外震波碎石(ESWL)、溶石及中药排石、机械取石联用：体外震波碎石可将结石碎成 2mm 以下小石片，或将结石外壳的钙化部分及阻碍结石溶解的基质部分破碎，再用溶石治疗，促使结石软化、变小易排。碎石、溶石前后结合中药排石、机械取石相结合，则比任何单一疗法的疗效将大大提高。

2. 中药针灸治疗　除同慢性胆囊炎外，还有以下 4 种疗法配合天津市南开医院制剂利胆片 1 号及 2 号口服。

(1)排石疗法：中药治疗胆石症的经验十分丰富，具有改善胆道功能，控制感染，利胆排石等多种作用，根据中医辨证，采用疏肝理气，清热利胆，通里排石等法。

①总胆道排石汤(天津市中西医结合急腹症研究所)，用于各型胆石症。

药方：金钱草 30g，茵陈 20g，郁金 30g，木香 10g，枳壳 10g，桃仁 10g，白芍 20g，延胡索 10g，生大黄(后下)20g。

②疏胆排石汤，用于胆石症缓解期。

药方：金钱草 30g，木香、枳壳、黄芩、川楝子各 10g，大黄 20g，芒硝 3g，延胡索 10g，厚朴 10g。

③通胆排石汤，用于胆石症发作期。

药方：虎杖 30g，三颗针 5g，木香 15g，枳壳 10g，郁金 10g，金钱草 30g，茵陈 12g，栀子 12g，延胡索 15g，大黄 15g，桃仁 10g，川楝子 10g。

④气滞胆道排石汤。

药方：柴胡、郁金、香附、枳壳各 12g，金钱草、大黄各 30g，延胡索、川楝子各 10g，广木香 18g。

⑤湿热排石汤，适用于气滞及湿热型。

药方：川楝子、柴胡、香附、延胡索、木香、黄芩、生大黄、芒硝(冲)各 10g，郁金、枳壳各 15g，栀子、金钱草各 30g。

⑥排石汤，适用于气滞及湿热型。

药方：金钱草、虎杖、陈皮、茵陈各 30g，木香、延胡索各 25g，栀子 20g，桃仁 10g，金银花 20g。

⑦胆道排石汤，适用于各型胆石症(天津市南开医院)。

药方：金钱草、茵陈、郁金各 30g，桃仁、木香、枳壳、厚朴各 10g，生大黄(后下)20g。

⑧利胆排石汤。

药方：金钱草 30g，木香、枳壳、黄芩、川楝子、延胡索、厚朴、郁金、香附各 10g，栀子 20g。

总之，无论选用何方治疗，在应用时还必须随证加减。“总攻”疗法是中西医结合排石方法，其原理是先利胆，促使 Oddi 括约肌收缩，以引起暂时性的“胆道高压”，然后使括约肌松弛，胆囊收缩，以造成胆汁冲击性的排放，以利于胆管内结石的排出，结石的“总攻”方案见表 5-1-1。

表 5-1-1　结石的“总攻”方案

时间	措施
8:30	中药利胆排石汤 200ml 口服
9:30	吗啡 5mg 皮下注射
10:10	阿托品 0.5mg 皮下注射
10:15	33%硫酸镁 40ml 口服
10:20	0.5%稀盐酸 30ml 口服
10:25	脂餐(油煎鸡蛋 2 个)
10:30	针刺右胆俞(－)、日月、中脘、梁门(＋)

排石疗法的注意事项：除要掌握好排石疗法的适应证外，在排石过程中还应密切观察病情变化。如患者先有腹痛加重，随后突然缓解，体温下降或黄疸消退，多为排石现象；若腹痛持续不止，体温升高，脉搏加快，血压下降，黄疸加重，则是病情加重表现；服用通便药物时，切忌太过，对体质虚弱者还要适当补液。排石过程中还应进行常规的大便筛石。遇有结石过大、严重胆道感染、结石与胆管壁粘连等情况，排石可能无效，应及时中转手术。

(2)溶石疗法：胆石的溶解药应具有促进胆固醇、胆色素的溶解能力，对身体无毒，能与胆石较长时间接触或能维持一定的浓度等条件。

①胆囊结石的溶石疗法：最常用口服溶石药是鹅去氧胆酸(CDCA)，其次为熊去氧胆酸(UDCA)。胆囊结石的溶解药只对无钙化的胆囊胆固醇结石效果较好，而且结石的直径在 0.5cm 以下、胆囊功能较好的病例。

②胆管结石的溶石疗法：针对胆管结石的溶石药物，多为直接注入胆管的接触溶石剂。目前临床上应用的种类甚多，根据情况酌情选用 2%复方猪胆汁酸钠溶液、2%依地酸溶液(EDTA)、1%鹅去氧胆酸溶液、2%偏磷酸钠溶液、桔油复方胆盐钠乳剂(10%桔油、复方胆酸钠 1:9)，以及肝素 2500～1500U 加入生理盐水 250ml 中，每天 1 次，共 4～6 次。

(3)内镜治疗法：分以下 4 种。

①溶石疗法：通过纤维十二指肠镜或经皮肝胆道镜(PTCS)将胆石溶解剂注入胆道或进行胆道灌洗，对较少的或泥沙样的结石有较好的作用。

②排石疗法：对于胆总管或肝内胆管结石伴有胆总管下端狭窄的患者，通过内镜乳头切开术(EST)可促使结石排出，配合中药排石可取得令人满意的疗效。

③取石疗法：内镜取石的途径有以下两种。其一，经十二指肠镜取石，用网篮

或取石钳取石；其二，胆道镜或经皮经肝胆道镜取石。胆道镜可手术中取石，亦可手术后经过 T 型管窦道进行取石。经皮肝胆道镜取石只用于胆管狭窄或不能接受再次手术的病例。

④碎石疗法：多用于胆道术后的残余结石，其碎石方法有机械碎石、液电碎石和 Nd-YAG 激光碎石。

(4)胆囊结石的体外冲击波碎石：体外冲击波碎石主要适用于以下几种情况。①无钙化的胆固醇结石；②单发结石或最多不超过 3 个的多发结石，最大直径不超过 2.5～3.0cm；③当患者体位变化时，可见移动的结石；④胆囊功能较好，适合于服用溶石剂者；⑤无严重系统疾病又能耐受冲击波治疗者。患者在硬膜外或全身麻醉后，俯卧于温水槽内。先用超声捕捉结石，随后移动悬动台对好冲击波焦点，再次用超声或 X 线核对位置，发射冲击波约 1800 次，治疗时间为 20～45min。冲击波治疗后 2h 可经口进食，次日生活可转为正常。

在冲击波治疗 1 周前开始口服溶石药，每日 CDCA 及 UDCA 各 300mg，一般需服用到碎石完全排净后 3 个月。体外冲击波碎石为胆囊结石的治疗开辟了一条新的途径，但必须正确地选择适应证及进一步改进排石措施，否则也难取得满意的疗效。

【提示】 对肝胆管结石有严重梗阻或感染并发肝脓肿和休克、慢性反复发作的胆道系统梗阻及已不能恢复功能或已丧失功能的器官(如无功能的胆囊、萎缩的肝叶等)，应及时采用手术治疗。

第二节　胆囊结石

【临床表现】 胆囊结石的临床症状取决于胆石的大小、部位、有无阻塞和炎症等。①右上腹部有闷重感，类似慢性胆囊炎。②有时结石因体位的转动而阻塞胆囊管，引起急性胆囊炎。胆囊早期积脓甚至坏死、穿孔。有时可引起胆囊积水，临床上表现为胆囊大，容易扪及。③胆囊结石有时可进入胆总管，变成胆总管结石症。④胆囊颈部结石极易引起急性梗阻性胆囊炎。除胆绞痛外，还可出现恶寒、发热等感染症状，严重病例由于炎性渗出或胆囊穿孔可引起局限性或弥散性腹膜炎，因而出现腹膜刺激症状。部分病例可在腹部检查时触及大的胆囊。如结石不大或胆囊管直径较粗时，从胆囊排出的结石进入胆总管，但可能嵌顿在壶腹部引起胆绞痛、梗阻性黄疸、化脓性胆管炎，甚至发生出血性坏死性胰腺炎。

【影像学检查】

1. *超声*　胆囊结石的首选检查方法，准确率很高。

2. CT　胆固醇结石表现为等或低密度结节影，较低密度结石表现为低于胆汁的大小不一呈脂肪密度结节；与胆汁密度相近的阴性结石平扫时不易发现。胆色素结石表现为高密度影，CT 可明确显示，单发或多发，形态大小各异（图 5-2-1 A，B）。混合性结石 CT 检查表现为边缘环状高密度影，中心呈不规则低密度区（图 5-2-1 C，D）。

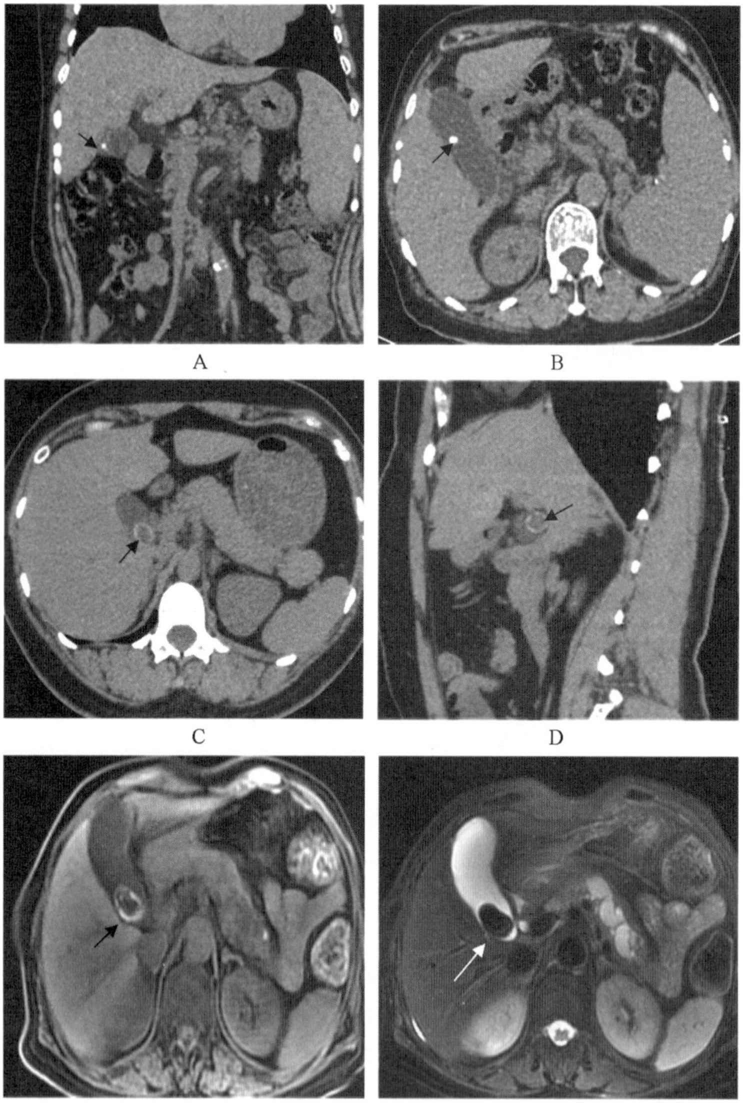

图 5-2-1 胆囊结石

A、B. CT 冠状位轴位像，胆囊腔内类圆形高密度结石（黑箭）；C、D. CT 轴位矢状位像，胆囊腔内类圆形混合性结石（黑箭），边缘呈环状高密度影，中心呈不规则稍低密度区；E. MR T_1 加权像，胆囊腔内类圆形结石（黑箭），分层状高低信号相间；F. T_2 加权像示胆囊腔内结石呈类圆形低信号缺损影（白箭）。

3. MRI　胆囊结石敏感度高，T_1WI 信号多样复杂，可以为低信号、等信号或者高信号，T_2WI 显示为低信号(图 5-2-1 E，F)，MRCP 上表现为胆囊内单发或多发充盈缺损。泥沙样结石 T_1WI 可显示为中高信号，T_2WI 显示为胆囊后壁处片状低信号影，并与高信号胆汁呈液液分层表现。

【治疗】　见胆石症。

【提示】　胆囊结石一旦化脓感染，应及时手术。

第三节　胆总管结石

【病因】　①胆总管结石患者有上腹部或右上腹部阵发性剧烈绞痛；②继疼痛之后患者出现黄疸，黄疸的深浅随结石嵌顿的程度而异；③如胆石阻塞胆道合并胆道感染时，可同时出现腹痛、高热与寒战、黄疸三联征；④病变在胆总管时，疼痛多局限在剑突下区；⑤如感染已波及肝内小胆管时，可出现肝区胀痛和叩击痛；⑥结石多位于胆总管的下端或乏特壶腹部；⑦也可在肝管。

【病理解剖和病理生理】　①长期梗阻或完全性梗阻都能使胆道压力增高，同时影响胆汁的排出和分泌；②肝细胞亦因胆道压力增高而受损伤，发生纤维性变，形成胆汁性肝硬化；③胆总管被结石阻塞后，影响胆汁的引流，容易发生感染，引起胆总管炎，化脓后则为化脓性胆管炎，感染上行则可引起肝内胆管炎或肝脓肿，结石嵌顿在乏特壶腹部时，感染的胆汁也可反流入胰管，引起急性胰腺炎。

【临床表现】　胆总管结石的临床表现决定于结石阻塞程度和有无感染。结石嵌顿后，主要的表现是疼痛、黄疸、寒战和发热，三者同时存在。胆总管梗阻后会出现如下症状。①上腹部常有饱胀感及食欲缺乏；②黄疸，主要的是阻塞性黄疸和胆总管炎；③伴有胆总管炎，故有寒战和发热，体温达 39～40℃。

【检查】

1. 体格检查　上腹部或右上腹部有触痛。

2. 实验室检查　白血细胞和中性白血细胞百分比都增加。

【影像学检查】

1. CT

(1)直接征象：根据结石大小、成分和腔内位置可有不同表现。其典型表现为胆总管内高密度影，可充满整个管腔(图 5-3-1 A，B)；或周围胆汁环绕呈低密度影，形成“靶征”；或低密度胆汁以新月形围绕高密度结石，形成“新月征”。胆固醇结石与胆汁呈等密度时，CT 可见到胆总管轻中度扩张，结合临床应考虑到胆总管结石的可能。

(2)间接征象：梗阻近端胆管系统扩张。

2. MRI　结石 T_1WI 表现为扩张胆管内低于或高于胆汁的异常信号，T_2WI

在高信号胆汁衬托下呈低信号充盈缺损影(图 5-3-1C)。MRCP 表现为高信号胆管内有低信号充盈缺损。结石部位胆总管呈杯口状截断(图 5-3-1D),近段胆管扩张,胆总管扩张为主,肝内胆管轻度扩张呈枯枝状。

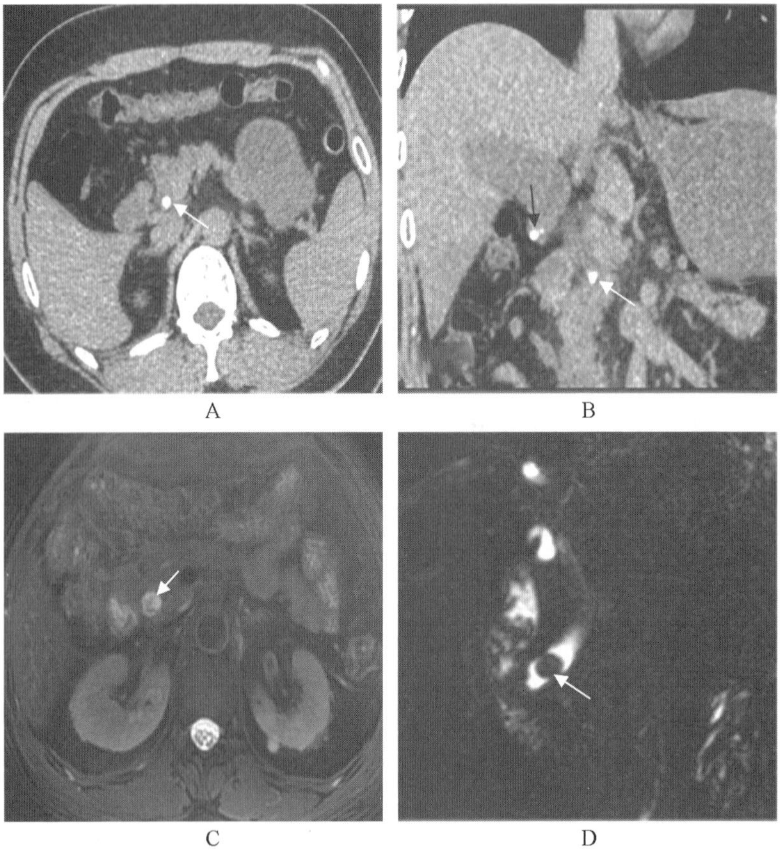

图 5-3-1　胆总管结石

A、B. CT 轴位冠状位像,胆总管腔内结节状高密度结石(白箭),胆囊颈部见结节状高密度结石(黑箭);C. MR 轴位 T_2 加权像,胆总管明显扩张,腔内见不规则结节状低信号结石(白箭);D. MR 胆道水成像 MRCP,高信号胆总管腔内见结节状低信号充盈缺损(白箭),胆总管腔局部呈杯口状改变。

【诊断】　根据病因、病理、临床表现,影像学检查可以确诊。

【鉴别诊断】

1. 分类　胆总管结石症可分为原发性胆总管结石和继发性胆总管结石(伴有胆囊结石)。

2. 区分　如胆石阻塞胆道合并感染时可同时出现腹痛、高热与黄疸三联征。病变在胆总管时,疼痛多局限在剑突下,如感染已涉及肝内小胆管,可出现肝区腹痛与叩击痛。

【治疗】　见胆石症。

【提示】　一旦出现高热、黄疸、绞痛，应及时手术。

第四节　肝内胆管结石

【病因和病理解剖】　肝内胆管结石可分为原发性和继发性两种。①原发性结石的形成是胆管炎的并发症，多位于肝的左外叶和右后叶的胆管内。这可能与胆管位置较为水平和弯曲角度较大，以致胆汁引流不畅，容易滞留有关。②继发性结石是在肝胆管有狭窄或胆总管结石的基础上，妨碍肝内胆汁排出所致。

【临床表现和诊断】　常缺乏典型的胆绞痛，发作时常有患侧肝区持续性胀痛或叩击痛，伴有发热、寒战与黄疸。一侧肝内胆管结石多无黄疸。如结石位于肝右叶，疼痛可放射至右肩，有的病例可有长期多次发作的胆道病史，疼痛和黄疸一般都不明显，但在发作时常感觉肝区不适或轻微疼痛，伴有畏寒、发热。体格检查时，肝有不对称的增大和触痛。

【影像学检查】

1. *超声*　肝内探及单发或多发的团块状、点状、带状及斑片状强回声，后方伴声影，这些强回声常沿肝内胆管走行分布，部分强回声周围可见无回声区，为局部扩张的胆管。

2. CT　胆管结石多为高密度结石。肝内胆管结石可表现为结节状、点状或不规则状，与肝管走行方向一致，常间接伴有周围胆管的扩张表现(图 5-4-1 A,B)。

3. MRI、MRCP　可较好显示肝内胆管的扩张，扩张的肝内胆管可见结节状、不规则低信号缺损影(图 5-4-1 C,D)。

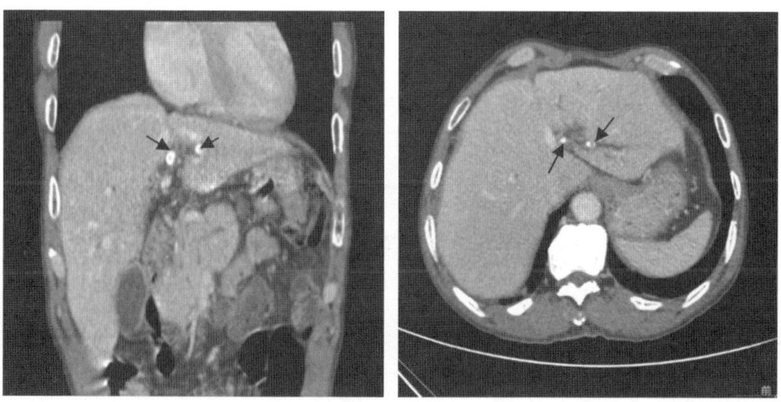

A　　　　B

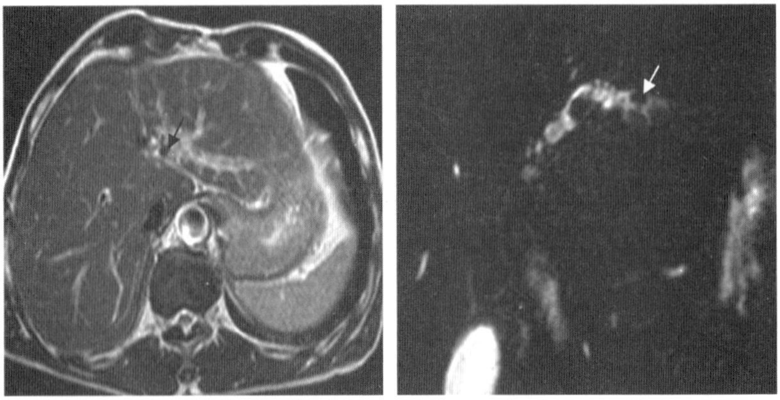

C　　　　　　　　D

图 5-4-1　肝内胆管结石

A、B. CT 冠状轴位像，肝左外叶胆管内见多发结节状高密度结石（黑箭），且邻近肝内胆管扩张；C. MR T_2 加权像，肝左外叶肝内胆管扩张，扩张的肝内胆管见结节状低信号结石（黑箭）；D. MR 胆道水成像 MRCP，示肝左外叶肝内胆管扩张，扩张的肝内胆管见结节状低信号充盈缺损（白箭）。

【诊断】　根据病因、病理、临床表现和影像学检查即可确诊。

【治疗】　见胆石症。

【提示】　一旦患者出现胆绞痛、高热、黄疸，应及时手术。

第五节　慢性胆囊炎

【病因】　慢性胆囊炎常为急性胆囊炎的后遗症，或由于胆固醇代谢紊乱与胆石症同时存在，亦可因胆汁淤积而致。

【病理解剖】　可分为下列 3 类。

1. *感染性胆囊炎*　①轻者只有胆囊壁增厚和纤维组织增生；②重者胆囊萎缩，囊壁显著增厚；③囊腔减小，功能丧失。

2. *代谢性胆囊炎*　胆固醇沉积在胆囊的黏膜上，而引起的慢性胆囊炎。

3. *梗阻性胆囊炎*　由于胆囊管阻塞，如胆石使胆汁滞留在胆囊内，发生轻度慢性炎症。

【临床表现】　主要症状是右上腹部隐痛和消化不良，如气胀、嗳气和厌油腻食物等。

【检查】　体格检查除右上腹部有轻度触痛外，胆囊在右上腹部触及。

【影像学检查】

1. *超声*　可以显示以下几个方面的表现。①形态异常，胆囊腔扩大或缩小等,形态可以呈现不规则形状;②囊壁增厚,因炎症反应,使得囊壁增厚;③囊内息肉样改变,因炎症反应,可能形成囊壁上的息肉样凸起的结构,形态不规则,有时伴有流体积聚;④结石存在,观察到胆囊内的结石,包括数量、大小和位置等。

2. CT、MR 胆囊体积缩小,边缘不光滑呈收缩状,胆囊壁多呈弥散性增厚、不规则(图 5-5-1 A,B),厚度不超过 4mm,可部分或全部钙化,胆囊壁全部钙化时称瓷胆囊(图 5-5-1 C,D)。慢性胆囊炎患者多伴有胆囊结石。增强扫描胆囊壁轻度均匀强化,延迟扫描强化更显著,胆囊内壁光整,外壁可依程度呈不规则,可与周围组织粘连。邻近肝实质常无异常强化。钙化胆囊壁及胆囊内结石无强化。

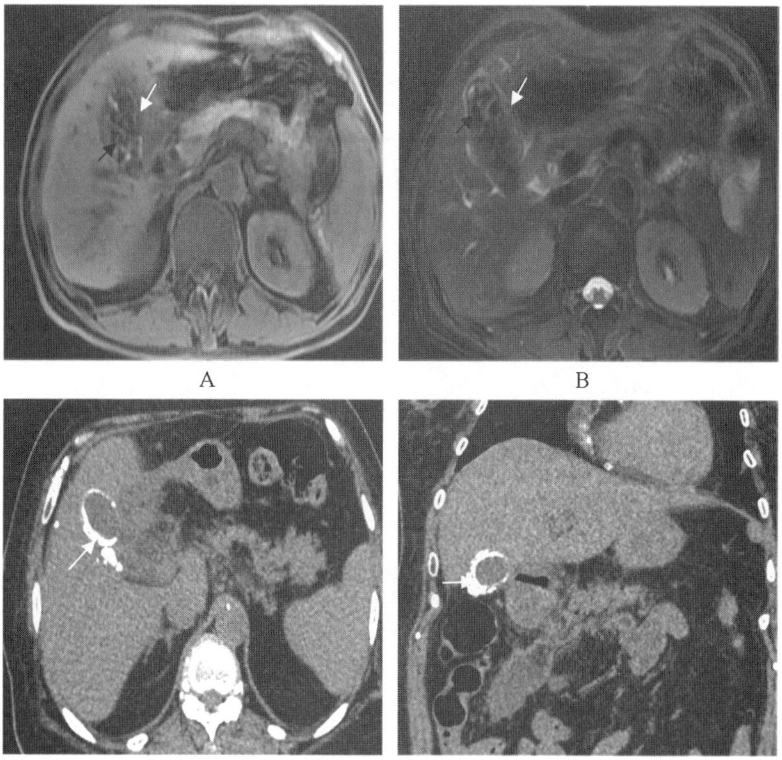

A B C D

图 5-5-1 慢性胆囊炎

A、B. MR T_1 及 T_2 加权像,胆囊壁不规则增厚,外缘欠光滑(白箭),腔内多发结石,T_1WI 呈低信号,T_2 压脂呈低信号(黑箭);C、D. CT 轴位像及冠状位像,胆囊壁不均匀增厚,囊壁见弧形及结节状钙化(白箭)。

【诊断】 慢性胆囊炎的诊断主要是根据病史和影像学检查确诊。

【鉴别诊断】 应与膈疝、慢性胰腺炎、慢性尿路疾病、肝炎及十二指肠憩室等疾病鉴别。

【治疗】

1. 西药治疗 ①利胆药物,酌情使用33%硫酸镁溶液、去氢胆酸、胆酸钠、苯丙醇等。②解痉药物,颠茄、阿托品、溴丙胺太林(普鲁本辛)等。

2. 中医辨证论治

(1)中药治疗

①气滞血瘀

主证:胁痛或上腹窜痛,脘胀嗳气;舌淡苔白或腻,脉弦细或紧。

治则:疏肝解郁,佐以活血化瘀。

方药:柴胡、枳壳、杭芍、川芎、制香附、木香、延胡索各10g,甘草6g。

②肝胆湿热

主证:腹痛拒按,口苦咽干,嗳腐,便结,尿赤,舌红,苔黄或腻,脉弦滑或数。

治则:清利肝胆湿热。

方药1:柴胡疏肝汤加减。陈皮、川楝子、大黄、黄芩、桃仁、红花各10g。

方药2:大柴胡汤加减。柴胡15g,黄芩、半夏、白芍、枳实各10g,大黄、栀子各12g,薏苡仁20g,牡丹皮15g,板蓝根30g。

③脾肾气虚

主证:腹痛绵绵,喜按喜热,食少便溏,心悸晕眩,虚烦少眠,月经不调;舌淡苔白或少苔,脉弦细或虚无力。

治则:健脾补肾。

方药:参苓白术散加减。党参、茯苓、白术、枸杞子、黄精、生地黄、茵陈、虎杖、大黄各10g,甘草、何首乌、枸杞子各6g。

(2)针灸

①气滞血瘀:选上关、天冲、风池、肩井、日月、京门、环跳、阳陵泉、气海、膻中、内关穴。手法用泻法。

②肝胆湿热:选上关、天冲、风池、气海、尺泽、水道、肾俞、足阳明、三阴交、曲池穴。手法用泻法。

③脾肾气虚:选上关、天冲、风池、肩井、日月、京门、足三里、三阴交、阳陵泉、水泉穴。手法用补泻兼施。

【提示】 慢性胆囊炎,一旦病情加重,应进行腹腔镜微创胆囊摘除术。

第六节 梗阻性化脓性胆管炎

梗阻性化脓性胆管炎系指胆总管和肝内胆管在急性梗阻的基础上,发生化脓性细菌感染,除具有上腹部疼痛、寒战、发热、黄疸和恶心、呕吐等症状外,同时伴有脓毒症休克表现。

【病因和病理】 ①原因是结石、寄生虫和胆管狭窄等。②常见的化脓细菌是大肠埃希菌等。在急性化脓时期，多是混合感染。③由于梗阻和感染的关系，胆总管可极度扩大。④胆管内充满脓性胆汁，压力很高。⑤肝大，呈暗红色或紫色。⑥胆囊可能大，囊壁充血和水肿。⑦在病理生理方面，首先是胆总管梗阻，细菌繁殖，向上扩散，发生肝炎。⑧引起上腹部疼痛及恶心、呕吐。⑨寒战和发热等中毒症状。⑩胆管内压力不断地升高，压迫肝细胞，发生坏死。⑪大量细菌内毒素和细菌进入体循环，脓毒症休克，以及败血症等症状。

【临床表现】 ①患者常有多次发作的胆道病病史；②发病急骤，为持续性顶胀痛，并伴有恶心呕吐；③继以畏寒、寒战和发热；④中度黄疸；⑤腹痛；⑥谵妄或昏迷等；⑦临床除出现典型的三联征（腹痛、寒战发热与黄疸）外，必须有血压降低及中毒性症状等五联征。

【体格检查】 ①脓毒症休克表现；②体温升高可达 39℃ 以上；③脉搏增快，血压下降；④右上腹部有明显触痛和不同程度的腹肌强直；⑤可扪到肝大。

【实验室检查】

1. 血液，白细胞计数及中性粒细胞明显增高。

2. 尿液，尿三胆阳性。

3. 肝功能试验，血清胆红素、谷丙转氨酶、碱性磷酸酶与 γ-转肽酶升高。

4. 血生化检查，血尿素氮升高，二氧化碳结合力明显下降。

【影像学检查】

1. *超声检查* 对诊断及治疗有很大帮助。超声图像中可见到增粗的胆总管、增大的胆囊，还可见到胆道内的结石。

2. *经皮肝穿刺胆道造影术（PTC）与引流术（PTCD）* 对本病诊断有一定价值，但在急性期行 PTC 具有一定危险性，有人赞成先做 PTCD，待病情好转后再行胆道造影。

3. *内镜逆行性胰胆管造影（ERCP）* 对了解胆道内部情况十分重要。

4. *CT* 肝内、肝外胆管明显扩张，常伴有脓性胆汁淤积，在梗阻点截断；部分可见胆管内积气。胆管壁弥散性增厚伴高强化；胆管周围脂肪间隙模糊；胆管周围肝实质可见低密度区，动脉期一过性高强化，门脉期及延迟期等密度强化；可伴有胆源性肝脓肿，常位于肝脏周缘，单发或多发小脓肿形成，多发者呈簇状或不规则分布，增强脓肿壁及间隔有强化（图 5-6-1）。有时可见脓肿与肝门之间有扩张的胆管相连。偶见门静脉血栓形成。胆管梗阻原因相关表现，如胆管结石、肿瘤、术后狭窄等。其他非特征性表现，如胆囊结石、胰腺炎、腹水、脾大等。

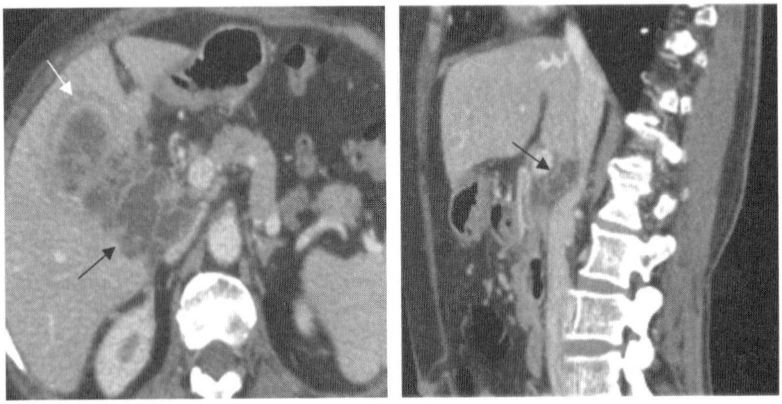

A　　　　B

图 5-6-1　梗阻性化脓性胆管炎

A. CT 强化横断面图示肝门部胆管迂曲、扩张，胆管壁增厚，高强化(黑箭)，胆囊壁增厚，邻近肝实质低密度环绕(白箭)；B. CT 强化矢状面图示胆总管明显扩张，胆管壁增厚，呈线样高增强(黑箭)。

【诊断】 五联征和影像学检查为本病首选，可发现胆道系统扩张，如能证实有胆道内结石或蛔虫的存在，更有助于胆道炎的诊断。

【鉴别诊断】 应与下列疾病鉴别。①急性胆囊炎；②胆道蛔虫病；③右下大叶性肺炎；④右侧胸膜炎；⑤溃疡病急性穿孔等；⑥胆管结石；⑦寄生虫感染；⑧细菌感染；⑨胆管狭窄；⑩病毒性肝炎；⑪胰腺炎；⑫单纯性化脓性急性胆管炎；⑬继发性肝脓肿。

【治疗】

1. *目的*　①解除胆道梗阻；②降低胆道压力；③抗感染休克。

2. *西药治疗*　①给予镇痛；②输血补液；③用去甲肾上腺素提高血压，纠正休克；④给予大量抗生素，如氨苄西林、卡那霉素、庆大霉素、多黏菌素 E、四环素等，控制感染；⑤大量维生素 B 和维生素 K 等的支持疗法；⑥皮质激素治疗。

3. *非手术胆道减压法*　近年来先进技术与器械的运用，急症非手术胆道减压方法发挥越来越大的作用。

(1)内镜鼻胆管引流术(ENBD)：施行 ENBD 可使急性症状得以缓解，天津市南开医院应用此法治疗了大量重症胆管炎的病例，取得了经验与理想的疗效。对于少数因结石嵌顿在壶腹部的 AOSC 可行内镜括约肌切开术(EST)。切开后常可见到嵌顿结石，用导管向上推动结石可流出脓性胆汁。插入塑料管，从鼻孔中引出，行持续引流。从而降低胆道压力，解除胆道梗阻，待全身急性期症状缓解后择期手术治疗，可明显降低 AOSC 的死亡率。

(2)经皮肝胆道引流术(PTCD):是在经皮肝胆道造影术(PTC)的基础上发展起来的,最好是在超声或 X 线指引下进行。当特制的套管针刺入胆管后,可引出脓性胆汁,再放入胆道内塑料管行持续引流。由于胆道压力下降,胆道感染可迅速控制。胆道造影后,可再进行手术治疗。

4. 中医药及针灸治疗

(1)辨证施治:根据中医辨证理论,梗阻性化脓性胆管炎属于胆道感染的毒热或脓毒期,但热深厥深,四肢逆冷。中药的应用以清热解毒、通里攻下法为主,但要注意以下几点:①重用清热解毒药,常用药为金银花、连翘、蒲公英、紫花地丁、野菊花、夏枯草、黄芩、黄连、龙胆草等。②重用通里攻下药,大黄用量可加大至 30～60g,务使大便通畅,以每日不少于 3～4 次为宜。③加用凉血活血药,如赤芍、牡丹皮、茜草、郁金、红花、桃仁。④在祛邪的同时注意扶正,除依靠输液及西药外,中药扶正对抗休克有较好作用,根据不同证型常用生脉散(益气养阴固脱)、参附汤(益气固脱)或四逆汤(回阳救逆)。

重用攻里通下法,是治疗梗阻性化脓性胆管炎重要法则,因下可去积、去热及荡涤积滞,排出燥粪积矢、大量细菌及其毒性产物,解除肠道缺氧状态及增强肠道运动,恢复肠黏膜毛细血管通透性和单核巨噬细胞吞噬功能,有效地避免了肠源性内毒素吸收,从而取得釜底抽薪的良好效果。吴咸中院士提出,下法有增强肠道运动、增加肠血流、降低毛细血管通透性、促进腹腔内血液或血块的吸收、减轻炎性腹膜炎、预防术后肠粘连、抑制多种细菌生长、利胆、舒张 Oddi 括约肌和利尿作用。

以清热解毒为主,可解毒(对抗内毒素)及抑制厌氧菌生长、保肝。

活血化瘀之药,有防止或减轻内毒素对肝细胞的损害和扶正(增强机体免疫功能)等方面作用。临床出现右胁痛、脘腹痛等均属血阻瘀滞所致,及早加用活血化瘀之药,不仅有助于止痛,而且有助于加速退热及炎症吸收。

(2)辨证分型

①气滞血瘀型

主证:发热、黄疸、恶心、厌食、右胁痛、脘腹痛,血压脉搏平稳(早期胆管炎);舌质红,苔白腻脉弦。

治则:行气活血解毒。

方药:膈下逐瘀汤,加金银花 30g,大青叶 30g,皂角刺 10g,丹参 10g,赤芍 10g,桃仁 10g,红花 10g,蒲公英 30g,地丁 30g。

②湿热型

主证:寒战、高热、黄疸、恶心呕吐、寒热往来,血压脉搏变化很大;大便多为灰白色燥结,小便量少、色深。舌质红绛。舌苔黄腻,脉弦紧或弦数。

治则:清热利湿,通腑解毒。

方药：大黄、丹参各 20g，黄芩、枳实各 15g，芒硝 60g，厚朴、木香、延胡索、川楝子各 10g。

③中毒型

主证：高热、寒战后血压下降，脉搏增快，烦躁，面色苍白、冷汗及手足厥逆等；舌质红绛、苔黄燥，脉沉细数。

治则：解毒固脱或凉营开窍。

方药：利胆固脱汤或犀角散加减。茵陈、金钱草、蒲公英、郁金、连翘各 30g，黄芩、人参、麦门冬、五味子、丹参、玄参各 15g，或犀角（代）3g，黄连、升麻、栀子、生地黄、牡丹皮、石斛各 15g，茵陈、玄参各 30g。并配合安宫牛黄丸。

（3）针灸：见门脉性肝硬化。

【提示】 内镜治疗失败的情况下，早期手术是降低病死率的关键。手术的目的是解决胆道梗阻，畅通引流感染的胆汁，降低胆道压力。

第七节 原发性硬化性胆管炎

【病因病理】 原发性硬化性胆管炎又称狭窄性胆管炎、闭塞性胆管炎。本病的发病原因尚不清楚，近年来已将其列为自身免疫性疾病。

原发性硬化性胆管炎是一种发生于胆道黏膜下层的非外伤性、非恶性变的纤维性变，最后引起管壁增厚与管腔狭窄变细，胆管的外径变化很少。由于胆管的这种纤维组织增殖与硬化及管腔的狭小，可导致胆汁郁滞，部分病例胆汁中细菌培养阳性，也可在瘀滞胆汁中出现泥沙样胆色素结石。与此同时，还可有胆管周围炎、门静脉区炎性细胞浸润和纤维组织增生。长时间的胆管梗阻，可引起胆汁淤积性肝硬化，最终可造成门静脉高压和肝肾衰竭。

本病的组织学检查显示，胆管黏膜完整，炎症局限黏膜下与浆膜下层，但晚期因胆管壁内肉芽肿形成，难与胆管癌区别。肝组织活检可发现狭窄的胆管被稠密的纤维组织所包绕。

根据原发性硬化性胆管炎病理改变累及的范围，一般分为以下 3 种类型。

1. 弥散型　病变波及整个胆管系统（包括肝内与肝外胆管），胆管腔均匀一致地缩窄、变细、僵硬，失去弹性，管壁增厚，呈枯枝样改变。

2. 局限型　病变累及部分胆管，肝外胆管最常累及（又称肝外型），肝外胆管管腔呈一致变细、僵硬，狭窄长度达 2～3cm，狭窄胆管的近端偶有轻度扩张。

3. 节段型　较为少见，病变呈“跳跃式”，胆道系统多处同时受累，呈枯枝状改变。

【临床表现】 原发性硬化性胆管炎没有特异的症状与体征，主要表现为进行性黄疸，其他症状可有右上腹痛、食欲缺乏或恶心呕吐、发热、皮肤瘙痒、体重减轻等。然而，由于病变部位的不同，临床表现可略有差异。

病变在肝内胆管呈弥散性者，主要表现为黄疸，但无胆管扩张。①发热、全身瘙痒、恶心、呕吐及间歇性腹痛和黄疸；②病变在肝内胆管呈弥散性者，伴有血清转氨酶增高；③病变侵犯胆囊管以下的胆总管时，除黄疸外，还有肝硬化；④门脉高压症，常有胆囊大；⑤常有肝大，质硬、表面光滑；⑥有时脾大。

【实验室检查】

1. 嗜伊红细胞增多，淋巴细胞增多。

2. 黄疸指数与胆红素测定多为中、重度增高，SGPT 轻度增高，AKP、γ-GT 及胆固醇中度增高，A/G 倒置。

3. 凝血酶原时间延长，一些患者尿铜含量可增高。

4. 血胆红素升高。

5. HLA-Bs 和 IGM 增高，但抗核抗体、抗线粒体抗体、平滑肌抗体及 HBsAg 均阴性；AKP 和 γ-GT 增高。伴溃疡性结肠炎者常有贫血和低蛋白血症。

【影像学检查】

1. *超声*　原发性硬化性胆管炎主要表现为肝结构粗糙，肝体积增大，反光增强且均匀，肝内管壁增厚，管道纹理紊乱，胆管腔变窄且不均匀。典型的原发性硬化性胆管炎图像。①胆管腔明显狭窄，多均匀一致，一般为 4mm；②胆管壁明显增厚，多在 4～5mm；③肝内胆管回声增强；④累及胆囊可见胆囊壁增厚、功能减退；⑤无肿瘤或结石病变。

2. PTC *或* ERCP　PTC 的穿刺成功率在原发性硬化性胆管炎中较低，但如穿刺成功，则通过胆管造影图像清晰显示病变情况。ERCP 为首选的影像学诊断方法，ERCP 可显示出以下典型的图像。①十二指肠乳头呈扁平形，有韧硬感；②胆管明显狭窄，呈枯树枝状；③胆管壁僵硬，缺乏弹性，呈铅管状；④肝内外胆管呈弥散性梗阻、狭窄、外形不规则，甚至呈念珠样改变。

3. *介入放射学*　胆系介入放射学直接显影是诊断原发性硬化性胆管炎最重要的手段。

4. CT、MR

(1)管腔可见肝内外胆管短节段性、多灶性、环状狭窄，其间胆管正常或轻度继发性扩张，典型呈“串珠状”表现(图 5-7-1A)；小胆管闭塞导致肝内胆管分支减少，其余较大胆管狭窄僵硬似“枯树枝”状，称为“剪枝征”；可见 4 级以上胆管扩张，可达肝边缘(图 5-7-1B)。

(2)胆管壁可见弥散性轻中度增厚；活动期胆管壁可见动脉期明显强化，常伴肝组织动脉期一过性高强化；慢性期胆管壁多表现延迟强化。慢性病程导致肝硬化表现，肝脏边缘萎缩不光滑，肝叶比例失调，中央/尾状叶肥大。

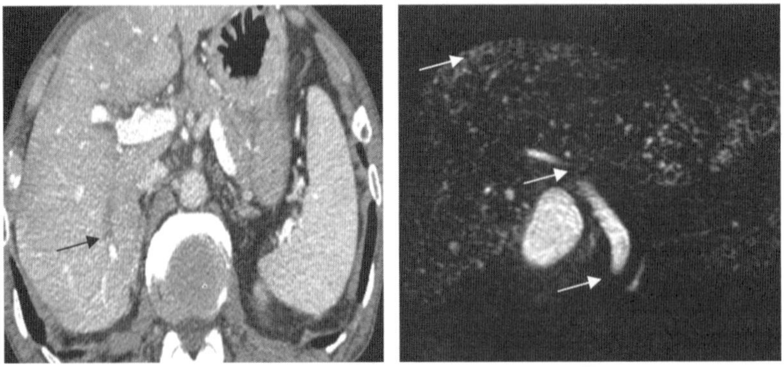

A　　　　B

图 5-7-1　原发性硬化性胆管炎

A. CT 增强，肝右叶肝内胆管变窄，形态不规则，呈串珠样改变（黑箭）；B. MR 胆道水成像 MRCP，胆总管下段及肝门部胆管狭窄伴中间肝外胆管扩张，肝内小胆管弥散性狭窄导致肝内胆管分支减少，肝边缘见扩张胆管影（白箭）。

【诊断】　对原发性硬化性胆管炎的诊断尚未形成统一的标准，目前多采用 Mayer 标准。①进行性、无痛性黄疸；②无胆道结石；③无胆道手术历史；④胆道系统管壁有广泛性增厚和狭窄；⑤较长期随访证实无恶性病变；⑥活检确定无原发性胆汁性肝硬化；⑦可伴有后腹膜纤维化、溃疡性结肠炎、局限性回肠炎等，但有人认为这条标准不一定必备。

【鉴别诊断】

1. *急性病毒性肝炎*　发病年龄较轻，可能有肝炎接触史或输血及注射途径传染史，一般发病后 2～3 周黄疸消退，血清谷丙转氨酶明显增高，但 γ-谷氨酰转肽酶与碱性磷酸酶不高或轻度增高。

2. *原发性胆汁性肝硬化*　发病年龄以 20－40 岁多见，病程徐缓，黄疸有波动性，伴肝脾大。血清抗线粒体抗体为阳性，IgM 明显升高，而血清转氨酶很少升高。

3. *继发性硬化性胆管炎*　患者多有胆道病反复发作或胆道手术史，胆管的炎性狭窄多为环状，狭窄部较短，黏膜上皮损伤明显，可有糜烂、溃疡和肉芽肿形成，常伴有胆结石，而原发性硬化性胆管炎狭窄部位较长，且病变主要在黏膜下层，呈纤维化改变。

4. *原发性胆管癌*　发病年龄通常在 40－50 岁，常有体重减轻或消瘦；手术探查时，组织学检查可以确诊。

【治疗】　原发性硬化性胆管炎目前尚缺乏满意的治疗方法，由于病因不明，因而不论内科、外科的治疗措施都是对症的。中西医结合治疗对早、中期患者疗效良好。南开医院提出非手术治疗标准。①进行性梗阻性黄疸；②无胆结石；③无胆道手术史;④通过适当时间随访无恶性肿瘤;⑤超声检查有典型图像;⑥内镜逆行性胆胰管造影(ERCP)有典型图像;⑦能除外传染性肝炎、原发性肝硬化等疾病。

1. 西医药治疗

(1)激素治疗:以抑制炎症反应,减轻胆管壁纤维化,并兼有利胆、降低胆红素的作用。早期用药可能制止本病的发展,长期治疗可改善肝功能,有利于异常组织的恢复,胆管病变轻微者疗效尤为显著。多数主张隔日给小剂量,复发时再继续用药。

(2)免疫抑制治疗:有报道使用甲氨蝶呤治疗 PSC 有效;有人试用环孢素治疗,认为该药通过抑制自身免疫而起作用。

(3)广谱抗生素治疗:主要作用是控制和预防感染,有助于防止复发性胆管炎。选用氨苄西林、先锋霉素等。

(4)抗组胺类药物治疗:有抗变态反应作用,但用药剂量要小。

(5)利胆药物治疗:熊去氧胆酸通过提高胆汁中胆固醇的溶解度,增加胆汁的流动性,有一定的临床效果。也可使用硫酸镁、去氧胆酸等药物。

(6)其他药物治疗:应用考来烯胺(消胆胺)能缓解瘙痒症状,但不能改变原发性硬化性胆管炎病程。其他保肝药物和助消化药物也有一定的改善症状效果。有报道用青霉胺治疗,以促进尿酮排泄来达到治疗目的。

近年也有人用秋水仙碱治疗原发性硬化性胆管炎,以阻止肝纤维化的发生。

2. 内镜和介入放射学治疗　这种治疗需具备一定的设备与技术,主要方法如下。①经鼻胆管引流并做胆管内激素灌洗治疗;②胆管气囊扩张术治疗,以暂时缓解胆管梗阻。

3. 中医辨证及针灸治疗

(1)辨证:关于原发性硬化性胆管炎中医辨证的治法,根据国内文献报道可归纳为 3 类。①清法,着重于肝胆,包括疏肝利胆、清热利湿;②消法,着重于肝胆脾,包括疏肝行气、活血化瘀、化痰软坚;③补法,着重于肝脾肾,补肝宜疏肝散瘀,补脾求于气阴,重用党参、白术、泽兰,以补肾,温阳泄浊。三法先后掺杂应用,早期着重清法,中期消法、补法兼用,晚期以补为主兼用消法或清法。

(2)中药选择:见表 5-7-1。

表 5-7-1　原发性硬化性胆管炎中医辨证的中药选择

治则	中药
清热利湿	红藤、黄芩、茵陈、栀子、蒲公英、龙胆草、泽泻等
活血化瘀	赤芍、牡丹皮、桃仁、红花、丹参、郁金、延胡索、蒲黄、五灵脂、穿山甲(代)、皂角刺、三棱、莪术、大黄等
理气开郁	柴胡、木香、厚朴、枳实、莱菔子、青皮、川楝子、乌药、杭芍等
健脾扶正	党参、黄芪、白术、熟地黄、当归、枸杞子、沙参、麦冬、石斛、神曲、鸡内金、人参等

(3)辨证分型

①湿热型

主证:多属早期患者,身目发黄如橘色,轻度腹胀,胃纳尚佳,伴有口干苦,尿赤,便结;脉弦,舌质红,苔黄白或腻。

治则:清热利湿,活血化瘀。

方药:茵陈蒿汤或茵陈五苓散加味大承气汤。茵陈30g,栀子10g,茯苓10g,猪苓10g,泽泻10g,车前子10g,丹参20g,桃仁10g,红花10g,三棱10g,莪术10g,金钱草30g,红藤30g,赤芍10g,大黄15g,芒硝(冲)6g,枳壳10g,木香10g,延胡索10g。

②肝脾虚型

主证:多属中期患者,身目发黄而无光泽,胃脘痞满,纳呆食少,食则胀甚,兼有肢体懈怠,气短无力;舌淡,苔白,脉沉或细。

治则:疏肝健脾、活血化瘀。

方药:柴胡疏肝散合四君子汤加减。柴胡6g,黄芩10g,当归10g,赤芍10g,桃仁10g,三棱10g,党参6g,白术10g,丹参20g,山楂6g,郁金10g,茵陈30g,茯苓10g,甘草6g,黄芪10g。

③脾肾虚型

主证:多属晚期患者,可见身黄晦暗,消瘦水肿,腹胀,腹水,肢冷,甚至昏迷、出血等危候;脉沉,舌胖边紫,苔腻。

治则:健脾补肾、活血利水。

方药:附子理中汤合五苓散化裁。附子、党参、白术各10g,干姜6g,泽泻、茯苓、大腹皮各15g,车前子10g,茵陈15~30g,丹参12~24g。神志异常者加石菖蒲,陈胆星或至宝丹。若出现顽固性腹水,参见门脉性肝硬化的用药。

(4)针灸治疗:见门脉性肝硬化。

【讨论】

1. 非手术治疗原发性硬化性胆管炎的目的,是减轻黄疸,控制感染,保肝。主要适应证如下:①病变表现为弥散性肝外胆管内腔小于4mm者;②长期胆管梗阻、闭塞造成肝功能不良并出现腹水、水肿者;③已做过手术治疗的患者,以提高术后治疗的疗效。

2. 天津南开医院郑显理认为,原发性硬化性胆管炎预后判断与下列因素有关:①术前肝功能状况;②病变累及的范围与程度;③引流时胆汁的颜色;④是否得到早期诊断与合理治疗;⑤胆道是否充分减压。

3. 天津南开医院曾收治15例原发性硬化性胆管炎患者,手术治疗7例,死亡4例(多在初期对该病的认识尚不够),非手术治疗8例,除1例死亡外(为晚期患者),均以中药为主的方法治愈(其中4例短期服用激素,个别病例服用保肝药物)。

7 例随访,最长 2 年 2 个月,最短 1 年 4 个月,均无黄疸复发,肝功能正常,恢复原工作。超声复查胆管声像图均有明显好转,2 例 ERCP 及 X 线胆管影像复查,较前改善轻微。

【提示】 发生细菌性胆管炎或合并门脉高压的并发症,应及时手术。

第八节　胆道蛔虫病

【病因和发病机制】 由肠蛔虫钻入胆道内所致。蛔虫钻入胆道有以下 3 个原因。

1. 蛔虫的特性,蛔虫有喜碱恶酸、钻孔的癖性。

2. 胆道有病变时,Oddi 括约肌丧失功能而收缩力较差,便于蛔虫钻入。

3. 当肠道功能紊乱时,蛔虫受到周围环境改变的影响而盲动,易于向上钻入胆道。

【病理生理】

1. 胆道感染与梗阻性黄疸,蛔虫进入胆道后,将肠道内的细菌带入胆道,再加虫体的阻塞,可发生胆管炎、胆囊炎、肝脓肿、胆道出血、胰腺炎,以及梗阻性黄疸。

2. 形成胆管结石,蛔虫残体或虫卵可成为胆管结石的核心,伴随的细菌感染可使结合胆红素水解为非结合胆红素,进而与钙结合形成不溶解的胆红素钙质及胆色素结石。

3. 寄生于小肠中下段蛔虫具有钻孔的习性,其上蹿进入胆道与以下因素有关。

(1)胃肠功能紊乱:发热、恶心、呕吐、腹泻、妊娠等,可引起胃肠功能紊乱,促使蛔虫上蹿,钻入胆道而发病。

(2)胆道功能紊乱:Oddi 括约肌的松弛或关闭不全,也可为蛔虫蹿入胆道提供条件。

(3)胃酸过低:胆道蛔虫病的患者多有胃酸过低,由于蛔虫喜碱厌酸,因而上蹿到十二指肠而发生胆道蛔虫病。

(4)服驱蛔药物剂量不足:蛔虫因受到药物的刺激而盲动,上蹿到十二指肠。此种情况多见于儿童服用驱蛔药物之后。

【临床表现】 发病急骤,开始时在上腹部剑突右下方,为剧烈性绞痛,属于阵发性,间歇期极短,自觉有东西向上"钻顶"感。痛重时弯背屈膝,伏卧床上,辗转不安,这种疼痛比胆石症更为剧烈。待蛔虫全部钻入胆道后,疼痛性质转变为持续性胀痛,也可由于蛔虫的活动而引起阵发性疼痛,有时疼痛可完全消失。当疼痛发作时,可向右肩部、背部或季肋部放射,常伴有恶心和呕吐,因胆总管被蛔虫阻塞,可污染胆总管,造成胆总管炎,甚至肝内胆管炎,形成肝内小脓肿。蛔虫钻入胆道时,

Oddi 括约肌受强烈刺激而发生痉挛，引起阵发性剧烈疼痛，同时阻塞出口，妨碍了胆汁排出，使之反流胰管，可导致急性胰腺炎。

【实验室检查】 血常规检查白血细胞增高，在$(11\sim13)\times10^9$/L，嗜酸性黏细胞略有增加。

【影像学检查】

1. *超声* 胆管不同程度扩张，胆管内数毫米宽的双线状强回声带，可显示活体蛔虫蠕动。

2. CT 病变早期，因虫体滞留，胆管壁充血水肿及炎性细胞浸润，形成边界不清的软组织密度影，管腔内低密度消失，影像上类似胆管癌的表现。后期虫体碎片大部分钙化，并与淤积的胆汁形成以虫体为核心的胆管结石。这类结石横断面呈数个“同心圆征”，极具特征性。

3. MR 肝内外胆管内见条带状充盈缺损影（图 5-8-1），可引起胆管扩张，提示为胆道蛔虫。虫体死亡后形成的胆管结石在 T_1WI 上呈低、等信号，多显示不清。T_2WI、MRCP 可以清晰显示胆管内低信号结石，但通常难以显示其同心圆结构。部分病例虫体进入胆囊内，表现“S”形或蜿蜒走行低信号影，此为最具特征的征象。

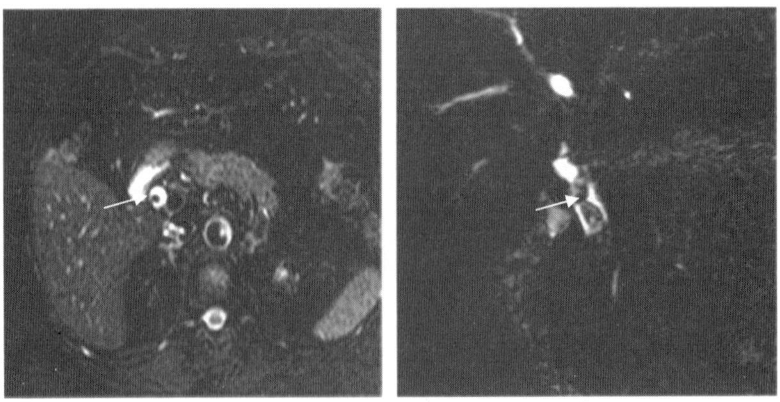

A　　　　　　　　　　B

图 5-8-1 胆道蛔虫病

A. MR T_2 加权像，胆总管管腔增宽，腔内见类圆形低信号影（白箭）；B. MR 胆道水成像 MRCP，胆总管管腔增宽，腔内见条状低信号充盈缺损（白箭）。

【诊断】 患者有蛔虫病史，并在服驱虫药不当时发作。①在剑突右下方骤然发生阵发性剧烈疼痛，尤其是向上“钻顶”感，而体征只有轻度触痛；在间歇时完全消失，如正常人。②腹部、胆道系统影像学检查确诊。

【鉴别诊断】

1. 与胆石症鉴别，该症的特点是疼痛较重。

2. 与急性胰腺炎鉴别,急性胰腺炎的疼痛虽然也很严重,但多为持续性,无间歇期,痛区位于上腹部或左侧。血清淀粉酶测定可以澄清诊断。

3. 与胃、十二指肠溃疡穿孔鉴别,胃、十二肠穿孔时,病发也很突然,痛区广泛,但腹部有显著的触痛和“板状”强直。X线检查时,可因发现膈下游离气体而诊断。

【治疗】 胆道蛔虫病,有非手术疗法和手术有两种疗法。

1. 非手术疗法 ①过去一贯认为胆道蛔虫病需要手术治疗,而目前不这样认为。近年来由临床和手术证实,蛔虫进入胆道后,多能自行退出,故趋于非手术疗法。②根据张仲景《金匮要略》描述“蛔厥”病的症状为“吐涎心痛,发作有时,静而复烦,手足厥冷……”与胆道蛔虫病的病象相似,并给予“乌梅丸”治疗。③非手术疗法的主要措施是镇痛、抗痉挛、预防感染和排虫。中医针刺足三里、阳陵泉、太冲和上脘等穴,有西药哌替啶、阿托品、硝酸甘油等同样的镇痛解痉效果。黄连素、青霉素、链霉素等都有防止感染的功用。乌梅丸(或汤)、木香槟榔丸、蛔厥汤、胆道驱虫汤等都有驱除蛔虫的作用。

2. 解痉镇痛药 可用阿托品、山莨菪碱、哌替啶、吗啡等。

3. 抗生素 严重感染时,可用广谱抗生素,如新霉素、四环素、庆大霉素与头孢类抗生素等。

4. 其他治法

(1)阿司匹林 0.5～1.0g,每日 3～4 次或 6 小时 1 次。

(2)33%硫酸镁 30ml,每日 3～4 次。

(3)食醋 60ml 或加少许花椒煮开后顿服。

(4)氧气驱蛔、腹部按摩、背部叩击等法,亦可使用。

5. 经十二指肠镜取虫术 死活蛔虫均可以取出。

6. 中医药及针灸疗法

(1)中药治疗

①蛔滞(气滞)型:因蛔虫上扰,肝郁气滞。

主证:证见阵发性钻顶痛,痛有休止,四肢厥冷,腹痛喜按。脉象弦紧,舌苔薄腻。此型无明显胆道感染征象,相当于单纯性胆道蛔虫病。

治则:安蛔止痛为主。

方药:乌梅丸(汤),安蛔止痛。元明粉、枳壳、黄芩、黄连、黄柏、党参、当归、木香、大黄、郁金、槟榔各 10g,乌梅 12g,苦楝皮 15g,金钱草 30g,桂枝、干姜、川椒各 6g,细辛 3g。水煎服,每日 1 剂。

②湿热蛔热型:因肝郁气滞,郁而化热,湿热内蕴。

主证:证见腹痛、拒按,但热不寒,纳差便秘,溲赤。脉弦滑或滑数,舌苔黄腻或黄燥。此型相当于胆道蛔虫病并发轻度胆道感染或单纯性胰腺炎。

治则:清热利胆、通里排虫。

方药:茵陈大承气汤。茵陈、木香、厚朴、元明粉、苦楝皮、使君子、槟榔、金钱草、枳壳、川楝子、炒莱菔子各 30g,大黄 20g,乌梅 15g。

③热毒蛔火型:因热盛化火,热腐成脓或热毒深入营血。

主证:证见腹痛,寒战高热,神昏谵语,身目发黄,腹部胀满,大便燥结。舌质红绛,苔黄燥,脉滑数或细数。此型多有局限性或弥散性腹膜炎征象,相当于胆道蛔虫病并发严重胆道感染。

治则:清热泻火汤(南开医院)。

方药:木香、郁金、栀子、龙胆草、大黄、半夏、芒硝各 9g,柴胡、黄芩各 15g,茵陈、龙胆草各 30g,川楝子、枳壳、延胡索、厚朴各 10g。

④驱虫化虫型:治疗胆道死蛔虫,兼有驱虫化虫作用。

方药:柴胡、茵陈、牡蛎各 15g,栀子、木香、枳壳、郁金、雷丸、川朴、延胡索、川楝、川芎、当归、牡丹皮各 10g,生大黄(后下)、金银花、连翘、夏枯草各 20g,槟榔、使君子、苦楝皮根各 30g。

(2)针灸治疗

穴位:足三里、阳陵泉、内关、中脘、鸠尾、胆俞、太冲、迎香透四白。

手法:泻法,强刺激或加电针。

【提示】 胆道蛔虫并发严重胆道感染,应及时手术。

第九节 胆道术后综合征

【病因】 胆道术后综合征是由胆石症及胆囊炎胆道术后又出现与胆道有关的症状。因术前诊断错误有以下疾病。①胆总管及胆囊管有内残存结石或炎症;②胆总管或乳头肌狭窄;③胆管恶变;④胃、肝、胰腺疾病;⑤胆管炎症等。因误诊误治,所引起胆道术后综合征,故应针对病因,采用不同治疗方案。

【临床表现】

1. *症状* 出现原发病的表现,一般有发热,右上腹疼痛或绞痛,黄疸,厌食,消瘦,大便灰白或稀薄。

2. *体征* 右上腹或剑突下有压痛或反跳痛,肝大等,合并胰腺炎者淀粉酶升高。

【实验室检查】 血液检查白细胞总数和中性粒细胞随感染程度而升高,有贫血、低蛋白血症,血清胆红素升高,碱性磷酸酶升高,血清淀粉酶高。

【影像学检查】

1. *超声* 超声检查有无胆管扩张、肝脓肿、肝及胆管内残余结石等。

2. *胆管造影* 行直接胆管造影(PTC 及 ERCP)或逆行造影,检查胆管扩张、狭窄及梗阻情况。

3. CT 很容易识别金属手术夹的位置。胆总管附近或肝管汇合处的胆管损伤可能会引起急性胆道梗阻，CT 显示节段性或弥散性肝内胆管扩张。结石残留和复发，影像学表现因结石成分、结石大小和溢出的结石数量而异；钙化结石表现为高密度。胆固醇结石或色素结石通常表现为软组织密度结节，表现为中等密度，可引起局部肉芽肿反应。假性动脉瘤 CTA 显示肝门区圆形、通常不均匀的肿块，动脉期明显强化，似血池密度(图 5-9-1A)。

4. MR　对识别渗漏高度敏感，并可以准确识别胆道渗漏部位。MRI 可以更好地显示胆道系统的解剖细节，并有助于评价胆道梗阻的程度。残留结石，通常 T_1WI 和 T_2WI 为低信号和无强化，胆色素结石 T_1WI 呈高信号。假性动脉瘤 T_2WI 表现具多样性，取决于假性动脉瘤的大小以及是否存在流动血液或附壁血栓；对比增强 MR 图像显示了不同程度的中央增强，在动脉期最为明显，壁在延迟期强化，可伴有附壁血栓(图 5-9-1B)。

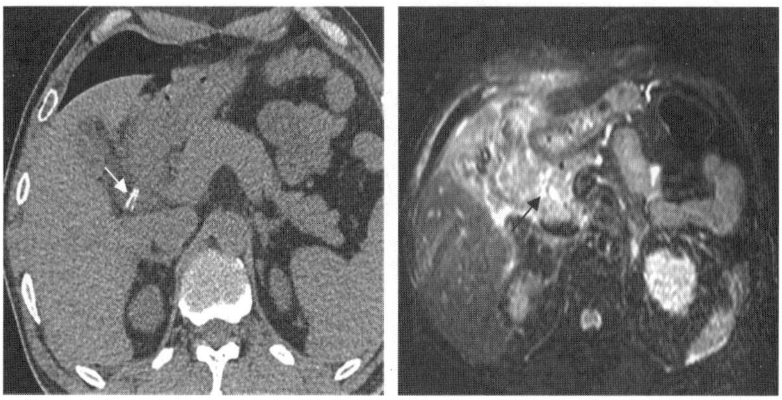

A　　　　　　　　　　B

图 5-9-1　胆囊切除术后

A. CT 平扫横断面，胆囊术后，局部金属夹结构(白箭)；B. MR T_2 加权像横断面，胆囊切除术后胆瘘，呈弥散高信号(黑箭)。

【治疗】　根据诊断，针对原发病采用中西医结合疗法。具体见各有关章节。

【提示】　一旦出现高热、黄疸，应及时手术。

第十节　胆道运动功能障碍

【病因和发病机制】　胆道运动功能障碍，又称胆道运动紊乱，是由于自主神经或消化道激素的调节功能失调，引起的胆汁流入十二指肠发生异常的非器质性病变。本病的病因尚不十分明确。通常将胆道运动障碍分为原发性与继发性两类。①原发性胆道运动障碍：消化道和肝胆系统无器质性病变，单纯表现为胆道运动障碍。这类疾病常与精神紧张、过度疲劳、精神抑郁、月经或妊娠、营养状况欠佳、肠道寄生虫等因素有关。②继发性胆道运动障碍：系继发于消化道、肝胆疾病或胆道手术后的胆道功能失调。须与器质病变鉴别。

【临床表现】 主要症状是剑突下或有上腹疼痛，其程度不一。这类腹痛可有以下特点：①腹痛常有发病诱因，如精神刺激、月经周期等；②腹痛不伴有发热、白细胞增多等感染现象；③腹痛常突然发生，给予或不给予治疗后突然停止；④腹痛常向胸部或肩背部放射；⑤腹痛程度较胆石症轻(也有类似胆道蛔虫病之胆绞痛者)，腹痛持续时间较胆石症之胆绞痛为短；⑥腹痛发作可伴有恶心呕吐、食欲缺乏、上腹胀满等症状。

【诊断】 根据典型症状与体征，若年轻女性，无其他器质性病变，且具有上述临床特点时，可考虑本病。腹部超声检查，除外胆道器质性病变，可确诊。

【鉴别诊断】 病程长的胆道运动障碍，可引起器质性病变，如继发胆囊炎、胆管炎时，可有发热、轻度黄疸等；继发胰腺炎时，可出现胰腺炎的症状及体征，血、尿淀粉酶多增高。

【治疗】

1. 西药治疗

(1)镇静药物：情绪不稳定或失眠者，可用地西泮、水合氯醛等。

(2)解痉药物：对于痉挛性或运动亢进型胆道运动障碍，可用亚硝酸甘油、阿托品、山莨菪碱、硫酸镁等。

(3)促进胆囊收缩药物：对于张力减弱型胆道运动障碍，可用稀盐酸合剂、新斯的明、维生素 B_1、复合维生素 B，以及消化药胰酶。

2. 中医药及针灸治疗

(1)辨证论治：胆道运动功能障碍系情志所伤。①郁怒，引起脏腑气机失调，肝气郁结，横逆犯胃致肝脾不和。②忧虑，忧虑伤脾，造成脾胃气机结滞，纳运失健。

(2)分型：可分为 3 型。

①气滞血瘀型：多为高张力型胆道运动障碍，主证有善怒，胁痛或上腹窜痛，脘胀嗳气。舌淡苔白或腻，脉弦细或紧。治以疏肝解郁，佐以活血化瘀。常用方剂如下。

方剂 1：逍遥散。柴胡、当归、白术、茯苓、赤芍、桃仁、香附、郁金各 10g，白芍 15g，薄荷 5g，生姜 3 片，甘草 3g，丹参 20g。

方剂 2：柴胡疏肝汤。柴胡 6g，枳壳、川芎、香附、陈皮、延胡索、川楝子、木香各 10g，杭芍 5g，甘草 3g，茵陈、丹参各 20g。

②湿热蕴结型：相当于胆道运动障碍合并有继发感染，主证有腹痛拒按，口苦，咽干，嗳腐，便结，尿赤。舌红、苔黄或腻，脉弦滑或数。治以清肝胆湿热。常用方剂如下。

方剂 1：大柴胡汤。柴胡 6g，黄芩、半夏、枳实、木香、延胡索、郁金、栀子、泽泻、木通各 10g。白芍、大黄各 15g，生姜 3 片，大枣 5 枚。

方剂 2：茵陈蒿汤加减。茵陈蒿、山栀子、大黄各 20g，茯苓、陈皮各 10g，车前子 15g。

③肝郁脾虚型：相当于低张力型或病程较长的胆道运动功能障碍，主证腹痛绵绵，喜按喜热，食少便溏，心悸晕眩，虚烦少眠，月经不调。舌淡苔白或少苔，脉弦细或虚弱无力。治以健脾补肾。常用方如下。

方剂 1：参苓白术散加减。党参、枸杞子、黄精各 6g，茯苓、白术、香附、郁金、枳壳各 10g，甘草 3g，白芍 15g。

方剂 2：补中益气汤。黄芪、白术、陈皮、升麻、当归、香附、川芎各 10g，柴胡、人参各 6g，甘草 3g，茯苓 15g。

(3)针灸治疗

①穴位：上关、天冲、风池、肩井、阳陵泉、气海、膻中、内关、曲池、尺泽、水泉、足三里。

②手法：泻法。

【提示】　合并器质性胆道系统疾病则手术。

第6章 胰腺疾病

第一节 胰腺的解剖和生理概要

胰腺是人体内最大的腺体，外形狭长，长12～15cm，宽3.4～4cm，厚1.5～2.5cm，重约80g。位于上腹区腹膜后，横跨第1、第2腰椎间，可分头、颈、体和尾4部分。头、颈部在腹中线右侧，居于十二指肠弯内；体、尾部则在腹中线左侧，毗邻胃大弯、脾门和左肾门。

胰腺的组织有胰岛细胞。腺泡所分泌的是外分泌液，通过胰管而流入十二指肠。胰腺管有两个，即胰管和副胰管。胰管从尾部起，通过体部、颈部及部分头部，开口于十二指肠第二段的内后侧。约70%胰管在肠壁入口处与胆总管末端汇合成乏特壶腹，构成胆汁和胰液的“共同通路”，在这种情况下，乏特壶腹如有梗阻，胆汁可反流入胰管内，引起急性胰腺炎；相反，胰液也可向上而流入胆总管和胆囊，发生胆总管炎和胆囊炎。副胰管通过胰腺头部，在乏特壶腹上方进入十二指肠。胰岛细胞分泌的胰岛素，直接被血液吸收，属于内分泌。

胰腺的血供由胰腺十二指肠上、下动脉和脾动脉分支供应。胰腺神经为腹腔神经丛的分支。

胰腺的主要生理功能是代谢和消化作用，具有内、外分泌的腺体。胰岛细胞所产生的胰岛素与糖类代谢有关；腺泡分泌胰液消化食物。胰液呈弱碱性，能中和胃酸。蛋白质内含有多种消化酶，主要的有淀粉酶、脂肪酶和胰蛋白酶原，蛋白酶原受肠内另一种内分泌素——肠激素的作用，转变为胰蛋白酶后，才能将蛋白质分解成氨基酸。胰液分泌受迷走神经和胰腺激素所控制，胰腺激素与胃酸和食物进入十二指肠和空肠后，刺激肠壁黏膜所产生的一种内分泌素，被血供吸收后，促使胰腺分泌消化酶。

胰液所含各种消化酶中，淀粉酶最容易被血供吸收，在血清中急剧上升，并迅速从尿中排泄，因此，血清和尿淀粉酶的测定，可帮助胰腺疾病的诊断。

第二节 亚急性胰腺炎

【病因和发病机制】 亚急性胰腺炎是由急性胰腺炎演变而来。急性胰腺炎的病因是胰管梗阻导致压力增高，使胰液外溢，是造成急性胰腺炎的最主要的原因。①胆道疾病和饮酒是主要诱因。②约半数急性胰腺炎患者具有慢性胆囊炎和胆石症病史，或并发于急性胆囊炎、胆总管炎和胆总管胆石症。③胆道疾病如有 Oddi 括约肌痉挛或结石嵌顿于乏特壶腹，可因“共同通路”出口梗阻，感染性胆汁从胆总管反流入胰管内，增高管内压力，使胰小管和腺泡破裂。混合的胆汁和胰液渗入胰腺实质，即可引起胰腺炎。④蛔虫可钻入胆道，阻塞“共同通路”或进入胰管，亦可引起急性胰腺炎。⑤在胰腺分泌活动期，胰小管表皮细胞的变形，可阻塞胰小管，致腺泡分泌和排泄受到障碍。腺泡受高压而破裂，胰液外溢，产生自溶作用，引起急性胰腺炎。⑥少数急性胰腺炎可在急性腮腺炎时发生。⑦伤寒、猩红热等传染疾病发生后，病毒或细菌可能由血供或淋巴传播至胰腺，引起炎症。

【病理解剖】　急性胰腺炎可分为水肿型和出血型两种：①水肿型的病变较轻，胰腺局部或全部水肿充血。②出血型又称坏死型，病变急剧，胰腺受血液循环障碍影响，呈深红色或紫黑色，更因缺血或出血、坏死，渗出液及血液大量流入腹腔而引起弥散性腹膜炎，产生休克，可导致死亡。

【病理生理】　在急性发炎期，主要有以下病理生理表现：①胰液的排泄受阻，不能流入肠内，于是大量淀粉酶被血供吸收，血液内含量急剧升高。②胰腺实质发炎时，胰岛细胞一同遭到毁坏，胰岛素分泌量因之减少，影响糖类代谢，故血糖常增高，可以并发糖尿病。③胰实质有血样渗出液流入腹腔及腹膜后组织。④引起腹膜炎，渗出液具有强大的消化力，如大网膜、腹膜外、肠系膜可将脂肪分解为甘油和脂肪酸，后者大量吸取血中钙质，可使血钙显著下降，出现手足搐搦现象。

【临床表现】　起病急骤，腹痛。腹痛突发于上腹部，或稍偏左侧，可向背部和腰部放射。疼痛性质为持续性，可有阵发性加剧，强烈程度类似刀割，可致麻痹性肠梗阻，而有明显腹胀。

患者多呈急性病容，早期出现休克症状，如面色苍白、出汗、四肢发冷潮湿、脉搏细弱加速、血压急剧下降。黄疸，是因为胰腺头部水肿压迫胆总管末端，或 Oddi 括约肌痉挛所致；深度黄疸可能为胆总管结石嵌顿或肝炎所致。

腹部主要体征为上腹部触痛。在兼患急性胆囊炎患者，右季肋部胆囊区亦有显著触痛。轻度腹肌强直。个别特别严重的病例，脐部或腰部皮下脂肪被外溢胰液分解，使毛细血管出血，皮肤呈紫色，预后恶劣。

【实验室检查】

1. 血细胞　白血细胞计数中度增高，一般为 10 000～20 000/mm^3，中性白血细胞上升较多。

2. 淀粉酶　是诊断急性胰腺炎的重要指标之一，但并不是特异的诊断方法。

(1)血淀粉酶：发病后 1～2h 即升高，24h 至高峰，以后渐下降，持续增高至 72h 左右。

(2)尿淀粉酶:发病后12～24h始升高,下降也较慢,可持续升高数日。胰腺严重坏死者可不升高。

3. 生化检查 血乳酸脱氢酶、血糖可升高,血钾、钙、磷可降低,胆源性胰腺炎胆红素可升高。

【影像学检查】

1. X线 腹部平片可见以下征象。①胰腺部位密度增强;②反射性肠扩张;③膈肌升高,胸腔积液;④少数病例可见胰腺结石或胆道结石;⑤十二指肠环淤积,其内缘有平直压迹;⑥仰卧位腹平片,表现“横结肠截断征”(colon cut-off sign),即结肠肝曲、脾曲充气,即使改变体位横结肠仍充气。

2. 超声 胰腺体积增大、胰腺回声增强及腹腔渗液。

3. CT 少数轻型病例,CT可无阳性表现。多数患者均有不同程度的胰腺体积弥漫性增大(图6-2-1A)。胰腺密度正常或为均匀、不均匀轻度下降,后者为胰腺间质水肿所致。胰腺轮廓多模糊,渗出明显者除胰腺轮廓模糊外,还可有胰周、肾周积液。增强CT扫描,胰腺均匀强化,无不强化的坏死区。

4. MRI 胰腺肿大、饱满,外形不规则,T_1WI表现为低信号,T_2WI表现为高信号(图6-2-1B),胰腺边缘模糊不清。胰腺炎产生的胰腺内、外积液,MRI上表现为T_1WI低信号,T_2WI高信号(图6-2-1C)。

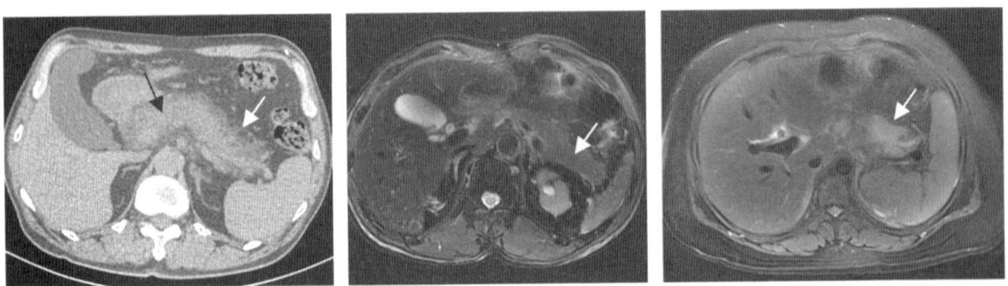

A　　B　　C

图6-2-1 亚急性胰腺炎

A. CT轴位像,胰腺体积弥漫性增大(黑箭),轮廓清晰,周围明显渗出(白箭);B. MR轴位像T_2加权压脂序列,胰腺体尾部肿胀(白箭),信号增高,边缘模糊;C. MR轴位像T_2加权压脂序列,胰腺周围液体集聚,呈高信号(白箭)。

【诊断】 ①血尿淀粉酶测定;②超声检查;③CT检查;④腹腔穿刺液检查,即可明确诊断。

【鉴别诊断】 应与以下疾病鉴别。

1. 急性胆囊炎,胆石症 急性胆囊炎的腹痛轻于急性胰腺炎,其疼痛部位为右上腹部胆囊区,并向右胸及右肩部放射,血尿淀粉酶正常或稍高,如伴有胆道结石，其腹痛程度较为剧烈，且往往伴有寒战、高热及黄疸。

2. 胆道蛔虫病 发病突然，多数为儿童及青年，开始在上腹部剑突下偏右方，呈剧烈阵发性绞痛，患者往往自诉有向上"钻顶感"。疼痛发作时，辗转不安，大汗出，手足冷，痛后如常人。其特点为"症状严重，体征轻微"（症状与体征相矛盾）。血尿淀粉酶正常，但在胆道蛔虫病合并胰腺炎时，淀粉酶可升高。

3. 胃及十二指肠溃疡穿孔 溃疡病穿孔为突然发生至上腹部剧烈疼痛，很快扩散到全腹，腹壁呈板状强直，肠鸣音消失，肝浊音界缩小或消失。腹 X 线平片有气腹存在，可帮助明确诊断。

4. 急性肾绞痛 肾绞痛为阵发性绞痛，间歇期可有胀痛，以腰部为重，并向腹股沟部与睾丸部放射，如有血尿、尿频、尿急则更有助于鉴别。有时应与左侧肾结石或左输尿管结石相鉴别。另外，还应与急性胃炎、急性肠梗阻相鉴别。

【并发症】 ①慢性胰腺炎。②出血型者发病后随即陷入休克状态而死亡；即使病情好转，病程亦较长，血清淀粉酶和体温维持上升，容易引起各种并发症。③胰腺损毁过多后可并发糖尿病。④大量血钙与分解后的脂肪酸结合，则产生血钙过低症。⑤少数病例继发感染，形成脓肿。⑥假性囊肿。

【治疗】

1. 非手术治疗

(1)禁食和胃解压，禁食和吸出胃液后，可减少胰液分泌，从而降低消化酶对胰腺的自溶作用，以便使胰腺得到修复机会。胃解压术尚能吸除胃内积气，防止腹胀。但须注意，胃管应安置在幽门前部，避免进入十二指肠，否则十二指肠内碱性液体被吸出，失去中和胃酸的作用。

(2)输血补液。

(3)腹腔穿刺，吸尽腹腔渗液后，再注入抗生素。

(4)腹腔穿刺换套管针，插入塑料管，行灌洗疗法。

(5)解除腹痛。①在第 7～10 胸脊椎旁注射 1%普鲁卡因各 3ml，阻滞交感神经。②可采用针刺疗法，主要穴位为阳陵泉和足三里等。抗痉挛药物，如阿托品、普鲁本辛或硝酸甘油等，用以松弛 Oddi 括约肌，降低胰管内压力。此外，阿托品尚能抑制迷走神经传导，减少胰液分泌。吗啡、哌替啶虽能镇痛，但有使 Oddi 括约肌痉挛作用，必要时须与阿托品合用。

(6)治疗感染，选择能通过胰腺血液屏障的抗生素，如喹诺酮类、头孢类或泰能药物。初期一般不使用高级抗生素，当坏死胰腺组织及其周围已有感染时，应加大抗生素的用量，还应并用甲硝唑或替硝唑。

2. 中医辨证及针灸治疗

(1)概述：①胰瘅的病因主要有情志不遂、过度饮酒，即可导致人体肝胆湿热内蕴，瘀毒阻滞脾胃，脾虚气滞。胰瘅的病变主要在肝胆，又与脾胃及肾有关。因肝居胁下，经脉布于两胁，胆附于肝，其脉亦循于胁，故胰瘅之病，当主要责之肝胆。脾胃居于中焦，主受纳水谷，运化水湿，若因饮食所伤，脾失健运，湿热内生，郁遏肝胆，疏泄不畅，亦可发胰瘅。②胰瘅病证有虚有实，而以实证多见。实证中以食滞、气滞、血瘀、湿热为主；虚证多与瘀血阻络、阴血亏损，肝郁脾虚有关。③病位在脾，与肝胆胃密切相关；病理因素主要包括气滞、食积、酒毒、湿热、血瘀、痰浊、热毒、正虚等；主要病机与邪热炽盛、热瘀互结、热深厥深、内闭外脱所致“邪热伤津”有关。

(2)中药治疗：根据中医辨证分型，可分别采用疏肝理气、清热解毒、通里攻下等法治疗。常用的方剂有清胰汤Ⅰ号及清胰汤Ⅱ号，症状轻者或为了巩固疗效，也可用清胰片。

①清胰汤Ⅰ号(南开医院)：柴胡、杭芍、大黄(后下)各15g，黄芩、木香、黄连、元胡索、芒硝(冲服)各10g。每日1剂，水煎服，重者每日2剂。本方适用于肝郁气滞，脾胃湿热，以及便结腑实的各型胰腺炎。

②清胰汤Ⅱ号(南开医院)：柴胡15g，黄芩、木香、黄连、芒硝(冲服)各10g，槟榔、使君子、苦楝皮根各30g，细辛3g。服法同上。本方适用于胆道蛔虫引起的急性胰腺炎。

③清胰片：柴胡、黄芩、黄连、木香、元胡索、杭芍各9g，生大黄15g。制成片剂，每日3次，每次4片。

④加减：不管采用何种方剂治疗，其药味、剂量必须随病情不同而有所加减。热重者，加金银花、连翘；湿热重者，加栀子、茵陈、胆草；呕吐重者，加代赭石、竹茹；食积者，加莱菔子、焦三仙；胸满者，加厚朴、枳实；有瘀块者，加山甲(代)、皂刺，甚者加三棱、莪术；肩背痛者，加全瓜蒌、薤白；体虚中寒者，加去清热解毒及通里攻下药附子、干姜。

(3)针刺疗法：用于止痛、消胀、控制恶心呕吐及降低发热等。常用穴位足三里、下巨虚、内关、阳陵泉、地机、章门、大肠俞、天枢、支沟、期门等。

【提示】 下列情况应手术治疗。

1. 胆源性胰腺炎，胆道病变(如结石、感染)，严重影响胰腺炎的治疗者，可对胆道病变采取适当的手术处理，如胆囊切除术、胆总管切开取石及T管引流术、经内镜括约肌切开术等。

2. 广泛胰腺坏死，大量胰性腹水，需清除坏死组织并进行腹腔引流和(或)腹腔灌洗者。

3. 已形成的胰腺脓肿及其他部位的脓肿，需做切开引流者。

4. 针对急性胰腺炎后期出现的并发症，特别是胰腺假性囊肿及胰瘘，需进行手术处理者。

第三节　急性出血坏死性胰腺炎

按前述诊断标准，一旦确诊为重症胰腺炎，即应采取积极的非手术治疗，改善患者的全身状况，控制病情的发展，当有外科治疗的适应证时，应不失时机地进行手术治疗。个体化治疗的要点在于合理地选用非手术与手术疗法，有针对性地预防和治疗可能出现的并发症。

【影像学检查】　胰腺 CT 检查体积常明显弥散性增大(图 6-3-1A)。胰腺体积增大通常与临床严重程度一致。胰腺密度改变与胰腺病理变化密切相关。胰腺水肿则 CT 值降低，坏死区的 CT 值更低；而出血区的 CT 值明显增高(图 6-3-1B)。整个胰腺密度表现不均匀。增强扫描坏死区无强化而对比更明显(图 6-3-1C)。胰腺周围的脂肪间隙消失，胰腺边界由于炎性渗出而变得模糊不清。胰周往往出现明显液体集聚，常首先累及左侧前肾旁间隙，进一步发展可扩散到对侧。肾筋膜可因炎症而增厚(图 6-3-1D)，炎症还可穿过肾筋膜进入肾周间隙内。

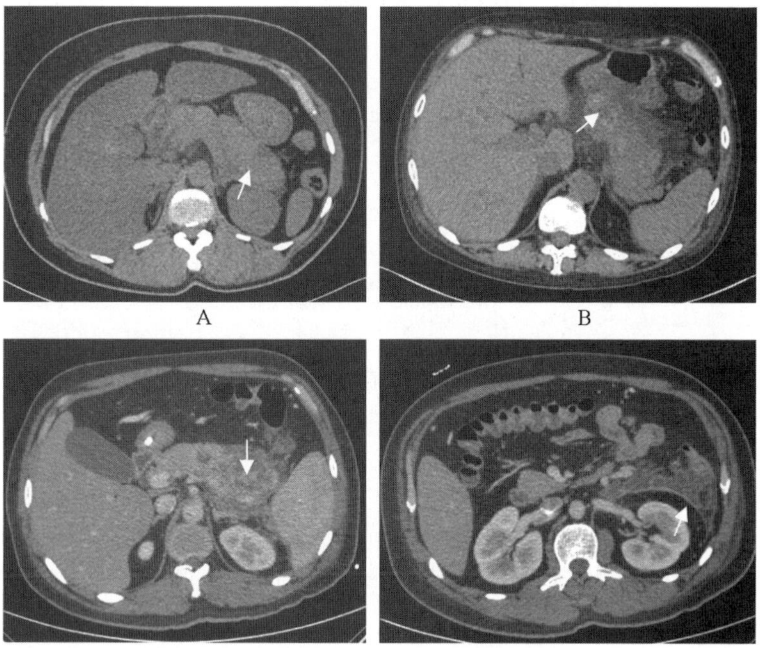

图 6-3-1　急性出血坏死性胰腺炎

A. CT 平扫横断面，胰腺体积弥散性增大(箭)，周围少量渗出，肝脏密度减低；B. 胰腺体积弥散性增大，密度不均，散在点片状高密度影(箭)，胰腺周围脂肪密度增高，胰腺周围积液；C. CT 强化横断面，胰腺体尾部多发坏死灶(箭)；D. CT 强化横断面，左侧肾前筋膜增厚，明显强化(箭)，肾前腹水。

【治疗】

1. 全身支持治疗

(1)禁食及胃肠减压应持续较长时间,直到胃肠功能基本恢复。

(2)输液,纠正脱水及酸碱失衡,血钙低时应补钙。

(3)营养支持,初期应用 TPN,在肠道功能逐渐恢复后,改用肠内营养。

(4)解痉镇痛,减轻患者痛苦。

2. 抑制胰腺外分泌

(1)西咪替丁:可抑制胃酸分泌,对胰腺外分泌有间接的抑制作用,对预防应激性溃疡亦有一定的作用。400mg 静脉小管注入,每 6 小时 1 次。

(2)生长抑素:对胃肠道分泌有广泛的抑制作用,首选奥曲肽,0.1mg 皮下注射,每 6 小时 1 次,一般用 3～5d。

3. 预防及治疗感染　选择能通过胰腺血液屏障的抗生素,如喹诺酮类、头孢类或泰能类药物。初期一般不使用高级抗生素,当坏死胰腺组织及其周围已有感染时应加大抗生素的用量,除广谱抗生素外,还应并用甲硝唑或替硝唑。

4. 中医分期辨证治疗　可将重症急性胰腺炎分为 3 期,根据各期的病理生理特点及中医辨证,进行不同的治法与用药。具体见表 6-3-1。

表 6-3-1　急性重症胰腺炎辨证分期表

病程分期	病期	病理生理	临床表现	中医辨证	中医治则	代表方剂
初期	7～10 天	胰酶血症 缺血再灌注 炎性反应	腹膜炎 肠麻痹 SIRS,MODS	少阳阳明合病或阳明腑实证	通里攻下为主,辅以疏肝理气及活血化瘀	清胰陷胸汤
进展期	4～6 周	腹腔和全身感染	败血症、MODS MOF	热毒炽盛 气营同病 气血两燔	清热解毒、清营凉血及活血化瘀为主,辅以通里攻下	清胰承气汤
恢复期	感染控制后	内分泌紊乱 外分泌不足	体质虚弱,残余胆胰疾病	邪去正虚	健脾和胃及补气养血或养阴和胃	香砂六君子汤、一贯煎补中益气汤、当归补血汤

中药汤剂治疗:

①清胰陷胸汤:柴胡 15g,黄芩 10g,黄连 10g,白芍 15g,木香 10g,元胡索 10g,大黄(后下)10～30g,芒硝(冲)10g,甘遂末(冲)2g,枳壳 10g,厚朴 10g,炒莱菔

子 10g。

②清胰承气汤：柴胡 15g，黄芩 10g，黄连 10g，木香 10g，川楝子 10g，元胡索 10g，枳实 10g，厚朴 10g，大黄(后下)10～20g。

③随证加减：邪热炽盛，加白头翁、败酱草、金银花、蒲公英；热入营血，加水牛角、生地黄、玄参、赤芍、牡丹皮；湿热黄疸，加茵陈、栀子、龙胆草；血瘀重，加丹参、赤芍、郁金、当归。

④用法：可每日 2 剂，分 4 次服(或由胃管灌入)，维持大便通畅(每日 3～4 次)，腹胀方能明显好转，肠屏障功能得到改善，有助于减少或防止肠道细菌及内毒素易位。进展期应加大清热解毒及活血化瘀药物的比重，如腹胀已明显减轻，大便通畅，则可逐步减少通里攻下药物的用量，还可中药煎剂灌肠。

【提示】 下列情况应手术治疗。

1. 胆源性胰腺炎，胆道病变(如结石、感染)继续发挥病因作用，严重影响胰腺炎的治疗者，可对胆道病变采取适当的手术处理，如胆囊切除术、胆总管切开取石及 T 管引流术、经内镜括约肌切开术等。

2. 广泛胰腺坏死，大量胰性腹水，需清除坏死组织并进行腹腔引流和(或)腹腔灌洗者。

3. 已形成的胰腺脓肿及其他部位的脓肿，需做切开引流者。

4. 针对急性胰腺炎后期出现的并发症，特别是胰腺假性囊肿及胰瘘，需行手术处理者。

第四节　慢性胰腺炎

【病因】 ①慢性胰腺炎往往是复发性急性胰腺炎的后遗症，与急性胰腺炎相同；②多与胆道疾病有关，以胆汁反流入胰管为主要发病原因；③胃、十二指肠穿透性溃疡；④饮酒、创伤等均为慢性胰腺炎的诱因。

【病理解剖】 胰腺全部或部分增厚变硬，结缔组织增生，腺泡萎缩减少。晚期时，胰腺内有钙质沉积，甚至结石形成；胰腺头部增厚变硬。

【临床表现】

1. 主要症状

(1)腹痛：为最常见的症状，占全部病例的 60%～80%。腹痛的位置多在上腹部，病变在胰头者以右上腹为主，病变在胰尾者以左上腹痛为主。常向肩背部放射。腹痛的强度极不一致，轻者上腹隐隐作痛，发作时类似急性胰腺炎，也可产生剧烈腹痛。

(2)消化道症状：多有消化不良症状，如上腹胀满、食欲缺乏、恶心或呕吐等。

(3)体重减轻：部分病例较为突出，常误诊为胰腺癌。

(4)其他:当并发糖尿病时,可出现口渴、多尿等症状。

2. 主要体征

(1)压痛:多在上腹部有不同程度的压痛,发作时更明显,严重时伴有肌紧张与反跳痛。

(2)腹部包块:有时可扪及腹部包块,这种炎性包块体积小、位置深,只有在腹壁较薄的患者在空腹时方能扪及,多伴有压痛。

(3)黄疸:当该病影响到胆道或伴有胆道疾病时可出现黄疸。轻度及一过性黄疸居多,常伴随腹痛发作而出现,随着腹痛的好转而消失。

(4)腹水:此类胰性腹水多系胰腺假性囊肿或狭窄或扩张的胰管,使渗液漏入腹腔所致。

【诊断】

1. 病史与临床特点　慢性复发性胰腺炎皆有反复发作的病史,诊断较易,而慢性胰腺炎症状多不典型,诊断也较难。

2. 胰腺外分泌与内分泌障碍检查　①十二指肠液,除物理性质外,测定碳酸氢盐与酶的含量有诊断意义。②胰腺分泌试验(PST),用促胰酶素及促胰液素刺激胰腺分泌,收集十二指肠液测定碳酸氢盐浓度、胰酶含量及胰液量。如 3 项均降低或减少,可确诊为胰腺外分泌功能障碍。③粪便检查,如发现脂肪颗粒、脂肪酸结晶、肌纤维,表示胰腺外分泌功能降低。④测定尿中排出的对氨基苯甲酸(PABA)含量,可间接反映胰腺的外分泌功能。正常成人 PABA 在尿中的排泄率在 60%以上。当有胰腺外分泌功能不足时,PABA 的排泄率则在 60%以下。

【影像学诊断】

1. 超声　胰腺体积的增大或缩小;腺体回声增强;胰腺结石的强光团及声影;胰管的扩张;胰腺钙化;胰腺囊肿;胰腺肿块。

2. X 线　腹部平片对胰腺钙化、伴发胆结石有价值,部分患者在胰腺区可见不规则斑点状钙化阴影。上消化道钡剂造影对了解胃、十二指肠受压情况有帮助。

3. 内镜逆行性胆胰管造影术(ERCP)　能显示胰管的形态,多在慢性胰腺炎的中、晚期时发现胰管扩张或狭窄,有时可发现结石或囊肿。

4. 选择性动脉造影术(SAG)　可见到胰腺血管有不规则扩张、变形或血管分布减少或不显影,对慢性胰腺炎与胰腺占位性病变在鉴别诊断中有一定价值。

5. CT　慢性胰腺炎的 CT 表现多样,轻者 CT 可完全正常,主要阳性表现如下。①胰腺体积变化,腺体大小可能正常、缩小或增大。②胰管扩张,多数病例 CT 可显示不同程度的胰管扩张,典型的表现主胰管为串珠状扩张。③胰管结石和胰腺实质钙化,为慢性胰腺炎的较可靠的 CT 征象。④假性囊肿,约 34%病例同时有假性囊肿。与急性胰腺炎不同之处为,这类病例的囊肿常位于胰腺内(图 6-4-1 A,B)。

6. MRI　胰腺常萎缩，亦可弥散或局限性增大。T_1WI 表现为混杂的低信号，T_2WI 表现为混杂的高信号。钙化灶在 MRI 上表现为低信号或无信号。MRCP 可清楚显示串珠状扩张的主胰管（图 6-4-1 C～E）。

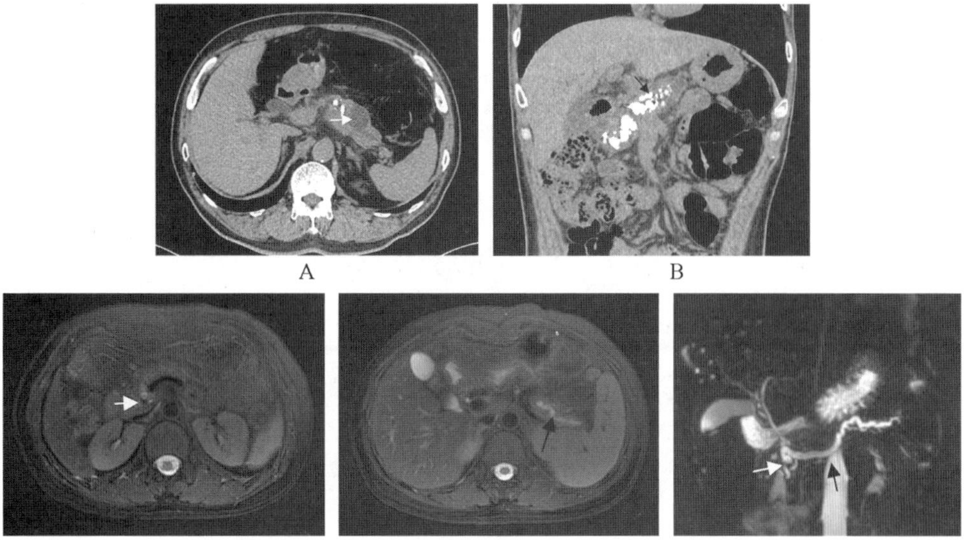

A　B　C　D　E

图 6-4-1　慢性胰腺炎

A、B. CT 平扫横轴冠状位，胰腺萎缩，胰管扩张，胰腺内假性囊肿（白箭），并见多发钙化（黑箭）；C、D. MRI 横轴位 T_2WI 压脂，胰管近端内见小结节状低信号结石（白箭），胰管扩张（黑箭）；E. MR 胆胰管成像 MRCP 胰头结石缺损影（白箭），远侧胰管串珠状扩张（黑箭）。

【鉴别诊断】

1. 消化性溃疡　与该病的临床表现常类似，需依靠详细的病史、消化道钡剂造影及内镜鉴别。

2. 胆道疾病　胆道疾病与慢性胰腺炎常同时存在并互为因果，需依靠超声、胆道造影、ERCP 等鉴别。

3. Zollinger-Ellison 综合征　本病为胰岛胃泌素瘤引起的消化道顽固性溃疡和腹泻。慢性胰腺炎只为胰腺外分泌功能不足引起的消化障碍。依靠胃液分析、超声、CT、内镜等检查鉴别。

4. 胰腺癌　该病常合并慢性胰腺炎，而慢性胰腺炎也有演化为胰腺癌的可能。因此在鉴别诊断上往往较困难，甚至在术中也要依靠活体组织检查方能确诊。通常是依靠超声、CT、ERCP 或选择性动脉造影鉴别。

【治疗】　西医、中医及针灸治疗，见亚急性胰腺炎一节。

【提示】　下列情况应手术治疗。

1. 病变在胆总管下端者，如 Oddi 括约肌纤维化，并发胆道疾病等，可行经十二指肠 Oddi 括约肌切开和胰管扩张术；或行胆总管十二指肠吻合术，以利胰腺分泌的畅通排泄，防止胆汁反流。

2. 胰腺病变确与胃、十二指肠溃疡有关者，则应施行胃部分切除术。

3. 经过详细检查后，如病变属于胰管本身梗阻，使胰腺肿胀而无其他病变者，则可切除脾和胰腺尾部，施行胰管空肠路氏 Y 型吻合术。

4. 胰腺全部纤维化或钙化，功能几乎完全丧失，而疼痛无法控制者，可考虑行全胰切除术。

第五节　胰腺结石病

【概述】

1. *胰腺结石病*　通常是慢性胰腺炎的并发症或最终结局。

2. *胰腺结石病有两种类型*　①胰管结石，指结石生长于胰管内，可阻塞胰液的引流，复发性胰胰炎；②胰腺钙化，钙化位于胰腺的实质内。

【病因和发病机制】

1. *乙醇中毒*　酗酒可改变胰酶和消化液的成分，长期酗酒还会引起低蛋白血症和肝功能障碍，促进胰上皮脱落及钙质沉积，进而发展成胰腺结石病。

2. *慢性胰腺炎*　由于慢性胰腺炎反复发作，可引起胰管肿胀、狭窄、闭塞，影响胰液的引流。胰液本身也发生质与量上的变化，促使磷酸钙盐、碳酸钙盐浓度增加，饱和后沉淀成石。结石一旦形成，阻塞胰管，影响胰液的引流，促使胰腺炎症的反复发作。

3. *营养不良*　据认为，低蛋白血症可引起胰腺外分泌减少、胰组织萎缩，促进胰腺结石病的发生。

4. *其他*　与甲状旁腺功能亢进症、胆道感染、胰腺寄生虫病，以及遗传因素有关。

【临床表现】

1. *腹痛*　可出现类似胆绞痛或胰腺炎的腹痛，腹痛多为持续性。疼痛可向腰背部放射，常伴有恶心呕吐。

2. *脂肪泻和消瘦*　由于胰腺外分泌功能不足，常有脂肪泻和消瘦。

3. *黄疸*　当伴随的慢性胰腺炎引起胆总管下端狭窄时，可出现黄疸。

4. *腹部体征*　当急性发作时，上腹部可有不同程度的压痛、反跳痛与肌紧张。

5. *并发症*　主要与并存的慢性胰腺炎有关。①当累及胰岛时，可出现糖尿病。②当胰腺组织遭到破坏并累及主胰管时，可发生胰腺假性囊肿；少数患者可并发胰腺癌。

【影像学检查】

1. 超声　能较准确地发现结石的光团与扩张的胰管，并对结石的位置、大小与数量做出判断。

2. 经内镜逆行性胆胰管造影术（ERCP）　可从胰管内部形态看出胰管的直径，是否存在扩张与狭窄，以及结石的位置、大小与数量，但对胰腺钙化则帮助不大。

3. CT　表现为胰管内结节状、点状致密影，远端胰管扩张，远端胰腺萎缩（图 6-5-1 A，B），其诊断的敏感度及特异度分别为 80％、90％以上。CT 是显示胰管结石的最优方法。

4. MRI　对胰管结石的诊断价值与 CT 相似（图 6-5-1 C，D），对胰腺实质改变检测较敏感，但对钙化和结石的显示不如 CT。MRCP 主要用于检查胆、胰管的病变，如主胰管扩张、胆管扩张或狭窄等（图 6-5-1E），对于结石造成的胰管扩张更敏感。

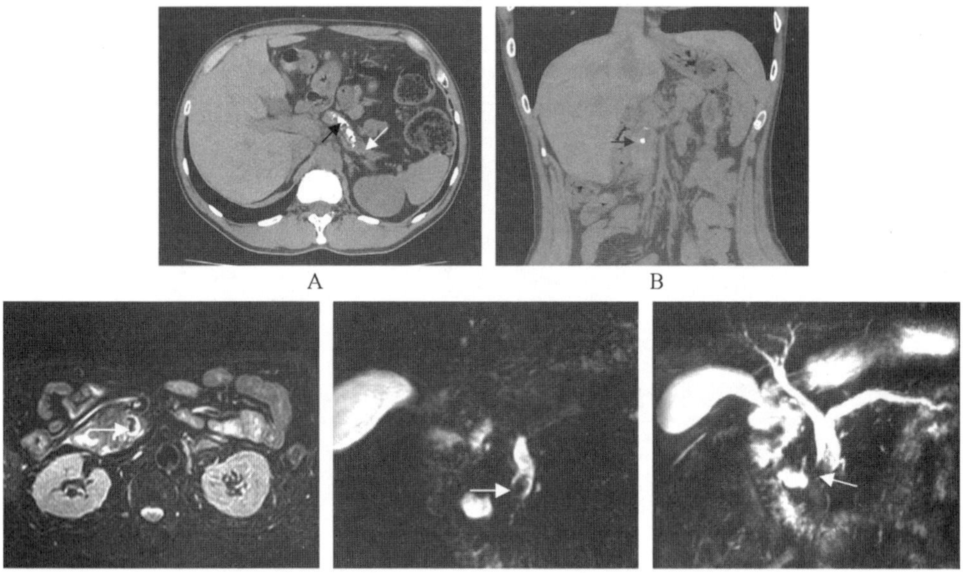

A　B　C　D　E

图 6-5-1　胰腺结石病

A、B. CT 平扫横轴冠状位，胰管内点状、结节状钙化（黑箭），胰腺萎缩（白箭）；C. MRI T_2 加权像，胰管近端结节状低信号结石（白箭）；D、E. MRCP，胰头扩张胰管内见结节状低信号结石（白箭），远侧胰管扩张。

【诊断】　根据病史及影像学检查可以确诊。

【鉴别诊断】　该病须与胆道结石、肾与输尿管结石、肠系膜淋巴结钙化、溃疡病穿孔、肠系膜动脉栓塞、肠梗阻等疾病鉴别。

【治疗】 西医、中医、针灸疗法，见亚急性胰腺炎一节。

【提示】 下列情况需要行以下手术治疗。

1. 经十二指肠 Oddi 括约肌切开取石术，适用于胰管结石，其位置接近于壶腹部者。

2. 胰体尾切除术，用于体尾部胰管结石及位于体尾部的胰腺钙化。若切除后胰管有扩张时，可行 Duval 手术。

3. 直接切开胰实质与胰管取石术，适用于胰头体部的胰管结石且有胰管扩张者。通常在切开胰管取出结石后，行胰管空肠吻合术。

第7章 肠疾病

第一节 肠的解剖与生理概要

一、小肠

【解剖】 小肠包括十二指肠、空肠和回肠。十二指肠甚短，不及 30cm，所以小肠的绝大部分系空肠和回肠；空肠与回肠之间没有明确的解剖标志。十二指肠和空肠的交界处位于横结肠系膜根部，第 2 腰椎的左侧；肠管由十二指肠腹膜后的部位先向上、向左，然后向前、向右、向下延伸而成为空肠。因此，十二指肠与空肠之间形成一大小不同的角度（十二指肠空肠曲），肠曲常为一束起源于膈的平滑肌纤维和结缔组织（Treitz 韧带）所悬吊及固定。空肠和回肠完全位于腹膜腔内，有高度活动性，仅通过小肠系膜附着于腹后壁。小肠占据腹腔的中部，空肠大致在左上腹和右上腹，回肠则分布于左下腹、骨盆腔及右下腹，最后进入盲肠。小肠肠壁分为浆膜、肌层和黏膜 3 层。

【肠系膜】 小肠系膜中含有小肠的血管、神经、淋巴组织和脂肪。系膜起源于第 1 或第 2 腰椎的左侧，其根部向下右方向斜行，而止于右髂骶关节前方，全程长约 15cm。小肠系膜呈扇形，系膜自根部至肠管的距离两端较短，中部则较长，最大长度约 25cm。

【血供】 小肠的血液供应来自肠系膜上动脉，该动脉起源于腹主动脉，肠系膜上动脉由胰腺颈部下缘穿出，纵行跨过十二指肠横部，进入小肠系膜根部，然后分出右结肠动脉、回结肠动脉，前两个动脉经腹膜后或系膜根部供应升结肠、盲肠及末端回肠；小肠动脉支位于小肠系膜内，形成吻合网（动脉弓），由动脉弓再分出直支到达肠壁内。

【运动功能】 小肠运动功能有两类：一类是使食糜在肠腔内向下运行的蠕动；另一类是使食糜混合并与肠黏膜密切接触以利于吸收的局部动作，即有节律地分节运动和来回地摆动。由于小肠在消化功能上的重要性，小肠疾病造成肠腔梗阻或肠瘘时，可能引起严重的营养紊乱和体液失衡。

二、结肠

【解剖】 结肠包括盲肠、升结肠、横结肠、降结肠和乙状结肠。盲肠一般在右髂窝内。末端回肠自盆腔上行至盲肠的内后方进入，在肠腔交界处的上、下方有黏膜和环肌折叠形成瓣膜，回盲瓣可阻止结肠内容物反流入回肠内。升结肠和降结肠各在腹腔的右外侧和左外侧，而部分肠管则位于腹膜外。腹膜外部分受外伤穿破时，可以引起腹膜后感染。升结肠、降结肠之间为横结肠，升结肠与横结肠的交界处称为肝曲，降结肠与横结肠的交界处称为脾曲。横结肠完全为腹膜所覆盖，并具有结肠系膜，横结肠及其系膜将腹腔大致分为结肠上和结肠下两个部分。系膜内有中结肠动脉，在胃、十二指肠、胰腺手术时可能损伤，造成横结肠缺血性坏死。降结肠以下、直肠以上为乙状结肠，也有系膜。

【血供】 结肠的血液供应分为两部分：右半结肠为肠系膜上动脉所供，左半结肠为肠系膜下动脉所供。肠系膜上动脉有以下分支。①回结肠动脉，供应盲肠；②右结肠动脉，供应升结肠；③中结肠动脉，供应横结肠。肠系膜下动脉有以下分支。①左结肠动脉，供应降结肠；②数支乙状结肠动脉。乙状结肠静脉的分布大致与动脉相同，结肠静脉血液通过肠系膜上静脉流入门静脉，肠系膜下静脉流入脾静脉。

【淋巴结】 结肠的淋巴管的分布与动脉相似，盲肠、升结肠及大部分右侧横结肠的淋巴流最后汇集于肠系膜上动脉根部淋巴结，与小肠的淋巴流汇合，左半侧结肠的淋巴流汇集于肠系膜下动脉根部淋巴结，再引流至腹主动脉旁的淋巴结。结肠的淋巴流不仅向结肠动脉根部的淋巴结集中，并且与毗邻动脉弓附近的淋巴结相通。

【支配神经】 支配结肠的副交感神经右侧、左侧不同，迷走神经支配右半结肠，盆腔神经支配左半结肠，均为运动神经。结肠的交感神经纤维起源于腰交感神经节，通过肠系膜下神经丛及腹下神经丛支配右侧、左侧结肠。

【生理】 结肠的主要功能是水分的吸收和粪便的储存。

第二节　慢性肠系膜淋巴结炎

【病因】 肠系膜淋巴结炎多见于学龄儿童，但也可发生于青年人。病因不明，可能和上呼吸道感染有关。病理变化往往位于回肠末段的一群淋巴结。淋巴结感染后，充血增大，但无化脓现象。有时相应的回肠浆膜也有轻度充血，可导致腹腔内有少量澄清液体。液体培养和动物接种，都属阴性。

【临床表现】 ①临床上先有高热，后有右下腹部阵发性疼痛。疼痛在发作时很剧烈，常使患儿啼哭和烦躁不安；在间歇期间疼痛完全消失，恢复正常状态。间歇期不定。②腹部检查右下部有触痛，触痛点常随患者的转变位置而移动，并无腹肌强直。③白血细胞计数显著增高。④咽喉部可有急性发炎现象。

【影像学检查】

1. 超声　特征性表现为沿着空、回肠系膜走行淋巴结增大，淋巴门结构消失。可以观察到肠系膜淋巴结的内部血流信号，出现流速减慢，提示出现阻塞，甚至无法测及血流信号；肠系膜淋巴结边界较清晰，则说明肠系膜淋巴结炎症比较轻微；还可以表现为增大淋巴结周围组织的充血、水肿。如果肠系膜淋巴结炎继发腹腔感染，超声下通常看到腹腔炎性渗出、积液。

2. CT　表现为淋巴结大，其横径为 4～13 mm，纵径为 7～28 mm，常见多发、分布集中、血供较丰富，一般呈对称性分布，绝大多数位于脐周、右下腹，也可表现为沿着肠系膜血管走行分布（图 7-2-1A）。增大淋巴结呈软组织结节、肿块，且边界相对清楚，边缘呈分叶状，部分淋巴结增强后可见强化。有时会表现为相应肠壁增厚，少数可表现为邻近阑尾增粗、肠壁增厚（图 7-2-1B）；相应肠系膜增厚。

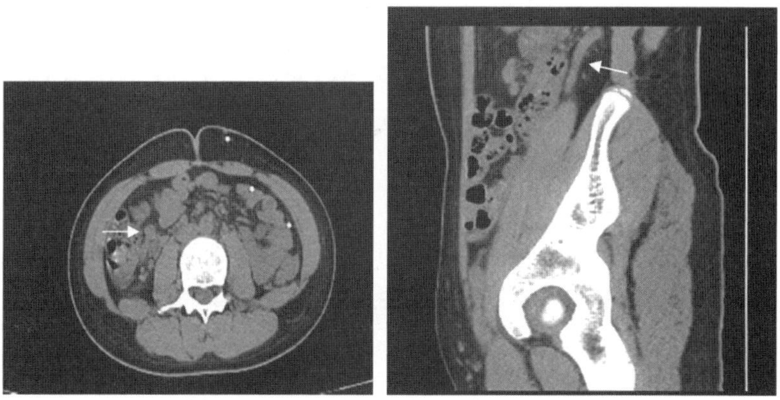

A　　　　B

图 7-2-1　肠系膜淋巴结炎

A. CT 横断面，右下腹肠系膜区多发增大淋巴结（箭）B. CT 矢状位，阑尾壁增厚，管径增粗（箭）。

【诊断与鉴别】

1. 诊断　阑尾炎患者，往往“先”是右下腹痛，而“后”才体温升高。而且，体检右下腹麦氏点（阑尾炎点）有固定压痛、反跳痛或伴肌紧张。腹部超声检查可鉴别肠系膜淋巴结大或阑尾炎。

2. 鉴别　淋巴结炎常被误诊为急性阑尾炎而施行手术，不可不予以注意。本病和急性阑尾炎的鉴别，主要是早期体温骤升发生在腹痛出现之前，阵发性腹痛和在其间歇期间完全消失，触痛点不定，与肠系膜根部走行方向符合（一般较阑尾炎的触痛点为高而偏内侧中线）和无腹肌强直等，右下腹触痛范围较阑尾炎广泛。

【治疗】

1. 西医治疗　①应用抗生素；②会咽部局部喷药治疗。

2. 中医中药及针灸治疗　见阑尾炎一节。

【提示】　必须行腹部超声检查，确诊后再治疗。

第三节　肠先天性畸形

一、回肠梅克尔憩室病

【病因病理】　梅克尔憩室是回肠末段的指状或袋状突出物，一般位于距回盲瓣30～100cm的回肠壁上，基底在肠系膜的对侧。憩室长者多呈指状，短者基底较宽，多呈袋状。憩室黏膜常含异位组织，最多见为胃黏膜组织，其次为胰腺组织，十二指肠、空肠、结肠黏膜组织也均可能发现。尤其是胃黏膜组织可能与梅克尔憩室发生病变有一定的关系。

梅克尔憩室可以发生多种病理变化，而引起下列症状。

1. 炎症　炎症发展可以导致憩室坏死和穿孔。憩室慢性炎症可导致回肠腔瘢痕性狭窄和梗阻。

2. 溃疡　多见于有异位黏膜的情况下，溃疡可以引起慢性腹痛、穿孔或出血。

3. 粘连　憩室顶端或顶端的纤维带可因炎性粘连或先天性畸形附着于脐部、腹后壁或肠系膜。下述原因可引起肠梗阻。①憩室或纤维带直接压迫肠壁；②一段肠襻在憩室或纤维带所形成的孔道下穿过受压；③粘连牵拉，使回肠屈曲成锐角；④肠襻沿憩室长轴发生扭转。

4. 内翻　短宽的憩室可能向内翻入回肠腔，成为肠套叠的起点。在有病变或异物的憩室，虽不翻入肠腔内但可以引起套叠。

5. 扭转　大的囊状憩室可以自身扭转。

6. 结扣　细长的憩室可能盘绕小肠，自己形成结扣。

7. 异物　蛔虫进入憩室内，可以引起炎症和穿孔。

【临床表现】　梅克尔憩室发生病理变化时，可导致腹腔内化脓性感染或小肠梗阻，二者也可以同时存在。憩室炎常有腹痛、呕吐、右下腹压痛、腹壁肌紧张、发热、白血细胞计数增高等症状和体征。与急性阑尾炎不易鉴别，一般憩室所致的腹腔炎症体征偏向腹中部，有时可摸到边缘不清楚的炎性肿物。由于粘连、脓肿压迫和附近肠麻痹，常有小肠梗阻的现象。

【影像学检查】

1. X线　消化道造影表现为回肠末端游离缘的囊袋状突起，可有宽基底或狭颈相连(图 7-3-1A)。宽基底憩室显示了起源点独特的三角形连接折叠方式(梅克尔憩室与肠相连的膜皱襞呈“三向放射状”是特征性表现);狭颈憩室确诊依赖于憩室盲端及其系膜小肠游离部的起源。

2. CT　回肠末端(通常距离回盲部 40～100cm)大小不一的盲袋或囊状突起(图 7-3-1 B,C),长 4～10cm。常位于肠系膜对侧,其内可见钙化。易发生炎症、穿孔、出血、梗阻及扭转时憩室、邻近肠壁及相应肠系膜增厚,增强 CT 可见强化;周围脂肪间隙密度增高,并可见积液及增大的淋巴结。憩室反套表现从憩室基底部反折到小肠内的长管状盲袋。MSCT 罕见观察到明显强化的憩室壁结节。

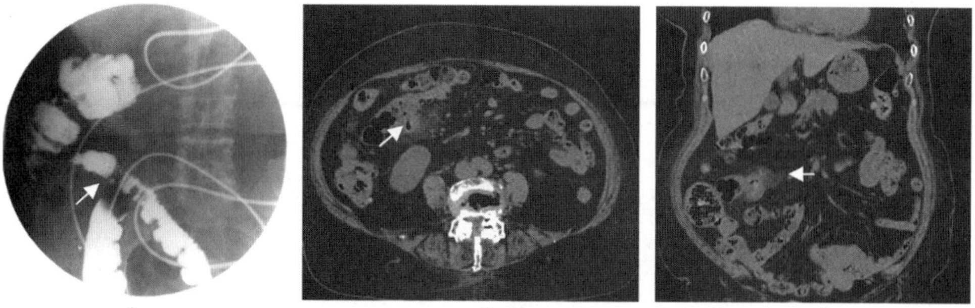

A　　B　　C

图 7-3-1　回肠梅克尔憩室

A. 肠梗阻导管造影回肠末端狭颈憩室(箭);B. CT 横断面,回肠末端囊袋憩室伴憩室炎,脂肪间隙脂肪密度增高(箭);C. CT 冠状面,憩室邻近肠壁增厚(箭)。

3. ^{99m}Tc 腹部扫描检查　可发现末段回肠部位的异位胃黏膜。

4. 内镜　行纤维结肠镜检查。

【鉴别诊断】

1. 急性阑尾炎　也有右下腹痛、压痛和反跳痛,以及发热、白细胞升高等表现,但位置多局限于麦氏点附近;梅克尔憩室炎则腹痛位置多靠内侧,定位不准。严重的阑尾炎可经超声检查发现大的阑尾(直径>1cm)。而憩室炎则极少可能。大部分病例经手术确诊。

2. 肠梗阻　大部分梗阻可找出明确原因,但在诊断不清时,可用超声检查协助。如仍困难,可在非手术治疗缓解后行腹腔镜检查,多可明确诊断,还可对索带压迫同时进行治疗。大多数病例仍依靠手术确诊。

【治疗】 单纯回肠梅克尔憩室,可采用中西医结合非手术疗法,具体见慢性阑尾炎治疗一节。

【提示】 回肠梅克尔憩室,继发化脓感染或肠梗阻,应手术治疗。

二、结肠憩室病

结肠憩室系黏膜和黏膜下层经肠壁结构薄弱处向外的突出，如无肌层则为假性憩室。

【病因】 一般认为，与腹内压升高，例如大便秘结，排便困难患者，同时与肠肌软弱有关。肠先天性畸形，多发于乙状结肠。因乙状结肠过长，易于增加肠内腔压力与阻力。

【症状】 腹痛，是合并憩室炎表现，呈持续性腹痛。恶心、呕吐，伴发肠梗阻，则严重。没有大便，没有排气，腹部拒按，伴发肠穿孔后，引起腹膜炎。

【影像学检查】

1. X 线　结肠气钡双重对比造影，典型表现为多发椭圆形、类圆形囊袋状突起，突出于结肠肠壁外，边缘规整、轮廓完整，与肠壁相连处可见相对较长的颈部，可见整个憩室内充满钡剂，也可部分充盈、或仅由钡剂勾画出的小囊状影(图 7-3-2A)。

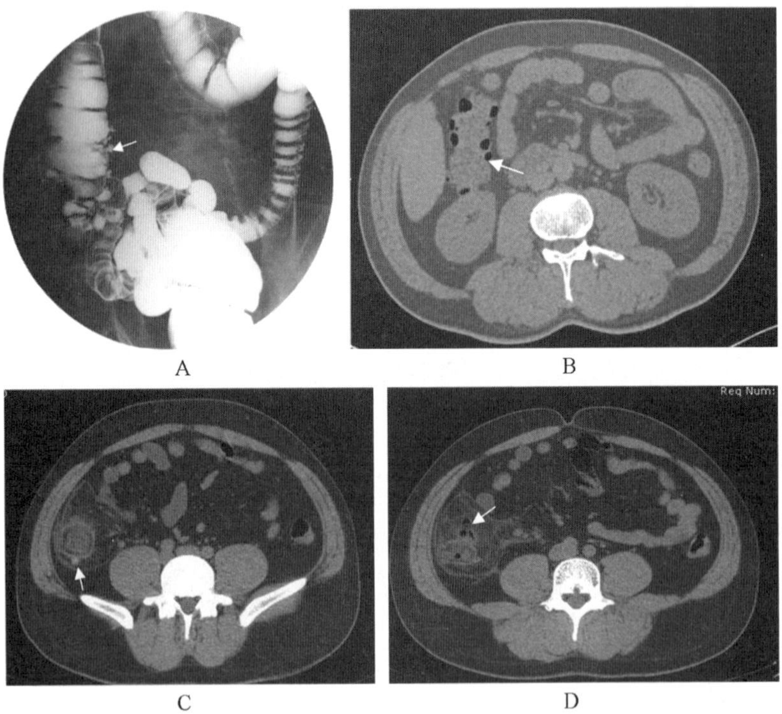

图 7-3-2　结肠多发憩室

A. 结肠气钡双重对比造影，结肠边缘见多发突出肠外囊袋影(箭)；B. CT 横断面，结肠肝曲见多发含气憩室(箭)，突出管腔；C. CT 横断面，升结肠后缘小憩室(箭)，伴高密度粪石，肠壁水肿增厚，周围渗出脂肪密度增高；D. CT 横断面，升结肠前缘憩室穿孔，见游离小气泡，伴渗出脂肪密度增高(箭)。

2. CT　结肠肠壁外见类圆形、椭圆形袋状突起，与肠腔以细颈相通(图 7-3-2B)。右半结肠的发病率较左半结肠高，常发生在结肠袋边缘系膜侧血管入肠壁处。CT 的优势就在于能够显示结肠憩室位置、大小、密度、确定内容物性质，粪石一般表现为小结节状/条状高密度影；气体表现为气体密度影；临床中也有部分患者囊腔内容物为气液共存，表现为气液平面；部分囊袋内有粪石(图 7-3-2C)。急性炎症时，会侵及憩室壁及邻近肠管，表现为肠壁水肿、增厚，常＞3 mm，增强扫描表现为肠壁明显强化。炎症超出肠管引起憩室周围炎，表现为憩室壁增厚，边缘模糊，周围脂肪间隙密度增高，并见片絮状及条索状高密度影，邻近肠系膜及腹膜增厚，此为憩室炎的特异征象。部分患者出现憩室穿孔，周围可见小气泡影(图 7-3-2D)。伴发腹膜炎，呈板状腹(腹部)压痛、反跳痛及肌紧张。腹部穿刺可吸出血性黏液。

3. 纤维结肠镜　可发现"憩室"。

【诊断】　根据病史及检查，即可确诊。

【鉴别诊断】

1. 阑尾炎　可用腹部超声检查鉴别。

2. 盆腔炎　可用腹部超声检查鉴别。

3. 输卵管炎　可用腹部超声检查鉴别。

4. 输尿管结石　可用腹部超声检查鉴别。

【治疗】

1. 西医西药　对症治疗。

2. 中医中药针灸治疗　①见慢性阑尾炎一节；②出现肠梗阻，见肠梗阻一节。

【提示】　通过病史及检查，一旦发现憩室发炎合并肠穿孔的可能，应及时手术。

第四节　肠炎性疾病

一、肠结核

【病因和病理】　肠结核多继发于肺结核，肠道感染的来源为吞咽了结核菌；肺结核患者的痰内含有大量结核菌，吞咽后引起自身肠道的感染。在有肺空洞的患者中，肠结核的发生率显著增加。与开放性肺结核患者共饮共食，未采用隔离措施，也会造成结核菌侵入肠道的机会。牛结核菌通过牛奶传播至人肠道内；血源性感染亦属可能，多见于晚期肺结核的患者；患者的身体其他脏器如肝、脾、脑膜也常有结核病灶。

【分型】

1. 溃疡型　多发生在回肠，病变开始于肠壁的集合淋巴结或淋巴滤泡，随后形成溃疡，溃疡逐渐沿肠壁淋巴管方向顺肠管横轴发展，造成肠管环状瘢痕性狭窄和肠腔梗阻。肠腔梗阻严重时，病变上缘或近侧肠壁可能发生穿孔，引起弥散性腹膜炎。腹腔感染多为局限性，形成腹腔脓肿，脓肿最终穿破腹壁形成小肠瘘。

2. 增殖型　绝大多数发生在回盲部，导致肠黏膜下纤维组织高度增生，黏膜可有多数假性息肉，小、浅溃疡也可能存在，病变周围腹膜常有不同程度的粘连。由于肠壁的增厚，常引起肠腔狭窄和梗阻，梗阻严重时也可能发生慢性肠穿孔和右下腹或腰部粪瘘。

3. 混合型　溃疡与增殖病变常不同程度上同时存在，因而这种分类并不是绝对的，也并不说明是两种不同的疾病，而是反映机体对结核病的抵抗力和免疫力的差异。所以，肠结核和肺结核在临床上的表现常是一致的。①溃疡型肠结核患者的肺部病变多为活动性的。②在增殖型肠结核患者，胸部结核也大多为稳定性病变；同样，病变已稳定或愈合的肺结核患者，其肠部病变常为增殖型。

另外，肠结核患者常同时也有肠系膜淋巴结核和腹膜结核。

【影像学检查】

1. X线

(1)溃疡型肠结核：病变部位黏膜紊乱、肠管短缩，钡剂通过该区域时，不在此停留而迅速流向远侧肠管，以至于病变肠管一部分未充盈或仅有少量钡剂充盈呈细线状，但其相邻肠管则充盈良好。钡剂灌肠时回盲部没有器质性狭窄，钡剂可使肠管扩张、充盈，此时肠壁的黏膜及黏膜下层可见多发小溃疡，呈小点状或小刺状突出于腔外的龛影。随着病变发展，因为瘢痕回缩、纤维组织增生、管壁增厚等，导致肠管管腔变窄、变形，近端肠管扩张、淤滞。

(2)增殖型肠结核：表现为以肠管不规则变形、狭窄为主，肠管缩短、变形、僵硬；同时表现为黏膜粗糙、紊乱及多个充盈缺损，很少有龛影与激惹征。回肠结核多伴有局限性腹膜炎，所以可能与周围肠管粘连、肠管分布紊乱，盲肠表现为牵拉、变形、移位；另一特征为肠结核多为移行性病变，与相邻正常肠管之间无明显分界。回盲瓣常可受累，表现为肥厚，盲肠内侧壁凹陷变形，可明显缩窄或增宽。

2. CT　病变好发于回盲部，多为轻度增厚。病变累及的范围多较长，增厚与正常肠壁逐渐过渡。增强后，病变早期及活动期增厚肠壁较正常肠壁强化明显增加(图7-4-1A)。肠结核亦可表现肠壁明显增厚，管腔变形、狭窄，近侧肠管扩张、梗阻(图7-4-1 B,C)。肠结核可侵犯肠管周围组织，表现为周围脂肪间隙密度增高，伴有干酪坏死组织时密度不均匀，周边明显强化，干酪坏死组织不强化或强化较差；肠系膜淋巴结大、钙化。

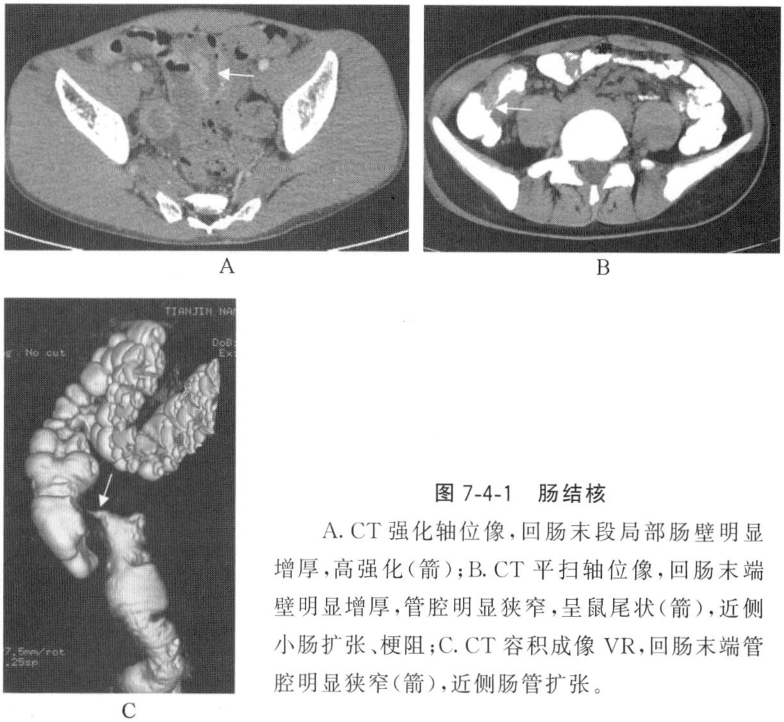

图7-4-1 肠结核

A. CT强化轴位像，回肠末段局部肠壁明显增厚，高强化（箭）；B. CT平扫轴位像，回肠末端壁明显增厚，管腔明显狭窄，呈鼠尾状（箭），近侧小肠扩张、梗阻；C. CT容积成像VR，回肠末端管腔明显狭窄（箭），近侧肠管扩张。

【鉴别诊断】 应考虑与以下疾病鉴别。①溃疡性回结肠；②阿米巴痢疾；③过敏性结肠炎；④非特异性局限性结肠炎；⑤结肠息肉；⑥阿米巴肉芽肿。

【诊断】 根据病史、影像学、纤维镜检查，可明确诊断。

【治疗】

1. 西医药治疗

(1)改善全身状况，必要时补血和清蛋白。

(2)药物治疗，以异烟肼、PAS、链霉素、利福平、乙胺丁醇等为主，采取二联或三联用药。疗程6个月以上。

2. 中医辨证论治

(1)寒邪内滞型

主证：腹痛胀，遇寒痛甚，得温痛减，口淡不渴，形寒肢冷，小便清长，大便清稀或秘结；舌质淡苔白腻，脉沉紧，细弱。

治则：散寒温里，理气。

方药：良附丸合三仁汤加减。杏仁10g，薏苡仁10g，蔻仁10g，砂仁10g，干姜3g，紫苏10g，乌药10g，香附10g，陈皮10g，木香10g，延胡索10g，枳壳10g，茯苓10g。

(2)湿热气滞型

主证:腹痛拒按,烦渴,大便秘结,尿黄,潮热,小便短黄;舌质红,苔黄燥或黄腻,脉滑数。

治则:泄热通腑,行气。

方药:大承气汤加减。大黄 20g,芒硝 3g,枳实 10g,厚朴 10g,炒莱菔子 10g,木香 10g,延胡索 10g,桃仁 10g。

(3)肝郁型

主证:腹胀,胁痛;舌质红,苔薄白,脉弦。

治则:疏肝解郁,理气。

方药:柴胡疏肝散加减。柴胡 6g,枳壳 10g,香附 10g,陈皮 10g,川芎 10g,白芍 10g,甘草 3g,丹参 20g,木香 10g,延胡索 10g。

(4)脾胃虚型

主证:腹痛绵绵,时痛时止,喜温喜按,形寒肢冷,神疲乏力,气短懒言,胃纳不佳,面色无华,大便溏薄;舌质淡,苔薄白,脉沉细。

治则:温胃补虚,缓急止痛。

方药:小建中汤加减＋四君子汤。桂枝 3g,生姜 3g,白芍 15g,大枣 5g,党参 10g,白术 10g,甘草 3g,茯苓 10g,蒲黄 10g,五灵脂 10g。

【提示】 外科治疗的适应证如下。①小肠瘢痕性梗阻;②回盲部或结肠增殖性结核;③急性肠穿孔;④肠瘘;⑤诊断不确定,不能除外癌变。

二、肠阿米巴病

【病因】 肠阿米巴病是由溶组织内阿米巴所致的肠道感染,引起急性或慢性阿米巴痢疾或较局限性肉芽肿。①阿米巴痢疾的肠壁溃疡可能继发穿孔;②肠阿米巴肉芽肿常引起肠腔梗阻。

【并发症】

1. 肠阿米巴溃疡穿孔 诊断为阿米巴痢疾的患者突然发生剧烈腹痛,并出现腹膜炎体征,伴恶心,呕吐;全腹部压痛、反跳痛、肌紧张,呈板状腹。

2. 肠阿米巴肉芽肿 诊断为阿米巴痢疾者发生腹痛、呕吐,没有大便及排气;全腹胀,腹部 X 线平片有“液平”,为肠梗阻。

【临床表现】 临床无特殊诊断性的症状,患者可能曾有阿米巴痢疾病史,主要症状为局限性腹痛和间歇性腹泻,慢性肠梗阻的症状出现较晚,全身情况一般尚好。腹部检查常发现较硬肿物。

【影像学检查】

1. X 线 主要表现为右半结肠的痉挛性改变,有时也可见到散在多发的口疮样溃疡。病变早期,浅而细小的溃疡使肠壁轮廓不规则,因炎症刺激,盲肠、升结肠袋形增深，大小不一，钡剂不易存留，黏膜纹增粗、紊乱，并可见多发的小息肉样增生。随着炎症发展，盲肠痉挛不能充盈，肠壁纤维挛缩后，肠袋消失，肠腔变窄缩短。病变呈跳跃性、散在分布于盲肠、升结肠及横结肠，但病变间肠管正常。

2. CT、MR　累及部位以盲肠和升结肠为主，其次为乙状结肠和直肠。表现为肠壁明显增厚，以黏膜下层增厚为主，肠壁毛糙、水肿、渗出(图7-4-2)，增强扫描分层样强化；肠旁、双侧盆壁和腹膜后多发增大的淋巴结，且盆腔腹膜增厚。在急性期，阿米巴原虫的虫体可以表现为边缘不规则的斑片状，如果阿米巴原虫侵犯的部位比较多，可以表现为阿米巴瘤的特征，严重时可并发穿孔。

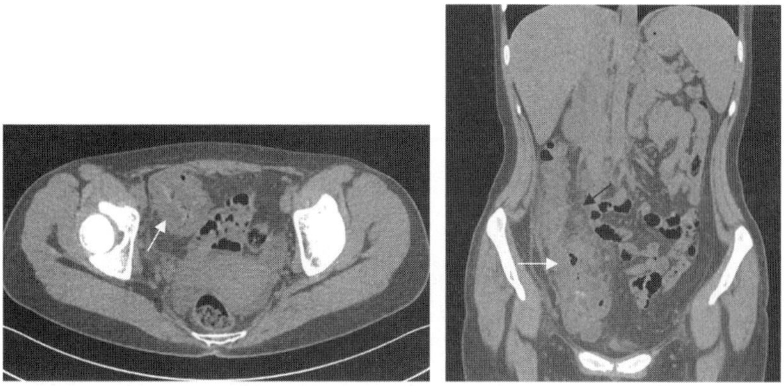

A　　B

图7-4-2　肠阿米巴病

CT横断冠状面，盲肠、升结肠壁明显增厚(白箭)；浆膜层毛糙、渗出，周围脂肪间隙密度增高(黑箭)。

【诊断】　根据病史、实验室、影像学，以及在肠内容物或黏膜上取拭子做涂片检查，找到阿米巴滋养体即可明确诊断。

【鉴别诊断】　①常易诊断为阑尾脓肿，临床表现为右下腹腹腔脓肿的患者，可能误诊为肠结核；②溃疡性结肠炎肠穿孔，也易误诊为该病。

【治疗】

1. 西药治疗　选用抗阿米巴药物治疗(卡巴胂、呋喃唑酮、依米丁、金霉素等)。

2. 中医中药治疗　见肠结核一节。

【提示】　一旦出现肠阿米巴溃疡穿孔或肠梗阻，则应及时手术。

三、痢疾

【概述】　痢疾是由痢疾杆菌引起的常见肠道传染病，里急后重及脓血样便等肠道症状为主要临床表现。

【病因】

1. 感受外邪　暑湿、疫毒之邪，侵及胃肠，湿热郁蒸，气血与暑湿、疫毒相搏结，而成湿热痢。

2. 不洁食物　食用不洁之物，影响胃肠气机，酿生湿热，湿热内蒸，腑气阻滞，气血凝滞，则成湿热痢。若平素过食生冷伤及脾胃，脾胃不运，水湿内停，寒湿内蕴，而成寒湿痢。

3. 久泻伤及脾胃　致中焦亏损，为脾胃虚痢。

4. 久病胃肠积热　为毒热痢。

【症状】

1. 腹痛，微热，大便次数增多，大便成形或较稀，带黏液和少量脓血。

2. 腹胀，恶心，腹泻；里急后重，排脓血黏液便。

【实验室检查】

1. 血常规　白细胞，尤其中性白细胞升高。

2. 粪常规　脓血球。

3. 粪培养　菌种、类别。

【影像学检查】　细菌性痢疾分为急性期、急性恢复期和慢性期。CT检查各期表现如下。

1. 急性期　肠道蠕动速度亢进，造影剂快速通过，表现为肠壁增厚，周围脂肪间隙密度增高（图7-4-3），且肠周围淋巴结增大。

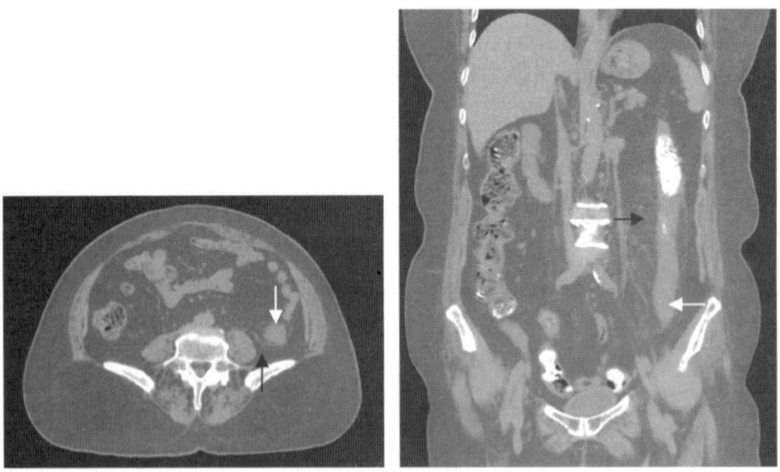

A　　B

图7-4-3　细菌性痢疾

CT横断冠状面，降结肠管壁明显增厚，管腔狭窄（白箭），浆膜层毛糙，周围脂肪间隙密度增高（黑箭）。

2. 急性恢复期　肠道黏膜会出现瘢痕形成，肠道的蠕动功能会逐渐恢复，渗出、水肿也会逐渐消退。影像显示肠壁增厚减轻，周围渗出吸收，增大淋巴结缩小。

3. 慢性期　显示黏膜的增厚、息肉等表现。

【诊断】　根据病史、实验室检查、影像学检查、纤维结肠镜检查，即可明确诊断。

【鉴别诊断】

1. 肠结核　常呈腹泻与便秘交替，多有午后低热、盗汗，腹痛多在右下腹，可扪及包块，进行影像学检查及结肠镜检查及结合结核病史有助于鉴别诊断。

2. 非特异性溃疡性结肠炎　病程较长，内镜可见肠黏膜充血、水肿及溃疡形成，黏膜松脆易于出血。

3. 急性坏死性出血性小肠炎　常有全腹压痛与严重腹胀，粪检查和纤维结肠检查鉴别诊断。

4. 阿米巴痢疾　粪常规检查可找到阿米巴原虫。

5. 沙门菌肠炎　有不洁进食，大便黏液多于脓，常呈绿色胶冻状。粪细菌培养可以确诊。

【治疗】

1. 西医治疗

(1)酌情选用抗生素，如头孢菌素、环丙沙星、头孢酮、呋喃唑酮。

(2)输液维持水电解质平衡。

(3)解痉药，如阿托品，颠茄等。

2. 中医辨证论治　分 4 型。

(1)肠道寒湿痢

①主证：大便清稀或水样，腹痛肠鸣，畏寒恶风食少；舌苔白滑，脉濡缓。

②治则：温中散寒。

③方药：藿香 10g，大腹皮 10g，白芷 6g，紫苏 10g，茯苓 10g，半夏曲 10g，陈皮 10g，厚朴 6g，桔梗 10g，木香 10g，乌药 10g，茴香 10g，甘草 3g，白芍 20g，生姜 3g。

(2)肠湿热湿痢

①主证：腹泻，脓血便，腹痛，腹胀，恶心，久泻，里急后重；舌苔黄腻，脉滑数或弦。

②治则：清热化湿。

③方药：黄芩 10g，黄连 10g，黄柏 10g，秦皮 10g，陈皮 10g，茯苓 10g，苍术 10g，白芍 10g，甘草 3g，当归 10g，木香 10g，槟榔 10g，肉桂 6g，金银花 30g，白头翁 30g，红藤 30g。

(3)脾胃虚痢

①主证：腹痛，腹泻，大便赤白，黏冻，喜热怕冷；舌质淡，苔白腻，脉濡缓。

②治则：补脾健胃。

③方药：陈皮 10g，白芷 6g，白术 10g，防风 6g，炒柴胡 6g，杭芍 10g，当归 10g，茯苓 10g，粉葛根 10g，黄连 10g，甘草 3g，党参 10g，半夏 10g，厚朴 10g，木香 10g，延胡索 10g，枳壳 10g，桂枝 6g，败酱草 20g。

(4)毒热痢

①主证：壮热口渴，头痛烦躁，恶心呕吐，大便频频，痢下鲜紫脓血，腹痛剧烈，伴高热畏寒；舌质红绛，苔黄燥，脉滑数或微欲绝。

②治则：清热解毒，凉血化瘀。

③方药：白头翁 30g，黄连 15g，黄柏 15g，红藤 30g，钩藤 10g，秦皮 10g，陈皮 10g，败酱草 30g，金银花 30g，地榆 10g，羚羊角 10g。

【提示】 防治合并败血症、休克。

四、肠血吸虫病

【病因】 血吸虫病曾是我国长江流域地区广泛流行的疾病。尾蚴穿入皮肤后经血液循环进至门静脉系统，在肠系膜静脉小支，尤其是结肠的静脉小支内成熟、产卵，虫卵沉积于肠壁各层，尤其是黏膜下层，可以引起白血细胞浸润、假性结核结节形成、纤维组织增生、肠壁显著纤维化并增厚，病变部位的黏膜增殖，并有息肉形成。

【影像学检查】

1. X 线　病变肠段可见结肠袋结构消失、肠管管腔狭窄，伴溃疡和炎性息肉样增生。结肠血吸虫所致的溃疡一般不大，边缘常不整齐，较浅。黏膜的息肉样增生和血吸虫结节所致的炎性息肉常提示肠血吸虫病的存在，炎性息肉的大小不同，差异较大，多见于直肠和乙状结肠。

2. CT　表现为病变部位肠壁增厚、变硬，最终形成血吸虫肉芽肿，黏膜可见多发钙化灶，肠腔狭窄（图 7-4-4）。

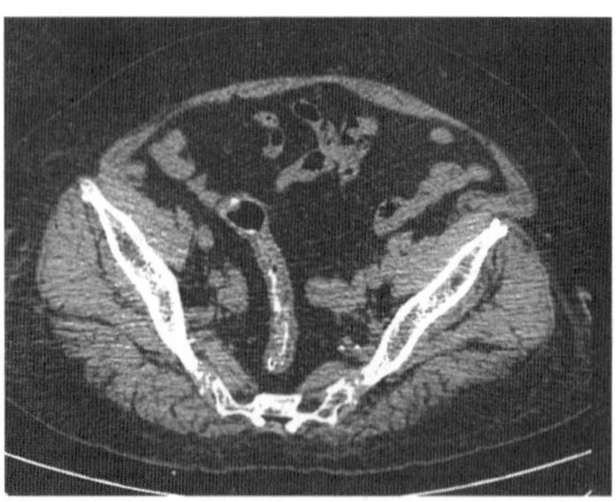

图 7-4-4　肠血吸虫病

乙状结肠局部肠壁增厚、变硬管腔狭窄，黏膜多发钙化灶。

【并发症】 血吸虫病可引起多种疾病。

1. 阑尾炎 血吸虫虫卵所致的慢性病变如阑尾壁纤维化，是急性阑尾炎发病的相关因素。

2. 小肠梗阻 由两种原因造成。①弥散性或带状粘连，多在回肠，压迫肠腔造成低位小肠梗阻；②痞块压迫，形成梗阻。

3. 结肠狭窄 引起结肠壁高度增厚(肉芽肿)，肠腔狭窄，因而产生不同程度的结肠梗阻。

4. 结肠癌 慢性血吸虫肠炎病变(溃疡、黏膜增殖、息肉形成)可诱发结肠癌。

5. 肠穿孔和肠瘘 慢性穿孔可以引起乙状结肠、直肠与膀胱、尿道、阴道之间的内瘘。

6. 肠扭转 因粘连引起肠扭转。

7. 肠套叠 因肠管增厚增粗引起肠套叠。

【治疗】

1. 中医中药治疗 见肠结核一节。

2. 西医治疗 给予相应西药治疗。并发外科疾病，给予相应手术治疗。

【提示】 利用超声、影像、纤维镜等检查，早期发现，早期防治，以减少并发症。

五、局限性肠炎

局限性肠炎是肠道一种慢性非特异性炎症，多见于回肠末端近回盲瓣处，所以也称为局限性回肠炎。常引起肠管狭窄、梗阻和腹腔感染，以及肠瘘形成。

【病因和病理】 局限性肠炎的病理特征为局限于一处或多处肠管的非特异性肉芽肿性炎变，肠管本身的病变为肠壁显著增厚、强直，浆膜面充血，并可能有纤维蛋白性渗出物。肠壁主要病变在黏膜下层，为炎性细胞浸润、淋巴组织增殖、假结核结节形成、高度淋巴水肿和结缔组织增生，黏膜面有深浅不同的溃疡，肠腔由于肠壁的增厚而变为高度狭小。肠系膜的病变主要表现为充血、水肿、增厚和淋巴结增大。有慢性肠穿孔和肠瘘形成时，病变部位与其他肠襻、脏器或腹壁有粘连，形成炎性肿块。

【症状】 长时间轻度腹泻、腹痛、低热，全身状况较差，应考虑局限性肠炎的可能。

【影像学检查】

1. X 线 钡餐造影，尤其是小肠双重对比造影检查。不同时期，有不同表现。

(1)早期：黏膜钡剂涂布不佳，紊乱、平直，肠壁边缘尖刺状影，正位像呈直径 1～2mm，周边透亮的钡点影，为口疮样溃疡。

(2)发展期：①肠管狭窄，呈狭窄不等、长短不一的线样征；②纵行线状溃疡，多位于肠管的系膜侧，其深而长，与肠纵轴一致，常合并横行的溃疡；③卵石征，弥散分布于病变肠段，为纵横交错的裂隙状溃疡围绕水肿的黏膜形成；④正常肠曲与病变肠段相间，呈节段性或跳跃性分布；⑤病变轮廓不对称，呈假憩室样变形，肠系膜侧常呈僵硬凹陷，而对侧肠轮廓外膨。

(3)晚期：可见瘘管或窦道形成的钡影，可有肠间瘘管、肠壁瘘管或通向腹腔或腹膜外的窦道形成的钡剂分流表现。

2. CT　节段性肠壁增厚为CT的主要表现，一般厚度在15mm以内。

(1)急性期：低密度环为黏膜下组织水肿所致，增强扫描时处于炎症活动期的黏膜和浆膜可强化，肠壁分层现象，表现为“双晕征”或“靶征”(图7-4-5)。

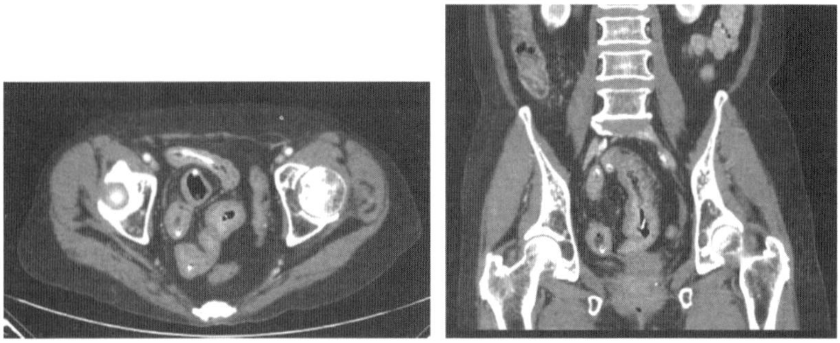

图7-4-5　克罗恩病

CT增强横断冠状面，盆腔回肠肠壁弥漫增厚，黏膜层明显增强，黏膜下水肿带呈低密度环，肠壁呈分层现象，表现为“靶征”或“双晕征”。

(2)慢性期：增强扫描时强化均匀，肠壁增厚均匀，有时可见肠腔狭窄。

(3)肠系膜可有多种改变：①炎性浸润时，肠系膜脂肪密度增高；②脂肪增生时肠系膜变厚，肠间距增大；③肠系膜蜂窝织炎，为混杂密度影，边缘模糊，内可见小气泡；④肠系膜淋巴结增大，一般在3～8mm；⑤增强扫描小动脉拉长、间隔增宽，沿肠壁梳状排列，称为“梳样征”(comb sign)，肠系膜血管增多、增粗、扭曲，常表明克罗恩病是活动期。CT对窦道、腹腔及腹壁的脓肿、瘘管等并发症的诊断有非常高的价值。窦道形成时，可见窦道内含有气体或对比剂。

3. MRI　为小肠克罗恩病一项重要诊断手段。小肠MRI最主要的作用是对小肠克罗恩病疾病活动度的判断及对于疾病疗效的检测。肠壁节段性增厚，呈跳跃性分布，MRI T_2WI图像可显示急性期增厚的肠壁呈分层状。

(1)肠腔狭窄：肠壁水肿或纤维化增厚可引起肠腔狭窄。

(2)肠壁强化方式：与克罗恩病的活动度有关。活动期，肠壁呈分层强化，即病变肠壁中央由于黏膜下组织水低密度或低信号，而处于活动期的黏膜和浆膜可中重度强化，又称为“靶征”；慢性期，肠壁呈均匀一致的强化。

(3)肠外改变:增强扫描肠系膜血管增多、增粗、扭曲,直小动脉拉长、间隔增宽,沿肠壁梳状排列,称为"梳样征";肠系膜淋巴结增大,一般在3～8mm;MRI图像可见脂肪爬行征或脂肪纤维增殖,表现为受累肠段邻近的肠系膜呈条索状、皱缩状(图7-4-5B)。

(4)并发症:①肠壁溃疡、肠瘘瘘管形成时,可见瘘管内含有气体或对比剂;②肠系膜蜂窝织炎时为密度或信号混杂的片状影,边界模糊;③腹腔脓肿形成时常显示为中央低密度或低信号,增强扫描时脓肿壁可呈环形强化。总之,肠壁分层、异常强化是提示克罗恩病活动性的最敏感的直接征象,"梳样征"及肠系膜脂肪改变是提示克罗恩病活动性最特异的间接征象。肠壁单层增厚并强化常提示病变处于慢性期。

【诊断】 根据病史和影像学和纤维结肠镜检查可确诊。

【鉴别诊断】 局限性结肠炎与溃疡性结肠炎的鉴别一般困难不大。①溃疡性结肠炎病变主要在左侧结肠,排便次数较多,便内有脓血,结肠镜检查可以证实左侧结肠的黏膜溃疡和急性炎变。②肠结核与局限性肠炎有时在临床上不易鉴别,须靠病理切片检查确定诊断。③小肠淋巴组织肉瘤。④霍奇金病。⑤放线菌病等。

【中西医结合治疗】

1. 中医辨证论治　分5型。

(1)湿热型

①主证:腹泻,便下脓血,赤白夹杂,里急后重,腹胀,腹痛,发热身倦,口苦咽干,小便短赤;舌苔黄腻,脉滑数。

②治则:清热燥湿。

③方药:白头翁汤加苍术、赤芍、当归、金银花、炙大黄、枳壳、川芎。

(2)肝脾不和型

①主证:腹泻、腹痛、痛即欲泻,夹黏液脓血;苔薄白,脉弦细。

②治则:疏肝解郁、健脾益气。

③方药:痛泻要方加乌梅、五倍子、川芎。

(3)脾胃气虚型

①主证:腹痛时作时止,里急后重,黏液血便,腹胀隐痛;舌淡苔白,脉细。

②治则:补脾运中。

③方药:白术汤加太子参、炒白术、山药、扁豆、茯苓、炙甘草、莲子肉、谷芽、大枣;久泻气虚脱肛,加黄芪、升麻;滑泻不禁,加诃子肉、肉豆蔻。

(4)脾肾阳虚型

①主证:便溏胶冻夹脓血,五更泻,腹胀冷痛;舌淡苔薄白,脉沉细无力。

②治则:温补脾肾,益气活血。

③方药：四神丸加陈皮、党参、白术、川芎。久泻不止，加诃子肉 3～12g，赤石脂 3～10g；脾肾阳虚，加肉豆蔻 6～12g，补骨脂 12g；脾虚，加党参 6～10g，黄芪 6～12g；腹痛，加青皮 9g，香附 9g；腹胀，加大腹皮 6g，厚朴 6g。

（5）血瘀型

①主证：泻泄不爽，腹痛，按之痛甚；舌暗红，舌边有紫斑，脉弦小涩。

②治则：行气活血化瘀，理肠通络。

③方药：膈下逐瘀汤。当归 6g，香附 6g，枳壳 6g，乌药 6g，五灵脂 6g，牡丹皮 6g，桃仁 6g，没药 6g，红花 6g，川芎 6g，甘草 6g，延胡索 6g。

注：中医“气”，一是指组织器官的功能是无形的“血”，一是指组织器官实质的“形”。明确诊断首先要通过纤维结肠镜确诊，还应鉴别肠癌、菌痢、阿米巴肠炎等病，其中医辨证以脾、肾为主，脾肾阳虚及气滞血瘀多见。故临床表现多为虚中挟实。

2. 西药治疗

（1）不宜常规使用抗生素：以免引起菌群失调，目前多应用偶氮水杨酸二钠治疗。对伴有全身感染患者，氨苄西林或头孢氨苄有效。对发现有厌氧菌感染者，可应用甲硝唑治疗。

（2）激素治疗：对结肠广泛病变者可应用激素，但疗效满意后要逐渐减少，直至停用，以防不良反应的发生。

（3）免疫抑制药治疗：对磺胺药、肾上腺皮质激素治疗无效的病例，可采用硫唑嘌呤或 6-巯基嘌呤，可以减轻肠黏膜炎症。

（4）手术治疗

①适应证：肠瘘、肠梗阻；持续贫血或严重营养不良；中西医结合治疗无效，或怀疑有恶变倾向者。

②手术方法：全结肠切除保留肛门或保留直肠可行人造肛门成形术、腹部造口术，应结合病情选择。

（5）保留灌肠治疗

①药物：柳氮磺嘧啶、小檗碱、氢化可的松、庆大霉素、甲硝唑、锡类散、云南白药加入五倍子液等。

②三黄汤：黄连 10g，黄柏 12g，黄芩 15g，诃子 12g，麦门冬 15g，玄参 15g，乌梅 20 枚，延胡索 12g，明矾 12g（明矾收涩止血，涩肠），水煎 500ml 灌肠。

③绞股蓝、象皮、中药灌肠：绞股蓝（清热解毒），象皮（活血生肌收敛抗炎）煎成药液，再辨证加入湿热型、气滞血瘀型、脾肾两亏型的中药。

④链霉素加中药：黄连、栀子、明矾，水煎后入链霉素灌肠。

⑤甲氨蝶呤保留灌肠：甲氨蝶呤 500mg（为竞争抑制叶酸的代谢药，是目前抗肿瘤药用于灌肠），可抑制肠壁、肠黏膜自行免疫损伤造成的糜烂、溃疡、增生渗出，但同时也抑制正常黏膜上皮的组织新陈代谢，还会引起肠内细菌入侵扩散，故合理

用量是500mg加利多卡因0.5%。消旋山莨菪碱10mg,腐植酸钠2g(以防止甲氨蝶呤诱发感染加重)。将上述4种药溶于200ml生理盐水灌肠。

(6)民间验方:五倍子4.5g,煅瓦楞子12g,白及(冲)6g,煨诃子6g,鸡骨香12g,鸡内金15g,两面针9g。水煎服,日2煎,口服。

【提示】 外科手术的适应证如下。①肠梗阻;②急性穿孔;③腹腔感染(慢性穿孔)。

六、溃疡性结肠炎

溃疡性结肠炎是一种病因不明的结肠慢性炎性疾病,并可能引发肠穿孔、癌变。

【病因和病理】 溃疡性结肠炎的病变主要在黏膜。导致黏膜广泛充血水肿,轻微接触即易出血,黏膜上有多数小溃疡,溃疡愈合可能形成瘢痕,但在病程发展时,则融合成为较大溃疡面,其他处黏膜则增殖形成假性息肉。黏膜下层和肌层初期亦有充血水肿,逐渐为结缔组织所代替,肠壁增厚并缩短,瘢痕收缩可造成肠腔狭窄。

【临床表现】

1. 腹泻　是溃疡性结肠炎主要症状,在急性期常为每日10～20次,大便呈粥样,有血、脓和黏液,有时出血很严重;直肠有病变时有里急后重感。

2. 腹痛　一般不剧烈,常位于左下腹,排便后减轻。在急性期,体温中度或轻度增高。

3. 全身性中毒性症状　有食欲缺乏、乏力、呕吐、腹胀,以及贫血、水肿、腹水、维生素缺乏等。肝脂肪变、关节炎、结节性红斑或其他皮疹也可能存在。

4. 并发症　溃疡性结肠炎的并发症为结肠穿孔、肠狭窄、肠瘘及癌变。

【一般检查】 病情轻的患者体检可无特殊发现。一般的腹部阳性体征为腹部压痛及肿块,后者多为炎性浸润的结肠和系膜,或结肠周围炎性肿物(慢性肠穿孔)。直肠指检可有黏膜水肿和颗粒样感,有时可摸到直肠壁上的假性息肉,甚至癌肿。

【影像学检查】

1. X线　双重对比结肠造影,本病在各个时期影像表现不尽相同。

(1)早期:病变部分结肠袋变浅直至消失;黏膜皱襞紊乱,严重者可消失;管腔变窄,病变处多有肠管痉缩,肠蠕动增强,同时钡剂排空加快且分散。

(2)溃疡形成期:溃疡较大时表现为结肠外缘较大且不规则的锯齿状改变,溃疡可以向外突出表现为领口状或"T"字形。浅小溃疡充盈相上表现为壁外缘的锯齿状改变,排空相可见多发小刺。炎性息肉表现为,肠管外缘不规则、凹凸不平的小圆形充盈缺损,同时黏膜皱襞增粗、紊乱,腔内有多发充盈缺损。

(3)晚期:结肠袋消失,外缘平直也可呈浅弧形;肠腔狭窄、肠管短缩,肝曲和脾曲向下移,横结肠平直,同时盲肠上移。病变进一步发展,肠管纤维化,病变狭窄处肠管大多光滑、僵硬,且舒张与收缩都显示不良呈“水管状”。结肠中毒扩张,多发生在横结肠,立位腹平片作为常规检查方法;如果结肠管径大于5.0cm时,需要严密监测;充气充液的肠襻,液平面少而长可发展为肠壁内气体,最终导致局限性穿孔或游离穿孔。

2. CT、MRI　病变主要累及黏膜层及黏膜下层,多发生在左半结肠至直肠,病变连续,肠管增厚均匀对称,增强扫描有助于判断是否为活动期。活动期肠管呈分层强化;静止期肠管均匀强化。活动期肠系膜密度增高,肠系膜血管增粗、边缘模糊,可见梳齿征,同时可引起肠系膜淋巴结增大(图7-4-6)。并发症可以很好显示;病变可并发肠管管径及形态学的变化,病变区肠腔可以变细、肠管回缩,结肠袋消失。

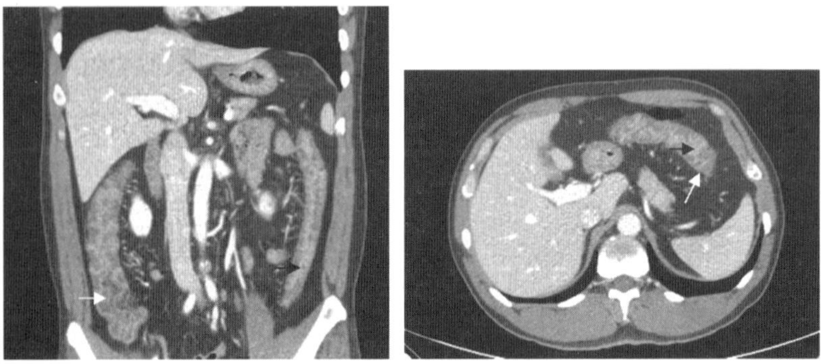

A　　　　B

图7-4-6　溃疡性结肠炎

A. CT强化冠状面,盲升结肠、降结肠壁明显弥漫性增厚,黏膜层增厚,高强化(黑箭),黏膜下层水肿(白箭),肠系膜血管增粗,脂肪间隙密度增高;B. CT强化横断面,横结肠壁增厚,黏膜层增厚(黑箭),黏膜下层水肿(白箭),肠系膜血管增粗。

【诊断】　除根据临床表现、影像学检查外,纤维结肠镜检查可以确诊,并有助于鉴别其他结肠疾病。

【鉴别诊断】　应考虑痢疾、结肠息肉病、局限性结肠炎、肠结核等,也应考虑溃疡性结肠炎与结肠癌同时存在的可能。

【治疗】

1. 西医治疗　①水杨酸类制剂,柳氮磺胺嘧啶,以及乳酸杆菌、双歧杆菌、大肠埃希菌和酵母菌等;②免疫抑制类制剂;③糖皮质激素类制剂;④喹诺酮类、咪唑类药结合氨基水杨酸类药的复合疗法疗效最佳,青霉素类、氯霉素、克林霉素、妥布霉素和头孢菌素;⑤微生态制剂。

2. 中医及针灸治疗

(1)辨证:本病有实证和虚证之分。

①实证:病变机制是虚热或寒虚蕴结大肠。大肠传导功能失利,以致腑气不行,气机不利,故腹痛为生。热迫大肠故里急。邪伤肠络故耳红面赤,气血凝滞,湿蕴不化,故败瘀夹湿,化而为脓及黏液。

②虚证:病久肠肾损伤至中气虚亏,脾阳不振再由脾胃反肾(子病累母)命火衰微,形成脾肾两虚,是痢久伤阳病机。以上是伤阳。久痢伤阴致营血耗伤,致损及脾肾与肝阴,也有湿热不化致寒湿郁而化热,致邪热入侵营血致动风凉厥或自闭外脱。以上为伤阳伤阴、动风惊厥。

(2)分型

①外感暑热、虚热或寒湿:内伤饮食至留滞肠中至郁蒸而成实证痢疾。

②肝旺乘脾:肝气郁结不能疏泄脾土。肝气横逆乘于脾上,使脾失运成,内湿停聚。情志因素也是病因之一。

③大肠里热证:为寒湿两型(还有疫毒型)伤阳而致,脾肾虚寒及伤阴致营血偏虚(虚热)。总之,以上为实证两型,虚证两型。

(3)治疗:一是扶脾益气,暖肾温阳,升陷固脱等护阳气治疗;滋阴养血,肾阴生伴护营阴疗法。二是清热祛寒,化湿,利气和血,祛积消滞疗法。

①湿热型

方 1:白头翁汤加减。白头翁 5g,炒青皮 6g,苦参 6g,焦黄柏 6g,炒金银花 10g,地榆 6g,焦楂炭 6g,木香 6g,炒菔子 6g,口服,每日 1 剂。清热化湿,选黄连、黄柏、黄芩、白头翁、苦参、银花、败酱草;健脾化湿,选苍术、白术、茯苓、砂仁、蔻仁、薏仁;利气,选木香、厚朴、青皮、枳壳、莱菔子;和血,选当归、白芍、地榆;消食,选山楂、神曲、麦芽;导滞,选枳实、陈皮、槟榔皮。

方 2:灌肠 1 号。苦参 6g,黄柏 6g,金银花 15g,败酱草 15g,五倍子 6g,地榆炭 6g,龙骨 6g。

②寒湿型

方 1:温中祛寒。砂仁 6g,干姜 3 片,肉桂心 3g,肉豆蔻 6g,利气和血消导。

方 2:理中汤。党参 6g,苍白术 6g,干姜 3 片,炙甘草 3g,木香 6g,砂仁 6g,当归 6g,白芍 15g,山楂 6g,乳香 3g,没药 6g。

方 3:灌肠 2 号。煅五倍子 3g,乳香 3g,没药 3g,木香 6g,地榆炭 6g,龙骨 6g。

③脾肾虚寒型:扶脾益气,治疗中气下陷。选用升举下陷药,肝脾不和加调肝脾药。

方 1:健脾补肾。人参 3g,党参 3g,白术 6g,山药 6g,莲子肉 6g。

方 2:补脾肾。炮姜 3 片,肉桂 3g,肉豆蔻 3g,补骨脂 3g,吴茱萸 3g,附子 18g。

方 3:升陷固脱。黄芪 3g,人参 3g,白术 3g,升麻 3g,柴胡 3g,煨葛根 3g,桔梗 3g。

方 4:固涩止痢。赤石脂 6g,禹余粮 16g,龙骨 6g,牡蛎 6g,乌梅 5 枚,罂粟壳 2g,诃子 1g,五味子 1g,石榴皮 3g。

方 5:暖脾固肠汤。高丽参 3g,炮姜 3 片,赤石脂 3g,诃子 3g,乌梅 5 枚,白芍 15g,甘草 6g,三七末 1g。中气下陷,加黄芪 6g,升麻 3g,柴胡 3g。脾肾虚,加肉豆蔻 6g,补骨脂 6g,附子 1g,肉桂 1g,以上药物,一煎口服,二煎灌肠(灌肠液加 2%明矾液 20ml)。

④营血偏虚(虚热型):滋阴养血,选阿胶 6g,鸡蛋黄 1 个,白药 15g,当归 6g,熟地黄 6g,山芍 6g,龙眼肉 6g(滋阴生津),乌梅与黄柏配合(育阴潜阳柔肝),女贞子 3g,旱莲草 3g,桑椹子 3g,石决明 6g,龙齿 6g,白芍 15g,白蒺藜 3g。养阴汤,阿胶 6g,白芍 15g,川莲 6g,牡蛎 6g,诃子 3g,槐角 6g,木瓜 3g,赤石脂 6g,炙甘草 3g,鸡蛋黄 2 个。

(4)针灸治疗

①穴位:关元、气海、天枢、上巨虚、下巨虚、足三里、阴陵泉、脾俞、胃俞、中脘、气海、大肠俞、阳纲、大横。

②手法:平补平泻。

【提示】 外科治疗的适应证:急性或慢性肠穿孔、肠梗阻、癌变,以及内科治疗无效或不能控制的病情。

七、亚急性坏死性肠炎

【病因和病理】

1. 一种意见认为,细菌感染是主要的原因。发病前有饮食不当或身体其他部位感染史,病变部位的病理所见也与化脓性感染相符,从病变部位所做的细菌培养,结果尚不一致,包括革兰阴性或阳性杆菌,有些作者则考虑厌氧杆菌是主要的病原菌。

2. 局限于肠段的一种急性蜂窝织炎性病变,认为过敏性炎性反应是发病的基本原因,感染是继发因素。理由是早期病变有肠壁末梢小血管(动脉)纤维蛋白性坏变和嗜酸细胞浸润,循环末梢的血供障碍引起黏膜灶性坏死,继而出现感染,加重了血供的损害程度,导致更大范围的肠壁坏死。

病变绝大多数位于小肠(空肠或回肠),偶有累及结肠或胃者。肠管病变呈节段性受累,肠管表面有充血、纤维蛋白或出血灶,肠壁水肿、增厚,并轻度扩张,肠襻可相互粘连。病变严重者,有肠壁散在片状坏死或整个肠段的坏死,腹腔内亦可有脓性或血性渗液。

【检查】

1. 粪常规检查和细菌培养。

2. X 线检查可见小肠充气、积液和扩大,病变部位也可能密度增加。

3. 超声导引下行腹腔穿刺回吸腹腔脓性或血性渗液实验室检查。

4. 血管造影或磁共振检查。

【临床表现】　起病常较突然,表现为急性腹痛和阵发性或持续性加剧,多在脐周围或上腹部开始,以后则限于病变内炎症处。主要症状可有发热、寒战和全身中毒症状。腹泻也是常见的症状,一般为稀便,有时为血便。肠管有明显坏死时,则全身性中毒症状和腹膜刺激症状均更为显著,严重者可出现脓毒症休克。

【诊断】　根据病史、化验、检查即可确诊。

【鉴别诊断】　应与肠套叠、急性阑尾炎、痢疾、急性肠梗阻、腹腔脓肿等鉴别。

【治疗】

1. 西医治疗　一般采用非手术疗法,包括禁食、维持水和电解质的平衡、应用广谱抗生素和其他支持疗法。

2. 中医及针灸治疗　见假膜性肠炎一节。

【提示】　一旦出现下列情况应及时手术。①腹膜刺激,症状疑有肠坏死和肠穿孔;②大量肠道出血不能制止;③腹腔脓肿需要引流;④肠梗阻症状加重。

八、假膜性肠炎

【病因和病理】　为金黄色葡萄球菌所致的肠道急性炎性疾病,多见于曾应用广谱抗生素治疗的术后患者。一般情况下,肠道内大量大肠埃希菌等细菌,可以抑制葡萄球菌生长繁殖,不致引起疾病。而在应用抗生素治疗或作为术前准备肠道和术后预防感染措施后,肠道中正常存在的细菌受到抑制,这些对抗生素耐药的葡萄球菌可迅速繁殖、产生大量毒素,引起肠道的损害。病变可在整个肠道或肠道的任何一部分,受累肠管亦可呈多节段性。黏膜和黏膜下层病变此假膜呈黄绿色,为纤维蛋白、黏性变最为显著。典型的病变为黏膜表面假膜形成,水肿、渗液、炎性和破碎的细胞,以及细菌所组成,有小片状糜烂和溃疡形成,甚至大片坏死。

【临床症状】　症状多在术后或应用抗生素后数日出现。其性质主要是细菌和毒素所致的感染、毒血症、肠炎和脱水等,以及腹胀、腹痛、恶心、食欲缺乏等。主要症状是腹泻,一般为水样,大便为海水样(青绿色水泻)或米汤样,内含假膜片。全身症状和腹胀加重,腹泻次数亦增多,大量液体从体内丢失,引起严重的脱水和电解质缺乏,以致循环衰竭和死亡。病情急重的可在起病时即有高热、腹胀、腹肌紧张、呕吐,数小时内可出现休克。

【实验室检查】　立即行粪涂片染色检查,如发现大量革兰阳性球菌即是病原菌,同时亦行粪细菌培养以肯定葡萄球菌,以及测定各种抗生素的敏感度。

【影像学检查】

1. X 线　常有肠黏膜增厚、小肠胀气,部分肠麻痹患者出现肠梗阻。钡剂灌肠可能发现肠壁呈毛刷状、指压迹征和散在的圆形、不规则形充盈缺损。气钡双重造影可提供更多的诊断指标，但必须小心操作防止肠穿孔的发生。

2. CT　典型表现是肠壁节段性或弥散性增厚，密度减低。当水肿发生在黏膜和黏膜下层时形成晕征。当肠壁显著增厚并折叠时，可形成相对特异性的所谓“手风琴征”“靶征”“双晕征”。静脉注射CT对比剂后，肠管黏膜面及浆膜面强化，这两层中间为低密度水肿带，即为“晕征”；肠壁可见小结节、肠腔扩张、结肠周围束带样改变，该病同时还可伴发结肠周围渗出及腹水(图7-4-7)。

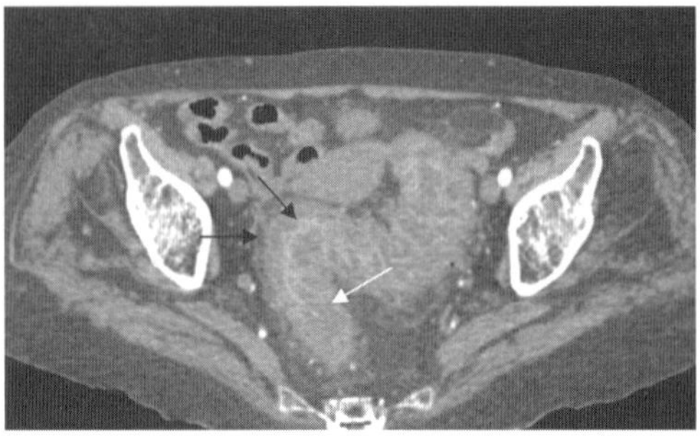

图7-4-7　假膜性肠炎

CT增强轴位像，乙状结肠壁明显弥散增厚，肠管黏膜面及浆膜面高强化(黑箭)，中间低密度水肿带(白箭)，呈“晕征”，结肠周围渗出。

【诊断】　根据病史，实验室检查，影像学检查，即可以确诊。

【治疗】

1. 西医治疗　①应立即停止使用原用的抗生素；②给予新的敏感抗生素；③积极维持水和电解质的平衡；④每日测定血、尿和粪的钠、钾浓度，作为补充水、盐的参考；⑤对休克和酸中毒进行积极治疗；⑥对病情重的患者给予促肾上腺皮质激素；⑦如腹泻不止，可用正常人的大便经生理盐水稀释成混悬液做保留灌肠；⑧口服大肠埃希菌混悬液，以恢复肠道内正常细菌株种，从而抑制葡萄球菌的生长繁殖。

2. 中医中药和针灸治疗

(1)辨证分型：分3型。

①寒湿型

主证：腹痛肠鸣，腹胀，泻泄清稀，食欲缺乏。舌质淡，苔黄腻，脉沉缓。

治则：散寒化湿，健脾和胃。

方药：胃苓汤加减。苍术10g，厚朴6g，陈皮10g，云苓15g，猪苓10g，桂枝10g，白术10g，炙甘草6g，车前子(包)12g，人参3g，木香10g，白芍15g。

②热湿型

主证：腹痛而泻，粪色黄褐，气秽水样大便或心烦，腹泻，口渴，小便短赤。苔黄厚腻，脉象濡数。

治则：清热利湿，行气解毒。

方药：杏仁10g，木香10g，延胡索6g，川楝子10g，枳实15g，茵陈30g，金钱草30g，蒲公英、郁金各30g，木通、茯苓、白术、人参、蔻仁、薏苡仁各10g，甘草3g，丹参30g，金银花20g。

③中毒型

主证：水样大便，腹痛，腹胀，恶心，呕吐，食欲缺乏，或高热、腹肌紧张、休克。

治则：止泻固脱。

方药：栀子10g，龙胆草10g，木香10g，生地黄10g，板蓝根30g，白及(冲)6g，白芍30g，茯苓10g，白术10g，苍术10g，马齿苋30g，黄柏10g，蒲公英30g，郁金10g，连翘30g，黄芩10g，人参10g，麦门冬10g，五味子10g，丹参20g，玄参30g，犀牛角(代)3g，黄连10g，升麻10g，牡丹皮10g，石斛15g。

(2)灌肠疗法

①可用口服中药煎剂的第二煎500ml左右保留灌肠，每日1次。

②苍术15g，黄柏15g，马齿苋30g，五味子15g，丹参30g，蒲公英30g，金银花30g，红藤30g。水煎400～500ml，将抗生素和1%普鲁卡因40ml与上述中药的半量混合均匀后灌肠，分早晚各灌肠1次。

(3)针灸治疗

①穴位：脾俞、肾俞、中脘、关元、天枢、上脘、命门、胃俞、足三里、大肠俞、八髎、气海。

②手法：寒湿型和热型，用平补，平泻手法；中毒型用补法。

【提示】

1. 停止使用原用抗生素。
2. 选用对金黄色葡萄球菌有效的抗生素。
3. 维持水电解质平衡。
4. 给予促肾上腺皮质激素。
5. 口服大肠埃希菌混合液(正常人大便，经生理盐水稀释)。

九、暴发性溃疡性结肠炎

暴发性溃疡性结肠炎属于中医学的“肠癖”。肠癖一名源于《黄帝内经》，另称为“滞下”。经典的肠癖证属于脾与胃、肺与大肠表里转变的一类。

【病因病机】《黄帝内经》中肠癖证分为飧泄、赤痢、白痢及赤白痢，“肠癖者：阴邪在里在下，大小肠有辟积而生诸证，故飧泄，久为肠癖”。《伤寒论》中把肠癖证作为“下痢”论述，分为虚寒痢、湿热痢、休息痢。《素问·太阴阳明论》篇说：“故犯贼风虚邪者阳受之，食饮不节，起居不时者阴受之。阳受之则入六腑，阴受之则入五藏。入六腑则身热不时卧，上为喘呼，入五藏则满闭塞，下为飧泄，久为肠澼。”《素问·五藏别论》说：“六腑者传化物而不藏，故实而不能满也。”六腑的病机，主要表现为传化失常，通降失调。病位在肠，与脾胃关系密切，认为其病因与外感风寒湿热有关，如《素问·太阴阳明论》篇说：“故伤于风者，上先受之；伤于湿者，下先受之。”且与饮食不慎有关，如《素问·生气通天论》篇说：“因而饱食，筋脉横解。”

【症状与体征】 腹泻、疼痛、食欲缺乏、体重减轻，发热和心动过速，腹部可见膨胀，伴有弥散性压痛和肠鸣音减少，临床的表现和疾病的严重性不相称。腹泻在巨结肠产生期可能减轻结肠在腹平片上的表现，是诊断中毒期和判断疾病严重性的最好指标，正常结肠直径 5～6cm，盲肠最宽达 8cm。但在溃疡性结肠炎、结肠中毒性扩张，最常见全部结肠或可能是一个分肠段扩张。结肠扩张征象是结肠襻的显现，盲肠较宽。扩张肠段直径可达 17cm，平均为 9～10cm。疾病的严重性可以通过增宽肠襻直径的重复测量来评估。

【治疗】 手术治疗是暴发性溃疡性结肠炎的主要措施。虽然非手术治疗有时会改善 45%患者的情况，但以后还一定要选择性或紧急切除结肠。而且非手术治疗的患者面临进一步发生并发症的危险，如穿孔或大量难控制性出血就高达 75%。但暴发性溃疡性结肠炎的患者，常常在病症状态下不得不做手术，而外科医师的目标是救患者而不是结肠。在短时间内非手术治疗，给予大剂量皮质激素，48h 内不能带来戏剧性的改变。面对以前未曾接受过皮质激素的患者，尤其值得注意的是，这个疗法的支持者否认了皮质激素可加速穿孔。现在说明，结肠本身是疾病的根源和直接引起，而如果结肠未切除患者会继续受损害，因此应实施手术治疗。

【提示】 一旦出现并发症，应立即手术。

十、克隆性结肠炎

【病因】 克隆性结肠炎(肉芽肿结肠炎)多见，克罗恩病至今原因不明。

【症状】

1. 慢性腹痛、腹泻，伴腹部绞痛，但腹部无压痛、反跳痛及肌紧张。
2. 大便隐血或明显血便及黏液便。
3. 可出现肛旁脓肿、肛瘘或肛裂(即使手术，伤口经久不愈)。
4. 右下腹包块，无压痛，需行超声检查及钡剂灌肠造影。

【检查】

1. X 线检查 双重对比结肠造影，早期表现为黏膜层及黏膜下层的炎性浸润和充血水肿，结肠黏膜紊乱、模糊、黏膜皱襞增宽和不规整(图 7-4-8)，同时会引起结肠出现功能性改变。黏膜层病变表现为“口疮样”溃疡，有小圆形领点，周围为透亮的晕影，分布多散在，短期内可以消退也可以进展为纵行或横行溃疡，表现为条纹状影，主要在肠系膜附着处与结肠带平行，裂隙状溃疡较深，切线位上表现为尖刺状。溃疡之间残存黏膜隆起与肉芽组织增生，X 线表现为连续性大小不等类圆形降起，如卵石外观。同时也可伴发炎性息肉，呈散在性分布。进一步发展肠壁增厚，形成肠腔狭窄，呈非对称性与非连续性，X 线可呈较局限的环状，或为病变较广的管状狭窄，且常以一侧受累较明显，因而可在对侧肠管形成假憩室样表现。比较常见的并发症为脓肿与粘连，当溃疡穿透肠壁时常可形成窦道，表现为细长的钡影，且与肠管纵轴垂直，形态不规则，也可与相邻肠管相通形成肠曲间窦道。粘连可表现为肠管活动度减少、僵硬；穿孔可发展为脓肿。

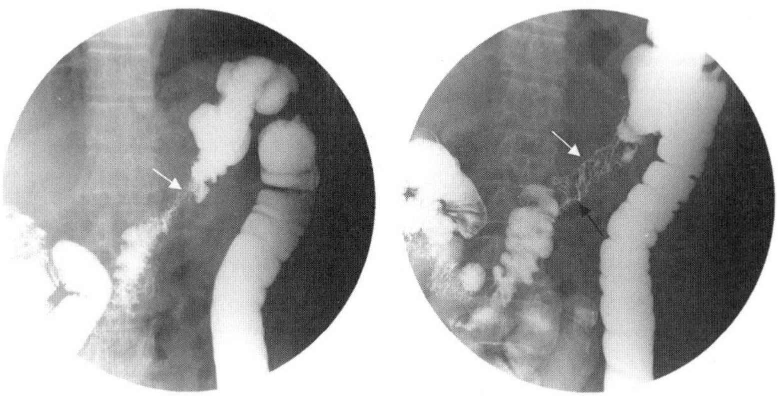

A　　B

图 7-4-8　克隆性结肠炎

双重对比结肠造影，横结肠近脾曲结肠黏膜紊乱、模糊、黏膜皱襞增宽和不规整（白箭），并可见小溃疡（黑箭）。

2. *内镜检查*　可显示特有较深的纵行溃疡，呈跳跃式分布，活检可明确诊断。

【诊断】　只能通过纤维结肠检查，并经肉芽肿病理检查确诊。

【鉴别诊断】

1. *溃疡性结肠炎*　也有慢性腹痛，腹泻，便血史，但里急后重感明显，多为黏液脓血便，钡剂灌肠和内镜检查可显示弥漫性病变。

2. *肠结核*　也有慢性腹痛，腹泻，但罕见便血，可与便秘交替出现，可发现肠外结核灶。结肠检查结果阴性。

【治疗】　见溃疡结肠炎一节。

【提示】　克隆性结肠炎，一旦出现并发症，应手术治疗（注意：①肠吻合术易发生肠瘘；②伤口经久不愈；③比癌症术后并发症多；④是超级“癌症”；⑤只能做“回肠造口术”）。

第五节　肠息肉病

肠息肉病是肠道广泛出现的多发息肉，且各具临床特殊表现的综合征。

一、家族性结肠息肉病

【病因】　家族性结肠息肉病是遗传性腺瘤性息肉病，以结肠、直肠大量息肉为特征，癌变率极高。息肉基本集中在大肠，与新的基因突变有关，镜下检查可显示其发生的全过程。按照单基因常染色体显性遗传特征进行遗传。

【临床表现】

1. 便血，是最常见症状，以鲜红色或果酱样大便为主，有时伴腹泻。
2. 继发缺铁性贫血、消瘦等全身症状。
3. 偶有肠梗阻、肠穿孔或大出血。

【影像学检查】　X线双重低张对比造影，盲肠及全结肠均可受累，左半结肠为好发部位。钡剂充盈病变肠段时，若息肉直径有数厘米大小，即使不加压亦能见到略呈圆形或椭圆形的充盈缺损影，边缘光滑整齐，带蒂息肉则呈蘑菇状，常可活动，其表面可有细点状钡影的沉着，有时则可见浅表不规则的龛影，后一种表现常为恶变的征象。一般钡剂通过病变区常无明显受阻，近段肠管亦不扩大。当息肉甚小且为多发时，病变肠段充盈钡餐时可完全正常，只有在钡餐较少显示黏膜纹时，才会出现多个小圆形的透亮区；有时则显示为局部黏膜纹呈不规则网状，往往该段肠管收缩较差。肠壁保持柔软，蠕动亦正常。所见息肉大小较均匀，可以大量密集形成团块，如果单一息肉直径大于2.0cm，或其表面毛糙不规整并有分叶，需要警惕有恶变的可能。患者结肠激惹不存在，结肠黏膜、结肠袋未见明显异常，结肠无回缩，都是本病的特征表现。

【诊断】

1. 不明原因便血。
2. 家族史。
3. 直肠指诊可触及串珠样息肉。
4. 纤维内镜检查可发现多发息肉，病理为腺瘤。

【鉴别诊断】

1. 炎症性息肉病，为大肠多发息肉，有肠道炎症表现。息肉镜下显示为肉芽组织、炎细胞和纤维组织等。
2. 息肉镜下检查为真性肿瘤。
3. Peutz-Jeghers综合征，也可有大肠多发息肉，但小肠数量更多，镜下显示非真性肿瘤，而是细胞构成比例异常。同时伴皮肤、口唇和颊黏膜的色素斑沉着。

【治疗】 见肠结核中中药治疗部分。

【提示】

1. 属癌前病变，故应手术治疗。

2. 口服中药可提高免疫力，增强抵抗力。

二、肠管炎症性息肉病

炎症性息肉病是继发于肠道慢性炎症性疾病，如溃疡性结肠炎、肠结核、阿米巴痢疾及血吸虫病等。

【病因】 因炎症消退后肠上皮再生，肠管肌层纤维化收缩，黏膜下层水肿消退，或炎症细胞浸润消退等，造成黏膜相对过剩。镜下可见息肉由肉芽组织、浸润炎细胞、腺管和纤维组织构成，故也称为假性息肉。

【临床表现】

1. 炎性肠病史，炎性息肉病。

2. 大肠多发息肉。

3. 内镜下显示为假性息肉。

【治疗和提示】

1. 患者有便血或癌变，可行内镜下摘除术。

2. 术前术后口服中药，见肠结核一节。

三、小肠息肉病

【病因】 小肠息肉是一种良性肿瘤，可发生于任何部位。

1. 腺上皮增生而形成，称为腺瘤性息肉，又称为真性息肉，最多见。

2. 由于长期炎症刺激，导致肠黏膜增生，如 Crohn 病、溃疡性结肠炎等，称为炎性息肉。

3. 由遗传因素造成的胚胎发育滞留组织，上皮组织外形隆起，黏膜下层可见分支的平滑肌束，称为错构瘤息肉。

4. 黏膜肥厚增生或淋巴滤泡增生，都可形成增生性息肉。

【临床表现】

1. 可出现反复发作的腹部隐痛或绞痛。

2. 肠道出血，为间断性黑粪。

3. 肠梗阻，多由于息肉诱发的肠套叠引起。

【影像学检查】

1. X 线　消化道造影检查，小肠肠腔内圆形、椭圆形、葡萄状等边界清晰、光滑规整的充盈缺损，大多为多发，且大小不等，有蒂或无蒂均可；肠壁柔软，蠕动可；黏膜未见确切异常。部分患者可合并消化道其他病变。

2. CT、MR　显示为突向肠腔内、境界清晰，相对较光整的结节、肿块（图 7-5-1）；CT 上病灶呈软组织密度，MRI T_1WI 则呈等信号或等、高混杂信号；随息肉的大小不同，局部肠腔可无或（有）肠腔扩大；但肠壁始终柔软、无浸润性改变。

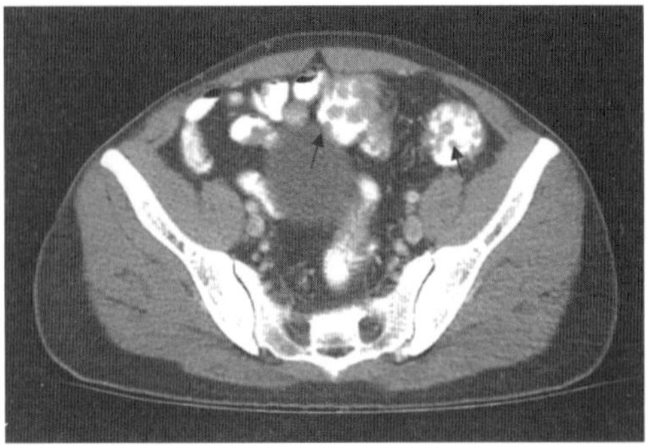

图 7-5-1　小肠息肉

CT 横断面，盆腔小肠腔内见高密度造影剂，肠壁见突向肠腔多发类圆形、圆形或椭圆形软组织密度结节影，边缘光滑（黑箭）。

【诊断】

1. 不明原因的黑粪。
2. 成人肠套叠。
3. 影像学检查可发现充盈缺损或肠套叠表现。
4. 内镜可明确诊断。

【鉴别诊断】　应与炎症性息肉病、Peutz-Jeghers 综合征等相鉴别。

【治疗与提示】

1. 炎性息肉以治疗原发病为主。
2. 有症状的息肉可行内镜切除或电灼。
3. 息肉集中的肠段应行肠切除术。
4. 术前术后，口服中药，见肠结核一节。

四、幼年性结肠息肉病

【病因】　属于错构瘤型息肉，多发生于儿童期，属于常染色体显性遗传性疾病。

【临床表现】

1. 幼年发病，可有家族史。
2. 便血、黏液便、腹泻。

3. 出现继发性贫血。

【影像学检查】 X线双重低张对比造影，息肉大部分是带蒂，其边界清晰，表面光滑、规整，多为数十个，以升结肠远端和直肠远端常见，同时可以合并小肠和胃多发息肉。

【诊断和鉴别诊断】

1. 幼年伴家族史。

2. 结肠受累表现。

3. 内镜检查可发现多发息肉，有成蒂倾向，表面光滑，无分叶，淡红色，可伴溃疡和出血。

4. 内镜检查显示上皮层正常，间质丰富，主要由腺管或囊组成。

【治疗和提示】

1. 如果有便血或癌变可能，则行内镜息肉切除术或电灼。

2. 术前术后口服中药，见肠结核一节（中药剂量减半）。

五、肠息肉伴软硬肿瘤

【病因】 为肠息肉病伴有多发软、硬组织的肿瘤。遗传方式与家庭性结肠息肉病相同，具有常染色体显性遗传特征。

【临床表现】

1. 便血是常见症状，也可出现贫血、肠梗阻、肠穿孔、大出血等并发症。

2. 肠外组织受累，常见的有上、下颌骨骨瘤或骨疣，上皮性囊肿和皮肤纤维瘤等。

3. 常伴有胃、小肠多发息肉，并出现相应症状。

【诊断】

1. 有家族史。

2. 结肠多发息肉伴肠外组织病变。

3. 纤维结肠镜检查确诊。

【鉴别诊断】

1. 家族性结肠息肉病。

2. 有些 Gardner 综合征患者早期结肠息肉病。

【治疗和提示】

1. 均必须手术治疗。

2. 术前术后口服中药，见肠结核一节。

六、肠息肉伴皮肤色素沉着症

本病以消化道息肉病伴皮肤、黏膜色素沉着为特征，故又称为遗传性胃肠道息肉病伴黏膜皮肤色素沉着症。

【病因】

1. 系一种遗传性疾病，按照常染色体显性遗传规律遗传给后代。

2. 息肉可分布于整个胃肠道。

【影像学检查】 可分布在从胃到直肠整个消化管腔内，以累及小肠最为明显，息肉的大小可有较大变化，可为无蒂息肉或有蒂息肉，大多成簇分布，也可散在分布，数目可从几个至数十个。结肠双重对比剂造影时，可见成簇或散在多发的小息肉，但在病灶之间其结肠黏膜背景仍相对正常。

【临床表现】

1. 口唇和颊黏膜出现色素沉着。

2. 因肠道息肉而出现间歇性痉挛性腹痛、便血和贫血，有时出现肠套叠。

【诊断】

1. 典型的色素沉着。

2. 便血和贫血，消瘦。

3. 内镜检查可发现大量息肉，取活检病理检查确诊。

4. 恶心呕吐，出现肠套叠肛门指诊或 X 线摄片。

【鉴别诊断】 主要应与家族性结肠息肉病和炎性息肉相鉴别。

【治疗和提示】

1. 伴有贫血或癌变，则行内镜息肉摘除或电灼。

2. 术前术后口服中药，见肠结核一节。

第8章　肠梗阻性疾病

第一节　肠梗阻

肠腔内容物的正常运行发生了障碍，不能顺利通过肠道，即称为肠梗阻。

【病因和分类】

1. 病因

(1)机械性肠梗阻：是由于多种原因引起肠腔狭小，导致肠内容物不能通过。例如，先天性异常、炎症或肿瘤使肠腔狭窄，肠管以外粘连或肿物压迫使肠腔变小，肠内异物使肠腔堵塞，以及绞窄性疝、肠套叠、肠扭转等，都属于机械性肠梗阻。

(2)动力性肠梗阻：是由于肠壁肌肉运动紊乱，导致肠内容物不能通过，没有器质性的肠腔狭小。肠壁肌肉可因为神经反射而失去蠕动能力，导致肠管无力使肠腔内容物向下运行，如麻痹性肠梗阻。动力性肠梗阻也可由肠壁肌肉过强收缩所致，又称为痉挛性肠梗阻，这也是神经反射性的，常见于肠道本身有炎性病变或神经系统有功能紊乱时；肠壁肌肉过强收缩可以引起肠腔狭小，而肠壁本身并没有解剖上的病变。

(3)血供性肠梗阻：是由于肠系膜血管血栓形成或栓塞，肠管血供发生障碍，失去运动能力(麻痹)，肠腔并没有阻塞。①根据肠壁血供有无障碍，肠梗阻可分为单纯性和绞窄性两类，如肠壁血供正常，仅肠腔内容物不能通过，称为单纯性梗阻；②如在梗阻的同时肠壁血供发生障碍，肠管缺血，称为绞窄性梗阻。

2. 分类

(1)根据梗阻部位，常分为高位小肠梗阻、低位小肠梗阻和结肠梗阻。

(2)根据肠腔梗阻的程度，可以分为完全性和不完全性梗阻。

(3)根据梗阻进程的快慢，又分为急性和慢性梗阻。

【病理解剖和病理生理】　肠梗阻一般性的病理解剖限于肠管的改变。在机械性肠梗阻，梗阻部位以上的肠管由于肠腔内气体和液体的郁积而扩张，扩张的程度决定于梗阻的部位和存在的时间，部位愈低，时间愈长，扩张愈明显。①在急性完全性梗阻，肠壁因壁管扩张变薄，黏膜可发生溃疡和坏死，有时肠浆膜可因肠管过度膨胀而裂开，甚至可自行发生穿孔。②在慢性部分性梗阻，肠壁往往因为肠蠕动增加而肌层肥大并增厚。③在肠管有绞窄时，肠壁因缺血而失去活力，肠管变为黑紫色。

【临床表现】 机械性肠梗阻与动力性肠梗阻、单纯性肠梗阻与绞窄性肠梗阻、高位肠梗阻与低位肠梗阻、急性完全性肠梗阻与慢性部分性肠梗阻，在临床表现有些差异，但肠内容物不能顺利通过肠腔的临床表现则是一致的。肠梗阻临床表现的共同特征是腹痛、呕吐、腹胀及停止排便和自肛门排气。其他症状还有肠鸣，并可见肠型和肠蠕动波，以及听诊时有连续高亢肠蠕动音等。

1. 腹痛 不同类型的肠梗阻腹痛的性质不同，其中腹痛位置不定、阵发绞痛为机械肠梗阻，到后期可变为持续性胀痛伴阵发性加剧，如出现全腹剧痛则提示已有肠绞窄。

2. 呕吐 呕吐早见，以食物和胃液为主，属反射性。如病情进展则出现频繁呕吐(高位肠梗阻)或呕吐大量胃肠液，甚至有臭味。呕吐后症状可有所缓解，但很快又会出现反复。

3. 腹胀 严重腹胀多见于低位肠梗阻和麻痹性肠梗阻，不对称的腹胀提示有闭襻性肠梗阻。

4. 排气 停止肛门排气排便多在发病后一段时间才被注意，提示完全性梗阻。但在高位梗阻、肠套叠、肠系膜血管病等可出现少量排气或排出血性黏液便。

5. 脱水 脱水表现出现较晚，多无发热、尿少。

6. 查体 常发现腹胀，压痛不明显，可有手术瘢痕或不对称性包块，有明显压痛则提示已有肠绞窄及腹膜炎。可闻及高调肠鸣、气过水声、金属音；麻痹性肠梗阻则肠鸣音完全消失。要特别注意腹股沟部的嵌顿疝。

7. X 线检查 可显示多个小的气液平面或几个巨大气液平面，有时空肠段可显示“青鱼骨刺”样黏膜皱襞像，结肠袋显示清楚多提示结肠梗阻，孤立的胀气大肠襻或假肿瘤状阴影，提示肠绞窄。扩大的胃泡液平，小肠、大肠全部胀气提示肠麻痹。

【影像学表现】

1. 超声 可发现局部或弥散性肠管扩张，肠管运动活跃或消失，肠管血供状况及有无腹腔积液等(超声导引下腹腔穿刺)。

2. X 线、CT 梗阻以上肠管不同程度积气、积液与肠管扩张。梗阻后在肠腔内很快出现气液面。梗阻时间越长，气液面越多。低位梗阻液面更多。液面一般在梗阻 5～6h 后出现。立位检查可见到阶梯样多发长短不一的液平面(图 8-1-1)。卧位检查时可见到胀气肠襻的分布情况，小肠居中央，结肠占据腹部外周。高位空肠梗阻时，胃内出现大量的气体和液体。低位小肠梗阻，则液平面较多。完全性梗阻时，结肠内无气体或仅有少量气体。空-回肠换位征、咖啡豆、假肿瘤征三种征象是诊断绞窄性肠梗阻的较可靠征象；而孤立性肠襻、小肠固定征、长液平、串珠征，以及肠腔内气液稀少征可作为诊断绞窄性肠梗阻的参考征象。

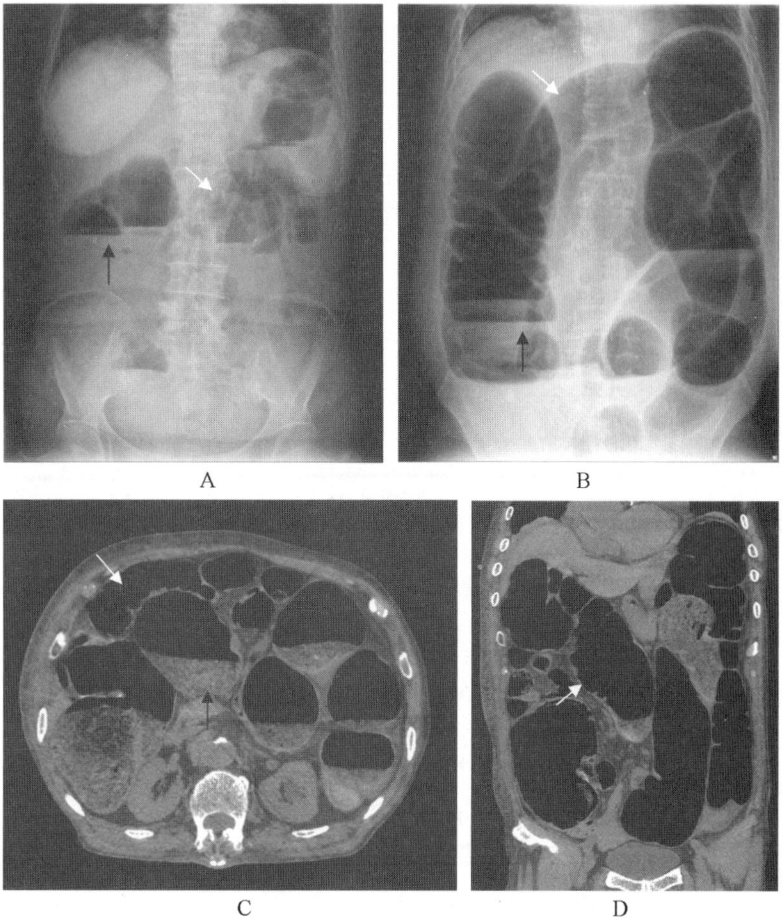

图 8-1-1　肠梗阻

A,B. 立位平片,肠管扩张(白箭),气液平面(黑箭);C、D. CT 平扫横断冠状位,小肠、结肠明显扩张、积气(白箭),肠壁不厚,结肠内积便(黑箭)。

【诊断】　在肠梗阻的诊断过程中,需要解决下列的问题。

1. 是否有肠梗阻存在,有无排便和自肛门排气,根据腹痛、呕吐和腹胀来进行诊断。同时,腹部超声、X 线片、CT 检查、血管造影检查可以帮助诊断。

2. 机械性梗阻、麻痹性或痉挛性梗阻的鉴别,对针对性处理十分重要。

3. 是单纯性梗阻,还是绞窄性梗阻,这是处理肠梗阻的非常重要的问题,因为绞窄性肠梗阻必须手术治疗;单纯性梗阻或不需要手术治疗。在临床上鉴别单纯性与绞窄性梗阻不可能有绝对把握,但有下列临床表现时应怀疑为绞窄性梗阻。

(1)腹痛发作急骤,起始即剧烈,或阵发性加重后仍有持续性疼痛,有时伴有后腰痛,疼痛剧烈时肠蠕动音可能不亢进,腹胀可能不显著。呕吐出现早,且为持续性。

(2)病程早期出现类似休克的表现,并逐渐加重,或经抗休克治疗后改善不显著。

(3)有明显腹膜刺激的体征,体温、脉搏和白血细胞计数有升高趋势。

(4)呕吐出或自肛门排出血性液体,或腹腔诊断性穿刺吸出血性液体。

(5)腹胀为不对称性,腹部扪诊或直肠指检时可触及有压痛的肿块(肠襻),X线片上有单独突出胀大的肠襻,不因时间而改变位置,或有肿瘤状阴影。

(6)经胃肠减压后,腹胀减轻,但腹痛发作无显著改善,经液体补充治疗后,脱水、血浓缩现象改善不明显。

4. 是小肠梗阻,还是结肠梗阻,是高位小肠梗阻,还是低位小肠梗阻。

5. 梗阻的原因是什么。

【诊断要点】 由于肠梗阻原发病范围广泛,故一定要详细询问病史和仔细查体。

1. 有"痛、呕、胀、闭"4个症状和查体的特征性发现,再通过立位X线腹部摄片,一般即可明确肠梗阻的诊断。

2. 通过腹胀程度、呕吐特点和腹部X线片可明确高位或低位梗阻。

3. 通过腹痛、腹胀特点,肠鸣音亢进或消失,以及腹部X线片表现可明确机械性或动力性梗阻。

4. 有少量排气,腹部X线片显示结肠积气者多为不全性梗阻。

5. 诊断困难、腹痛剧烈而肠鸣消失者,多为血供性梗阻,应尽快排除或明确心血管疾病、代谢性疾病或长期服用某些影响凝血功能药物的病史。

6. 超声检查可显示肠管扩张程度、肠管血供状况和运动状态及腹腔渗液量,还可明确梗阻部位、发现粘连索带、肠内团块或腹内肿瘤等。在超声引导下行腹内积液穿刺,送实验室检查,可明确是浆液性或血性渗液。

7. 实验室检查可显示脱水、电解质紊乱改变,以及贫血、白细胞、肿瘤标志物、全血黏度升高等。

8. 对疑为低位梗阻者可行急症钡剂灌肠检查,有助于结肠或回盲部病变的发现。

【鉴别诊断】

1. 应与下列疾病鉴别。①急性肠炎;②胆管和输尿管绞痛;③卵巢囊肿扭转等。

2. 诊断困难时可行下列检查。①X线腹部透视或摄片检查,对确定是否有肠梗阻帮助很大;②腹部超声检查。

【治疗】

1. 西医治疗

(1)输液:纠正脱水、电解质失衡,需要静脉输液。①最常用的溶液为葡萄糖生理盐水;如梗阻已存在数日,也需补充钾,小肠高位梗阻及呕吐频繁的患者尤为重要。②水、电解质紊乱较早发生,主要由于大量消化液滞留肠内、严重呕吐和不进饮食所引起,常表现为严重脱水、代谢性酸中毒和低钠低钾、肾灌流量减少、尿量锐减。③至于输液所需容量必须根据病史中呕吐情况、脱水程度、尿排出量和比重、血液浓缩度,并结合血液内钠、钾、氯浓度和二氧化碳结合力测定结果而定。

(2)胃肠减压:①由于胃肠道大量积液、积气引起腹胀,严重者影响呼吸功能及氧的交换;②胃肠减压可减轻腹胀。

(3)应用抗生素:抗生素的应用在肠梗阻(尤其是绞窄性梗阻)的治疗上有一定作用,可以减轻细菌感染和毒素的产生。

(4)保护大脑皮质:对大脑皮质的保护,可采用溴剂、镇静药,如注射地西泮。

(5)解痉:痉挛性梗阻,可用抗痉挛药物如阿托品、消旋山莨菪碱等。

2. 中医及针灸治疗

(1)中医辨证论治:①中医认为,六腑为“传化之腑”“以通为用”。凡饮食不节、七情内伤、寒热失常及虫团集聚,均可导致气血瘀滞、寒邪凝聚、热邪郁闭、湿邪中阻,影响六腑功能,导致肠腑升降运转失常,出现“痛、呕、胀、闭”四大症状,即为肠梗阻。②行中药注入胃管和灌肠治疗。

(2)分型:分为 4 型。

①气滞实型

主证:阵发性腹痛,恶心呕吐,腹胀,不排气不排便。舌苔厚、黄,脉沉。

治则:以泻热通下为主,辅以行气祛瘀。

方药:以复方大承气汤为主。枳实 12g,厚朴 12g,炒莱菔子 30g,桃仁 12g,大黄(后下)20g,芒硝(冲服)10g,木香 10g,延胡索 10g,川楝子 10g。

用法:每日 1 剂,两煎,分 2 次服。必要时亦可每一日 2 剂,分 4 次服。

如肠内积液多,腹胀重或肠麻痹,可选用大陷胸汤加减。炒莱菔子 10g,大黄 30g,芒硝(冲服)10g,甘遂末(冲服)1.5g,木香 10g,枳壳 10g,厚朴 10g。

②气滞血瘀型

主证:腹痛持续,痛有定处,不排气不排便。舌质紫或有瘀点,苔黄,脉涩。

治则:活血攻下。

方药:选用桃红承气汤加减。桃仁 10g,当归 15g,赤芍 15g,红花 10g,厚朴 10g,大黄(后下)20g,芒硝(冲服)10g,木香 10g,延胡索 10g,川楝子 10g。

如果腹痛不甚,间有排气或腹部大手术后,可选用粘连松解汤。厚朴 10g,炒莱菔子 15g,芒硝(冲服)10g,木香 10g,乌药 10g,桃仁 10g,赤芍 10g,番泻叶(泡服)20g,桃仁 10g,红花 10g,蒲黄 10g。

③腹寒型

主证:腹痛喜按,畏寒喜暖,不排气不排便。舌淡苔白,脉沉弦或沉迟。

治则：以温通攻下为主。

方药：选用大黄附子汤。大黄（后下）10g，附子 10g，细辛 2.4～4.5g。用法：每日一剂，两煎，分 2 次服。

④脾胃亏损型

主证：腹痛间发，体倦乏力，面色无华，不排气不排便。舌淡苔薄白或薄黄，脉沉无力。

治则：攻补兼施。

方药：选用黄龙汤。大黄（后下）10g，芒硝（冲服）5g，厚朴 6g，枳实 6g，人参 10g，当归 10g，桔梗 6g，甘草 6g，生姜 3 片，大枣 3 枚，木香 10g，延胡索 10g，桃仁 10g。如舌红少苔、脉细弱者，可用增味承气汤。生地黄 25g，元参 25g，麦门冬 20g，大黄（后下）15g，芒硝（冲服）10g，木香 10g，延胡索 6g。

用法：每日 1 剂，两煎，分 2 次服。

(3)胃管注入：先向胃管注入胃管液状石蜡 50ml，30min 后再经胃管注入中药 200ml。

(4)中药灌肠：可用中药 300ml 保留灌肠。

(5)针刺治疗：一般在给药 60min 后，针刺双侧足三里穴。如用电针，可留针 15～30min，双天枢穴（阴极），双足三里穴（阳极），以及关元、气海、大肠俞、大横等穴。对于麻痹性肠梗阻，也可采用新斯的明穴位注射。

【提示】 一旦发现有肠绞窄或久攻仍不能解除肠梗阻，则手术治疗。

第二节 肠堵塞

肠道被肠内容物所阻塞而发生的梗阻称为肠堵塞。是一种单纯性肠梗阻。发生的原因如下。①肠内容物较坚实且体积过大；②肠管本身有解剖或病理的狭窄部位；③肠动力的异常，即痉挛（如肠内容物的刺激）或蠕动紊乱（如胃迷走神经切断后）。

【分类】 肠堵塞分为以下 4 类。

1. *肠蛔虫堵塞* 多因蛔虫相互集结为一团，同时由于机械性或蛔虫产生毒素的刺激可导致肠痉挛。

(1)病因：驱虫治疗常为诱发梗阻症状发作的原因。

(2)症状：临床表现为阵发性腹痛和呕吐，患儿可有便蛔虫或吐蛔虫的情况。

(3)检查：腹部一般膨胀不显著，亦无腹壁强直，扪诊常可摸到能移动的条状物，并可能随肠管收缩而变硬，有时甚至可以看见此肿物。肠蠕动音可能亢进或正常。

(4)X 线和超声检查：X 线检查可看到肠腔内蛔虫阴影。腹部超声检查可发现蛔虫团。

(5)诊断:根据病史及检查可以确诊。

(6)鉴别诊断:主要与肠套叠相鉴别(见肠套叠一节)。

(7)治疗:①单纯性蛔虫堵塞可先采用非手术疗法(胃肠减压、抗痉挛药及灌肠),急性肠梗阻症状消失后即进行驱虫治疗。如非手术疗法无效,应施行手术,②中医中药治疗,见胆道蛔虫病一节。

2. 胆石堵塞

(1)病因:胆石引起肠堵塞的患者多数有胆道与肠道之间的内瘘。堵塞的部位以回肠为最常见。胆石嵌顿于肠腔内可能引起肠壁压迫性坏死。

(2)症状:已知患者有胆石症,经过一次急剧胆绞痛发作后,随后出现小肠梗阻的症状,可考虑胆石堵塞肠道的诊断。

(3)影像学检查

①X 线和超声:腹部 X 线摄片可看见肠腔内胆结石的阴影;腹部超声检查可发现肠结石的位置、大小及毗邻关系。

②CT:是观察诊断胆石性肠梗阻的最佳方法,其检查结果包括异位胆囊结石、胆道积气、胆囊异常、小肠梗阻,以及受影响肠道的活力。Rigler 三联征包括胆道积气,肠管扩张并见气液平面,异位结石影是胆石性肠梗阻的典型特征(图 8-2-1)。CT 不但有助于胆石性肠梗阻的诊断,还能辨别胆道病变和胆肠瘘部位及腹腔内情况,已成为临床诊断胆石性肠梗阻的金标准。

(4)诊断:根据病史及检查可以确诊。

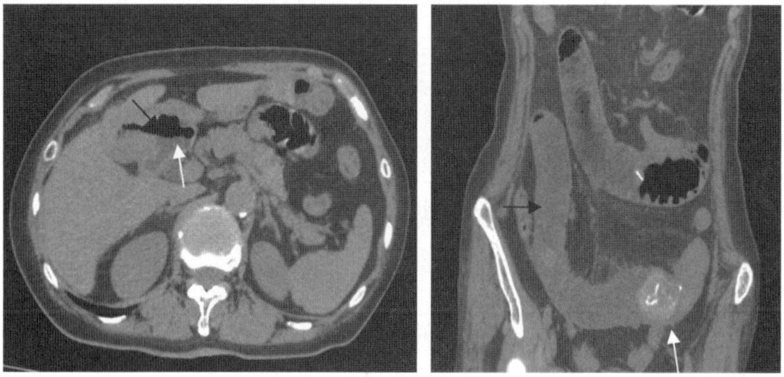

A　　　　B

图 8-2-1　胆石性肠梗阻

A. CT 横断面,胆囊与十二指肠形成胆肠瘘(白箭),胆囊积气(黑箭);B. 盆腔小肠腔内可见混杂密度胆石(白箭),近侧小肠扩张、梗阻(黑箭)。

3. 异物堵塞

(1)病因:咽下各种异物如发卡、假牙等,常见的异物为毛粪石、植物团、果核等。

(2)症状:恶心呕吐、腹痛、腹胀,没有大便及排气。

(3)检查:X线和超声检查。

(4)诊断:根据病史和X线、超声检查,均可以确诊。

(5)治疗:①利用肠镜取出异物;②见肠梗阻一节。

4. 粪便嵌塞

(1)中医辨证

①首先要有西医的正确诊断与病理,再进行中医的辨证施治确诊,防止延误诊断与治疗。

②目前,肛肠科的肛门直肠动力学检查、结肠传输功能检查、肛门肌电图、排粪造影检查、纤维直结肠镜、肛门直肠腔内超声检查等,为确诊提供了依据,也为中医辨证提供了条件。

③中医便秘、脱肛、虚劳、肠痹病因病机的描述,与西医的粪便嵌塞、便秘、出口梗阻相同。中医称肛门为魄门、后阴,司开阖、排出糟粕。位于大肠之末端,其需肾气之温煦气化,肺气之宣发肃降,脾之健运,心血滋养,肝气疏泄。若饮食不节,七情失调,劳倦过度,生育过多,年老气衰,久病不愈,导致脾气失健运。其"中气受损",清阳不升,浊阴不降,脾气不能散精于肺,而洒其六腑致大肠功能失常,肾元气亏损,不能气化温煦,心血失其滋润,肝气郁结而气机不畅,使肛门不能开阖,糟粕不能排出,致粪便嵌塞。

本病的关键是"清阳不升,浊阴不降",《内经》说:"清阳出上窍,浊阴出下窍。清阳发腠理,浊阴走五脏,清阳实四肢,浊阴归六腑。"

(2)辨证施治

①脾气虚型

主证:排便困难,面色萎黄,倦怠乏力;舌质淡、苔白、舌留齿印,脉细沉。

治则:脾宜升则健,胃宜降则通。给予李东垣"补中益气汤",治法为升清气,降浊气。

方药

其一,人参4g,黄芪6g,白术6g,当归6g,益气养血。

其二,陈皮6g,升麻3g,柴胡3g,理气升清。

其三,瓜蒌仁6g,元明粉(冲)3g,软坚散结。

其四,肉桂3g,肉苁蓉3g,牛膝3g,补肾阳。

其五,杏仁6g,桔梗6g,宣发肺气,升清。

②心脾两虚型

主证:大便艰难,体乏无力,心悸气短;舌质淡红,苔白,脉细无力。

治则：健脾养心，升清滋润，下浊气。给予“天王补心丹”加补中益气汤加减。

方药

其一，人参 3g，黄芪 6g，白术 6g，健脾益气。

其二，元参 3g，麦门冬 3g，当归 6g，远志 3g，生地黄 6g，养心润燥。

其三，五味子 2g，酸枣仁 3g，茯苓 6g，丹参 6g，安神补心。

其四，升麻 3g，柴胡 3g，升清阳。

其五，阿胶 6g，白芍 15g，补血。

其六，元明粉 6g，瓜蒌仁 6g，软坚散结。

③中焦失运

其一，单纯服维生素 C，治老年便秘。服法为首次 1g，以后每次 0.2g，每日 3 次；第二周改为每次 0.1g，每日 3 次；第 3 周改为每次 0.1g，每日 2 次；第 4 周改为每次 0.1g，每日 1 次。

单纯服维生素 C，一是可加强肝解毒功能，缓解氨中毒，因便秘肠道细菌繁殖，故氨产生增多。氨可抑制神经，使其兴奋性递质下降，致肠道蠕动缓慢。二是具有增强肠道蠕动和降低肠道气体吸收的作用。增加肠内腺体分泌，减少水分重吸收，促进细胞代谢，促进糖原和胶原蛋白合成，促进肠道对微量元素吸收。三是通过临床观察患者服用维生素 C 后，其全部粪便软化性正常。说明维生素 C 具有减少肠道对水分重吸收，增加肠道内腺体分泌的作用，故利于通便。

其二，穴位注射疗法：一是黄芪注射液，取双侧天枢穴、脾穴。二是维生素 B_{12}，取关元穴。三是维生素 K，取腰俞穴。四是新斯的明 0.5～1mg，取双足三里穴。每 3～5 天注射 1 次，1 个月或 2 个月为 1 个疗程。

药物穴位注射，具有增强结肠传导作用，故可治疗功能性结肠弛缓性便秘。

(3)口服中药治疗

方剂：通便汤。根据热则寒之、燥则调之、风则驱之的原理，补脾健胃。

方中大黄 6～15g，玄参 9g，煅牡蛎 9g，黄芪 10g，白术 10g，甘草 4g。软坚攻下，增强胃肠蠕动而促使排便；玄参、煅牡蛎，滋阴生津，潜阳补阴，软坚散结，止血收口；黄芪、白术，补中益气，健脾和胃；甘草，调和诸药。全方组合，共奏润肠通便，行气活血，通络止血，健脾和胃，祛风散热之功效。

用法：①将中药水泡 3h 后再水煎；②开锅，水沸即灭火，勿久煎；③水煎服，每晚服 1 剂。

【提示】 肠堵塞一旦发生肠坏死，应立即手术治疗。

第三节　放射性肠炎肠梗阻

放射性肠炎，常见于腹部或盆腔的放射治疗，小肠受累的概率为 25%～33%，结肠直肠受累率可高达75%。

【病因】

1. 放射线剂量超过3000cGy，可使细胞内水产生氧自由基，造成细胞死亡。

2. 肠黏膜上皮细胞的增生与成熟发生异常改变，表现为黏膜层充血、水肿和进行性炎症，甚至溃疡形成。穿孔可引起腹膜炎。

3. 如果支持结缔组织和黏膜下小动脉网状微血管系统受到损伤，可导致黏膜修复困难而萎缩和血管硬化，瘢痕组织取代正常结构，肠壁增厚，肠腔狭窄，造成肠梗阻。

【症状】

1. 早期症状　恶心、呕吐、腹痛、腹泻、里急后重等，以恶心和里急后重最难忍受。纤维结肠镜检查可见黏膜充血、水肿，血管纹理不清，溃疡形成。

2. 亚急性期症状　多发生在放疗后2～12个月，以腹泻为主，伴吸收不良，消化道造影显示受累小肠黏膜消失，肠管变硬，蠕动少。血管造影可显示受累肠襻的毛细血管像的显影浓度明显减少。

3. 晚期症状　患者在放疗后12个月以后出现，主要为腹部绞痛（部分小肠梗阻），也可出现恶心、呕吐和吸收不良，部分病例出现内瘘或肠穿孔、消化道出血。大肠受累为主者可有里急后重和黏液血便、便秘或大便失禁。

【影像学检查】　CT增强扫描是诊断放射性肠炎的最重要影像学方法，肠壁增厚，可有水肿（脂肪晕轮征），肠系膜脂肪炎性改变（图8-3-1），显示损伤肠管与非损伤肠管分界清晰。同时可检测出肠外异常表现（梗阻、腹水、肠瘘）。对于肠炎的诊疗有重要指导意义。

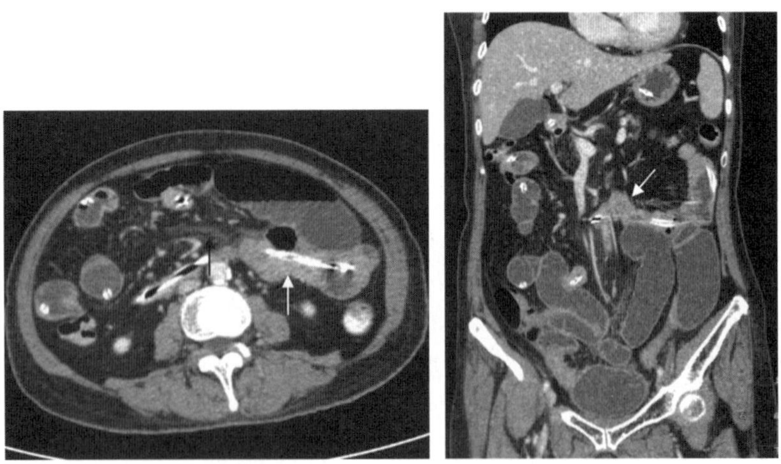

A　　　　B

图8-3-1　放射性肠炎肠梗阻

CT增强横断冠状位，小肠梗阻伴肠梗阻导管置入术后，局部肠壁增厚，高增强（白箭），肠系膜脂肪密度增高（黑箭）。

【诊断】

1. 腹部或盆腔放疗史。

2. 典型的三期症状和并发症。

3. 消化道造影和血管造影结果，腹部影像学检查，纤维结肠镜检查。

【鉴别诊断】

1. 原发病的进展，亦可造成肠梗阻、内瘘、消化道出血，但一般多在 1 年之内。影像学检查可显示肠道的局限性病变。

2. 慢性腹部内脏动脉缺血，以餐后绞痛、厌食和体重减轻为主，少有腹泻。虽然也可能有放疗史，但剂量多＜3000cGy，早期症状不显。如果两者同时发生，则诊断、治疗均困难。

【治疗】

1. 中医中药针灸治疗，见亚急性坏死性肠炎和肠梗阻章节。

2. 给予充分营养，除 TPN 外可口服安素类肠内营养品。

3. 消胆胺，口服，每日 4～12g，治疗顽固性水泻可能有一定疗效，或口服阿片类药物。

4. 皮质激素保留灌肠，用于放射性直肠炎。

5. 中药，一部分口服，一部分给予直肠保留灌肠。

【提示】 肠梗阻、内出血、内瘘等并发症，应手术治疗。

第四节　盲襻综合征肠梗阻

盲襻综合征肠梗阻系由手术或其他原因在肠道上形成盲襻并出现相应的症状。

【病因】 多由胃肠道手术造成盲端过长或一段肠道被空置，该段肠襻内容物淤滞，排空不畅，可出现类似不全性肠梗阻的症状。如盲襻内细菌过度繁殖和菌群失调，则可发生感染及中毒症状。

【症状】

1. 部分患者因盲襻内细菌过度繁殖而导致肠道内感染引起腹泻和水电解质紊乱。类似结肠炎表现。

2. 恶心、呕吐、腹痛、腹胀、肠鸣音亢进，不全性肠梗阻表现。

【影像学检查】

1. X 线

(1)腹部平片：可见梗阻病变近端肠管扩张。

(2)小肠造影：显示钡剂从吻合口逆行进入旷置的肠管，或有一部分钡剂通过狭窄部位逆行进入旷置的近端肠管(图 8-4-1A)，然后再由顺蠕动将钡剂推入吻合口远端，或逆蠕动到吻合部位。

2. CT　可显示病变部盲襻肠管、管腔狭窄及近侧扩张肠管(图 8-4-1B)，亦可

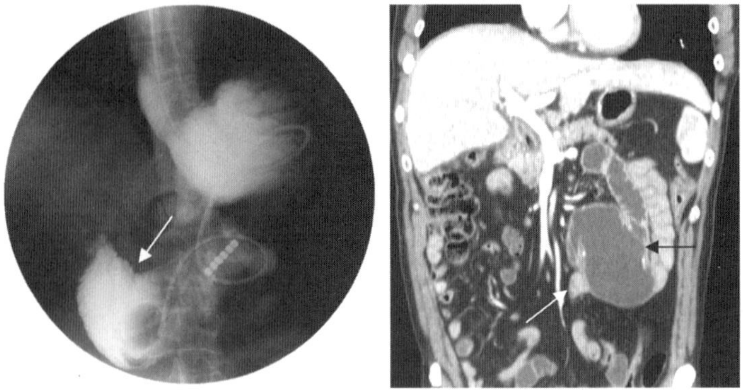

A　　　　　　　　　　B

图 8-4-1　盲襻综合征肠梗阻

A. 消化道造影，胃肠吻合术后（胃毕Ⅱ式），肠梗阻导管置入术后，输入襻明显扩张（白箭）；B. Roux-en-Y 吻合术后，吻合口狭窄（白箭），近侧盲襻肠管扩张、积液、梗阻（黑箭）。

显示瘘管等小肠病变，有助于诊断的确立。

【诊断】　根据病史及检查确诊。

【鉴别诊断】

1. 慢性腹泻与慢性结肠炎相鉴别。

2. 不全性梗阻与粘连性肠梗阻相鉴别。

【治疗】

1. 西医治疗　①输注高营养液，纠正水电解质失衡；②调整肠道菌群，可间断交替使用广谱抗生素与乳酶。

2. 中医治疗　①慢性腹泻见溃疡结肠炎一节；②不全性梗阻见肠梗阻一节。

【提示】　症状明显而非手术治疗无效时，可行盲襻切除术治疗。

第五节　粘连性肠梗阻

肠粘连或腹腔内粘连带所致的梗阻。

【病因病理和发病机制】　腹腔粘连和粘连带的来源有先天性和后天性两种：先天性粘连可以是发育异常或胎粪性腹膜炎所致；后天者多为部位不定的较广泛粘连。后天性粘连是腹腔内手术、炎症、创伤、出血、异物所致，可以为广泛粘连。

1. 粘连部位近端肠内容物骤然增多，不能顺利地通过已狭窄的肠腔，形成相对的梗阻。近端肠襻因内容物增加而扩大，并因其重量而下垂，均能使粘着点角度变小或曲折度增加，更加重肠腔的梗阻。穿过粘连带下环孔的肠襻可因肠腔内容物骤然增多、肠管胀大而发生箝闭。

2. 粘连部位的肠襻，因炎性或过敏性黏膜水肿、狭窄的肠腔更加狭小，变为完全性梗阻。

3. 强烈的肠蠕动，可以改变粘连近端肠襻的位置，增加粘连。

【临床表现】 急性粘连性肠梗阻的临床表现是小肠机械性肠梗阻的症状，患者多有过去腹腔手术或感染的病史。以往有慢性梗阻症状和多次急性发作的病史者多为广泛粘连和单纯性梗阻；突然出现急性梗阻症状者多为粘连带或点状粘连，常是绞窄性梗阻。恶心、呕吐、腹胀、腹痛，没有大便及排气。

X 线片上可见一个孤立或突出胀气肠襻，曲折成一所谓“咖啡豆”形状即应考虑为粘连带所致的闭襻梗阻。

【影像学检查】

1. X 线　肠管不同程度扩张、积气、积液；正常时，空肠居左上腹，回肠居右下腹，小肠排列异常时，出现“小肠异常排列征”，其表现为一种短小、局限扩张、无序排列、呈弥散性或局限分布的充气肠管，常带小液平。

2. CT　配合口服阳性造影剂，除能明确梗阻存在，肠管积气、积液，小肠扩张内径超过 30mm；结肠扩张内径超过 60mm 等；并能对肠梗阻进行明确的定位及定性诊断。主要的 CT 特征有：①近段肠管扩张；②在梗阻部位可见“移行带”（扩张与凹陷肠管的交界处）光滑；③鸟嘴征（扩张的肠襻在肠梗阻部位逐渐变尖，向某点集中）（图 8-5-1A）；④局部粘连束带；⑤假肿瘤症（梗阻区肠襻的两端完全封闭，闭襻内大部分为血性渗出物，气少或完全无气）；⑥部分粘连性肠梗阻伴有局部小肠扭转；⑦梗阻点肠壁强化或局部延迟强化，但肠壁未见明显增厚（图 8-5-1B）。

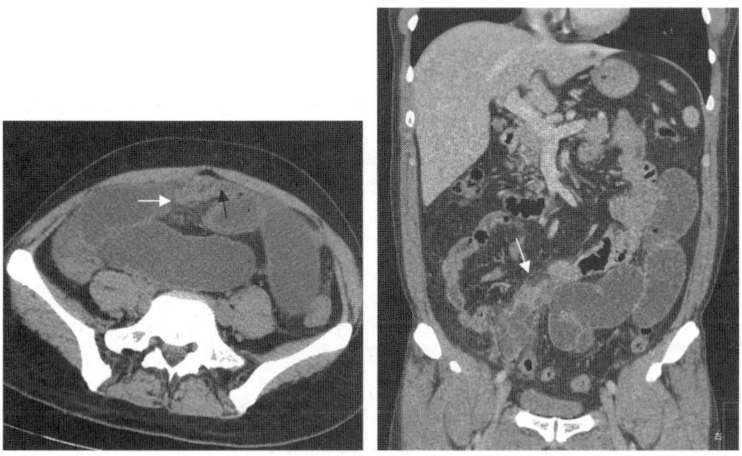

A　　　　B

图 8-5-1　粘连性肠梗阻

A. CT 平扫横断面，腹壁下方小肠局部粘连，成角（白箭），肠管呈鸟嘴征（黑箭），近侧肠管扩张、积液；B. CT 强化冠状面，回盲部肠管结构紊乱，肠管粘连、狭窄（白箭），左下腹肠管扩张、积液。

【诊断】 根据影像学检查及病史，即可确诊。

【鉴别诊断】 粘连性肠梗阻应与肠功能性疾病相鉴别，后者多表现为肠痉挛，患者突然发作剧烈腹痛、呕吐、腹胀，与机械性肠梗阻的症状相似，但症状持续时间较短，一般不超过数小时，呕吐物为胃内容物，从无“呕粪”症状，症状消失迅速，发作时X线腹部摄片亦可见肠内积气，往往为结肠积气，但肠腔并不显著扩大，亦无气胀的闭合肠襻。

【治疗】 西医、中医治疗，见肠梗阻一节。

【提示】 一旦发生肠绞窄，应及时手术。

第六节 肠扭转

一段肠襻沿其系膜的长轴旋转而造成的肠腔梗阻，称为肠扭转。有时肠管可沿其本身的纵轴旋转或肠管本身结成一扣，亦可称为肠扭转。

【病因病理】

1. 肠扭转多发生于小肠，其次为乙状结肠，再其次为盲肠。小肠扭转又多发生于回肠，有时全部小肠可以发生扭转。

2. 肠襻扭转部位在其系膜根部，多为顺时针方向。扭转程度轻时可以不到一转(360°)，重则可以达二三转。在扭转部位的肠腔必然发生狭窄和梗阻，肠系膜亦随肠管旋转，所以肠管可以因系膜血管受压而发生绞窄，造成肠管血供障碍。

3. 扭转的松紧也很重要。肠扭转是闭襻性梗阻，肠管常呈高度扩张，远较梗阻部位以上的肠管膨胀。

【发病原因】 肠襻发生扭转的主要原因有3个。

1. 肠襻和其系膜的长度比肠襻两端根部间的距离相对过长，则容易发生扭转。

2. 在上述解剖因素的基础上，如肠襻本身的重量增加，由于重力的关系，容易促使扭转发生。临床上，肠扭转常见于饱餐、大便秘结、排便困难，以及肠壁上有较大肿瘤、肠憩室病、息肉等。这是肠扭转发生的诱因。

3. 肠襻扭转必须有一定的推动力。虽然肠管本身的重力和强烈的肠蠕动都可能诱发肠襻位置的改变而引起扭转，但体位姿势突然的改变也是重要的因素。体位姿势突然改变对小肠扭转的发生尤为重要，常发生在踢足球、打篮球运动后。另外，劳动用力时身体向前俯，可以使较重肠襻旋转。

【临床表现和诊断】 肠扭转的临床表现为急性机械性肠梗阻，发病急骤，腹痛剧烈，腹胀显著，休克的发生率较高。不同肠道部位扭转的临床表现有所不同。

1. *小肠扭转* 全小肠扭转多见于婴儿，但亦偶见于成年人，右侧结肠也可能同时扭转。急性扭转时全小肠可旋转数转，引起完全性绞窄性梗阻。

小肠扭转的腹痛多在脐周围，呈持续性阵发加剧，恶心、呕吐频繁，腹胀可能不显著，可无高亢肠鸣音；肠鸣音弱，诊断为急性绞窄性小肠梗阻。如肠襻已坏死，则有腹部压痛、反跳痛等腹膜刺激征和全身性反应，发热或四肢厥冷，血压下降，休克。

2. 盲肠扭转　是移动性盲肠（盲肠、升结肠系膜未与腹后壁腹膜融合）的并发症，患者右下腹痛，恶心，没有肛门排气，发作时除腹部绞痛、呕吐、便秘、腹胀等典型机械性肠梗阻表现外，常可扪及位于中腹或上腹胀大盲肠，表现为稍有压痛的紧张肿物，叩诊呈鼓音，腹膜刺激的体征可能存在。X 线检查可见充气或含有粪渣、突出膨胀的巨大肠襻，立位时显示长大的液面，进一步钡剂灌肠检查发现，钡剂在升结肠处受阻，即可确定梗阻的部位和梗阻程度。

3. 乙状结肠扭转　乙状结肠过长、系膜附着距离缩短，以及内含物过多都是促使扭转发生的因素。

老年人多患有便秘，排便困难，有用力、蹲坑的习惯，容易引发乙状结肠扭转。可以通过腹部超声或做钡剂灌肠检查，发现钡剂在扭转部位受阻，钡柱尖端呈锥形或“鸟嘴”形。

【症状】　①突然恶心；②青壮年饱食后运动史；③老年人顽固便秘史；④腹痛剧烈，呕吐频繁；⑤腹胀不显著；⑥腹部拒按，隆起肠型；⑦无肛门排气。

【检查】

1. 腹部检查，可触及大的肠襻。

2. 肠鸣音，高调，听诊可闻及“气过水声”。

【影像学检查】

1. X 线

(1)平片：乙状结肠扭转见巨大的孤立肠襻自盆腔直达左中上腹，甚至可达左膈下，占据腹腔大部。在巨大肠襻内，常可见两个处于不同平面的液气平面（图 8-6-1A）。近端结肠和小肠有不同程度胀气。

(2)钡剂灌肠检查：钡剂在直肠与乙状结肠交界处受阻，尖端呈锥形或鸟嘴形。该检查方法仅适用于一般情况较好的早期病例，有腹膜刺激征或腹部明显压痛时，禁止此项检查，以免发生肠穿孔。

2. CT　影像学表现主要是漩涡征、鸟嘴征、靶环征等。

(1)旋涡征：肠扭转患者在 CT 影像学上可表现为扭转的肠管、肠系膜、肠系膜血管围绕某中心呈旋涡样改变，呈现出漩涡征（图 8-6-1 B，D）。

(2)鸟嘴征：患者出现肠扭转后，未被卷入旋涡的近端肠管由于充气、充液而扩张，其紧邻旋涡缘的肠管呈鸟嘴样变，被称为鸟嘴征（图 8-6-1C）。

(3)靶环征：肠扭转后肠壁血管扭转受压，肠壁缺血，静脉回流受阻，使腹腔积液和肠壁水肿增厚，呈现出靶环征。

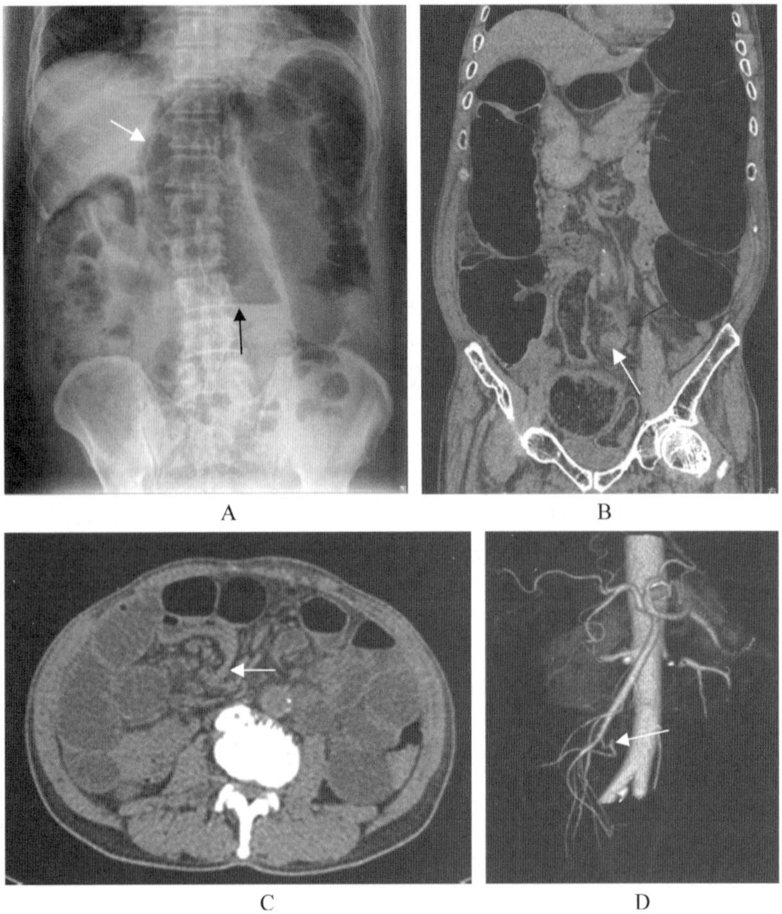

图 8-6-1　肠扭转

A. 立位平片，乙状结肠扭转，肠管明显扩张（白箭），伴气液平面（黑箭）；B. 乙状结肠扭转管腔狭窄（白箭），邻近肠系膜增粗，旋转（黑箭）；C. CT 平扫横断面，小肠扭转，局部肠管呈鸟嘴样改变（白箭）D. CT 强化 VR 重建，小肠扭转，肠系膜动脉旋涡样改变（白箭）。

【治疗】

1. 手法复位

(1)小肠扭转：患者取胸膝位，术者用手沿顺或逆时针方向按摩腹部，使扭转的小肠复位。

(2)乙状结肠扭转：病程早期，可先试用经直肠镜插管的方法治疗，如能将管插过扭转部位，使闭襻肠腔内的气液体排出，扭转可能自行复位。但应用此法时操作必须小心，不可强行插管以防将肠管插破。

2. 中医中药及针灸治疗　见肠梗阻一节。

【提示】　一旦发现肠绞窄、肠坏死的可能，应及时手术。

第七节　肠套叠

一段肠管套入其邻近的肠管腔内，称为肠套叠。

【病因】

1. 肠套叠分为原发性和继发性两类。①绝大多数原发性肠套叠发生于婴幼儿，因为原发性肠套叠是由于肠蠕动正常节律的紊乱、环肌持续性痉挛所致；②继发性肠套叠是由于肠壁或肠腔内器质性病变所诱发，多见于成年人，这些肠管病变多为肠壁肿瘤与梅克尔憩室。

2. 肠套叠发生的部位和类型。肠套叠多见于回盲部，有以下几种情况和类型。①回肠末端套入盲肠；②回肠末端套入盲肠后，盲肠、结肠随着套入部的前行而向内翻入，称为回肠结肠型；③回肠-回肠型；④结肠-结肠型。

【病理】

1. 肠套叠一般由 3 层肠壁所组成，外层称为鞘部，内二层称为套入部，套入部进入鞘部后可沿肠管向前行，同时肠系膜也随肠管进入，结果不仅肠腔发生梗阻，而且由于肠系膜血管受压，套入部肠管可发生绞窄、坏死。

2. 肠套叠一般都是近端肠管套入远端肠管，称为下行套叠；偶尔由于强烈的逆蠕动，远端肠管亦可能套入近端肠管，称为逆行套叠。

【症状】

1. 腹痛，为突然发生的剧烈阵发性疼痛，儿童表现为突发大哭，或仅表现为烦躁不安。

2. 呕吐，腹痛发作后即出现。

3. 便血，腹痛发作后排出的大便则仅为血与黏液，不含粪便小肠套叠便血，出现的时间较结肠套叠晚，直肠指检时可发现手套上有黏液和血渍。

4. 在晚期，则有精神萎靡、高热、脱水、腹胀、腹膜刺激和休克等症状。

【检查】

1. 腹部可触及腹部肿块，表面光滑，稍可移动，为腊肠形。

2. 直肠指检时可触及套入部的顶端，呈子宫颈样。有时套入部可脱出肛门外，颇似直肠脱垂。

【影像学检查】

1. X 线

(1)平片：表现小肠梗阻征象，肠管内可见阶梯状气液平面。早期腹部平片可为阴性。

(2)钡剂灌肠:在透视下,经肛门插管注入钡剂。钡剂到达套入部通过受阻,钡剂呈球形或杯口状充盈缺损(图 8-7-1 A,B);鞘部有钡剂进入时,可呈弹簧状或螺旋状。钡剂灌肠穿孔后容易发生肠粘连、腹膜炎,目前临床已很少使用。

(3)空气灌肠:在透视下,经肛门插管注入气体。气体沿结肠逆行充盈,到达套入部时通过受阻,并见肠管内有马铃薯状或类圆形软组织肿块影。随着肠腔内气体压力的维持和增加,气体继续前进,肿块阴影向后退缩,随后肿块阴影变小、消失,大量气体进入小肠呈沸腾状或礼花状表现,说明肠套叠已复位。

肠套叠复位标准为大量气体进入小肠内、肿块影消失、患儿临床症状与体征消失。

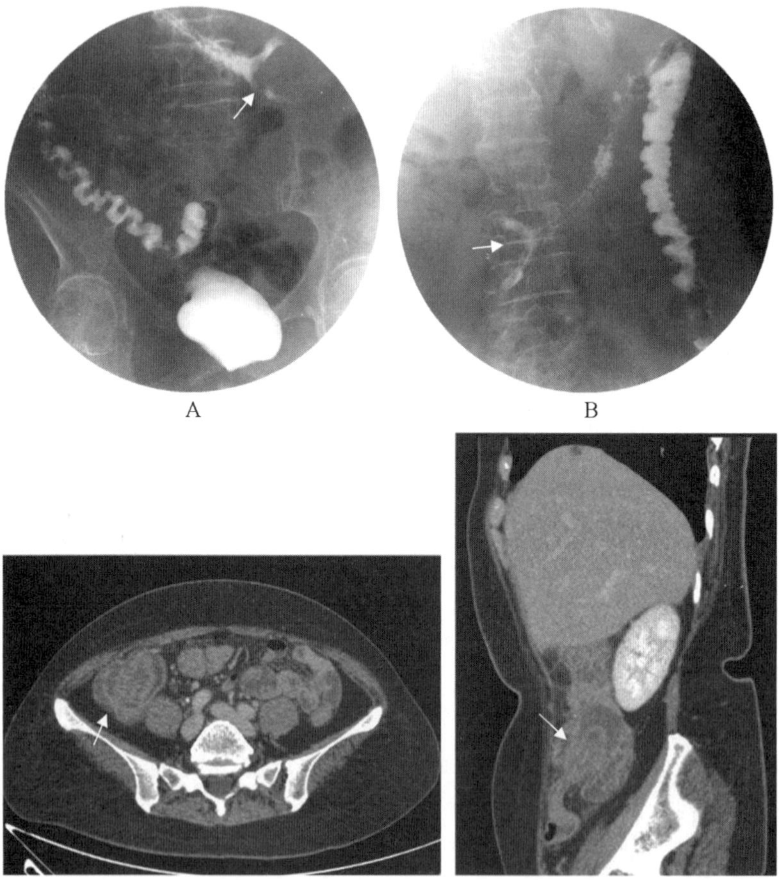

图 8-7-1 肠套叠

A,B. 钡剂造影,钡剂到达套入部通过受阻,杯口状、球形充盈缺损(白箭);C. CT 增强横断位,呈靶环状肿块影,各层密度高低相间(白箭);D. CT 增强静脉期矢状位,图像断面与套入肠管平行,呈高低密度相间的香肠状肿块(白箭)。

2. CT　图像断面与套入肠管垂直时，肠套叠呈靶环状表现的肿块，各层密度高低相间(图 8-7-1C)；图像断面与套入肠管平行时，肠套叠呈高低密度相间的香肠状肿块(图 8-7-1D)。套叠部的多层状表现为其肠壁、肠系膜和肠内容物具有不同的密度所致。

【诊断】　根据病史、检查即可确诊。

【鉴别诊断】　①急性阑尾炎；②小肠或结肠炎；③腹紫癜病。

【治疗】

1. 复位疗法　肠套叠的治疗主要有灌肠复位法和手法复位两种方法。

(1)灌肠疗法：在一定压力下将液体或空气自直肠注入，有可能将套入部挤出鞘部，套叠遂复位。一般常用的方法为在 X 线下做钡剂灌肠。

(2)手法复位法：患者腹部对着床面(跪位)，术者双手于肠套叠部，先上下颠簸，并按肠扭转方向，反向按摩肠管。一旦肠扭转复位，患者腹部包块(肠襻)消失，腹痛立即缓解、消失。

2. 中医中药治疗

(1)中药灌肠，见肠梗阻一节。

(2)口服中药与针灸治疗，见肠梗阻一节。

【提示】　一旦患者出现肠绞窄、肠坏死，则应手术治疗。

第9章　肠系膜血管疾病

第一节　肠系膜血管阻塞(小肠缺血综合征)

【概述】

1. 肠系膜血管由于不同原因发生阻塞后,肠壁肌肉麻痹引起的动力性肠梗阻。同时,肠壁也可以因为血供障碍而发生坏死,是一种绞窄性肠梗阻。但与一般绞窄性肠梗阻不同,肠腔和血管都没有受外力的压迫。肠管可能在短时间内广泛地坏死。

2. 小肠缺血综合征包括三类急性及慢性肠系膜血管疾病。

(1)第一类为急性肠系膜血管缺血。包括急性肠系膜动脉栓塞、急性肠系膜动脉血栓形成和非闭塞性肠系膜动脉缺血,以急性小肠缺血及缺血性肠坏死为主要表现。

(2)第二类为肠系膜静脉血栓形成。以广泛的静脉血栓形成,小肠出血性坏死为主要表现。

(3)第三类为慢性腹部内脏动脉缺血。包括肠系膜动脉缺血和腹腔动脉缺血,以餐后腹痛、恶心、呕吐、腹胀、无大便及排气为主要表现。

【病因】　肠系膜动脉栓子多来源于各种心脏疾病,肠系膜动脉血栓形成,多数是在动脉粥样硬化性狭窄基础上进一步发展而形成的。肠系膜静脉血栓形成与门静脉高压症时的血液凝滞、腹腔炎性疾病及血液高凝状态密切相关。慢性腹部内脏动脉缺血多数与动脉硬化有关,少数患者为正中弓形韧带压迫腹腔动脉所致。

【临床表现】

1. 急性肠系膜缺血

(1)症状:①多有动脉硬化、心房颤动、风湿性心脏病、心肌梗死或败血症、脑外伤等病史;②突发腹痛,持续不缓解,伴恶心呕吐,很快出现休克。

(2)检查:①腹部检查,肠鸣音减弱或消失,腹胀明显伴腹膜炎表现;②实验室检查,白细胞计数明显升高;③腹部X线平片或超声检查,可发现肠管扩张伴气液平面;④血管造影,可发现造影剂中断或管腔狭窄。

2. 肠系膜静脉血栓形成

(1)症状:①多有血液高凝状态、腹腔感染、门脉高压症、糖尿病史;②腹痛不典型,与腹部体征不符,可伴恶心、呕吐、腹胀,其后期可排血便及黏液混合血性便。

(2)检查:肠梗阻表现明显,但肠鸣音减弱或消失。①腹部超声显示肠壁特殊改变,肠壁增厚、蠕动消失和腹腔积液;②血管造影可发现病因;③腹胀明显,压痛,肠鸣音多减弱,后期可出现腹膜炎表现,移动性浊音阳性;④腹腔穿刺液为血性;⑤腹部 X 线平片可显示肠梗阻表现;⑥肠系膜动脉造影可见动脉痉挛,静脉分支不显影。

3. 慢性腹部内脏缺血

(1)症状:①多有动脉硬化、放射性肠炎或动脉炎病史;②餐后腹部绞痛发作,恶心、呕吐、腹胀,腹痛以上腹和脐周为主,偶可放射到背部;③厌食、恐食、食欲缺乏。

(2)检查:动脉造影可显示肠系膜动脉硬化、狭窄、闭塞或腹腔动脉受压。

【影像学检查】

1. X 线　病变早期与一般肠梗阻表现基本相同,缺少特异性的影像学征象,因其病变的肠管部位和范围不同,影像表现存有一些差异。①肠管充气扩张,受累肠管扩张范围与阻塞的肠系膜血管分布一致。②肠管改变,受累肠曲管壁增厚、僵直、扩张及黏膜皱襞增粗。③肠坏死征象和门静脉积气,肠系膜血管阻塞/闭塞引起肠坏死后,肠壁黏膜层溃疡、坏死,肠壁可见囊样积气征,腔内气体亦可进入肠壁,从而经血管顺流至门静脉内。门静脉积气存在于肝内才易于显示,肠壁积气在腹部平片上表现为小肠肠腔外沿肠道分布的弧形线状透明影。④腹腔积液,可显示结肠旁沟增宽、肝三角消失及肠间隙增宽等征象。

2. CT　平扫可表现有一般肠梗阻的征象。增强 CT 扫描可见肠系膜上动脉阻塞,表现为肠系膜上动脉无增强或管腔内有充盈缺损,肠管扩张、积液,急性小肠坏死时肠壁囊样积气。并发存在脾、肾动脉栓塞病例,脾、肾强化速度减慢,程度减低,可出现扇形、楔形或斑片状低密度及低强化区(图 9-1-1 A,D)。肠系膜上静脉血栓增强扫描显示肠系膜上静脉内血栓形成、肠壁水肿增厚,病变处肠壁强化明显衰减或减弱,肠腔扩张、积液,肠系膜密度增高、模糊,肠壁坏死时可见肠壁囊样积气(图 9-1-1 B,C,E,F)。CT 后处理及 CTA 可直接发现肠系膜上动脉或静脉主干及较大分支内的血栓,是诊断本病的最佳检查方式。

【诊断】

1. 急性肠系膜缺血。

2. 肠系膜静脉血栓形成。

3. 慢性腹部内脏缺血。可根据病史和检查确诊。

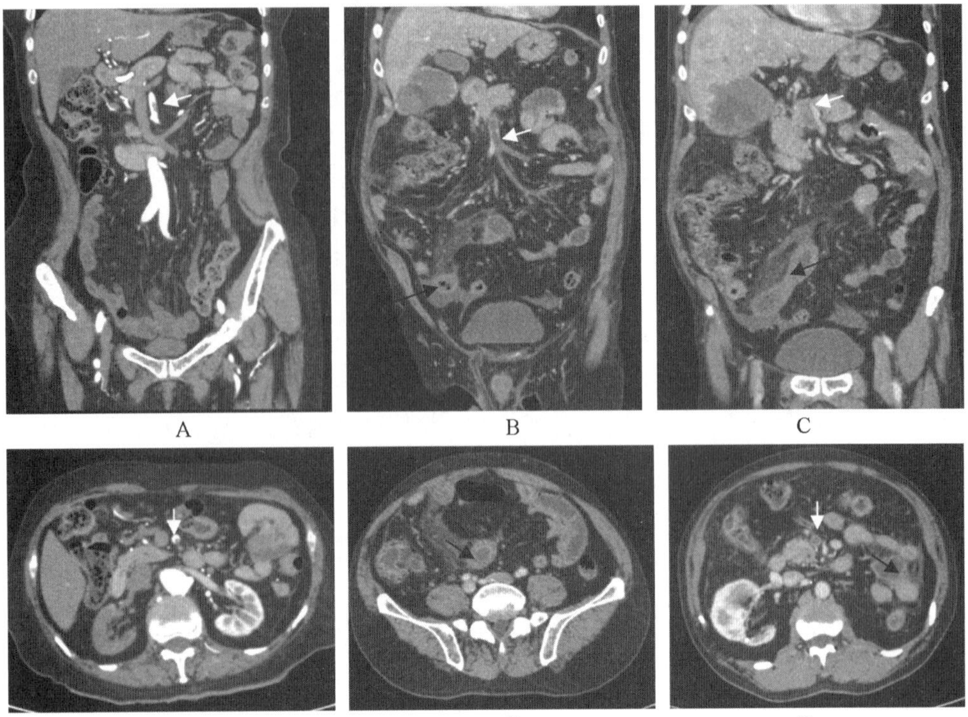

图 9-1-1 肠系膜血管阻塞

A、D. CT 强化冠状横断面，肠系膜上动脉内见充盈缺损影（白箭）；B、C、E、F. CT 强化冠状横断面，肠系膜上静脉及分支血管见充盈缺损影（白箭），局部小肠壁增厚、水肿（黑箭）。

【鉴别诊断】

1. 麻痹性肠梗阻，也有肠鸣音减弱，但诱发病多为腹部大手术或感染，B 超显示肠管弥漫性改变，血供多正常。

2. 重症胰腺炎，也有剧烈腹痛、血性腹水和严重肠麻痹，血尿淀粉酶升高明显，影像学检查可显示胰腺的严重改变。

【治疗】

1. 西医治疗

(1)非手术治疗：适用于非闭塞性急性肠缺血和慢性肠系膜缺血。

(2)药物治疗：①针对原发病治疗；②抗凝治疗，肝素 50mg＋0.9％氯化钠 250ml 静脉滴入，每日 2～3 次，使凝血酶原时间(PT)延长 1 倍，缓解后改用华法林口服；③扩张血管，经动脉导管注入罂粟碱每小时 30～60mg，或经外周静脉输入消旋东莨菪碱，每日 2～3 次，每次 20～60mg。

2. 中医中药治疗　见亚急性坏死性肠炎一节。

【提示】 凡诊断为肠系膜动脉栓塞或血栓形成，以及缺血性肠坏死，均应手术治疗。

第二节　缺血性结肠炎

【概述】 缺血性结肠炎多发生于左半结肠，与肠系膜大血管病变无直接关系，但与结肠小动脉有关。

【病因】 与结肠小动脉内膜下增厚有关，常伴有心血管或代谢性疾病、自身免疫性疾病。如缺血局限于黏膜层，可无影响；累及肌层可造成狭窄；累及全层可导致出血及穿孔。

【症状】

1. 伴有心血管疾病的老年人或伴有糖尿病、红斑狼疮的年轻患者。

2. 突发下腹或左下腹持续性剧痛，对症处理难缓解。

3. 常伴腹泻、便血或黏血便，恶心呕吐。

4. 出现腹膜炎，全腹部压痛、反跳痛、肌紧张，呈“板样腹”。

【影像学检查】

1. *超声*　可发现受累肠管的位置及长度、结肠壁的厚度、肠壁分层和肠周脂肪间隙，以及有无腹腔积液的异常回声。肠腔积气常会影响观察者主观判断。有证据表明，超声检查对于预测肠坏死及坏死后预后情况有其重要作用。腹膜炎患者，可在超声导引下行腹腔穿刺，吸出血性液体，送实验室检查。

2. X 线

(1)平片：可表现一些非特异性征象，如结肠积气、拇指压迹征、黏膜增厚、蠕动停止等，腹平片可用于结肠梗阻及穿孔的排除。

(2)钡灌肠造影：可表现出较为特异的拇指压迹征，部分病例可出现溃疡、水肿等表现。对疑似肠坏疽或肠穿孔患者，禁用钡灌肠检查。

3. CT　可对缺血性结肠炎进行定位、定性诊断，除外其他相类似病变。可显示肠壁增厚、肠腔扩张等情况，病变可表现为节段性或弥漫性(图 9-2-1A)；肠壁密度增高或减低、肠系膜增粗伴周围渗出、腹水、有无肠气囊肿或门脉积气等亦可显示。在结肠发生痉挛性收缩时肠壁的厚度可大于 5mm，急性肠缺血时肠壁增厚出现率较高，多见于缺血性结肠炎(图 9-2-1 B，C)。

4. MRI　对于肾功能受损的患者，腹部 MRI 血管成像成为一项更适用的检查，既往的一些证据表明，对肠道缺血疾病的诊断，MRI 及 CT 的敏感度一致，而对于显示肠壁改变及肠系膜静脉异常等方面优于 CT，对于肠系膜小血管血栓的定性、定位诊断，目前的 CT 及 MRI 作用意义不大。

5. *肠系膜血管造影*　对于疑似缺血性结肠炎，但影像征象及临床表现不符

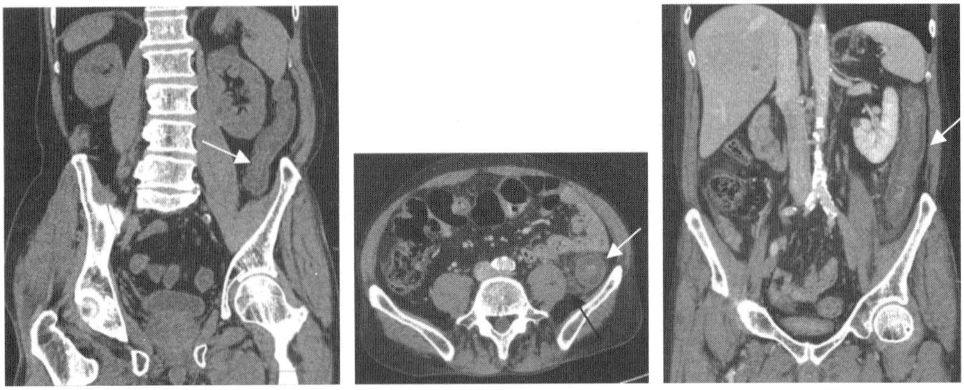

A　　　　B　　　　C

图 9-2-1　缺血性结肠炎

A. CT 平扫冠状面，降结肠肠壁节段性增厚（白箭）；B、C. CT 强化横断面及冠状面，降结肠肠壁增厚，肠壁强化程度减低（白箭），周围可见渗出性改变（黑箭）。

者；仅累及右半结肠的肠系膜上动脉阻塞的患者，两者均可进行肠系膜血管造影检查，以便明确诊断，早期血管造影对于缺血性结肠炎患者是必要的，并且能同时达到确诊和治疗的目的。

6. 核素显像　In 或 Tc 标记的白细胞核素显像也用于肠缺血的诊断。

【检查】　结肠镜可见肠管缺血、渗血、水肿和溃疡。

【诊断】　根据病史、检查，可以触诊。

【鉴别诊断】

1. 溃疡性结肠炎，腹痛不剧烈、不持续，大便有脓和大量黏液。

2. 克隆结肠炎，发病缓慢，便血少，腹痛不剧烈。

3. 可通过纤维结肠镜检查鉴别。

【治疗】

1. 西医治疗

(1)立即停用正在使用的抗生素，改用红霉素、万古霉素、甲硝唑等。

(2)给予乳酸菌素或双歧杆菌生物制剂。

(3)静脉支持，纠正水电解质失调、低蛋白血症，必要时可使用皮质激素；给予静脉高价营养（锁骨下静脉穿刺滴入）。

(4)给予包括抗休克、肾上腺皮质激素等治疗。

2. 中医中药及针灸治疗　见肠系膜血管阻塞一节。

【提示】　对合并肠梗阻及结肠穿孔的患者，则应急诊手术。

第10章　肠瘘病

第一节　肠　瘘

【病因、病理和生理】

1. 肠瘘发生的原因很多。①病理性肠瘘是由于肠管本身病变造成慢性肠壁穿孔，形成局限性感染病灶，自行穿破腹壁或穿入其他脏器而形成。前者称为外瘘，后者称为内瘘。病理性肠瘘多见于肠结核、肿瘤、绞窄性疝、血吸虫病、放线菌病、局限性肠炎等。②腹部创伤或术后继发的肠瘘，也经过类似腹腔局限性感染的过程，但一般多为外瘘，而且瘘口外端在腹壁伤口或切口处。术后继发肠瘘的原因为误伤肠管或血供、肠吻合口愈合不良、腹腔脓肿引流后异物遗留等。

2. 肠瘘按瘘口的大小和肠管周边受累的范围分为3种。①完全瘘，多为治疗性，肠腔口径完全露于腹壁外，瘘以上肠腔内容物全部或绝大部分由瘘外口流出。②唇状瘘，多为创伤性，肠黏膜部分翻出瘘口处，部分肠腔内容物由瘘外口流出，部分仍流入远端的肠管内。③管状瘘，多为病理性或术后继发，瘘外口甚小，与肠腔之间有一段细窄窦道，大部分肠腔内容物能通过瘘处流至远端肠腔内，有时瘘外口仅有少量分泌液流出。

3. 肠外瘘一般有自行愈合的倾向，但在下述情况下不能自愈。①完全瘘和较大唇状瘘；②病理性瘘；③瘘远侧肠腔有梗阻；④瘘附近有异物、脓腔，瘘周围瘢痕组织过多，瘘管过长而且曲折以致引流不畅；⑤瘘存在时间很长，瘘管已完全上皮化。瘘位置越高，危害越大，以十二指肠瘘为最严重。高位肠瘘中，瘘口越大，情况也越重。因为由大的高位瘘损失的肠液量很大，很容易在短时期内引起严重的脱水和电解质失衡，以及营养大的消耗；同时肠液内含消化酶，尤其是蛋白酶，可以引起瘘附近组织的溶化、继发出血和皮肤糜烂，肉芽亦不易生长，妨碍愈合。

【临床表现】　肠外瘘的基本症状是肠内容物自瘘口流出，流出物的性质和容量决定于瘘的高低和瘘口的大小。十二指肠瘘流出者含胆液的稀液体，如患者仍饮水或进食，亦可以看见由瘘口流出。瘘周围皮肤糜烂范围常很广泛，由于大量肠液损失，如不及时治疗，脱水、酸中毒、尿毒症、恶病质等症状短期内相继出现，以致死亡。空肠瘘流出物为黄色稀蛋花样液，无大量胆汁，对体液平衡的影响及营养消耗、皮肤糜烂虽较十二指肠瘘轻，但仍相当严重。回肠瘘的流出物多为半稀糊状，对全身和皮肤的影响较小。结肠瘘排出物为半成形或成形粪便，如瘘仅有气体排出，则对全身健康妨碍不大。

【诊断】 肠外瘘的存在一般不难诊断，但有时在肠壁瘘孔小、肠腔内容物较干的情况下，可能无粪便样排出物，临床上不能确定是否有肠瘘，或原来肠瘘是否已闭合。既已肯定有肠瘘存在，还需了解肠瘘在肠道的哪一部分，以及肠瘘孔的大小、肠管是否有病变、瘘远端肠腔是否有狭窄、瘘管下是否有引流不畅的脓腔等一系列问题。解答这些问题可按具体需要采用以下措施。

1. *口服骨炭或亚甲蓝液* 注意观察在瘘排出物内是否出现，以及自口服至瘘口出现相间隔的时间，如此可以确定是否有肠瘘及其大致的部位。

2. *瘘管造影* 在瘘管内放入一导尿管（或细塑料管），在 X 线下注入碘油或其他造影剂，可以确定瘘是否存在、瘘孔的大小、肠管有无病变、瘘管下有无脓腔等。

3. *钡剂造影或钡剂灌肠* 可以更可靠地确定肠管有无病变、肠腔是否狭窄，有时可见钡剂自肠壁瘘孔漏出，必要时可同时做瘘管造影，以便更准确地找出瘘所在的部位。

【影像学检查】

1. *超声* 因肠管积气影响该检查的准确性，而在腹腔内积液量、脓肿定位穿刺等方面具有其明显优势。

2. X 线

（1）造影：在肠瘘诊疗过程中，最常用的检查是用碘对比剂直接从皮肤瘘口注入，动态观察对比剂的走行，可以大致评估瘘口至皮肤的距离，观察瘘管有无分支、粗细、深度及周围积液等情况，对于首次造影未发现瘘口位置者，可对瘘口、瘘管及病变部位等清除并引流后再重复瘘道造影，即可明确诊断。X 线消化道造影在无皮肤瘘管的可疑肠瘘患者是首选检查手段。对比剂从肠道瘘口流出，即可明确瘘口周围的情况，确定瘘口位置，动态观察胃肠道蠕动的情况及瘘口的引流量，评估肠内营养的可行性（图 10-1-1A）。

（2）平片：腹部平片对肠梗阻的诊断有帮助，但相当一部分病例的腹部平片不能提供详细的信息。

3. CT 肠瘘早期进行 CT 检查，可对腹腔积液、脓肿、肠管粘连、肠壁水肿等情况，以及原发病灶情况进行观察分析（图 10-1-1 B，C）。CT 检查对复杂肠瘘患者的术前指导、手术方案的制订，具有重要作用。

4. MRI 对于胆肠吻合口瘘者，胆道水成像对其诊断有很大的帮助。

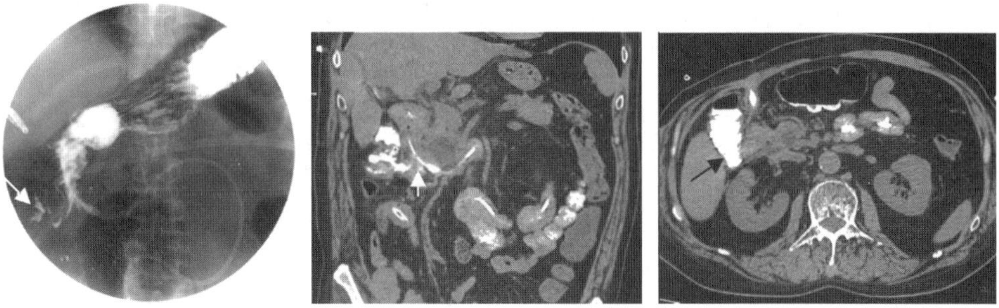

A　　　　B　　　　C

图 10-1-1　十二指肠球后结肠瘘管形成

A. 消化道造影，胃肠营养管置入术后，十二指肠球后部分造影剂外溢进入结肠(白箭)；B、C. CT 冠状横断面，十二指肠球后瘘，肠管内造影剂通过瘘管(白箭)进入肝曲结肠(黑箭)。

【治疗】

1. *非手术治疗*　包括下列方法。

(1)纠正并维持水和电解质的平衡及营养情况：除静脉输液、输血外，在高位肠瘘可设法将由瘘口流出的肠液还纳于瘘远端的肠腔内。为了这个目的，可以采用各种不同的方法，如十二指肠瘘在伤口深部时，可自瘘口或自鼻插入长减压管，使之下行至瘘远端空肠腔内，或施行空肠造口术，从管内注入营养液(内含牛奶、豆乳、鸡蛋、植物油、糖、盐、维生素等)和自瘘流出的肠液，或锁骨下静脉穿刺，滴入高营养液。

(2)保护瘘口周围皮肤：最有效方法为在瘘口下放一多孔橡胶管或双层套管，持续将流出肠液吸引至瓶内，不接触皮肤，收集肠液测量后可以还纳至远端肠腔内。其他方法为皮肤涂氧化锌、氢氧化铝或其他软膏。

(3)胶垫封堵瘘口：配合外用中药消炎粉，用胶垫封堵瘘口。①中药消炎粉的成分为珍珠 10g，冰片 10g，儿茶 10g，炉甘石 20g，红粉 5g，石膏 5g，乳香 5g，海螵蛸(去壳)5g，生白石脂 5g，海巴 5g，龙骨 5g，官粉 5g(皮肤瘙痒者去掉此药)。②制法，将上述药研成干细粉，“外用”瘘口封堵。③功能，消炎、消肿、生肌、长皮。

(4)橡胶垫封堵瘘口

①材料和制法：用自行车内胎的胶皮带，剪成邮票大小梭形 2 片。用圆针细丝线将 2 片的中心贯穿缝合为“工”字型。2 片之间先留有 3cm 的间隙。

②操作方法：先将下片(内片)卷成条状，由血管钳夹住，先送入瘘口下(内)肠腔中，然后再松开血管钳，其下(内)片于肠腔内(中)展开。再用手指将其上(外)的橡皮片通过丝线结扎紧，即内外之间用丝线结扎，其 3cm 的间隙已消失，2 片与其瘘口紧贴一起，其外片上再结扎，“竹子片”固定。然后再将中药“干”消炎粉，洒涂于瘘口外的皮肤周围，再次将瘘口间隙封堵。当干消炎粉湿润成泥巴状，再多次将干消炎粉洒涂于瘘口外的皮肤周围。约 20d 再改用代替皮肤缝合线的“皮肤黏合剂”。方

法有瘘外口用碘伏消毒,用“皮肤黏合剂”喷涂于瘘外口的周围,最后封堵瘘外口(1~2个月后,肠腔中的“内胶片”脱入肠腔中,随大便排出体外),促进瘘口愈合。

2. 中医中药(口服与注入肛管腔中)及针灸

(1)中医辨证论治:分为3型,口服中药,扶正祛邪,增强人体免疫力。

①脾肾亏虚型

主证:面色萎黄,困倦无力,不思饮食,喜暖喜按喜热饮食,泛吐清水,疲乏无力,大便溏薄。舌质淡,苔白润,脉细或沉迟无力。

方药:黄芪、人参(包)各15g,枸杞子12g,益母草、党参、白术、陈皮、神曲、麦芽、山楂、枳实、茯苓、半夏、当归、山药、丁香各10g,甘草3g,加白芍、香附各10g,干姜3片。

②正虚血瘀型

主证:皮肤菲薄,神疲乏力,多汗以夜间为甚,食欲缺乏,下肢水肿,肝脾大,身热,消瘦腹部膨满。舌质淡暗,可有瘀斑瘀点,苔薄白,脉细或涩。

方药:香附、五灵脂、木通、蒲黄、延胡索、木香各10g,加川朴、槟榔、莱菔子各10g,丹参20g,枳壳10g,何首乌10g,黄芪20g,红花、赤芍、桃仁、当归、川芎各6g,白术、党参、茯苓、夜交藤、茯神、龙骨各10g,牡蛎6g。

③脾胃虚型

主证:消瘦纳呆厌食,便溏,畏寒怕冷,精神萎靡,目无光彩,肌肉松弛。质淡,苔白,脉沉细。

方药:黄芪、蔻仁、薏仁、砂仁、鸡内金、石斛、山药、白及(冲)、杜仲、白术、熟地黄、麦芽、山楂、神曲、桃仁各10g,陈皮、砂仁、附子各6g,太子参、薏仁各15g。

(2)中药注入肛管中(外用)

①成分:大黄(后下)30g,芒硝(冲)5g,木香、枳壳、厚朴、炒莱菔子、延胡索、桃仁各10g,白及(冲)5g。开锅即灭火,勿久煎。

②方法:50ml注射器(去掉针头)插入肛门,将50ml中药注入直肠。每天3次,利于排便、排气。“勿”高压多量中药汤灌肠。利于瘘口愈合。

(3)针灸治疗:脾肾阳虚者,取大椎、脾俞、命门、关元、气海、百会、足三里,针灸并用。

【提示】 手术治疗适用于不能自行愈合的肠瘘,或高位肠瘘不能用非手术疗法控制肠液损失和全身情况恶化时。手术方法种类很多,应根据患者的具体情况决定,大致可以有下列几种。①缝合瘘口;②切除有瘘的肠段;③改变肠道方向(肠道造口术)。

第二节 短肠综合征

短肠综合征是小肠广泛切除后,由于残留小肠过短,消化吸收功能严重障碍而导致严重营养不良的临床症候群。

【病因】 因肠管血供障碍、炎性改变、粘连或肿瘤侵犯的范围大而行广泛切除后，由于有效消化吸收面积不足，造成消化液大量丢失、基本营养物质消化吸收不良和胃酸分泌过多，最后导致严重腹泻，水电解质紊乱，营养不良和尿路、胆囊结石。

【临床表现】

1. 有小肠广泛切除史。

2. 术后出现严重腹泻、腹胀、厌食、消瘦。对高脂肪、高蛋白饮食难耐受，每餐进食量稍大会引起腹泻加重。营养不良和贫血更加严重。

3. 可出现胆囊结石、尿路结石。

【影像学检查】

1. X 线　消化道造影对小肠的长度进行粗略估计，若长度小于 75cm，即可提示诊断，亦可发现肠梗阻、蠕动功能异常及肠管扩展等情况。

2. CT 及 CT 仿真内镜检查(CTV)　可较为准确地测量短肠综合征病例小肠内径、长度及腔内病变的显示(图 10-2-1)。

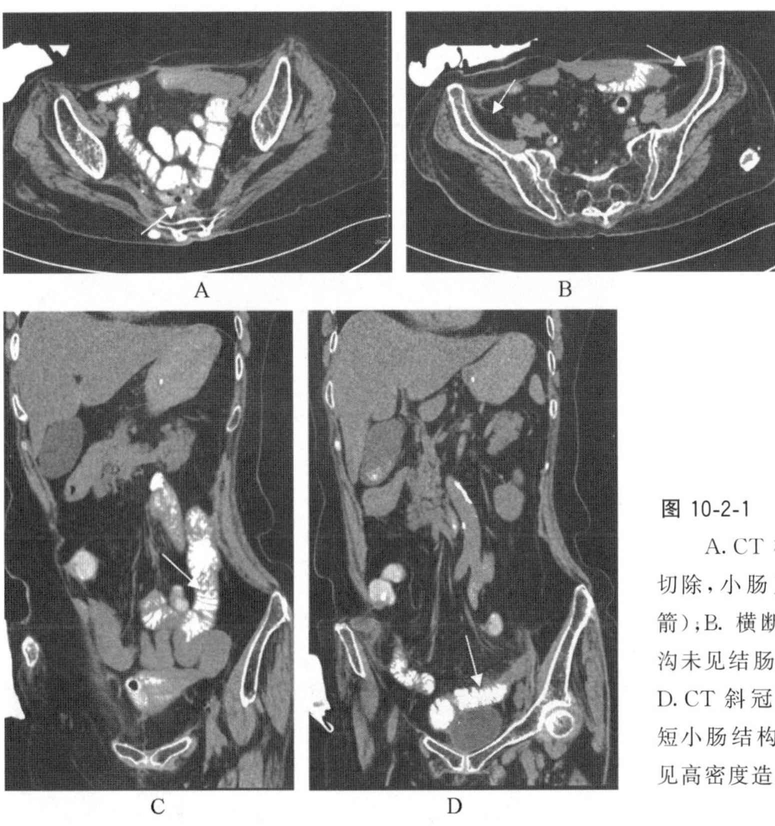

图 10-2-1　全结肠切除术后

A. CT 横断面，全结肠切除，小肠直肠吻合口(白箭)；B. 横断面，双侧结肠旁沟未见结肠结构(白箭)；C、D. CT 斜冠状面，腹盆腔变短小肠结构(白箭)，肠管内见高密度造影剂。

3. MRI 小肠造影　亦称为磁共振小肠成像(MRE),为一种非侵入性的影像检查方法,可提供小肠的全景成像,因其软组织对比度较高,在诊断肠道病变较 CT 更具优势。

【诊断】

1. 有明确的广泛小肠切除病史。

2. 有典型的临床表现,消化道造影。

3. 影像学检查。

【治疗】

1. 非手术治疗　静脉营养阶段,因剩余肠襻长度不同而需维持 1～3 个月,主要内容。①维持水电解质平衡;②维持代谢平衡;③给予 H_2 受体拮抗药;④给予止泻药,如洛哌丁胺(易蒙停)、十六角蒙脱石(思密达)等;⑤锁骨下静脉穿刺术,输入高营养液。

2. 中医中药及针灸治疗　见肠瘘一节。

【提示】　酌情行小肠移植术。

第 11 章　阑尾疾病

阑尾是一个圆管形器官，一般长 5～7cm，直径约 0.5cm，但长短粗细的变异很大，最长可达 20cm 以上，直径可大于 1.0cm。管腔的远侧为盲端，近侧与盲肠肠腔相通，两者交界处常有一黏膜皱襞，称为 Gerlach 瓣。

阑尾有本身的系膜，为两层腹膜所组成，其中有血管、淋巴管和神经。

阑尾的基底部大多数在盲肠的内后方，回肠盲肠交界处以下，沿结肠带向回盲部追寻即可达到阑尾基底。阑尾基底部与盲肠的位置关系是固定的，但其尖端可指向任何方向。阑尾的血供系由阑尾动脉所供给，阑尾动脉是回结肠动脉的分支（起源于肠系膜上动脉），为一末梢动脉。

静脉血液通过阑尾静脉、回结肠静脉、肠系膜上静脉流入门静脉，所以在阑尾有化脓性炎症时，细菌栓子可以引起门静脉炎和肝脓肿。

第一节　急性与亚急性阑尾炎

阑尾炎临床上分为急性、亚急性和慢性 3 种。急性阑尾炎一般起病急，往往突然发作；亚急性阑尾炎是介于急性阑尾炎与慢性阑尾炎之间的一种临床表现，通常为发病两周之内的阑尾炎；慢性阑尾炎一般为急性阑尾炎没有及时治疗造成。

【病因和发病机制】　以急性阑尾炎为例，对其发病机制的 3 种主要学说，即神经反射学说、阑尾腔梗阻学说和细菌感染学说。现简述如下。

1. *神经反射学说*　阑尾与其他内脏一样是受神经系统所支配的，因此阑尾的生理和病理变化与神经系统的活动有密切的关系。凡胃肠道功能活动发生障碍时（如便秘、腹泻等），常伴有阑尾肌肉和血管的反射性痉挛，这种反射性痉挛可能是一时性的，不造成任何解剖上的变化。但在另一些情况下，可以导致阑尾组织破坏性病变，引起急性阑尾炎。例如，肌肉痉挛可以使阑尾管腔中已存在的部分梗阻（粪石、狭窄等）变为完全性梗阻，随之出现完全梗阻所导致的一系列变化；血管痉挛可以使阑尾组织血供发生障碍，甚至血管内血栓形成，由于阑尾动脉为末梢动脉，容易造成局限性或整个阑尾黏膜的损伤或坏死，随之出现细菌性感染。

2. *阑尾腔梗阻学说*　阑尾腔机械性梗阻是诱发阑尾急性炎症的主要原因，细菌感染是继发因素。阑尾腔细而长，容易发生梗阻，一端又为盲端，所以近端发生梗阻时，即形成两端闭合的管腔；阑尾黏膜有分泌的功能，黏膜受到局部刺激或饮食不慎时更可以增多；由于阑尾腔两端均闭合，分泌物必然潴留在腔内，于是腔内压力不断增高；压力增高到一定的程度，将相继阻碍阑尾壁静脉和动脉内的血供，造成局部组织缺血和损害，有利于阑尾腔内细菌的侵入，发展为急性化脓性感染，甚至整个阑尾坏死。

(1)阑尾扭曲：阑尾系膜过短时阑尾常呈曲折、扭转，容易发生梗阻；先天性索带或病理性粘连也可能压迫阑尾或使其曲折。

(2)粪石或结石：粪石为粪便和黏液混合并浓缩后所形成，其中心可能为植物纤维或其他异物。粪石常见于阑尾腔中。由于其他因素使粪石移位至阑尾腔狭窄部分或使阑尾腔一时性变细时，梗阻即可形成。除粪石外，阑尾腔内尚可有结石，结石嵌顿时不仅能引起阑尾腔梗阻，还可以造成阑尾壁压迫性坏死。

(3)淋巴组织增生：阑尾黏膜下有丰富的淋巴组织，并常呈增生，使阑尾腔更狭小；在有全身性感染(如上呼吸道感染)或其他情况下(如伤寒疫苗注射)，全身淋巴组织发生普遍性增生肿胀反应时，更容易使阑尾腔梗阻。

(4)瘢痕性狭窄：阑尾腔瘢痕性狭窄为过去急性炎症时黏膜溃疡愈合后所形成。

(5)寄生虫：阑尾腔内发现寄生虫(如蛲虫)或寄生虫卵(如蛔虫卵)，寄生虫或虫卵可以使阑尾腔梗阻，与急性阑尾炎的发病有密切的关系。蛔虫钻入阑尾腔内可以引起类似急性阑尾炎的腹痛。

(6)盲肠病变：盲肠结核或肿瘤如邻近阑尾基底部，可引起阑尾腔引流不畅。

3. *细菌感染学说* ①阑尾腔内有细菌存在，主要为大肠埃希菌、肠球菌及厌氧链球菌。在阑尾黏膜受到损伤破溃时，细菌可由损伤处侵入阑尾壁引起急性炎症。②一些急性阑尾炎患者，有扁桃体、咽部或上呼吸道感染的病史，通过血液、淋巴系统，转移至阑尾引起阑尾炎。

总之，急性阑尾炎的发病机制是一个复杂的病理过程，在这个过程中神经反射、管腔梗阻和细菌感染都可能存在而且互相影响。①神经反射性肌肉血管痉挛可以造成管腔梗阻和血液循环障碍，有利于细菌感染的侵入；②管腔梗阻；③局部感染也可以刺激阑尾神经感受器引起神经反射性痉挛，感染所致的浸润、水肿、充血等炎性反应，又可加重管腔的梗阻和动静脉血栓的形成。

【病理解剖和病理生理】 急性阑尾炎在病理解剖学上可以分为3种类型。

1. *单纯性阑尾炎* 阑尾轻度肿胀，浆膜面充血，并可能失去正常光泽，附着少量纤维蛋白性渗出物，阑尾壁各层均有水肿和中性多形核白血细胞浸润，以黏膜和黏膜下层为显著，黏膜上可能出现小的溃疡，阑尾腔内可能有少量渗出液。

2. *蜂窝织炎性阑尾炎* 阑尾肿胀更为显著，浆膜面高度充血，为纤维蛋白和脓性渗出物所覆盖，并常为大网膜所包围，阑尾壁有小脓肿形成，黏膜溃疡面增大，阑尾腔内有积脓。腹腔内有稀薄脓性渗出液，但细菌培养常为阴性。

3. *坏疽性阑尾炎*　阑尾出现坏死，坏死可限于阑尾壁的一处或累及整个阑尾，坏死部位呈暗紫或黑色，并可能发生穿孔，黏膜大部分溃烂，阑尾腔内脓液呈血性。腹腔内有脓液，细菌培养多为阳性。

在阑尾急性炎性病变进行的过程中，全身和局部出现防御性反应，全身反应表现为发热和白血细胞计数增高，局部反应为阑尾与周围大网膜和肠襻发生粘连，邻近肠襻蠕动减退，使炎性病灶容易局限于右下腹，即使阑尾坏死或穿孔，也不致发生弥散性腹腔感染，而仅在阑尾周围形成炎性肿块或脓肿。

如以前发生穿孔，则必然造成较广泛的腹腔感染，引起腹膜炎。

【临床表现】

1. *腹痛*　是最常见且最显著的症状。典型的急性阑尾炎腹痛开始时在腹部中线脐周围或上腹部，为阵发性疼痛，初起时并不剧烈，但逐渐加重；经过数小时腹痛转移至右下腹阑尾所在部位，呈持续性。这种腹痛的部位转移是急性阑尾炎的特点。患者有腹痛转移史，早期的腹中线痛是一种内脏神经痛，患者常不能准确地辨明疼痛的确切部位；右下腹痛一般认为是炎症已发展至阑尾浆膜刺激壁腹膜的表现。

2. *胃肠道症状*　恶心呕吐。

3. *发热寒战*　在病程的早期体温多为正常，即使有轻度增高，患者常不自觉有发热，只是在阑尾化脓、坏死或穿孔后才有明显发热的症状。寒战为罕见的症状，如发生则常是阑尾静脉继发化脓性炎症的表现。

【腹部体征】

1. *触痛*　亦称压痛，右下腹已有局限性触痛点(麦氏点)。在炎症已扩散至阑尾以外时，右下腹触痛区范围也扩大，但阑尾部位的触痛仍最为显著。

2. *腹壁强直*　因壁腹膜受到刺激时腹壁肌肉反射性收缩所致。

3. *皮肤感觉过敏*　在急性阑尾炎的早期，右下腹皮肤可能有感觉过敏的现象；过敏皮肤区域限于胸椎第 10、第 11 和第 12 脊神经的分布范围，是一种内脏躯干神经反射的表现。

4. *触诊*　可能扪及增大的阑尾，为显著触痛的索状物。

5. *直肠指检*　在病程早期，如阑尾部位较低而在盆腔内，直肠指检可以发现直肠前壁右侧有触痛；在炎症已扩散至阑尾以外时，直肠前壁两侧均有触痛；女性患者盆腔检查的主要目的为鉴别阑尾炎与卵巢、输卵管疾病。

【实验室检查】

1. *血常规检查*　一般均可发现白细胞计数增高，中性白细胞计数增加。在约 70%的患者，白细胞计数在(10～20)$\times 10^9$/L，但在 10%左右患者白细胞计数低于 10 000/mm^3。

2. 尿液检查　其重要性在于鉴别肾和输尿管疾病和除外糖尿病的可能。

【影像学检查】

1. 超声　急性阑尾炎在超声上也分为不同的表现。阑尾炎可分为单纯性的阑尾炎、化脓性阑尾炎、坏死型的阑尾炎、阑尾周围脓肿 4 种。①单纯性阑尾炎，声像特征表现为阑尾轻度的增大、阑尾黏膜下层较薄，纵切面状态为腊肠形、横切面状态为靶环状，内部呈现均匀的回声。②化脓性阑尾炎，也称为蜂窝织性阑尾炎，它的声像图特征为阑尾明显增大、阑尾黏膜下层明显增厚、回声增高，阑尾腔内会有回声或者无回声的不均质。③坏死型阑尾炎，表现为阑尾明显增大，纵切面呈腊肠样、横切面呈圆形。④脓肿型的阑尾炎，一般其他的特征和上面的 3 种差不多，主要是发现在阑尾的周围可形成低回声包块，即为炎性的包块。

2. X 线　腹部平片早期无阳性表现，少数可显示阑尾粪石，但正常阑尾内也可以见粪石；炎症引起浆膜反应时可见右侧腹脂线及腰大肌边缘模糊伴脊柱右侧弯（腹膜刺激征象）；合并局限性腹膜炎时阑尾周围可见回肠扩张充气伴有小液平（反射性肠淤积征象）；阑尾周围脓肿形成时，右下腹可见稍高密度肿块，其内可见小气泡或立位片可见液平面，盲肠上移、回肠向内侧移位。少数患者可见膈下游离气体影。

3. CT　典型改变包括阑尾增粗、肿胀（直径＞6mm），腔内可见高密度粪石，阑尾壁增厚（常＞2mm）、强化幅度增高，周围脂肪组织渗出性改变、脂肪密度增高，阑尾周围积液，回盲部肠壁水肿增厚等（图 11-1-1）。急性阑尾炎进展出现继发性改变；阑尾周围脓肿形成表现为阑尾周围不规则厚壁团块影，边界模糊，中央呈液性低密度影，可伴气泡影或气液平面；当出现阑尾穿孔时表现为阑尾壁缺损或阑尾腔外出现气体、粪石。

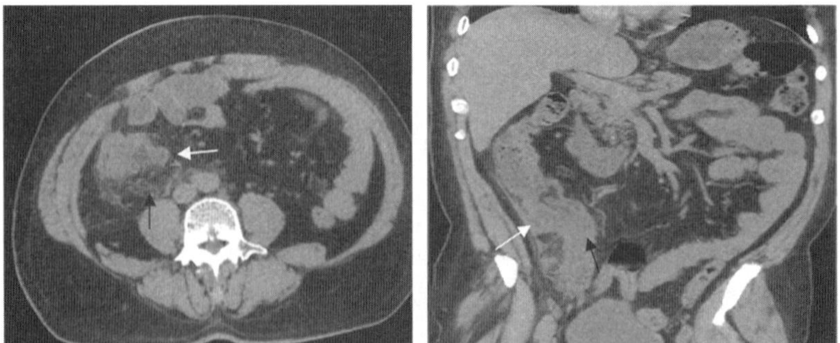

A　　B

图 11-1-1　急性阑尾炎伴渗出

A. CT 横断面，阑尾根部壁增厚，管径增粗（白箭），周围炎性渗出（黑箭）；B. CT 冠状面，阑尾明显增粗（白箭），周围脂肪间隙密度增高，邻近回肠壁增厚（黑箭）。

【诊断】 阑尾炎突发的腹部中线(上腹部或脐周围)疼痛,随后转移至右下腹,以及右下腹局限性显著触痛,是诊断急性阑尾炎可靠的依据。

【鉴别诊断】

1. *肺炎或胸膜炎* 右侧肺下叶肺炎和膈胸膜炎可以引起右下腹牵涉性痛,甚至有触痛和腹肌强直,肺炎患者多有发热、咳嗽症状外,可有右胸痛或右肩痛,腹痛不越过中线,腹部检查时触痛区较广泛,无局限性显著压痛点反跳痛,腹肌紧张亦不明显,深压时触痛和腹肌强直程度并不加重。伴呼吸增快、鼻翼扇动,唇部可能有疱疹。胸部检查可有摩擦音、啰音。

2. *右侧输尿管结石* 输尿管结石移动所致的绞痛常放射至阴囊,急性阑尾炎也可能伴有右侧阴囊痛,有时鉴别诊断困难。但输尿管绞痛开始时位于结石所在部位,腹内炎症体征亦不明显,腹部触痛和肌紧张的程度与腹痛的剧烈程度不相称,捶击后腰部可以引起明显疼痛,尿液检查对诊断帮助很大,输尿管结石患者有疼痛时系因结石位置移动所致,所以几乎都可以在尿内发现红细胞。

3. *急性肠系膜淋巴结炎* 最多见于儿童,常有上呼吸道感染的病史,腹痛出现前或随后不久可即有高热,腹痛初起时位于右下腹,呕吐很少见。腹部检查可发现右下腹触痛,范围较阑尾炎为广泛,部位较阑尾炎为高且近内侧,如有较多肠系膜淋巴结发炎,则触痛部位与肠系膜根部方向符合,由右下腹斜行延至上腹中线左侧。腹壁肌肉强直不明显,有时可能扪及大的淋巴结,腹部超声检查可鉴别。

4. *急性输卵管炎* 起病时一般无上腹或脐周围痛转移至下腹的症状;反之,腹痛多始于下腹,并有向上扩散的倾向,且常伴有腰痛。腹部触痛部位较阑尾炎部位为低,且左右两侧均有触痛。阴道检查有脓性分泌液,涂片可能发现淋球菌,阴道两侧穹触痛明显,推动子宫时疼痛加重,子宫两侧可能有触痛性肿物。

急性盆腔炎和盆腔内阑尾急性炎症穿孔有时很难鉴别,可行腹部超声检查鉴别。

5. *卵巢滤泡或黄体破裂* 卵巢滤泡或黄体破裂后可能引起腹腔内出血,刺激腹膜而引起腹痛,如发生于右侧卵巢则须与急性阑尾炎鉴别。卵巢滤泡或黄体破裂出血所致的腹痛为突发性,起始即在下腹多不伴有恶心呕吐。由于血液积存于直肠前陷凹,常有下坠排便感觉而无大便排出。腹部触痛不局限于阑尾部位,腹壁强直不显著,直肠指检可发现前壁触痛。如怀疑此诊断,试做腹腔或阴道穹穿刺,获得血液即可证明。

6. *急性结肠炎* 急性结肠炎有腹痛、呕吐、腹泻、腹部触痛等症状和体征,但急性肠结肠炎常有进不洁食物史,腹痛部位不限于右下腹,腹痛时有排便感,排便后腹痛有一时性的缓解,沿结肠解剖部位常有触痛,一般无腹肌紧张,检查大便可发现脓细胞。

7. *局限性回肠炎* 局限性回肠炎急性发作时期有右下腹痛、触痛、发热、白细胞计数增高等与急性阑尾炎相似的临床症状，但局限性回肠炎患者可能有多次腹痛发作史，并常有发热、腹泻，身体健康欠佳。腹痛多为阵发性绞痛，类似肠梗阻腹痛，腹部检查时触痛和腹肌强直较广泛，而不限于右下腹，触痛最显著部位有时随体位的改变而变更，有时可扪及条状肿物。腹部超声检查可鉴别。

8. 结核性腹膜炎　在结核性腹膜炎早期，右下腹壁腹膜上可有多数结节，患者常感觉急性右下腹疼痛，扪诊时亦有触痛，甚至腹肌紧张，患者多同时患有肺或身体其他部位活动性结核，腹痛初起即位于右下腹，但结核病患者也可以罹患急性阑尾炎。

9. 过敏性紫癜症　过敏性紫癜症的典型症状为皮疹、腹痛、便血、关节痛，腹痛是由于腹膜、肠浆膜下出血所致。在大多数病例皮疹出现于腹痛之前，且过去有同样发作的病史，诊断并不困难。但在少数病例，无皮疹出现或皮疹不明显，腹痛可突然发生，且可局限于脐周围或右下腹，并有呕吐，腹部触痛和腹肌紧张也存在。可做腹部超声检查鉴别。

10. 急性精索炎　右侧急性精索炎可以引起右下腹痛和触痛，有时需要考虑与急性阑尾炎鉴别。急性精索炎一般同时有尿道炎、附睾炎、前列腺炎，因而常有排尿疼痛或排尿困难的症状，阴囊和直肠指检可发现附睾或前列腺增大及触痛。

11. 溃疡病急性穿孔　胃十二指肠溃疡急性穿孔可能误诊为急性阑尾炎。在急性阑尾炎穿孔后发生腹膜炎的阶段，也可能误诊为溃疡病穿孔，二者的鉴别诊断主要依靠病史和腹腔有无游离气体。

12. 急性胆囊炎　急性阑尾炎常需与急性胆囊炎相鉴别。

13. 肾盂肾炎　妊娠期急性阑尾炎须与肾盂肾炎相鉴别。

14. 梅克尔(Meckel)憩室炎　梅克尔憩室在解剖形态上与阑尾相似，部位也与阑尾相近，因而在急性炎症时临床症状与急性阑尾炎也大致相同，鉴别诊断常很困难。梅克尔憩室炎的触痛部位多在脐水平面近腹中线，甚至可能在腹中线左侧，病理进展较快，穿孔后所致腹膜炎较阑尾穿孔后腹膜炎为弥散。由于炎症引起憩室粘连和局部炎性肿块形成压迫附近肠腔，常同时有小肠梗阻的症状，所以凡下腹腔中部有局限性炎症病灶且并有小肠梗阻症状时，应考虑到梅克尔憩室炎的可能。可做腹部超声检查鉴别。

15. 伤寒溃疡肠穿孔　绝大多数伤寒溃疡肠穿孔发生于回肠末段 100cm 以内，因而主要临床症状为右下腹腹膜炎，X 线可发现有气腹，在腹痛发生前患者常有一时期的低热、头痛、全身酸痛、食欲缺乏等症状。可做腹部超声检查鉴别。

16. 宫外孕破裂　宫外孕患者常有月经过期或近期不规则史，盆腔检查可发现阴道内有血液、子宫颈软、阴道穹有触痛、子宫一侧有肿物。妊娠试验可以帮助诊断有无妊娠存在。必要时可在阴道后穹穿刺，如吸出血液，即可确诊。

17. 卵巢囊肿扭转　右侧卵巢囊肿扭转可以引起右下腹痛，由于扭转所致的血供障碍，囊肿可发生坏死而产生血性渗液，引起壁腹膜的刺激。卵巢囊肿扭转时腹痛发生突然，为阵发性疼痛，较急性阑尾炎剧烈，可伴有轻度休克症状。盆腔检查可以发现囊肿。

18. 大网膜扭转或梗死　可以引起右下腹、脐周围腹痛，并有触痛、腹肌紧张，但大网膜病卧位时腹痛常减轻，如果大网膜组织较多，扭转或梗死可能触及一肿物。可做腹部超声检查鉴别。

【并发症】　亚急性阑尾炎的主要并发症有以下几种。

1. 阑尾周围脓肿　如阑尾在穿孔前，已为大网膜和附近肠襻所包裹。

2. 弥散性腹膜炎　①发生多发性腹腔脓肿、盆腔脓肿、膈下脓肿等；②有全身性感染、中毒和脱水、休克等症状。

3. 化脓性门静脉炎　化脓性门静脉炎起源于阑尾系膜小静脉的血栓形成和化脓性感染，感染性血栓或栓子沿回结肠静脉、肠系膜上静脉到达门静脉，最后至肝内引起多发性肝脓肿和脓毒血症。

【治疗】

1. 西医治疗

(1)对症治疗。

(2)抗生素治疗。

2. 中医及针灸治疗

(1)辨证论治

①急性阑尾炎的证候属于中医学“肠痈”的范畴，《黄帝内经》中已有“肠痈”的记载。汉张仲景《金匮要略》总结了前人治疗肠痈的经验，提出“脓未成，可下之”“脓已成，不可下也，大黄牡丹皮汤主之”。

②中医学认为，“肠痈”的病因是“湿热郁积，气血瘀滞”，所以治疗原则是以“下法”“清法”为主，佐以行气、祛痰、解毒、排脓，并按此用药。临床上所用的方剂种类很多，但多是根据张仲景《金匮要略》上的大黄牡丹皮汤和败酱散，按辨证论治的原则予以加减。

③从现代医学的观点，中药的作用大致有 3 方面。一是抗菌；二是促进肠蠕动，解除阑尾腔梗阻，排出腔内炎性渗液；三是改善阑尾壁血液循环。

(2)辨证分期：分为 3 期。

①瘀滞期(单纯性阑尾炎)

主证：腹痛持续，腹胀纳呆，恶心呕吐，大便不畅。舌淡苔薄白，脉弦。

治则：以行气活血为主，辅以清热、通下。

方药：阑尾清化汤。川楝子 15g，桃仁 10g，牡丹皮 10g，木香 10g，延胡索 10g，金银花 15g，大黄(后下)20g，枳壳 10g，厚朴 10g，红花 10g。

②蕴热期(化脓性阑尾炎)

主证：腹痛持续，压痛明显，发热，口渴，尿赤，大便秘结。舌红苔黄，脉弦数。

治则：以清热解毒为主，辅以活血、攻下。

方药：阑尾清化汤。金银花 30g，公英 30g，牡丹皮 15g，赤芍 10g，败酱草 30g，地丁 30g，白头翁 30g，大黄（后下）20g，生甘草 10g。

③毒热期：相当于坏疽性阑尾炎或并发腹腔脓肿的阑尾炎，一般中药仅用于无手术指征或全身状况极差者。亦可用于阑尾切除术后，仍有毒热证者。

主证：腹痛剧烈、广泛，高热，口渴，面红耳赤，呕吐频发，小便赤涩，大便秘结。舌红绛，苔黄燥或黄腻，脉洪大或弦数。

治则：以通里攻下为主，辅以清热、活血。

方药：阑尾清解汤。金银花 30g，蒲公英 30g，败酱草 30g，冬瓜仁 30g，牡丹皮 15g，赤芍 10g，木香 10g，生大黄（后下）30g，芒硝（冲）3g，如久攻不下可加用甘遂末（冲服）20g，枳实 10g，厚朴 10g。

（3）针刺治疗：根据中医学中的经络学说，肠痈是实热之症，按“实则泻之”，泻去肠内积热，以达到治疗目的。

①一般常用的穴位为足阳明经上的足三里、上巨虚及阑尾奇穴，并按是否有高热、剧痛、呕吐等症状配合其他穴位，如天枢、合谷、曲池、内庭等。一般每日针刺 2 次，留针或不留针。

②现代医学研究证明，针刺足三里或阑尾穴有增强阑尾蠕动，加速阑尾腔排空和增强身体防御感染能力的作用。

③穴位加减和方法，针刺两侧足三里穴或加右下腹麦氏点，恶心呕吐加上脘、章门、大肠俞、内关。一般采用强刺激，得气后，留针 20min。

【提示】 阑尾腔有高度梗阻时（大的粪石、瘢痕狭窄、蛔虫），或阑尾已发展至明显化脓、坏疽或濒于穿孔时，应及时手术。

第二节 慢性阑尾炎

【病因和病理】 ①在急性阑尾炎经非手术疗法或自行痊愈后，阑尾急性炎症虽然消失，但可能遗留下一些改变，如阑尾壁纤维组织增多、阑尾管腔部分狭窄或闭合、阑尾周围粘连形成等。这些改变可以妨碍炎症完全消退，使急性炎变转为慢性。②可以促使轻度急性炎症的多次复发。③可能由于瘢痕组织使阑尾运动功能发生紊乱。④当阑尾管腔部分闭合而远端黏膜仍有分泌功能时，黏液可以积存于阑尾腔内，形成阑尾黏液囊肿。⑤阑尾管腔内粪石、异物。⑥寄生虫（蛔虫）或虫卵（血吸虫、蛔虫）。⑦阑尾先天性粘连或纠扭。⑧淋巴组织增生。⑨结核。⑩类癌。上述这些因素，都可以因管腔梗阻、机械性刺激或慢性炎症，而引起慢性阑尾炎的症状。

【临床表现】

1. 右下腹痛　是由阑尾病变直接所致，腹痛可为间歇性轻度疼痛或持续性隐痛。

2. 胃肠道功能障碍症状　可能是反射性的。

3. 反酸等类似溃疡病的症状　可能是反射性胃幽门痉挛所致；腹胀、便秘或排便次数增多等症状，可能是反射性结肠运动功能紊乱所致。

【影像学检查】

1. 超声　表现与急性的阑尾炎比较类似，探头压痛不明显，阑尾轻度增大，管壁回声减低，可有粪石。由于炎症粘连或者粪石的梗阻，导致阑尾管腔引流受阻，阑尾腔可扩大形成黏液囊肿。

2. X 线　钡剂灌肠表现阑尾充盈后，压迫阑尾后出现右下腹固定压痛，随着推移阑尾、压痛点随之移位；阑尾腔显影不全或未见显影；阑尾变形扭曲；腔内见粪石缺损影(图 11-2-1A)。常见到阑尾与邻近回肠、盲肠粘连。

3. CT　表现与急性阑尾炎的影像学表现相近，可见阑尾增粗扩张、管壁增厚，腔内可见高密度粪石(图 11-2-1B)，周围脂肪间隙密度增高等，需结合患者的临床症状、体征等进行诊断。

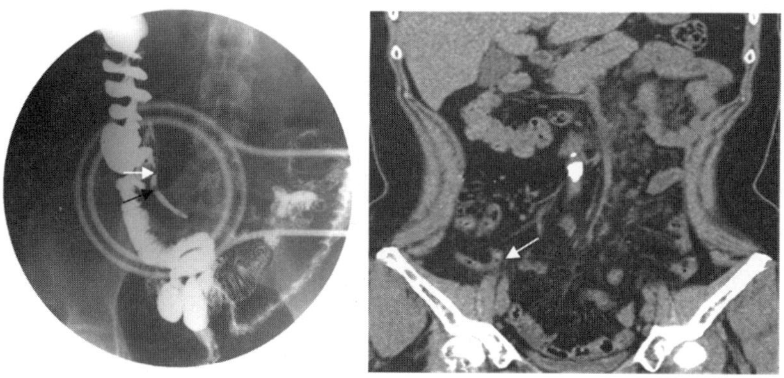

A　　　　B

图 11-2-1　慢性阑尾炎

A. 下消化道造影，阑尾根部狭窄(白箭)，远侧管腔内见粪石缺损影(黑箭)；
B. CT 冠状面，阑尾稍增粗，管壁不均匀增厚，腔内见高密度粪石影(白箭)。

【鉴别诊断】　应与下列疾病鉴别。①溃疡病；②慢性结肠炎；③慢性胆囊炎；④肾盂肾炎；⑤输尿管狭窄；⑥慢性盆腔器官炎症；⑦肠系膜淋巴结核。

【诊断】

1. 有典型的急性发作病史和慢性右下腹痛。

2. 右下腹有一固定的压痛区(麦氏点)。

3. 超声、CT 检查可发现阑尾壁增厚、管腔狭窄、粪石梗阻等改变。

4. 钡剂灌肠检查可显示阑尾细长、管腔狭窄、粪石梗阻或显影不良等改变。

5. 可行腹腔镜检查确诊。

【治疗】 中医辨证论治分为 4 型。

1. 气滞血瘀型

(1)主证:少腹胀痛或刺痛,痛有定处,痛而拒按。舌质暗红或有瘀点,脉沉弦而涩。

(2)治则:以行气化瘀为主。

(3)方药:少腹逐瘀汤加减。当归 12g,川芎 10g,赤芍 12g,延胡索 10g,木香 10g,枳壳 10g,没药 10g,生蒲黄 10g,肉桂 6g,生甘草 6g,木香 6g,大黄 15g。

2. 肝脾失和型

(1)主证:腹痛阵发性发作,多由情志刺激诱发,腹胀肠鸣,大便失调。舌质薄白,脉沉弦。

(2)治则:以疏肝理气为主,辅以通络止痛。

(3)方药:逍遥散加减。当归 12g,杭芍 15g,柴胡 10g,云苓 12g,白术 10g,木香 10g,香附 10g,乌药 10g,枳壳 10g,延胡索 10g,川楝子 12g,生甘草 6g,郁金 10g,川芎 10g,陈皮 10g。

3. 实热型

(1)主证:腹痛阵发性发作,多由情志刺激诱发,腹胀肠鸣,大便失调,舌质薄黄,脉沉实。

(2)治则:以通里攻下为主。

(3)方药:复方大承气汤。大黄 20g,芒硝(冲)10g,枳壳 10g,厚朴 10g,炒莱菔子 15g,延胡索 10g,木香 10g,桃仁 10g,金银花 10g,红藤 20g。

4. 寒凝型

(1)主证:小腹阵痛、胀痛,遇暖则缓,纳呆,口不渴。舌苔薄白,脉沉弦。

(2)治则:以温中散寒为主,辅以理气止痛。

(3)方药:天台乌药散加减。乌药 10g,木香 10g,小茴香 10g,枳壳 10g,青皮 10g,良姜 10g,香附 12g,延胡索 10g,川楝子 10g,蒲公英 20g。

【提示】 慢性阑尾炎,因粪石、粘连致阑尾腔梗阻则应手术,以腹腔微创阑尾摘除术为妥。

第三节 阑尾周围脓肿

【病因】 阑尾周围脓肿指阑尾急性炎症导致的阑尾周围脓肿。脓肿形成多由于以下原因。①阑尾的病理变化较重,如化脓性或坏疽性阑尾炎,炎性渗出较多;

②病理变化重而就诊较晚，腹膜炎已被局限。

【临床表现】

1. 多有典型的急性阑尾炎病史，腹痛已有所缓解。

2. 发热明显，轻者为炎性包块，重者为脓肿形成，伴有明显全身中毒症状。

3. 多在右下腹近髂窝部出现包块，压痛明显，固定，基底部范围不清。少数出现在右侧腹股沟区、右侧腹或右上腹。

4. 如为腹膜后或盆腔脓肿，则难以触及包块，但有相应部位的深压痛。

5. 重者可出现脓毒症休克。

【影像学检查】

1. X 线　阑尾周围脓肿形成时，右下腹可见稍高密度肿块，其内可见小气泡或立位片可见液平面，盲肠上移、回肠向内侧移位。少数患者可见膈下游离气体影。

2. CT　急性阑尾炎进展出现继发性改变；阑尾周围脓肿形成表现为阑尾周围不规则厚壁团块影，边界模糊，中央呈液性低密度影，可伴气泡影或气液平面；病变周围渗出性改变或局限性腹水，较重者可见穿孔，游离小气泡（图 11-3-1）。常伴有邻近肠壁水肿增厚。增强扫描脓肿壁呈环形强化。

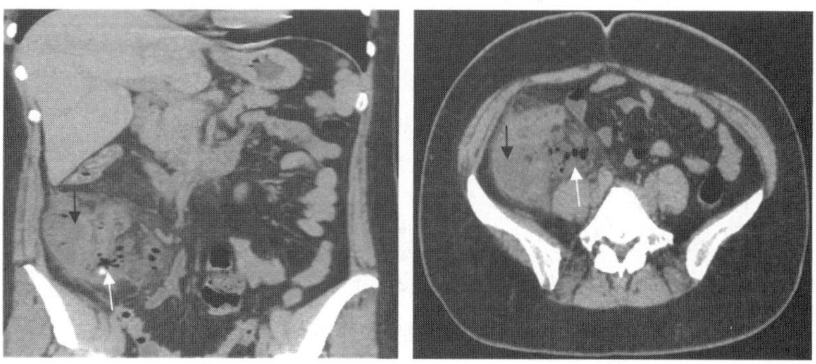

A　　B

图 11-3-1　阑尾脓肿

CT 冠状横断面，阑尾显示不清，回盲部肠壁增厚，周围脂肪间隙模糊，脓肿呈不规则混杂液性密度图片影，内见小气泡（黑箭），回盲部见结节状高密度粪石位于腔外，邻近多发游离小气泡（白箭），提示阑尾穿孔。

【诊断】

1. 有典型的急性阑尾炎病史和右下腹包块，伴明显压痛。

2. 感染症状不消退或加重。

3. 超声检查可发现腹腔内脓肿或炎性包块，多位于右髂窝部，穿刺可抽出黏稠、味臭的脓液。

4. CT 检查可发现潜在性脓肿，如腹腔后或盆腔脓肿。

【鉴别诊断】

1. 回盲部肿瘤伴发急性阑尾炎，常有急性阑尾炎病史和右下腹包块，常被误诊。本病的超声和 CT 检查可发现实质性包块而非包裹性积液、积脓，钡剂灌肠可确诊。

2. 回盲部结肠炎，可有低热和右下腹包块，易与体弱并牵连日久的阑尾周围脓肿相混淆。本病多无急性阑尾炎病史，腹痛腹泻病史较长，伴盗汗、食欲缺乏，包块的炎症反应不重，有一定活动度。钡剂灌肠可确诊。

3. 右侧卵巢囊肿蒂扭转，可在右下腹出现包块，但囊性感明显，有一定的移动度，一般炎症表现轻，超声检查可确诊。

【治疗】

1. 非手术引流

(1)一旦确诊为脓肿，在超声或 CT 引导下行脓肿穿刺抽脓。体积小者经 1～3 次治疗可治愈。体积大者需置入导管持续引流，必要时可用过氧化氢、抗生素溶液冲洗脓肿。脓腔消失后即可拔管。

(2)盆腔脓肿可经直肠或后穹穿刺或切开引流。

(3)有腹股沟区脓肿，多向腹内侧蔓延导致蜂窝织炎，应在超声或 CT 引导下，尽早在右髂窝部另复开口置管引流。

2. 中医中药及针灸治疗　见急性与亚急性阑尾炎一节，酌情加入䗪虫、三棱、莪术；或加用张仲景大黄䗪虫丸(《金匮要略》)；或加用桃仁承气汤，或抵当汤。

(1)治法：虚中挟实。

(2)方药：大黄 20g，黄芩 10g，甘草 3g，桃仁 10g，杏仁 10g，白芍 10g，干地黄 10g，牛膝 10g，虻虫 6g，水蛭 6g，蛴螬 6g，䗪虫 6g。

【提示】　阑尾脓肿一旦化脓、感染，则应手术治疗。

第四节　异位亚急性阑尾炎

【病因】　阑尾绝大多数位于右下腹腹腔内，但在肠道发育异常时，阑尾可以在不常见的部位，因而发生急性炎症时临床表现与一般急性阑尾炎有所不同，诊断上可能存在困难。发生异位亚急性阑尾炎的原因如下。①由于阑尾过长，其基底虽然在常见的部位，尖端可以在腹腔的其他部分；②若炎症限于阑尾远端，症状和体征也与异位急性阑尾炎相似。故辅以彩色超声检查以明确诊断。

【分类】　临床上较多见的异位急性阑尾炎为盆腔内、盲肠后腹膜外、肝下，以及左下腹 4 种。

1. 盆腔内急性阑尾炎　在盲肠过低而未固定于后壁腹膜时，阑尾即可能位于盆腔内。但不局限于右髂窝一般阑尾所在的部位，而是在下腹部较低部位，或在一侧或在两侧，有时甚至以左侧为重，通常患者不能十分确定腹痛转移的部位。腹部检查时麦氏点局限性触痛，而触痛部位在耻骨或腹股沟韧带以上，较一般急性阑尾炎触痛部位位置低，腹壁肌肉紧张亦不明显。这些表现是因为阑尾隐蔽在盆腔内，所以壁腹膜刺激症状和体征不显著。①由于阑尾邻近膀胱或直肠，可能发生排尿困难或疼痛；②直肠指检或阴道检查时盆腔内常有明显触痛；③病程晚期炎症延及膀胱或输尿管时，尿内可以发现血细胞；④女性患者主要鉴别诊断为盆腔器官炎症。

2. *盲肠后腹膜外急性阑尾炎*　位于盲肠后的阑尾相当常见。少数全部或部分位于腹后壁腹膜外，在阑尾发生急性炎症时，腹痛亦多开始于上腹部。由于腹后壁腹膜不如前壁腹膜敏感，腹部检查时腹前壁体征亦不显著，触痛轻微，腹壁肌无明显紧张。但这些患者常有右下腹腹膜后感染的表现，腰大肌刺激的症状有时明显，患者右下肢多在屈曲位置，伸直时可加重疼痛。检查右侧胁腹及侧腰髂嵴以下，有疼痛感觉。

3. *肝下急性阑尾炎*　在肠道发育过程中，盲肠随中肠旋转至右上腹，随后下移至右髂窝内，有时因先天性旋转下降不全，盲肠停留于右上腹而未下移，阑尾即随之位于右上腹肝下。在阑尾急性发炎时，腹部触痛和肌紧张均局限于右上腹，很容易误诊为胆囊炎。

4. *左侧急性阑尾炎*　由于先天性内脏转位，盲肠位于左下腹，或系膜容易移动，因粘连固定于左下腹，阑尾也必然随而位于左下腹。

【影像学检查】

1. *超声*　早期可因肠壁水肿较轻，肠积气较重，超声检查一般无阳性发现。典型阑尾炎时阑尾较肿胀，通常外径＞6mm，水肿壁增厚或呈双层，回盲部肠壁水肿增厚，阑尾腔内粪石有点状高回声或强回声，后方伴声影。当形成阑尾脓肿时，表现为混合回声包块，内见阑尾腔增大及阑尾腔显示不清，回声强弱不等。彩色多普勒超声可见充血水肿阑尾，并可见条状血流信号，当形成脓肿包块时，其有散在血流信号显示。

2. CT　典型改变包括阑尾肿胀、增粗（直径＞6mm），腔内可见高密度粪石，阑尾壁增厚（＞2mm）、强化幅度增高，周围脂肪组织渗出性改变、脂肪密度增高，阑尾周围积液等。急性阑尾炎进展出现继发性改变：阑尾周围脓肿形成表现为阑尾周围不规则厚壁团块影，边界模糊，中央呈液性低密度影，可伴气泡影或气液平面；当出现阑尾壁缺损或阑尾腔外出现气体、粪石，高度提示阑尾穿孔可能。

【诊断】　异位阑尾炎诊断思路。确定腹部肠曲分布，全腹部 CT 扫描有利于显示肠曲分布特征，注意识别中肠旋转不良。逆行方式追踪结肠位置，阑尾与直肠相对位置关系比较固定，回盲瓣周围脂肪环的显示等特点找到回盲瓣。阑尾多位于回盲瓣下方约 2.5 cm 处，当常规位置未发现阑尾注意有无异位阑尾(图 11-4-1)。

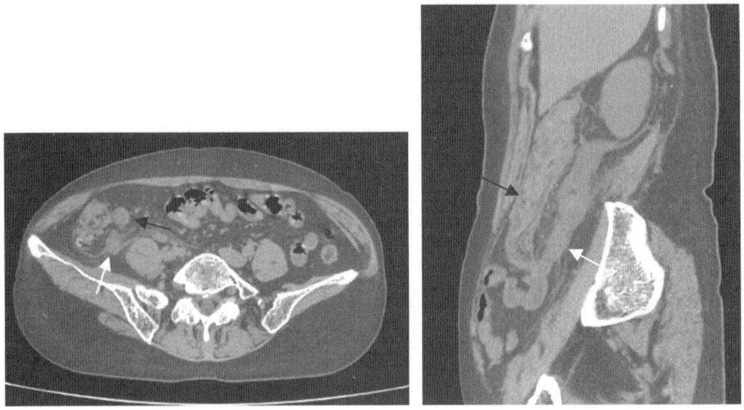

A　　　　　　　　　　B

图 11-4-1　异位亚急性阑尾炎(肝下位)

A. CT 横断面，阑尾位于回盲部后方(白箭)，同层面见末端回肠(黑箭)；B. CT 斜矢状面，阑尾走向肝下极(白箭)，周围见渗出，前方见盲肠、升结肠结构(黑箭)。

【治疗】　非手术中西医结合治疗，见急性与亚急性阑尾炎一节。

【提示】　阑尾炎一旦化脓、感染，则在腹部彩色超声确诊后，再行腹腔镜微创手术，摘除阑尾。

第五节　老年人亚急性阑尾炎

【病因病理】　由于老年人血管退化性变，阑尾坏死是显著的病理变化，继发肠系膜血管血栓形成的可能性为大。老年人患急性阑尾炎，由于身体反应力降低，其症状和体征常较轻，与阑尾病理变化的程度不符合。起病较缓慢，因为腹壁肌肉萎缩或脂肪过多，腹部检查阑尾部位触痛和腹肌强直多不明显。腹痛多不剧烈，疼痛部位转移也不明显。

【影像学检查】　影像表现同异位亚急性类似，区别在于阑尾位置(图 11-5-1)。

【诊断】

1. 突发急性腹痛伴右下腹压痛、反跳痛。
2. 体温升高，白细胞计数升高。
3. 超声检查可显示大的阑尾、腔内粪石、周围积液等表现。

【鉴别诊断】

1. 回盲部肿瘤，以右下腹包块为主诉，但炎症表现少，超声显示实质性包块。
2. 急性结肠炎，沿结肠解剖走行有压痛，大便检查可发现脓细胞。
3. 局限性回肠炎，有腹泻、发热病史，右下腹可触及结肠条状物。可行腹部超声检查鉴别。

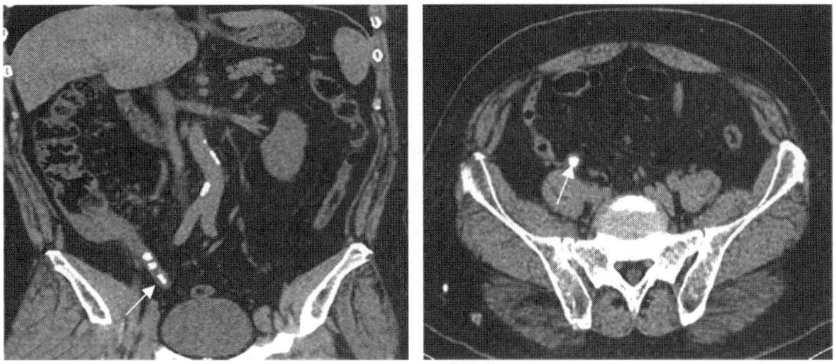

A　　　　　　　　　　B

图 11-5-1　老年人亚急性阑尾炎

CT 冠状横断面，阑尾增粗，周围脂肪间隙模糊，腔内可见多发高密度粪石（白箭）。

【治疗】　中医治疗，见急性与亚急性阑尾炎一节。

【提示】　如果阑尾化脓感染，则以腹腔镜微创摘除阑尾为好。

第六节　小儿亚急性阑尾炎

【病因】　小儿急性阑尾炎病情较成人严重。国内文献显示，小儿急性阑尾炎就诊时阑尾已穿孔形成腹膜炎或阑尾周围脓肿，婴儿患者中穿孔率更高。

1. 小儿阑尾壁薄，血供受到障碍时发生穿孔较快。

2. 腹痛是小儿常有的症状，一般多因便秘、肠寄生虫、饮食失调、胃肠炎等所致，所以在急性阑尾炎发生后，误认为是上述原因所致的腹痛，而给予泻药、驱虫药、灌肠、消炎等治疗，而延误诊治。

3. 上呼吸道感染、扁桃体炎、肠炎或为急性阑尾炎诱发原因，发热的反应出现较早、程度也较高，阑尾炎的临床表现因这些症状的存在而不典型。

4. 由于小儿局限腹腔内感染的能力较差，小儿急性阑尾炎穿孔较早，而大网膜较短而薄，局限感染的能力较差，因而在诊视时多已有腹膜炎。

5. 小儿阑尾的解剖和生理的特殊性，症状和体征多不典型。

【影像学检查】

1. *超声*　阑尾增粗，短轴外径大于 6mm，部分病例可表现为仅有盲端增粗。阑尾张力增高，形态僵硬，纵切面似腊肠状，短轴呈双环征。管腔较多积脓时更加明显，探头加压后，压痛明显，而阑尾的形态无明显的改变。有时阑尾近端腔内可以见到呈弧形强回声的粪石，后方伴有声影，远端肿胀明显。阑尾周围系膜可有不同程度增厚。髂窝处或者肠间隙可有少量积液。周围可见大的淋巴结。

2. CT　典型改变包括阑尾肿胀、增粗（图 11-6-1）（正常小儿阑尾直径可达

8.7 mm，且>6 mm 直径的比例占 39%，一些非病理的因素也会导致阑尾管径增粗，而另一方面因为小儿身材较小，很多有炎性改变的小儿阑尾直径≤6mm，因此管径标准是否适用于小儿阑尾炎有待进一步验证），腔内可见高密度粪石，阑尾壁增厚（>2mm）、强化幅度增高，周围脂肪组织渗出性改变、脂肪密度增高（小儿阑尾周围往往缺乏脂肪衬托，很多情况下难以显示炎性改变，甚至难以明确找到阑尾），阑尾周围积液等。急性阑尾炎进展出现继发性改变；阑尾周围脓肿形成表现为阑尾周围不规则厚壁团块影，边界模糊，中央呈液性低密度影，可伴气泡影或气液平面；当出现阑尾壁缺损或阑尾腔外出现气体、粪石，高度提示阑尾穿孔可能。

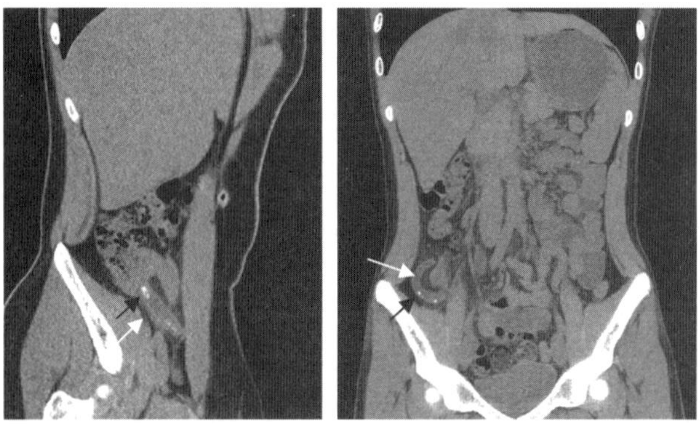

A　　B

图 11-6-1　小儿亚急性阑尾炎

CT 斜矢状面及斜冠状面，阑尾增粗，壁增厚，边缘模糊（白箭），腔内见高密度粪石（黑箭）。

【检查】　由于小儿常不能合作，腹部检查和直肠指检不能进行，所以应常规行超声、CT 检查。

【诊断】　影像学检查可发现阑尾增粗、周围积液，即可确诊。

【鉴别诊断】

1. 急性胃肠炎　以腹痛发热、呕吐腹泻为特点，但无局限性右下腹压痛、反跳痛，超声检查无阑尾病变，便常规检查可有白细胞和大量黏液。

2. 肠套叠　也有急性腹痛、呕吐、右下腹压痛，但炎症反应轻，腹痛早期多为间歇性，常可扪及腊肠样包块，超声检查可确诊。

3. 急性肠系膜淋巴结炎　也有急性腹痛，发热，但胃肠道超声检查可鉴别。

【治疗】

1. 西医治疗　行全身支持疗法，纠正水电质紊乱，使用广谱抗生素。

2. 中医治疗　参见急性与亚急性阑尾炎治疗一节，但中药剂量要减半。

【提示】　小儿阑尾炎一旦感染、中毒症状明显，则应手术治疗。

第七节　妊娠期亚急性阑尾炎

【病因】　在妊娠过程中，子宫逐渐增大，盲肠和阑尾的部位也随之改变。在向上移位的同时，阑尾并向反时钟方向旋转；盲肠与阑尾亦时常向外向后移位，并部分为胀大的子宫所覆盖。炎症发展较快，急性阑尾炎穿孔、坏死的发生率一般较高，大网膜和小肠被胀大的子宫推向一侧，所以阑尾穿孔后感染不易局限。

【临床表现】

1. *妊娠早期*　阑尾炎与普通急性阑尾炎表现相同，主要症状为腹痛、恶心、呕吐、腹部触痛、腹肌紧张、发热、白血细胞计数增高等。

2. *妊娠中期*　阑尾位置改变，腹痛及压痛点不典型，甚至出现右腰部疼痛、压痛。

3. *妊娠后期*　出现宫缩，增加了临床表现的复杂性。但在妊娠中期和后期，由于子宫增大，阑尾位置改变，腹部局限性触痛部位较一般为高，如阑尾在子宫后方，腹前壁触痛可能不明显，后腰部则可能有触痛。即使阑尾已穿孔，弥散性腹膜炎已发生，腹部触痛亦多仅限于此。

【影像学检查】

1. *超声*　首选影像检查方法，增大的子宫可能导致部分患者无法显示阑尾。超声可见右下腹存在不可压缩的盲端管状结构，最大直径超过 6mm。或者在液性暗区中发现高回声粪石。脂肪炎症引起“强回声肿块效应”。彩色多普勒超声可见阑尾壁血流量较正常肠管增加。

2. MRI　超声无法诊断或诊断不明确时进行，急性阑尾炎 MR 影像学表现为阑尾扩张、阑尾周围积液炎症、阑尾壁增厚水肿（图 11-7-1）及阑尾明显强化。

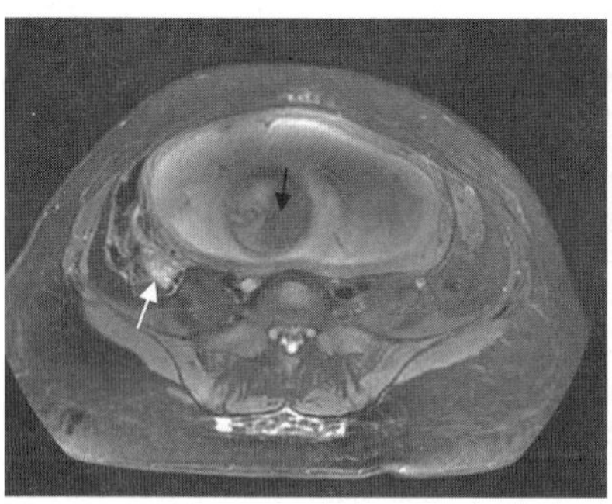

A

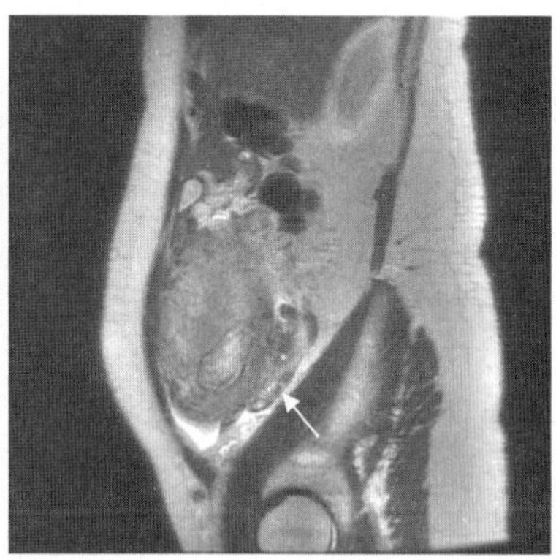

B

图 11-7-1　妊娠阑尾炎

A. MR T_2 加权轴位像压脂序列，阑尾增粗，壁增厚，呈稍高信号，边缘毛糙（白箭），宫腔内见妊娠胎儿（黑箭）；B. MR T_2 加权像，矢状面非压脂序列，右下腹阑尾显示增粗，管壁增厚（白箭）。

【诊断】

1. 突发恶心、呕吐和腹痛，伴发热和白细胞计数升高。

2. 右下腹、右侧腹或右腰部有明显固定的压痛点。

3. 超声、MRI 检查可显示病变的阑尾。

【鉴别诊断】

1. 异位妊娠　也有急性下腹痛、压痛和妊娠试验阳性，与早期妊娠合并阑尾炎有相似之处。但本病多有明显的失血性休克表现，腹腔穿刺可抽出不凝血性液。超声可协助诊断。

2. 卵巢囊肿扭转　盆腔检查可以发现囊肿，超声检查可鉴别。

3. 急性输卵管炎　阴道检查有脓性分泌物，涂片可发现淋球菌。

【治疗】　中医治疗，见急性与亚急性阑尾炎一节。是否使用泻下药，如大黄、芒硝，应酌情。术前和术后均口服中药。

【提示】　妊娠期急性阑尾炎应在腹部超声检查追踪下行非手术疗法。一旦发生阑尾化脓、中毒等临床症状，则应及时手术。临产，且阑尾炎已穿孔，则做“子宫下段部位”剖宫产术，随后切除阑尾。

第八节　阑尾蛔虫病

【病因】　由蛔虫钻入阑尾而引起急性阑尾炎的症状。最常见的因素为驱虫方法不当（驱虫药剂量不足、泻药效果不佳），造成蛔虫钻入阑尾。

【临床表现和诊断】　蛔虫进入阑尾所引起的症状与急性阑尾炎相似，腹痛虽然也多先出现于上腹部或脐周围，随后转移至右下腹，但疼痛为明显阵发性，较急性阑尾炎剧烈，发作过去后顿感轻松。腹部压痛虽经常存在，但不重，与主诉疼痛程度不符；一般腹壁柔软，在腹壁松弛的患者有时可摸得索状阑尾。体温、脉搏和白血细胞计数多在正常范围。若患者就诊较晚，阑尾已发生急性炎症或穿孔。超声检查可确诊。

【治疗】

1. 须在麻醉下进行。

2. 腹部彩色超声检查可确诊为阑尾蛔虫病（蛔虫活或死）。

3. 在纤维结肠镜下，寻找到阑尾的回盲瓣膜孔，看到阑尾。用纤维杆钳夹住阑尾，通过结肠纤维镜管取出蛔虫，后拔出结肠纤维镜。

4. 术前、术后，用吸管吸入“中药汤”，但剂量减半（小孩），见急性与亚急性阑尾炎治疗一节。

第九节　阑尾黏液囊肿

【病因】　由于先天性或后天性原因导致阑尾腔狭窄，梗阻远端黏膜仍有持续的分泌能力，同时又无细菌感染，最终形成潴留性囊肿。

【临床表现】

1. 囊肿小者，类似慢性阑尾炎表现。
2. 较大囊肿者，可出现右下腹不适或无痛性包块，类似阑尾脓肿。
3. 如继发感染，则出现急性阑尾炎表现。
4. 偶可因扭转、坏死，而出现急性腹痛，类似腹膜炎表现。

【影像学检查】

1. *超声*　右下腹与盲肠相连的管状或囊状无回声包块，管径常大于 1.5cm，边界清楚，壁正常或稍厚，内壁不光滑，管腔内可呈无回声区或条带状高回声分隔混杂的不均质包块，类似“洋葱皮”样，CDFI 为部分肿瘤囊壁内可见血流信号减少。部分阑尾黏液性肿瘤表现为右下腹低回声包块，边界清楚，内部回声杂乱，此类型诊断较困难。

2. *X 线结肠气钡双重造影*　钡剂灌肠时，当近端小段阑尾显影时，同时可见右下腹圆形或椭圆形境界清晰的肿块与盲肠相连，盲肠可扩张，盲肠末端可见外压性改变，盲肠局部可见弧形充盈缺损。回肠末端常发现向上向右推移移位表现。

3. CT　右下腹与盲肠相连的囊性病灶，呈类圆形、卵圆形或长管状(图 11-9-1 A,B)。囊壁薄厚均匀或不均匀，部分有弧形钙化(特征性表现，具有一定诊断意义，但仅见于＜50％的病例)；囊壁可见乳头状突起，囊内可有分隔。增强检查囊壁、分隔及乳头状突起可见强化，壁结节和囊壁不规则增厚提示恶性，但囊性病灶的形态、囊内容物密度、囊壁增厚的程度、囊内分隔的出现、阑尾周围渗出或腹腔积液对良恶性鉴别无明显意义。合并感染时囊内可见积气或液平、囊壁增厚及囊肿周围渗出性改变。可合并肠套叠和输尿管梗阻。

4. MRI　阑尾黏液囊肿为椭圆形或球形的盲肠周围肿物，在 T_1WI 上呈低信号，在 T_2WI 上呈明亮高信号(图 11-9-1 C,D)。

【诊断】

1. 慢性右下腹不适或无痛性包块。
2. 阑尾炎感染表现。
3. 影像学检查。

【鉴别诊断】

1. 慢性阑尾炎，以慢性右下腹不适为主要表现，但发作时多有轻度发热或白细胞升高，无包块，影像学检查可鉴别。

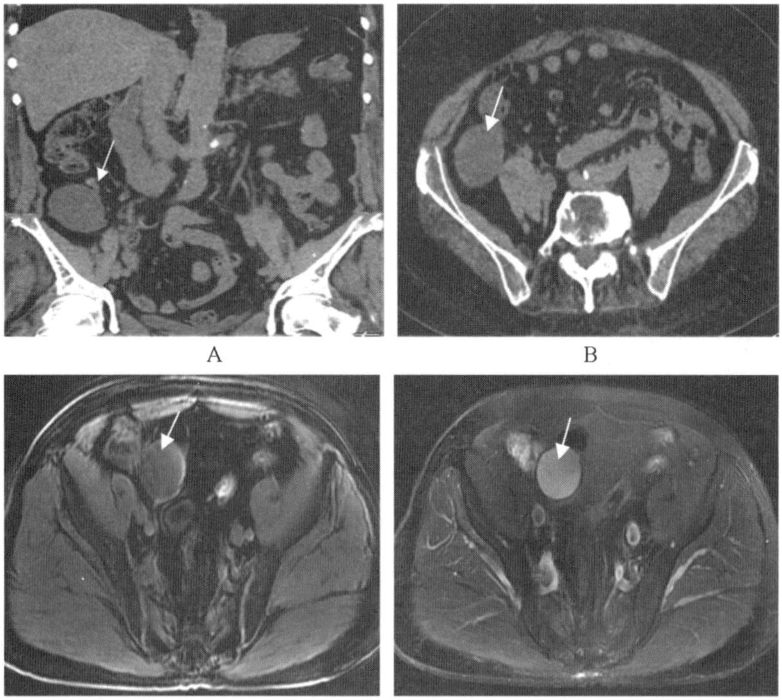

A　　B　　C　　D

图 11-9-1　阑尾黏液囊肿

A、B. CT 冠状横断面，右下腹阑尾区见类圆形低密度团块，边缘尚清晰（白箭）；C、D. MR T_1、T_2 加权像压脂序列，阑尾区类圆形长 T_1 长 T_2 信号团块，边缘光滑，周围脂肪间隙清晰（白箭）。

2. 阑尾黏液囊腺瘤，也有慢性右下腹不适或包块，但病理上多为恶性表现。

3. 可破溃向腹腔内播散，形成腹膜假黏液瘤。

4. 阑尾淋巴增生。

【治疗与提示】

1. 在腹部超声引导下，先行腹腔镜下微创手术摘除阑尾，行冰冻切片病理检查，以明确诊断。

2. 术前术后均口服中药，小孩中药剂量减半，具体见慢性阑尾炎治疗一节。

第十节　阑尾类癌

【病因】　发病原因不清，已知来源于肠腺深处的肠嗜铬细胞，属于 APUD 系统，其特点是可以产生大量血管活性物质，如 5-羟色胺、组胺等。后者可诱发腹痛、腹泻、面部潮红、支气管痉挛等，又称类癌综合征。

阑尾类癌通常为黏膜下小结节(1～3cm)，多为单发，生长缓慢，有恶变及转移倾向，体积越大则转移率越高。转移部位以区域淋巴结和肝为多见。

【临床表现】

1. 常因阻塞阑尾腔而引起急、慢性阑尾炎的表现。

2. 少数患者可出现类癌综合征，多见于肝转移者。

【影像学检查】

1. *超声*　部分阑尾类癌可见团块样肿瘤回声，3/4 的阑尾类癌都发生在尖端部，表现为尖端部实性低回声区，彩色多普勒血流成像示低回声内丰富的高阻型动脉血流。由于肿瘤的直径多小于 1cm，且多合并急性阑尾炎，易造成术前漏诊。

2. X 线　结肠气钡双重造影，70％的阑尾类癌平均直径小于 1cm，大多数位于阑尾远端，另有 10％位于阑尾的基底部。较小的阑尾类癌常在急性阑尾炎手术切除后偶然发现，X 线造影常无法检出。X 线造影检查时，当阑尾充盈后，其中见小的充盈缺损。病变较大时盲肠内下方出现压迫或浸润变形征象。

3. CT　表现为密度均匀的软组织结节或肿块，可见钙化，中度均匀强化，可侵及盲肠和肠系膜(图 11-10-1)。少数阑尾类癌较大，直径超过 2cm 后可见肠系膜浸润、局部淋巴结增大。类癌释放的血管活性物质引起邻近肠系膜成纤维反应形成条索，牵拉邻近小肠呈轮辐状改变，甚至发生肝转移。

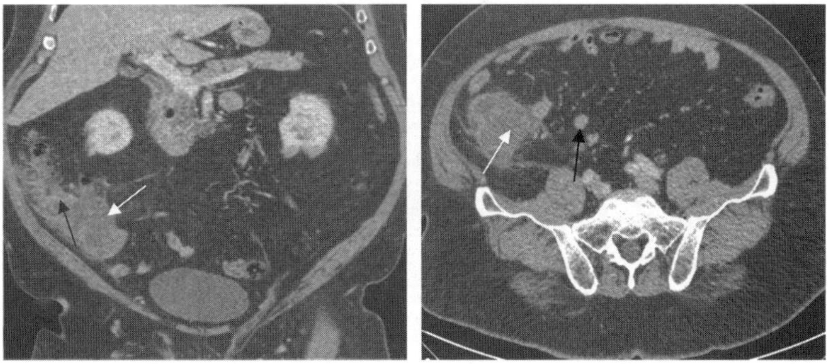

A　　　　　　　　　　B

图 11-10-1　阑尾类癌

A. CT 增强冠状面，阑尾结构显示不清，局部见不规则软组织肿块，边缘明显强化(白箭)，侵及盲肠(黑箭)；B. CT 增强横断面，阑尾区肿块(白箭)，周围脂肪间隙密度增高，肠系膜侧见索条影及增大淋巴结影(黑箭)。

【诊断】

1. 阑尾发病期表现。

2. 急、慢性阑尾炎病史。

3. 影像学检查显示阑尾区团块，阑尾腔局限性狭窄，而非粪石或寄生虫所致者。又见肝有癌变者。

4. 可出现类癌综合征。

5. 最后诊断依赖于病理检查。

【鉴别诊断】

1. 阑尾腺癌。

2. 阑尾先天性粘连或纠搭。

3. 阑尾结核病。

4. 阑尾黏液性囊肿。

【治疗和提示】

1. 一旦确诊则行手术探查术，切除阑尾并送病理检查。

2. 术前术后均口服扶正祛邪、增强抵抗力的中药，小孩剂量减半。具体见慢性阑尾炎治疗一节。

第 12 章　直肠和肛管疾病

第一节　肛肠解剖概要

一、会阴

1. 范围　会阴系指盆膈以下的全部软组织皮肤与骨盆出口的菱形区。

2. 结构　会阴由皮肤、皮下组织、会阴浅部、深部筋膜和会阴部肌肉构成。

3. 器官　肛门三角和尿生殖三角，以两侧的坐骨结节连线划分。后方止点，尾骨尖，为肛门三角；前方止点，耻骨联合低点的会阴，为尿生殖三角。

(1)男性会阴：男性尿生殖三角、器官、尿道、前列腺、阴囊(图 12-1-1A)。

(2)女性会阴：女性尿生殖三角、器官、阴道、尿道、阴阜(图 12-1-1B)。

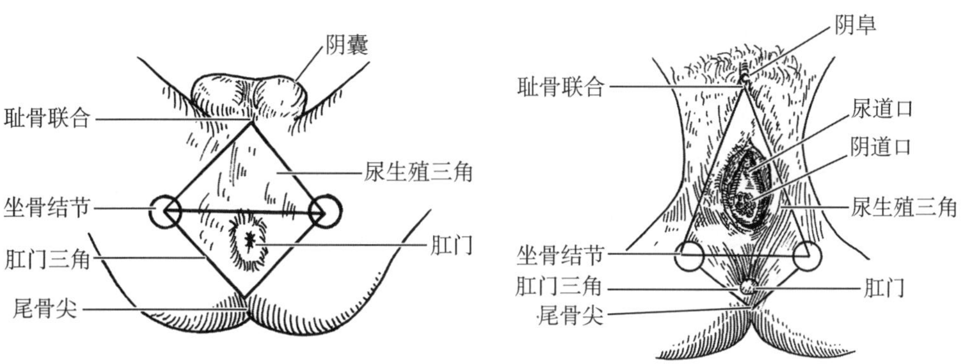

图 12-1-1　会阴

A. 男性会阴；B. 女性会阴。

4. 功能

(1)肛门三角与尿生殖三角解剖相邻，相互影响。

(2)肛门三角结构或功能紊乱，会造成排便困难或失控。

(3)尿生殖三角结构或功能紊乱，会造成排尿或生殖异常。

二、盆底

盆底又称盆膈，起封闭骨盆出口作用。

1. 范围　由耻骨联合下缘起，延两侧耻骨支、坐骨支、坐骨结节，止于骶尾骨。

2. 结构　盆底，后侧边缘是骶尾骨与其骶结节韧带相连。盆底两侧是肛提肌与后侧尾骨肌合成盆膈，并和盆筋膜共同悬吊盆底。

3. 器官

(1)男性盆底纵向前侧有膀胱、前列腺和尿道；后侧有直肠、肛管(图 12-1-2A)。

(2)女性盆底纵向前侧有膀胱、尿道，中间有子宫、阴道；后侧有直肠、肛管(图 12-1-2B)。

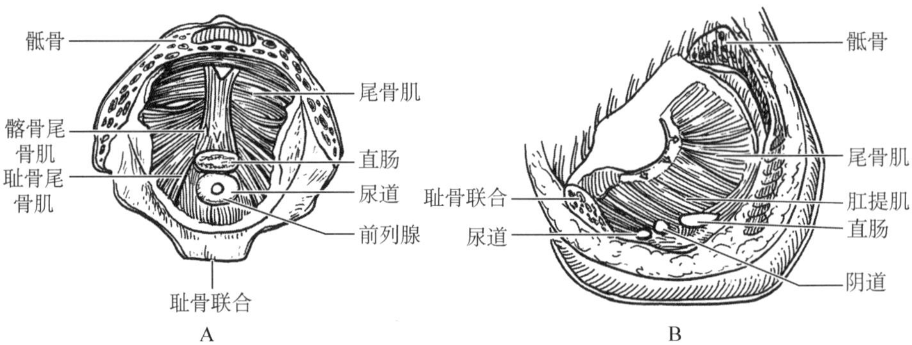

图 12-1-2　盆底

A. 男性盆底(正面)；B. 女性盆底(侧面)。

4. 功能

(1)承托盆腔和腹腔的脏器。

(2)调节排粪便的自控作用。

(3)盆底结构或功能紊乱会造成排便困难，或失控，或引起排尿、生殖异常。

三、肛门

肛门中医学称作魄门。肛门是结肠与体外连通的出口，前面是会阴，后面是尾骨。在肛门与尾骨之间有一明显的沟，叫作肛尾门沟。沟里面有肛尾韧带。平时肛门皱缩像收紧的袋口一样，排便时括约肌松弛，张开呈圆形洞口。肛门口周围的皮肤内有毛囊、汗腺及皮脂腺。肛门常因肌肉收缩，形成许多放射状皱襞。

四、肛管

肛管是从肛门口到齿线的一段，全长 2～3cm，是直肠末端(直肠之下)，始于提肛门肌的止点。男性与前列腺尖端齐高；女性与会阴体齐高。肛管没有腹膜遮盖，周围肌肉有内外括约肌及肛提肌围绕着，平时为纵裂状，排便时呈管形。肛管两侧有坐骨直肠窝。男性肛管前部，有尿道及前列腺，女性有阴道及子宫颈；肛管后部是尾骨。肛管上部被覆移行上皮，下部为鳞状上皮（图 12-1-3）。

1. 肛门白线　又叫括约肌线，在内、外括约肌交界处（距肛门缘约 1.5cm），如将示指插入肛管，可以摸到一沟，即为肛门白线（图 12-1-4A），因该处血管少，颜色淡而叫白线。

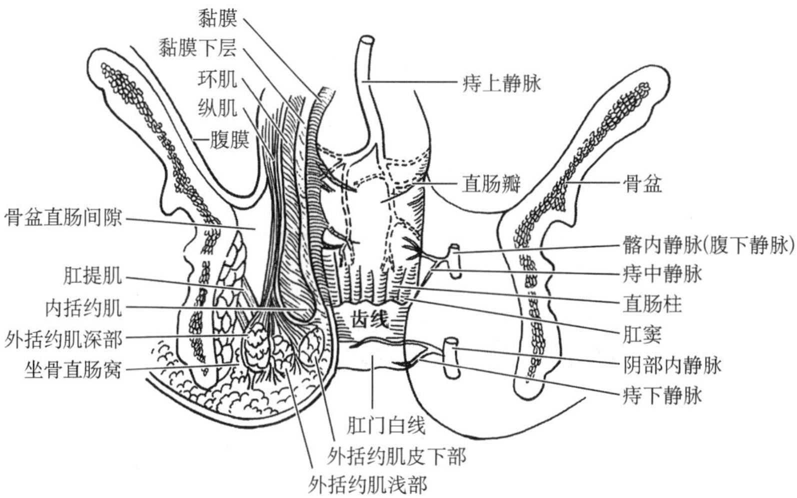

图 12-1-3　肛门直肠纵切面

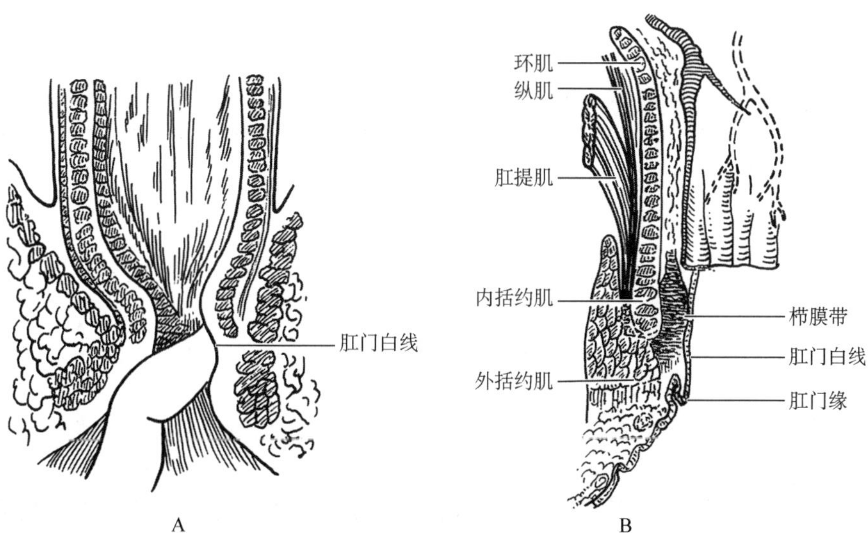

图 12-1-4　肛门白线

A. 手指在肛管内摸到肛门白线；B. 栉膜带位置。

2. 栉膜带　肛门白线上齿线之下一宽 0.8～1.2cm 的灰白色环形带，被覆移行上皮，与下面的组织紧密粘连，并不受神经支配，没有弹性，经常保持收缩状态，故妨碍括约肌松弛。肛裂即因此种收缩状态影响而不易愈合(图 12-1-4B)。

3. 肛瓣　是肛管上端的黏膜，边缘不整齐，与直肠柱底相连，每两个直肠柱底之间有一个半月形皱襞，即肛瓣(图 12-1-5)。

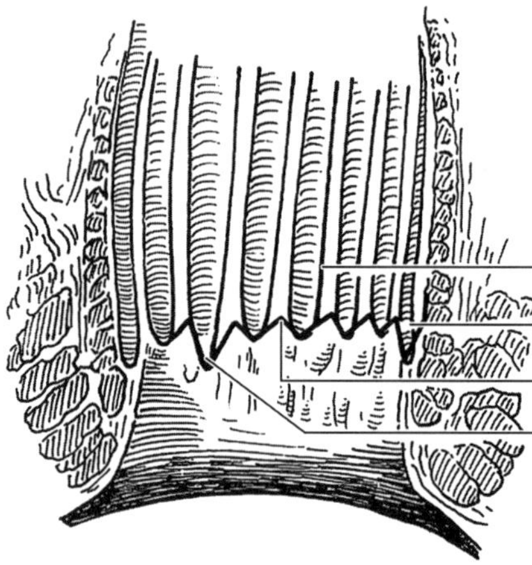

图 12-1-5　肛瓣、肛窦、肛门乳头、直肠柱位置

4. 肛窦　在肛瓣与直肠柱之间有许多凹陷的小窝，即肛瓣(图 12-1-5)。肛窦口朝上，底向下，深约 0.3cm。肛窦基底有肛腺，平时分泌黏液，排便时受压迫流出，以滑润肛管，减少摩擦。

5. 肛门乳头　肛管与直肠连接处(齿线附近)有 2～6 个三角形、略呈黄白色的乳头状突起，即肛门乳头(图 12-1-6)。有时因受大便摩擦发炎而肥大，排便时脱出肛外，如锥体形小瘤，即为乳头瘤。

五、齿线

齿线，也叫梳状线，因为它像锯齿或梳子；又因位于肛管和直肠交界处，所以又叫肛门直肠线，距肛门约 3cm，是胚胎时内胚叶与外胚叶的交界处。它在解剖学上十分重要，其上、下的组织显著不同。

齿线以上的血管为痔上血管，其静脉属门静脉系统，血流入门静脉后再入肝脏；齿线以下的血管是痔下血管，其静脉属下腔静脉系统，血流入下腔静脉。

齿线以上的神经属自主神经系统(没有痛感的神经)；齿线以下的神经属脊髓神经系统(对疼痛敏锐)。

齿线以上的淋巴液流入主动脉旁淋巴结，齿线以下的淋巴液则入腹股沟淋巴结(图 12-1-6)。

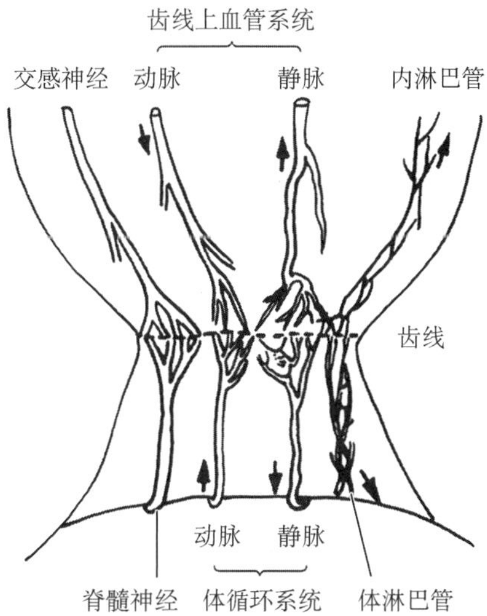

图 12-1-6　齿线上、下神经血管淋巴分布

六、肛垫

肛垫位于齿线上方，宽 1.5～2.6cm。由直肠黏膜层、黏膜下层、直肠柱区组织构成。1975 年，美国学者 Thomson 提出肛门衬垫概念，并发现健康人右前、右后及左侧排列着 3 个垫状组织以 Y 形沟分为 3 块。

肛垫被黏膜下肌肉和弹性纤维组织贴固在括约肌上。肛垫内动脉和静脉相互构成血管网，血液充盈时可维持肛门闭合。肛垫内有神经末梢，其中的感觉神经构成肛门内感受器，参与控制排便的功能(图 12-1-7)。

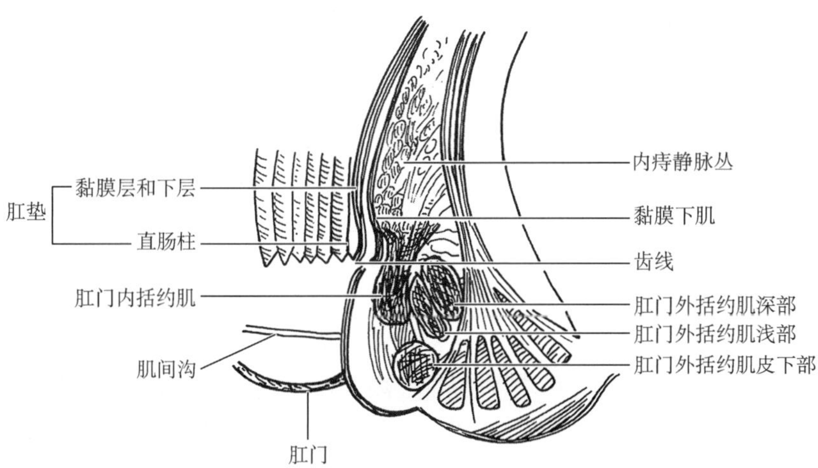

图 12-1-7　肛垫

七、直肠

直肠上端与第 3 骶椎齐高，上段连接盆结肠，下段连接肛管，长约 12.5cm。在直肠和盆结肠连接处内径狭窄；向下的中段较大处为直肠壶腹；下段与肛管连接处又变狭窄。直肠行径弯曲，上部弯向后、向右，下部弯向前、向左。直肠上 1/3 的前面及其两侧有腹膜覆盖，中 1/3 处仅前面有腹膜，并形成反折。腹膜反折与肛门距离男性约 7.5cm，女性则＜7.5cm。直肠后面距肛门 12.5cm 处即没有腹膜覆盖。

1. 直肠壁　分为内、中、外 3 层，内层为黏膜，中层是肌层，外层是浆膜。直肠黏膜较厚，血管较多，黏膜下层组织比较松弛，容易与肌层分离，如内痔经常脱出是因为反复被粪便推动，使黏膜与肌层分离之故。

2. 直肠肌肉　属于不随意肌(即不能任意收缩或松弛)，其内层为环状肌，外层为纵状肌(图 12-1-8)。纵肌在直肠前后比两侧稍厚，上连盆结肠纵肌，下与肛提肌及内外括约肌相连。环肌在直肠上部，肌纤维较少，下部比较发达，到肛管处形成内括约肌。直肠由于有环、纵两层肌肉，所以比较坚固，不易破裂。

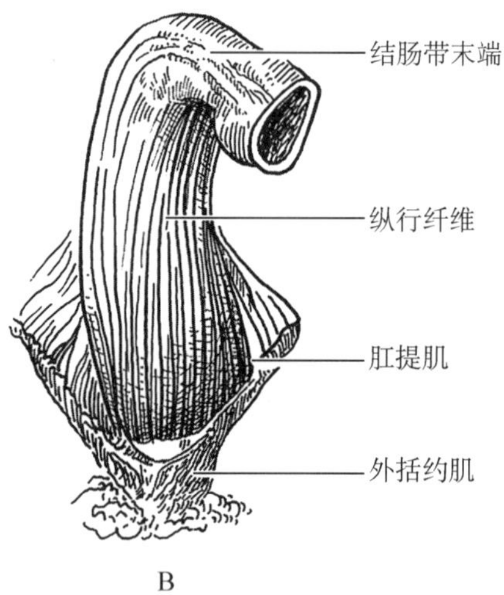

图 12-1-8　直肠肌

A. 内层环肌；B. 外层纵肌。

3. 直肠神经　直肠由交感神经及副交感神经支配。

4. 直肠柱　也叫肛柱，在直肠下部，因受肛门括约肌收缩勒紧的影响，在黏膜上形成许多圆柱形皱襞(像一个扎紧口的口袋)，突出在齿线上的直肠腔内，长 1～2cm，共约 10 个。当直肠扩张或排便时，因括约肌松弛，皱襞消失(图 12-1-9)。痔内静脉丛就包括在这里，也是内痔发生的部位。

5. 直肠瓣　直肠全部黏膜有上、中、下 3 个皱襞，襞内有环肌纤维，好像把直肠分成 3 部分，即直肠瓣。直肠充满粪便时皱襞回缩。其主要作用是防止排便时粪便逆行（图 12-1-9）。

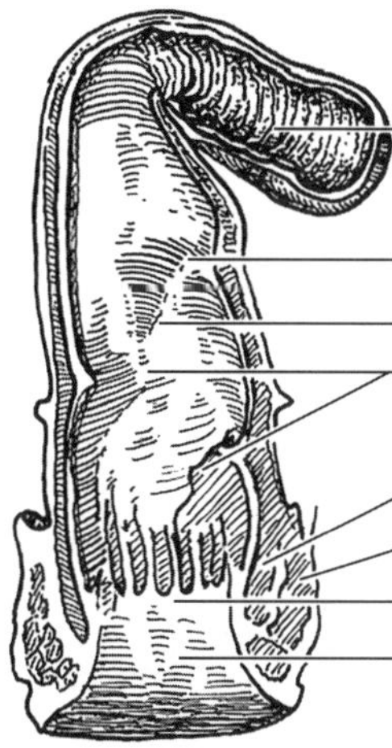

图 12-1-9　直肠（纵切面）

八、肛门直肠肌肉

1. 肛门外括约肌　属于随意肌（可以随意收缩和松弛），有环形肌束及椭圆形肌束。后自尾骨起，向前下行到肛管后方分为两部分，沿两侧围绕肛管下部，至肛门前方，又会合为一，终止于会阴。外括约肌可分为以下 3 部分。

（1）外括约肌皮下部：是环形肌束，只围绕于肛管下部，不附于尾骨，在肛门皮下可以摸到索条状物，与肛门内括约肌在同一平面上，肛门白线即位于两肌之间。这部分括约肌即为外括约肌，皮下部手术时切断它不会有大便失禁的危险。

（2）外括约肌浅部：是椭圆形肌束，在皮下部与深部中间，有直肠纵肌纤维使其分开。

（3）外括约肌深部：也是环行肌束，在浅部之上。外括约肌深、浅两部分围绕直肠纵肌及肛门内括约肌，并连接肛提肌的耻骨直肠部，构成一个环形，即肛门直肠环（图 12-1-10）。此肌环有括约肛门作用，如手术不慎或其他原因被全部切断或损坏，会引起大便失禁。

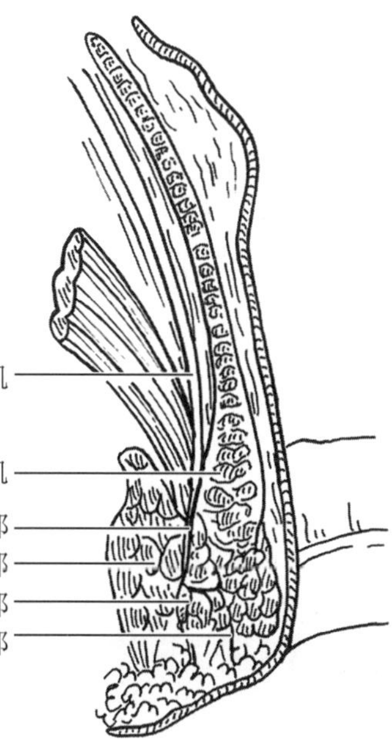

图 12-1-10　肛门直肠环

2. 肛门内括约肌　是直肠环肌纤维下段较厚的部分（图 12-1-10）。它围绕肛管上部，属于不随意肌，宽约 3cm，其下部有 2cm 被外括约肌所包绕。内括约肌单独没有括约肛门的功能。

3. 肛提肌　在肛管左右侧各一，联合成盆膈膜，可分为 3 部分。

（1）前部：起于耻骨支后面，行

向下后，有的纤维止于会阴；大部分纤维在内、外括约肌之间，止于肛管，并与直肠外纵层肌纤维会合，故又称耻骨直肠肌。

（2）中部：起于耻骨联合与闭孔肌膜，向后与对侧肌联合，附着于直肠下部的两侧，有的纤维与外括约肌相连，最终止于尾骨前面，故也称耻骨尾骨肌。

（3）后部：起于坐骨棘内面，斜向下后内与对侧联合，附着于肛门尾骨之间，故又称髂骨尾骨肌（图 12-1-11）。

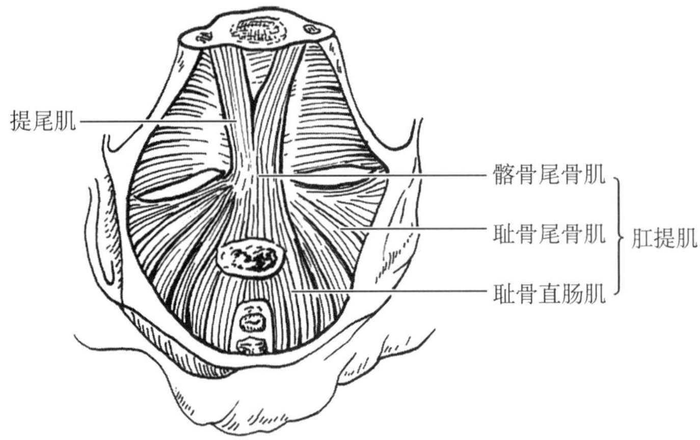

图 12-1-11　肛提肌构成

肛提肌是一种阔而薄的肌膜，主要作用是能使直肠下部和肛管收缩，向上提能帮助排便，并能使肛门闭合。如肛管黏膜和直肠脱出，可能是因肛提肌松弛而失去作用所致。

4. *直肠尾骨肌*　起于尾骨前韧带，向前与直肠下部纵肌联合，主要作用是排便时使直肠下端固定不动。

九、肛门直肠血管

1. *动脉部分*　肛门直肠有以下几条主要动脉（图 12-1-12）。

（1）痔上动脉：在肠系膜下动脉的末端。在直肠上端后面分为左、右两支，沿着直肠两侧下行，穿过肌层抵达黏膜下层，在直肠柱内下行至齿线。在齿线上部分出许多小支，与痔中动脉、痔下动脉吻合。此动脉主要供给齿线以上直肠部分的血液。

（2）痔中动脉：由腹下动脉（髂内动脉）分出，但也有的位于与膀胱中动脉及肛肠下部，在黏膜下层与痔上、痔下动脉吻合供给直肠下部的血液。

（3）痔下动脉：由阴部内动脉发出，经过坐骨直肠窝后，又分几个小支到达肛门内外括约肌和肛管末端，直到肛门外口，与痔上、痔中动脉吻合，供给肛管部分的血液。

（4）骶中动脉：由腹主动脉发出，向下至直肠，与其他动脉吻合。

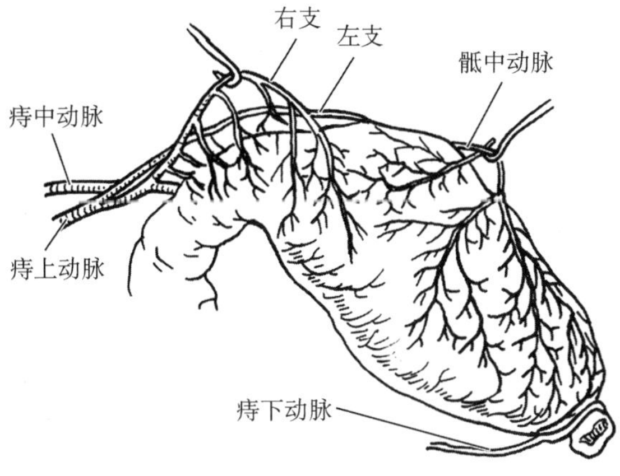

图 12-1-12　肛门直肠动脉分布

2. 静脉部分

(1)痔内静脉丛(痔上静脉)：由数个血管汇集而成，穿过肌层形成痔上静脉，再向上经肠系膜下静脉流入门静脉系统。痔内静脉丛在齿状线上部的直肠黏膜下层内，尤其是在以下 3 个区域内比较显著：一支在右侧前方，一支在右侧后方，一支在左侧。它们是容易发生内痔(母痔)的部位。另外，还有 3～4 个小支分布在左后和前、后方，是继发内痔(子痔)的部位(图 12-1-13，图 12-1-14)。

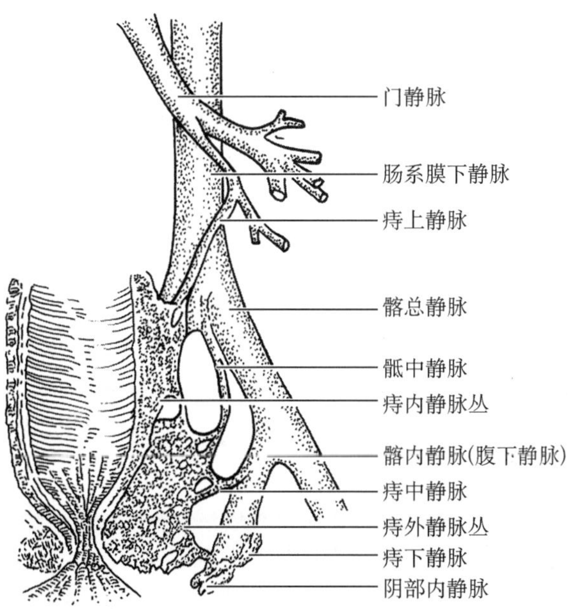

图 12-1-13　肛门直肠静脉分布

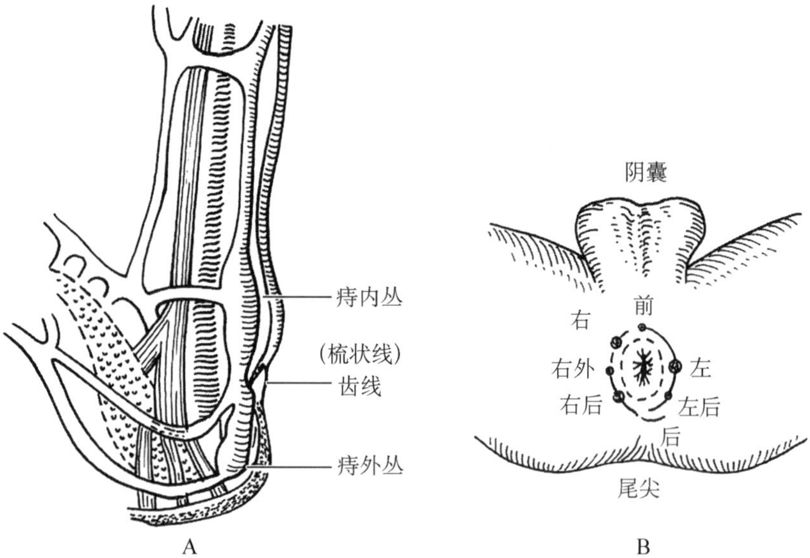

图 12-1-14　易发生内痔的静脉分支及其位置

A. 痔内外静脉丛位置；B. 痔的位置。

(2)痔外静脉丛(痔中、下静脉)：由肛管内静脉、直肠肌层外部静脉和皮下静脉联合形成痔外静脉丛。下部经过痔下静脉流入阴部内静脉，中部经痔中静脉流入腹下静脉，再流入髂总静脉。痔外静脉丛在齿线下部肌层外，分布于肛管、肛门边缘部分，是容易发生外痔的部位。

以上静脉内没有瓣膜(如同没有闸门)，只借肌肉和肠的蠕动向上回流。因此，如上端压力增大，就容易发生静脉循环障碍，引起淤滞，使静脉内压增高而扩张。

十、肛门直肠淋巴组织

1. 上组淋巴组织　在齿线以上，包括直肠黏膜下层、肌层、浆膜下及肠壁外淋巴网。从肠壁外淋巴网，淋巴液循环从以下 3 个方向回收。

(1)向上至直肠后骶骨前淋巴结，再至乙状结肠系膜根部淋巴结，最后至主动脉周围淋巴结。

(2)向侧方至肛提肌上淋巴结，再至闭孔淋巴结，最后至髂内淋巴结。

(3)向下至坐骨直肠窝淋巴结，然后到髂内淋巴结。

2. 下组淋巴组织　包括外括约肌、肛管及肛门处皮下组织的淋巴网，经会阴流至腹股沟淋巴结(图 12-1-15)。

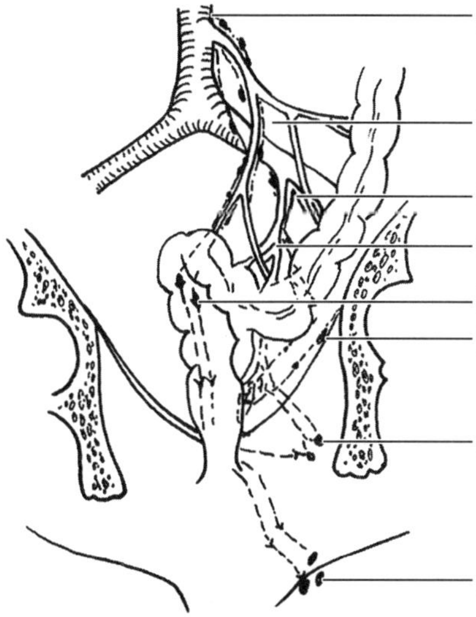

图 12-1-15　肛门直肠淋巴组织

十一、肛门直肠神经

1. 交感神经　由肠系膜下丛及腹下丛组成，分布于直肠黏膜、直肠肌层及内括约肌间，在直肠附近形成痔上交感神经丛；兴奋时可抑制直肠运动，增加内括约肌张力。

2. 副交感神经　由第 2～4 骶神经组成，分布到直肠环行肌，有运动及抑制作用。兴奋时与交感神经作用相反。

3. 脊髓神经　由第 4 骶神经组成阴部内神经的痔下支，经过坐骨直肠窝，分布到肛门外括约肌、肛管及肛门皮肤部分。

齿线上部为无痛觉神经。齿线以下为脊髓神经，它感觉非常灵敏。肛门部感觉神经与膀胱颈部神经都来自第 4 骶神经，因此，肛门部病变常发生尿闭（有尿不能排出），或排尿困难；膀胱颈病变常有里急后重或均为神经反射所致。肛门部神经与会阴、臀部及股部神经也互有关联，因此，肛门疼痛常波及会阴、臀部及两侧股部。

十二、肛门直肠周围间隙

1. 肛门周围间隙　也叫皮下间隙，在肛管下段的周围，内为外括约肌皮下部，是容易患外痔和发生皮下脓肿的部位。

2. 黏膜下间隙　在肛管上 2/3 部分及直肠下部，位于黏膜及内括约肌之间，内有痔内静脉丛和淋巴管，与内痔的发生有关，也可能因感染形成黏膜下脓肿。

3. 坐骨直肠间隙　在坐骨结节和直肠之间，呈锥形，内有大量脂肪组织，富有弹性。有时坐骨直肠窝内发炎感染也可形成脓肿，如溃破即形成肛瘘。

4. 骨盆直肠间隙　位于肛提肌与盆肌膜之间，是疏松结缔组织，为骨盆直肠窝脓肿的易发部位(图 12-1-16)。

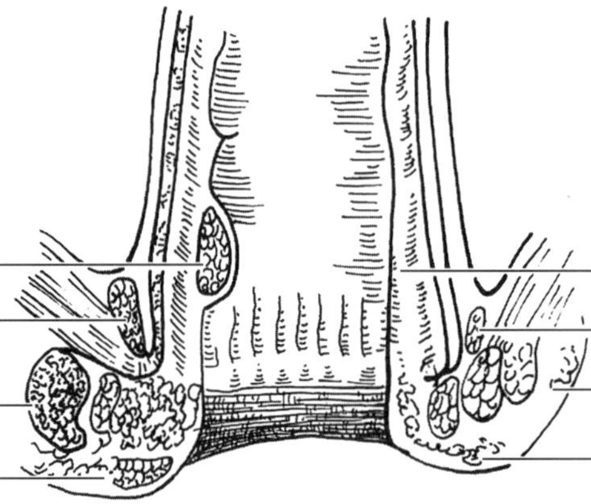

图 12-1-16　肛门直肠周围间隙及其脓肿易发部位

十三、肛门直肠与周围组织的关系

男性直肠前方有前列腺、精囊、输精管及膀胱，直肠与膀胱之间有直肠膀胱陷凹；女性直肠前方有子宫颈及阴道，直肠与子宫之间有直肠子宫陷凹。直肠后部有骶骨、尾骨及肛提肌，两侧有输尿管。直肠借其纤维鞘附着于盆腔筋膜，并有侧韧带及肛门尾骨韧带固定直肠。

十四、肛门和直肠的生理功能

肛门和直肠的主要生理功能是排便。直肠位于消化管的末段，没有消化作用，只能吸收少量水分、葡萄糖、氨基酸及经胰液处理过的牛奶等。另外，直肠能分泌黏液，使黏膜滑润，以利粪便排出。直肠内通常没有粪便存留。正常的直肠壁对压力刺激相当敏感，当粪便增加到一定容积时，即产生扩张性刺激，引起便意。但是，如对这种感觉经常给予制止，就会渐渐使直肠的容量增大，以至达到一定压力时仍不会引起便意。

肛门和肛管位于直肠下段，主要作用是管理排便。当粪便移入直肠时，肛门括约肌(直肠环)就会收缩，使肛门紧闭；待粪便蓄积增多，直肠壁感受足够的刺激后会产生冲动，传入神经中枢。由于传导反射作用，又促使直肠收缩；肛门括约肌舒张，粪便才会排出。排便过程有随意运动和不随意运动之分。结肠和直肠蠕动，肛门内括约肌舒张，属于不随意运动。粪便排出时，肛门外括约肌随人的意识而收缩或舒张;肛提肌收缩,以及膈肌、腹肌收缩,以增加腹压协助排便等,均属于随意运动。当然,如此复杂的活动有赖于神经系统各级中枢的协调;而这种协调过程,又可以形成条件反射,即建立定时排便习惯。

第二节　肛肠科检查方法及诊断要点

一、全身检查

根据中医学四诊和西医物理检查方法,初步整理出全身检查的方法如下。

1. 中医检查

(1)望诊:望诊的目的是观察患者的色、形、态、苔。①色,是反映机体健康状况的表象。中医学认为,五脏气血外荣,健康者气血旺盛。②形,指身体形态,体质的强弱胖瘦。③态,指患者的动作、姿态。④苔,指舌苔,正常舌质色为淡红,润泽,不滑不燥。

(2)闻诊:即通过听觉和嗅觉辨认病情。

(3)问诊:即通过询问患者或家属等,了解病史,判断病情性质。

(4)切诊:即触摸脉搏,了解脉象,如血虚型会出现沉细或芤的脉象。

2. 体格检查　检查血压和心、肺,看是否正常,并检查腹部及肝、脾等。

二、局部检查

1. 检查姿势

(1)侧卧位:患者左或右侧卧,使肛门充分显露(图 12-2-1A)。

(2)跪卧位(膝胸位):患者跪伏在床上(图 12-2-1B)。

(3)蹲位:患者蹲在地上(图 12-2-1C)。检查脱肛、息肉及内痔脱出。

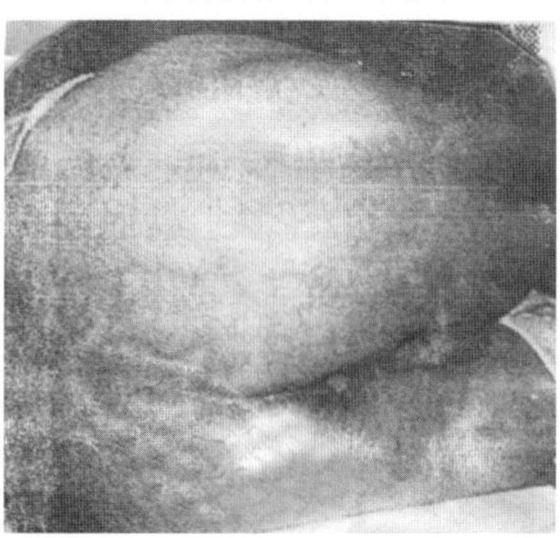

A

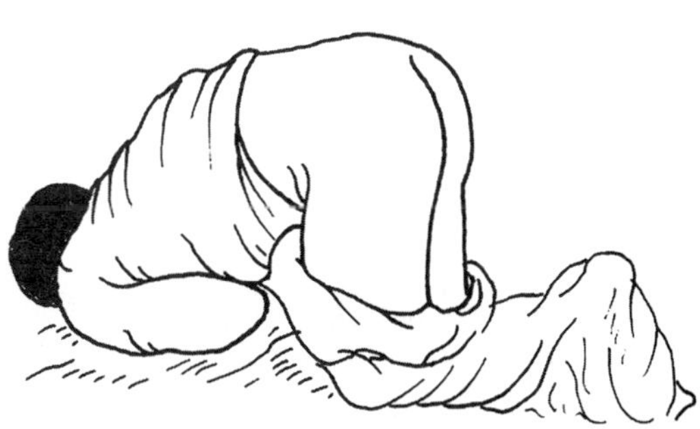

B

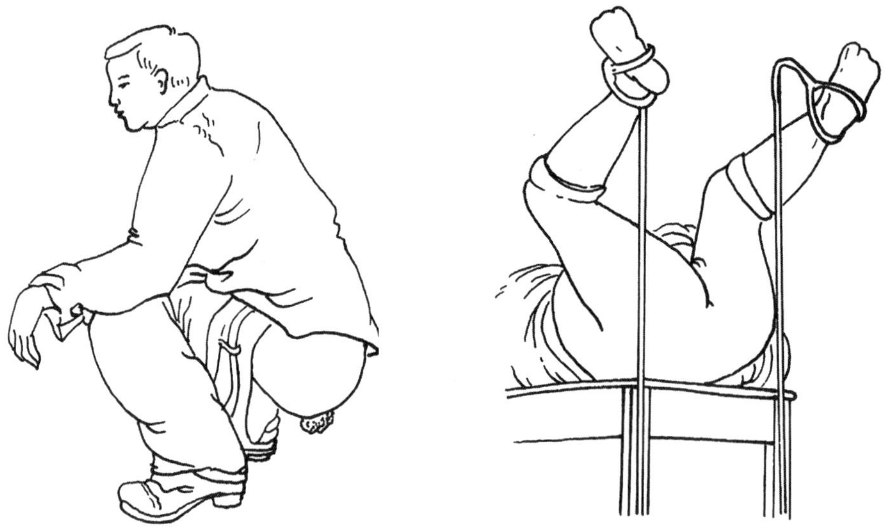

C D

图 12-2-1 局部检查姿势

A. 侧卧位;B. 跪卧位;C. 蹲位;D. 截石位。

(4)截石位:患者仰卧,双膝屈起,两足上举(图 12-2-1D)。

2. 检查方法

(1)视诊:查看有无红肿、瘢痕、外痔、湿疹、脱出的内痔和瘘管外口等病变以及肛门外形。

(2)指检:检查肛管直肠是否狭窄,有无硬结,肿瘤波及范围,或瘘管内口(触到有如豆大较硬凹陷,即为瘘管内口),肛管直肠腔异物,肠套叠,肛门括约肌功能,鉴别男性前列腺或女性子宫颈疾病等。最后将手指抽出,观察指套上有无血迹或恶臭的黏液(指诊为早期发现直肠癌或鉴别疾病的必查项目)。

(3)窥肛器检查:检查直肠瓣状态,查看黏膜颜色,注意有无溃疡、息肉、肿瘤及异物;随后再将窥肛器慢慢退至齿线上方,检查有无内痔;在肛管上端查看有无肥大肛门乳头和发炎的肛窦、瘘管内口等。

三、特殊检查

1. 纤维结肠镜检查　仅能观察肠腔内疾病。

2. 超声检查　直肠腔内超声检查,对肠管肿瘤定位准确,可早期发现黏膜下层癌。

3. CT 检查　肛管、直肠 CT 检查不仅可发现肠管腔内癌肿,而且可发现肠管壁内及邻近器官或组织病变。

4. MRI 检查　可发现肛肠肿瘤肠系膜疾病。多平面扫描可了解肿瘤的范围或是否转移，尤其是可以早期发现肿瘤。

5. 放射性核素检查　主要是放射免疫分析，如测定肿瘤标志物。

6. 肛瘘检查

(1)探针检查：如探知瘘管方向、深度、长度，是否弯曲、有无分支，与肛管、直肠是否相通等。检查方法，以银质探针自瘘管外口徐徐插入，同时以另手示指戴上指套(涂油)，插入肛门内协助寻找内口。探针在肛门内顺利通过口，即为内口(图 12-2-2)。

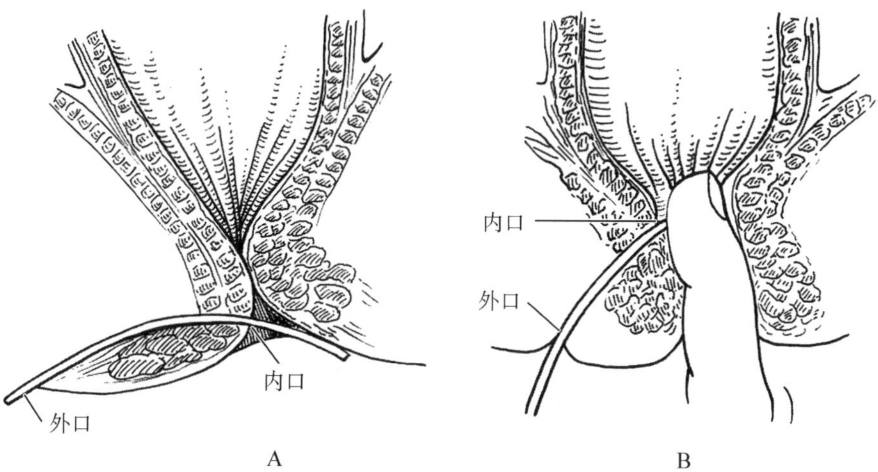

图 12-2-2　肛瘘探针检查

A. 探针伸入瘘管由肛门拉出；B. 探针检查瘘管内口(手指伸入瘘管)。

(2)注射色素：为了证实瘘管有无内口，保证顺利进行手术。其方法是，在肛门内放一块纱布(通过窥肛器放入)，将 5%亚甲蓝溶液由肛瘘外口注入，然后将纱布取出。如纱布染为蓝色，即证明为完全瘘(有内口)。但因瘘管弯曲及括约肌收缩，有时亚甲蓝溶液不能通过内口，因此，纱布没有染蓝色，也不能武断地认为没有内口。遇到这种情况，还应做进一步检查。

(3)X 线检查：对复杂的肛瘘，管道复杂、支管多、弯弯曲曲、不能确诊者，可用碘化油造影检查。其方法是注射碘化油于瘘管内(或用碱式硝酸铋 1 份、凡士林 2 份，做成糊状，加温注入瘘管内)，然后摄 X 线片，可以看到瘘管部位及分支情况。

(4)肛钩检查：检查瘘管内口位置，便于手术时正确找到内口。其深度一般约为 0.3cm，如超过这个深度，即可能是瘘管的内口。

四、检查记录

肛门直肠相关检查记录的内容，见图 12-2-3。

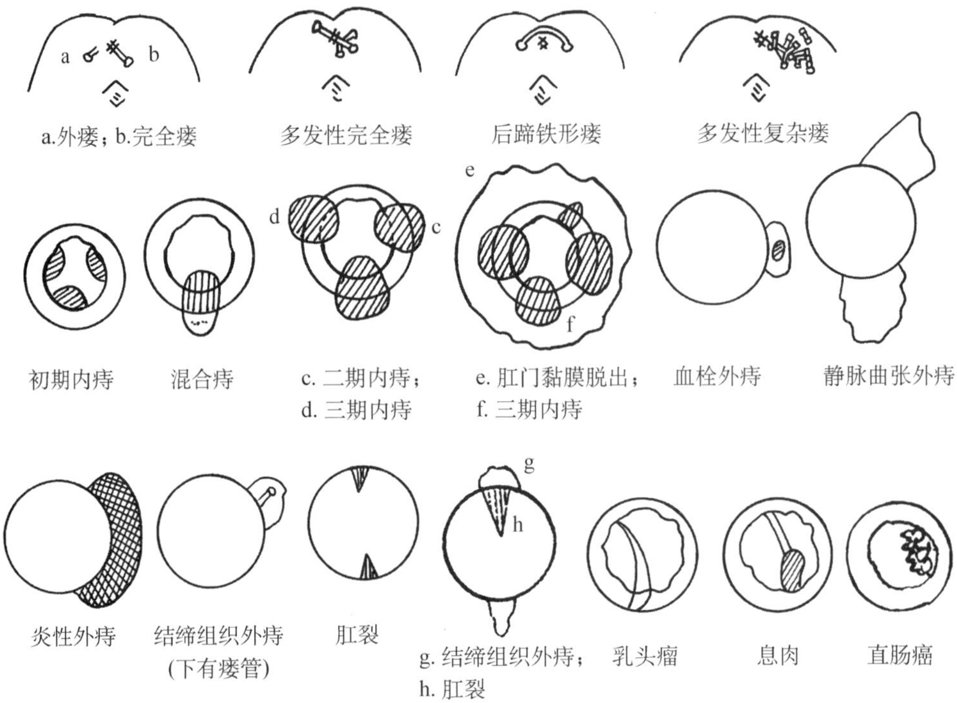

图 12-2-3 肛门直肠检查记录的内容

五、诊断要点

1. 排便与肛门自控

(1)排便反射：Scharli 提出肛门自制能力取决于 5 个因素。①被动控制力量(肛直角、直肠黏膜皱襞)；②括约肌的作用；③皮肤、黏膜和耻骨直肠肌的感觉；④肠道的功能尤其是直肠功能；⑤神经系统的调节功能，包括使其腹肌、膈肌加强收缩，加强腹内压，促进排便。故单纯用小针刀闭合切断内括约肌来解决排便困难是不可能的，仅能为肛管、直肠癌切除术后人造肛门提供基础。

(2)三肌襻：Shafik 将外括约肌分为三肌襻。

①尖顶襻：由耻骨直肠肌和外括约肌深部组成。

②中间襻：由外括约肌浅部组成。

③基底襻：由外括约肌皮下部组成。

三肌襻的收缩方向是尖顶襻向前，中间襻水平向后，基底襻向前下。每一襻均可视为独立括约肌，并可控制固态粪便。

小针刀只能切断基底襻，以及外括约肌皮下部或其尖顶襻，而(病变的耻骨直肠肌)肥厚痉挛的中间襻禁忌切断。否则将有大便部分失禁的可能。

2. 肛肠病症状

(1)便血：是消化道疾病的症状之一，不单纯是内痔引起便血，其肠道炎症、肿瘤、损伤、血管瘤、畸形、息肉、乳头瘤、套叠、肠梗阻、寄生虫病、血液病、憩室、出血坏死性结肠炎等。

(2)疼痛：是指肛门与直肠周围以痛为主症状。

①不单纯是肛门裂，其炎性疼痛有肛窦炎、肛门乳头炎、肛门脓肿、肠道炎症。

②损害刺激痛、肛裂、肛门皲裂、肛门异物外伤。

③肛门括约肌痉挛痛，如肛裂刺激、嵌顿痔引起括约肌痉挛的剧痛。

④血栓形成，如外痔、内痔、血栓形成引起疼痛。

⑤压迫引起，如肛管、直肠癌、宫颈癌、前列腺癌。

⑥精神、神经引起，如神经官能症，阴部症候群。

(3)坠胀：是肛门直肠受刺激引起以肛门内胀满、下坠、便不净或里急后重感觉。

①炎症刺激：痢疾、结肠炎、肛窦炎、肛内脓肿。

②癌肿刺激：肛管或直肠癌。

③肛管积滞：粪块或异物嵌塞。

④直肠内刺激：直肠黏膜内脱垂、痔垫下移、内痔注射后产生直肠硬结症。

⑤感觉异物：肛门直肠官能症。

3. 肛门检查

(1)指肛检查

①肛门周围触诊：压痛、肿物、波动、硬结、条索。

②指肛(管)内：有无硬结肿物，硬度、光滑度、移动度，有无压痛、狭窄，有无凹陷，与肛门邻近组织情况。男性还需检查前列腺，女性还需检查子宫颈。

(2)肛镜检查：取跪位，往右上方向徐徐插入。以纠正其直肠 2 个弯曲，勿垂直插入，因易损伤直肠壁。要见腔进镜，勿盲目。

观察直肠黏膜层瓣、膜、齿线的颜色瘢痕、炎症、充血、出血、溃疡、肿瘤、分泌物。如有需要则活检，送病理。应观察全貌与其直肠肛管，故左右、上下旋转镜头观察四周，还可边退镜边观察。嘱患者“吐气”合作，勿乱动，以防损伤肛管。

4. 常见病理改变

(1)肛肠炎性病理：直肠炎、结肠炎、肛窦炎、结核、阿米巴病、痢疾、坏死性肠炎、肛门脓肿。

(2)寄生虫：血吸虫病，虫卵结节呈灰黄色。

(3)肿瘤：肛管癌、直肠癌、良性腺瘤、绒毛状瘤、息肉、乳头瘤、尖锐湿疣。

(4)其他：肛肠先天异常畸形、巨结肠病、憩室病。

第三节 肛门直肠常用麻醉

一、肛门外麻醉

【适应证】 单纯肛门病，直肠深部手术效果欠佳，肛门括约肌松弛不理想。

【常用药物】

(1)1%利多卡因 20～25ml。

(2)1∶1000 肾上腺素 2～3 滴(高血压、心脏病患者勿用)。

【麻醉方法】

1. 取截石位，安尔碘消毒，2 点钟位 6 层注射法，于 3 点钟位和 9 点钟位分别先做皮丘注射，起点进针。

2. 朝肛管方向皮下及深层各注射 4ml 局麻药(勿刺入肛管腔)。

3. 朝尾骨方向皮下及深层各注射 4ml 局麻药。

4. 朝会阴方向皮下及深部各注射 4ml 局麻药。勿刺入尿道(图 12-3-1，图 12-3-2)。

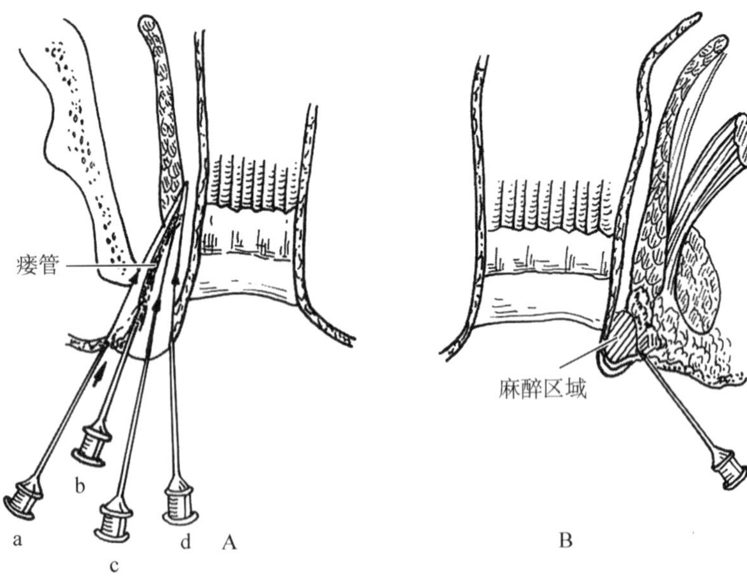

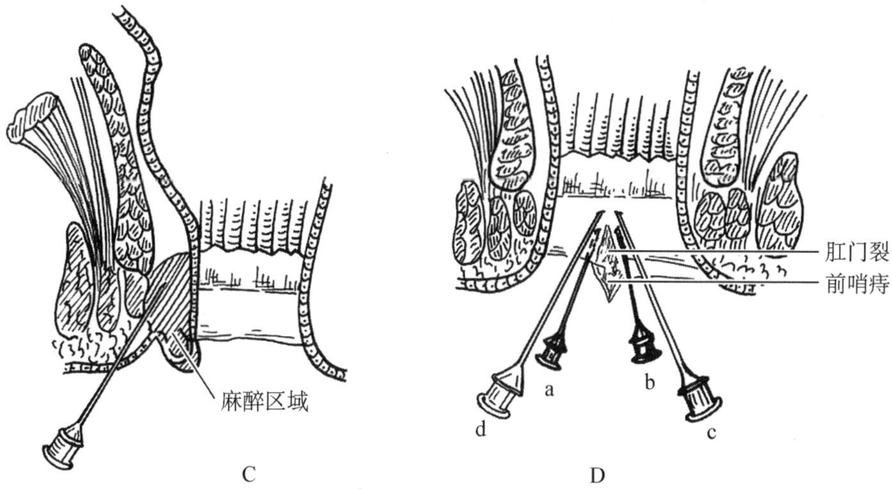

图 12-3-1　肛管外麻醉

A. 肛瘘手术时局部麻醉；B. 外痔麻醉部位；C. 内痔脱出麻醉部位；D. 肛裂手术时局部麻醉。a、b、c、d 为局部麻醉时的前、后、左、右位。

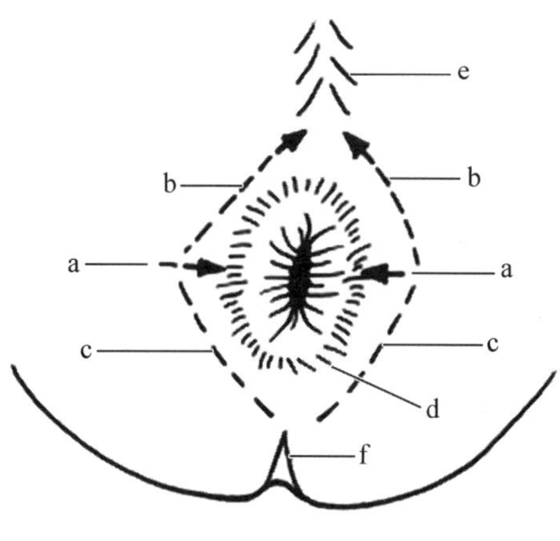

图 12-3-2　肛门区麻醉给药方向

a. 肛门方向；b. 会阴方向；c. 尾骨方向；d. 肛门区；e. 会阴区；f. 尾骨。

二、肛管内麻醉

【适应证】　肛管直肠深部手术和肛门括约肌痉挛者。

【常用药物】　同“肛门外麻醉”。

【麻醉方法】 取截石位(安尔碘消毒),1 点钟位,6 层注射法,用细长针头采用圆头缺口电池灯肛门镜,看到直肠内腔,于齿线下 1cm(第 1 步)先于 6 点钟处进针,继续往前,黏膜下层及深层肌肉有肌性感,各注射麻药 3ml。第 2 步,朝 3 点钟方向黏膜下层及浅层肌肉层各注射麻药 3ml。第 3 步,朝 9 点钟方向黏膜下层及浅层肌肉层各注射麻药 3ml(图 12-3-3)。

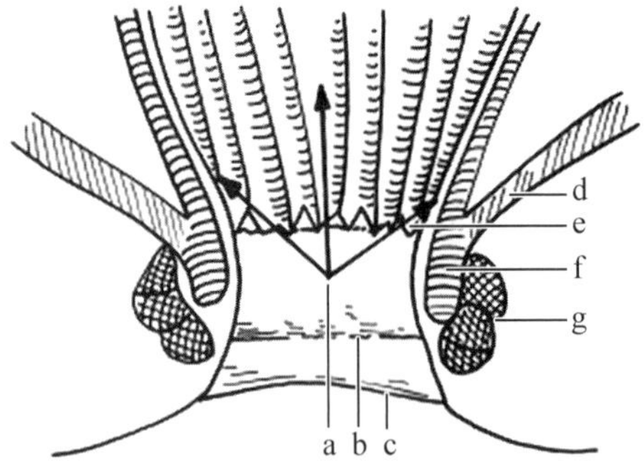

图 12-3-3 肛管内麻醉注药方向

a. 肛管内局麻针眼;b. 白线;c. 肛门;d. 肛提肌;e. 齿线;f. 内括约肌;g. 外括约肌。

肛管内麻醉优于肛门外麻醉,因为肛管肌肉松弛,无牵拉和坠胀感,注意预防感染。

三、骶裂孔阻滞麻醉

【适应证】 适用于各种肛门直肠手术。

【常用药物】 2%普鲁卡因 20ml 加 1∶1000 肾上腺素 2 滴,或 1%利多卡因 20ml 加 1∶1000 肾上腺素 2 滴。高血压、心脏病患者不用肾上腺素。

【麻醉方法】

1. 侧卧位(患侧)屈膝。

2. 左手拇指由骶骨棘突正中线往下摸到两个结节(骶骨侧角)与骶骨顶角呈等腰三角形凹陷即是骶裂孔。

3. 右手持针管垂直刺入,通过骶尾韧带即有刺空感,到骶管腔。如再深刺遇到发硬的骶骨,要稍后退,回抽没回血,即可缓缓(约 15min)推入麻药。部位准确时有刺空感,推药无阻力(图 12-3-4)。

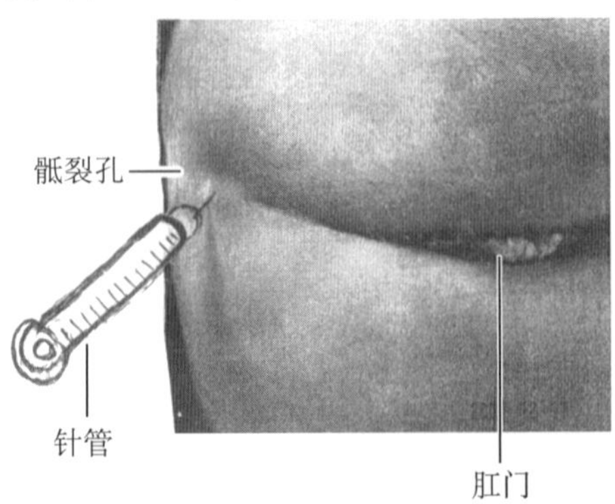

图 12-3-4 骶裂孔阻滞麻醉

【不良反应】 仅少数患者发生，多因推入麻药过多、过快，或将血管刺破，使麻药迅速吸收造成。主要表现为普鲁卡因中毒或脑压增高反应，如头晕、气短、心悸、乱语、烦躁、血压升高或下降，心率、脉搏加快。紧急处理包括停止推药；给予苯妥英钠 0.2g，或氯丙嗪加异丙嗪各 25mg（肌内注射），或地西泮，输液，吸氧；一旦发生窒息，用注射器针气管穿刺给氧，或使用呼吸机。

第四节　肛门直肠常见疾病

一、痔

痔是一种最常见的肛门疾病，是由于种种原因所致直肠下部、肛管或肛门边缘的静脉曲张扩大而形成的柔软静脉团块痔，且伴有肛垫病理性肥大、下移。

【病因病机】 痔是由于机体内部调节功能失常（阴阳失调，抗病能力减低）和解剖生理缺陷，以及各种各样的外在诱因而引起的一系列病变。其中，机体内在因素是其发生、发展的决定性因素。

1. 大便干燥或便秘　因粪块的直接压迫和刺激痔静脉丛，而血流发生障碍，引起痔静脉充血扩张；或因排便时用力过甚，使静脉破裂而出血瘀滞在皮下，则形成血栓性外痔。

2. 饮食不节　饮酒过量，经常吃辛辣刺激性食物，使盆腔脏器充血，影响静脉回流，同时刺激性食物往往可引起便秘。

3. 久坐久站　由于重力影响，盆腔静脉的回流迟滞，肠的蠕动减少，粪便下行缓慢，压迫静脉，造成血液回流困难。

4. 妊娠与分娩　妇女妊娠后期，子宫膨大，压迫盆腔静脉，使腹压过度增加，都可以影响痔静脉的血液回流。

5. 局部刺激　肛门受湿受热，慢性直肠炎，久泻久痢，都可以使痔静脉丛血管壁弹性减弱；经常刺激局部使其感染发炎。以上诱因都可使局部血液回流受阻，循环不畅，血管内压增高，静脉壁变薄，弹力减弱，静脉瘀血，肛垫的黏膜下肌、纤维组织断裂使下移、衬垫组织脱垂形成痔，是肛垫的病理性肥大。肛外静脉迂曲扩张容易发生炎性外痔。

【临床表现】

1. 全身症状　中医分为 5 个证型。

(1)血滞型：痔核初起，偶有便血。

(2)湿热型：表现口苦、胃部痞满、大便干燥或秘结、小便色黄。

(3)热毒型：有恶寒发热、口干咽燥、食欲缺乏、尿短赤、局部多有剧痛。

(4)血虚型：表现头晕、目眩、心悸、耳鸣、盗汗、四肢无力等症状。

(5)气虚型:多表现有心悸、气短、自汗、精神疲倦、肛门部有下坠感等症状。

2. 局部症状

(1)外痔:发炎肿胀,而有剧烈疼痛。①血栓性外痔的症状是患者感觉灼热疼痛,肿物表面呈紫色,触之感到疼痛;②静脉曲张性外痔的症状是有时刺痒作痛;③炎性外痔的症状是肛门红肿,疼痛剧烈;④结缔组织性外痔的症状是局部胀痛而发痒。

(2)内痔:内痔生于肛门内部,齿线之上。①流血,在排便时或排便后有血流出。②内痔脱出,排便时向下推动,而脱出肛门之外。有时内痔脱出,发生嵌顿,称为绞窄性内痔。③黏液流出,因为直肠黏膜受到痔块刺激,分泌物增多。④疼痛,痔块内有血栓形成时,特别是内痔嵌顿于肛外。

(3)混合痔:兼内痔与外痔的表现。

【影像学检查】 CT、MR为其主要的检查方法,其中内痔可表现为肛管中上段局部黏膜肿胀,增强扫描呈渐进性强化,强化程度高于周围正常肛管壁(图12-4-1 A,B);较典型的外痔表现为肛门口处梭形或结节状肿物脱出,强化程度与内痔相似(图12-4-1 C,D);混合痔则兼有此两种表现(图12-4-1 E,F)。

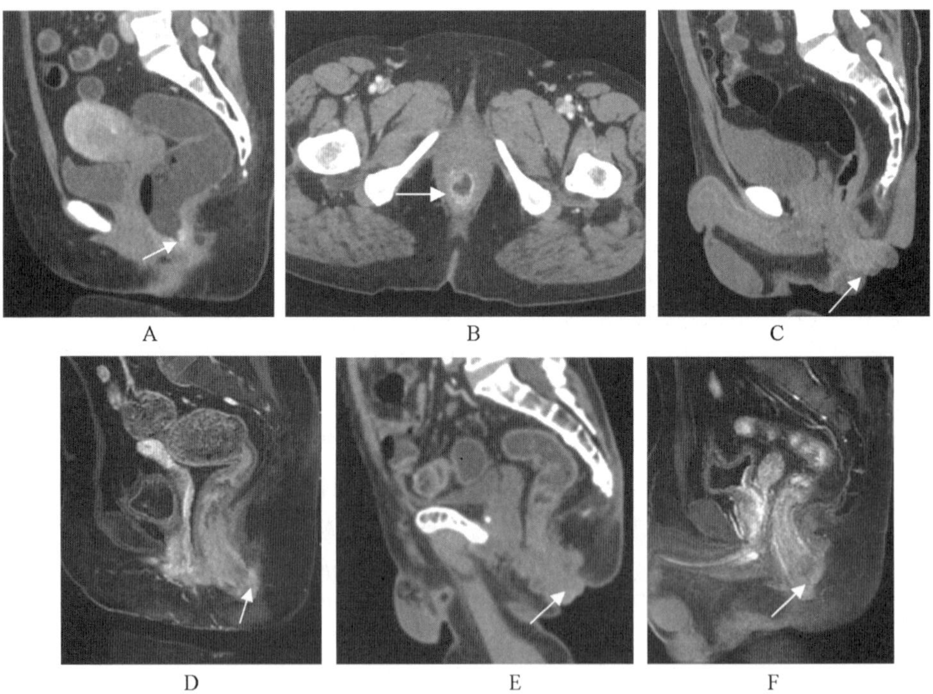

图12-4-1 痔

A. CT矢状面;B. MR强化矢状面,外痔,肛管区见结节样肿物脱出,强化高于肛管壁(白箭);C、D. CT矢状横断面,内痔,肛管见中上段局部黏膜肿胀,强化高于肛管壁(白箭);E. CT矢状面;F. MR强化矢状面,混合痔,同时具有内痔及外痔改变(白箭)。

【诊断】　根据中医学的望、闻、问、切四诊和局部检查确定。

1. 证型

(1)血滞型:脉象多为平脉或弦脉;舌苔薄白或少苔;局部病变多属于静脉曲张性或结缔组织性外痔。初期内痔。

(2)湿热型:脉象多见弦数;舌苔黄腻而厚,舌尖多带红色;局部病变多为静脉曲张性外痔初起,血栓性外痔,或初期、中期内痔较重者。

(3)热毒型:脉象多见弦数或洪数或弦紧;舌苔黄燥,舌质红赤;局部病变为大型血栓性外痔,嵌顿性内痔。

(4)血虚型:脉象细而无力或芤象;舌苔薄白,舌质淡;局部病变为初、中期内痔。

(5)气虚型:脉象沉细无力或微脉;舌苔薄白或无苔;局部病变为中期内痔较久或中期内痔并有痔核脱出。

2. 分类

(1)外痔

①血栓性外痔:在肛门皮肤上有椭圆形紫色肿物(12-4-2A)。

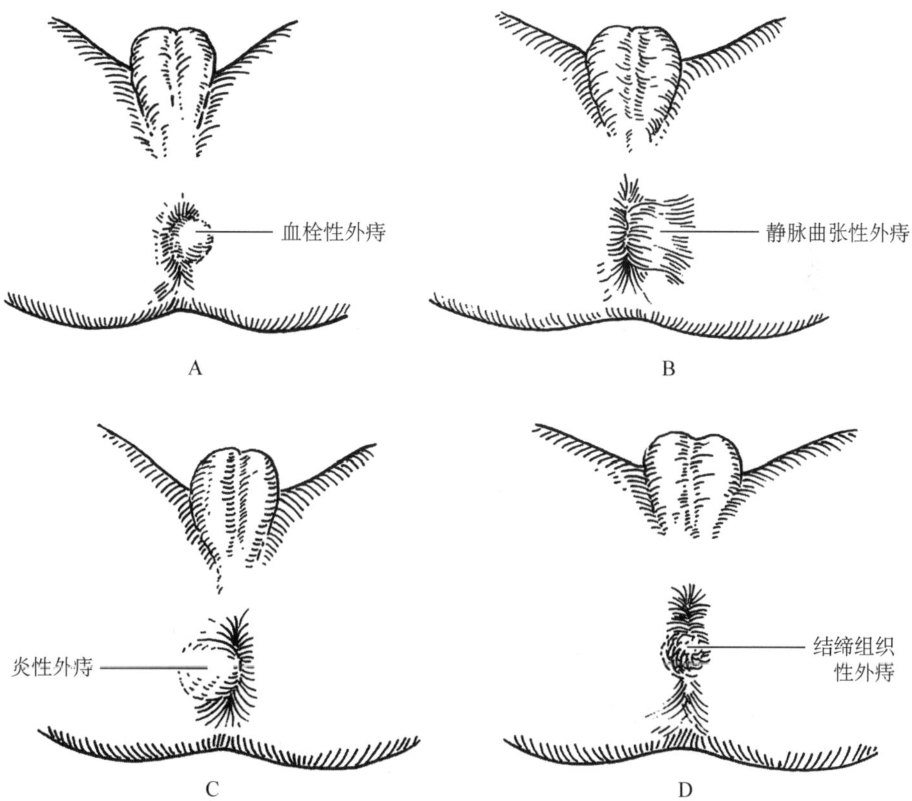

图 12-4-2　外痔

②静脉曲张性外痔：在肛门皮肤皱襞处，有囊状肿物（图 12-4-2B）。

③炎性外痔：在肛门皱襞表面有炎症肿物（图 12-4-2C）。

④结缔组织性外痔（也称前哨痔）：在肛门前、后两部分，生有大小不同而较硬的肿物（图 12-4-2D）。

（2）内痔

①初期内痔：有时便血，通过窥肛器检查才能发现。这种痔是在齿线以上（图 12-4-3）。

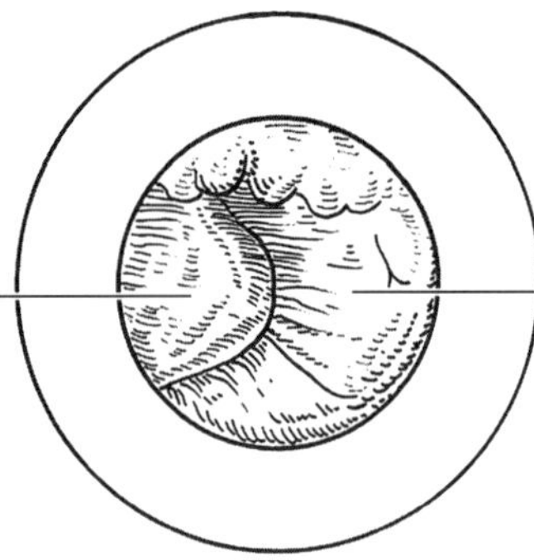

图 12-4-3　初期内痔

②中期内痔：在用力排便时会脱出在肛门的边缘，其颜色红紫，黏膜表面常有出血点（图 12-4-4）。

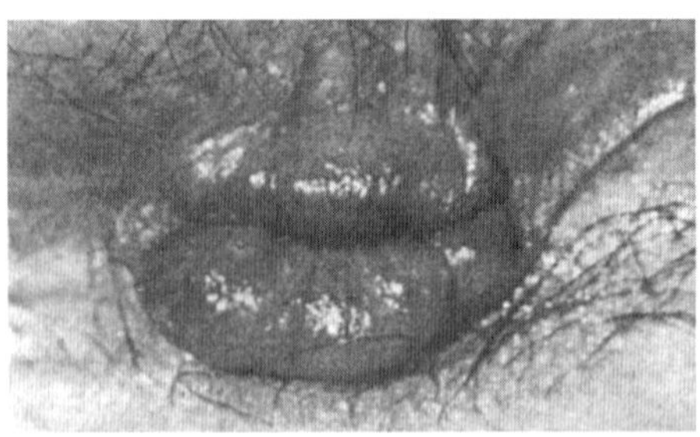

图 12-4-4　中期内痔（脱出肛外）

③嵌顿性内痔：痔核脱出肛外不能送回中央为嵌顿性痔核（图 12-4-5）。

（3）混合痔：内痔外痔连在一起的叫混合痔，也叫中间痔（图 12-4-6）。

【鉴别诊断】

1. *直肠脱垂*　黏膜脱出肛外，其下垂之黏膜呈均匀鲜红色，呈螺旋形而有层次。

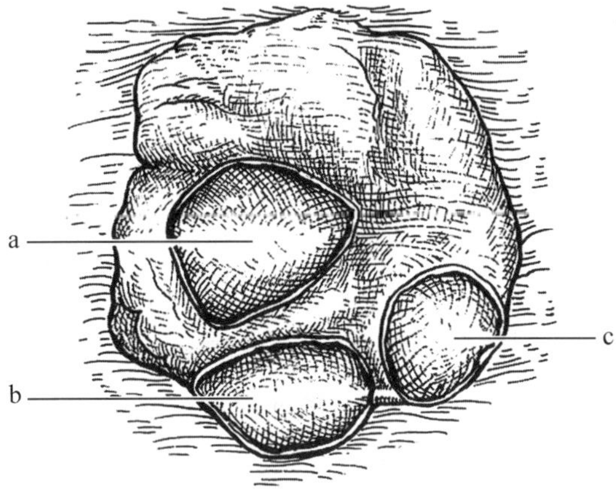

图 12-4-5　嵌顿性内痔(a、b、c. 三个内痔)

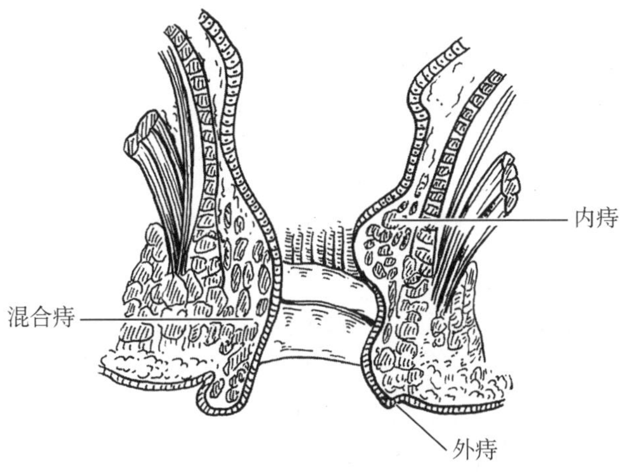

图 12-4-6　混合痔

2. 脱肛　是在肛门边缘有一圈堤样突起，而外痔为个体散在之肿物。

3. 直肠息肉　有一乳头状的圆形小瘤，带有长蒂，呈朱红色。

4. 直肠癌　可触到大小不同硬性肿物，边界不整，表面凹凸不平，后期见直肠肛门直肠狭窄。

5. 肠内出血　血色较深(黑紫色)，而且与粪便混合；内痔出血，则为鲜红色，且常于排便之前流出。

6. 肛裂　肛裂流血不多，但十分疼痛。

【治疗】　根据辨证施治的原则，采用标本兼治、局部治疗与全身治疗相结合的医疗方案。

1. 全身治疗

(1)血滞型:一般不做全身治疗。

(2)湿热型:以清热通便为主。常用槐角丸、麻仁滋脾丸,以及双醋酚丁等药物。

(3)热毒型:以清热解毒,消肿止痛为主。常用消肿止痛汤或其他抗生素等药物。

(4)血虚型:以补血、止血、和血为主。常用四物汤。

(5)气虚型:以健脾补气为主。常用补中益气汤。

2. 外痔局部治疗

(1)简易疗法:适用于不宜手术的患者。可内服消肿止痛汤,外用祛毒汤熏洗,洗后敷入九华膏,外痔贴中药膏,但不能根除。

(2)小针刀切开法

①适应证:静脉曲张性外痔、血栓性外痔、结缔组织性外痔,以及混合痔的外痔。

②操作方法:患者取侧卧位,剃净肛门周围的阴毛,然后常规消毒皮肤,并在痔核周围应用1%利多卡因10ml,亚甲蓝注射液2ml,进行长效浸润麻醉。距肛门缘0.5~1cm。再用小针刀自外痔基底部,纵行切开部分外痔的前层皮肤。用小针刀钩,将外痔内的曲张静脉、血栓块或结缔组织,钩出部分。其切口用痔瘘粉棉球、创可贴压迫(图 12-4-7)。

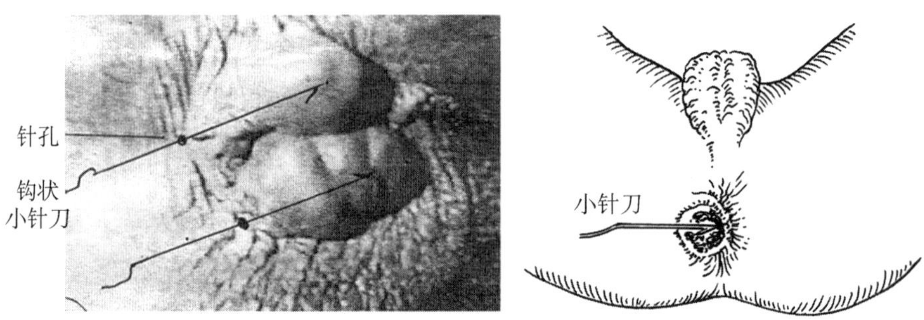

图 12-4-7 外痔小针刀治疗

(3)小针刀针孔法

①适应证:血栓、静脉曲张外痔。

②治疗方法:患者取侧卧位,局麻下以血栓外痔的外侧边缘基底部为进口处。右手持钩状小针刀顺血栓外痔相平行方向,从点状局麻针眼进口处刺入。然后潜行性切剥直达血栓块的上缘,不要刺破外痔(皮肤)其他处皮肤,并以“血栓块”为中心旋转钩状小针刀一圈,将其血栓块与外痔的周围粘连组织切割开,再从原进口处将血栓块钩出,给予塔形纱布加压包扎(图 12-4-8)。

③体会:钩状小针刀治疗是刺破血栓外痔钩出血栓块,并无切口。若血栓块与

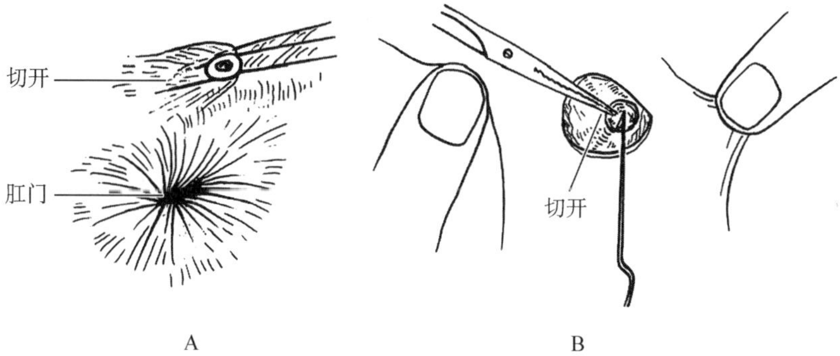

图 12-4-8　血栓外痔

A. 切口;B. 切开痔核。

外痔皮肤粘连或钩状小针刀一旦刺破外痔或其他外部皮肤,也可顺其形状,而钩割成小洞式切口,然后顺势钩出血栓块(如血栓块过大,也可钩切碎块)后,再从针眼钩出外痔的血栓块,用同法加压包扎,一般不用换药。

(4)钩状小针刀法

①适应证:治疗静脉曲张性外痔。

②治疗方法:患者取侧卧位,局麻下以静脉曲张性外痔的外下侧边缘为进口处。右手持钩状小针,钩刀与其曲张性外痔相平行方向,从点状局麻针眼进口处刺入,然后潜行性皮下切剥静脉曲张团的前侧粘连,直达曲张外痔的上缘,再旋切至对侧面,即切一圈。随即边退钩状小针刀,边钩出已离断的静脉曲张团于痔外。给予塔形纱布加压包扎。

③体会:钩状小针刀治疗只是刺破静脉曲张性外痔的皮肤,将其内静脉曲张团钩出来,并无切口。治疗中一旦钩破静脉曲张团,也无碍,仍将其残碎的静脉尽量钩出来。若切破外痔的皮肤则顺其钩割成小洞口,作为引流,用同法加压包扎,一般用外痔贴换药(图 12-4-9)。经临床证实,该疗法可以代替手术,并且简单易行,疗效可靠。

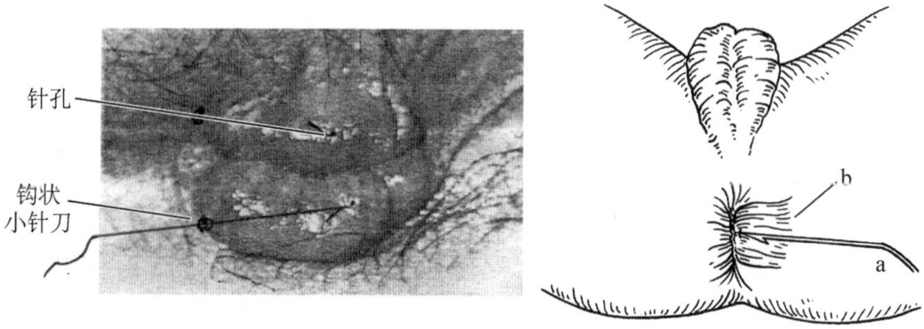

图 12-4-9　静脉曲张性外痔

a. 钩状小针刀;b. 静脉曲张性外痔。

3. 内痔局部治疗

(1)简易疗法

①适应证:不宜手术的内痔患者。可以防止内痔脱出肛外,并能减少流血但不能达到根治目的。凡无明显症状之初期内痔,或因某种原因不能手术,均可采用此法。

②调理排便:要使排便通畅,减少对痔核的刺激。如粪便干时可内服槐角丸、脏连丸、五仁润肠丸、液状石蜡等。如果痔核已有脱出,应及时送回肛内,以免发炎或嵌顿。还纳时应先挤压较小的痔核,使痔内血液回流而缩小,逐渐全部缩入肛内。若内痔发炎红肿胀大,嵌顿于肛外,疼痛剧烈时,应内服消肿止痛汤,以及用中药外痔贴,熏洗坐浴,每日 2～3 次,然后在肛内注入九华膏。

(2)小针刀挑痔法

①寻找穴位:在第 3 腰椎至第 2 骶椎之间,从上至下纵行,在其椎体外缘,再离开 1.5～3cm 寻找痔点穴位。

②寻找皮肤痔点:在前述穴位周围皮肤范围内寻找其皮肤肛门"内痔点的内投影"。其特点是形似丘疹,稍隆起皮肤表面,或针尖或小米粒、圆形,略带光泽、颜色呈灰白色、棕褐色或淡红色。

③区分痔点与色斑或痦子:痔点手指压迫不褪色,而色斑或痦子手指压迫则褪色或变淡。

④小针刀手法:患者取平躺卧位,背朝上,将其痔点的皮肤消毒,用 1% 丁卡因涂抹在皮肤表面止痛。先用挑穴小针刀,如同针灸一样垂直刺入 0.2～0.3cm 深达皮下为止,勿刺入脂肪层。然后用挑穴小针刀的刀尖挑出白色纤维物 5～6 条,继用小针刀的前端刀刃切断。该穴位内的每条被挑到的纤维条索均要挑割断开,或钩断。挑割同时上下提插,如同针灸发挥"得气"与小针刀"切断纤条"的作用。然后依次类推,照前法从第 3 腰椎至第 2 骶椎;从腰或骶椎的外缘起至腰大肌缘止,凡在此范围内的"痔点"均一一挑割切断。有少许渗血或出血点用干棉球压迫即可(图 12-4-10)。

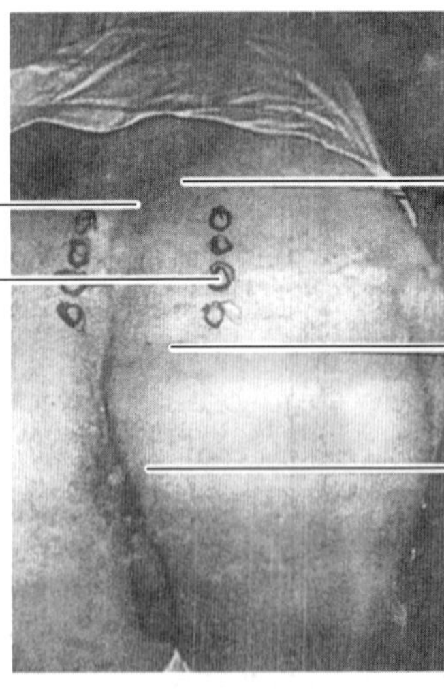

图 12-4-10 小针挑痔法(跪位)

a. 脊柱;b. 痔点;c. 第 3 腰椎;d. 第 2 骶椎;e. 肛门。

⑤疗效评估:挑治后 1 周内内痔出血、肛门疼痛消失,内痔变小变软,为临

床治愈。

用小针刀对内痔体表投影点的挑割法，只是临床治愈，并未根治，只是改善临床症状，为今后进一步治疗做好准备，或为年老体弱难以接受手术者的对症疗法。

(3)内痔普通注射疗法：内痔注射是将药物注入痔块的黏膜下组织内，使淋巴凝固，引起轻度无菌性炎性反应；进一步有结缔组织增生，阻塞曲张的静脉，使血管硬化，减少出血机会，并可使痔核缩小或消失而治愈。

①常用药物：一是苯酚甘油，由苯酚与甘油混合而成，通常用 5%～10%。因该药为油剂，注入较困难。二是鱼肝油酸钠，为血管硬化药，注入比较容易，且比苯酚甘油效果更好。三是消痔灵，为硬化粘连药。

②器械：1ml 注射器、12 号针头、圆筒窦肛器、长镊子等。

③适应证：适用于初期内痔，可达到临床治愈效果。对有结核病、心脏病或年老体弱，或因某种原因不宜做手术或枯痔法的内痔患者都可采用。注射以后，症状可以减轻，如流血停止，痔块缩小，不再脱出肛外，有治愈的可能；或只能减轻症状，不易根除。但内痔如配合整体治疗也可以达到基本临床治愈的目的。

④禁忌证：有显著纤维增生者；或有并发症，如发炎、溃烂、血栓和有肛裂、肛窦炎直肠炎，或其他感染者。

⑤操作方法：注射前嘱患者先排便。注射时采用侧卧位或跪位均可。将肛门局部清洁消毒，以窥肛器涂润滑剂插入肛门，选择较大的痔核，涂安尔碘液，随后将针由痔核的顶部刺入黏膜下层(图 12-4-11)，再次刺入痔核体内，不要将药液注射到血管内。一般只注入 0.3～1.0ml，至痔核黏膜胀大变白为止(图 12-4-12A)。再

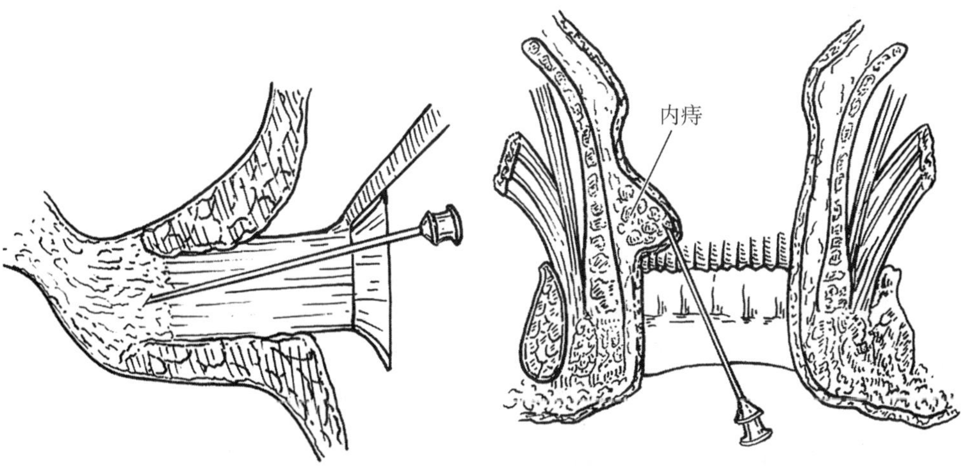

图 12-4-11　内痔注射法

将窥肛器退出一些，抽出空针头。用安尔碘棉球堵在针孔，当窥肛器退出时，括约肌收缩，这样可避免由针孔内出血。注射时患者并不感到疼痛，疼痛多因注射部位太低(侵及齿线以下)，如针头刺入时感觉疼痛，可以将针抽出，再向较高位置刺入，即可免去疼痛。如果痔核脱出肛外，应先将痔推回，然后注射。每次最好注射一个较大的痔核，如痔核均较小，可注射两个。每周可交替注射，每个痔核平均注射2～4次即可使其缩小、硬化或消失。

⑥注意事项：一是必须注入痔核的黏膜下层，如注射过浅则痔核表面发生坏死；注射过深达到肌层，会引起化学性炎症狭窄，会使痔核因肿胀而脱出肛外，发生剧烈疼痛，甚至引起局部坏死；注入痔核静脉内，则可引起全身反应(如头晕、恶心)或不良后果。二是同一个痔核，应间隔10天以上再进行第2次注射，每次注射1～2个，交替注射。每次注射后，要详细记录，最好用图表记录痔核部位(图12-4-12B)。当痔核已纤维化时，可停止注射。

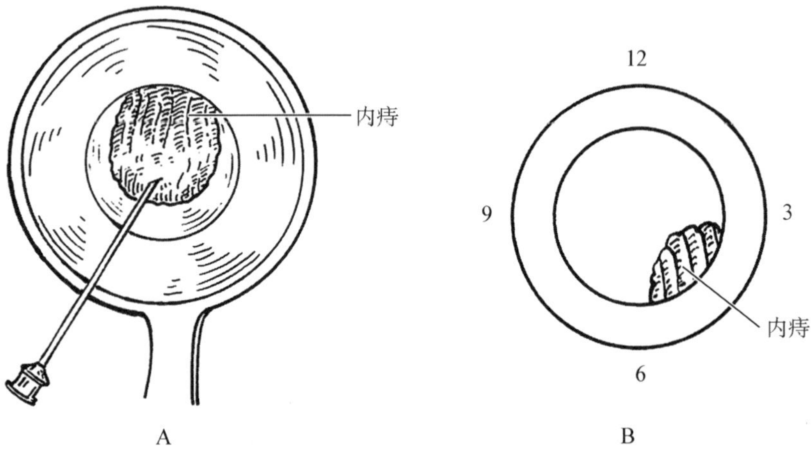

图 12-4-12　内痔药物注射

A. 内痔注射法；B. 内痔注射部位。

(4)网式注射和阻碍痔血供法：配合小针刀，治疗内痔和并发脱垂病。

目前，在内痔治疗中，尤其是环形痔治疗后复发率较高，其原因是只治疗内痔，对“肛垫”及伴有的直肠黏膜松弛没有治疗。采用“网式注射”疗法可解除肛门下坠及便意不净感，且可有效预防内痔复发，使松弛的直肠黏膜和肛垫与直肠壁层和肌肉层产生粘连固定。实践证明，防止直肠黏膜和肛垫松弛，是治愈和防止内痔复发的关键。

①阻碍内痔血液供给：在母痔核上方，触及搏动痔上动脉及其下方与周围，给予0.25%利多卡因加入消痔灵(1∶1)1ml封闭(注射前回吸没回血即可以注射)，可以达到阻碍内痔血供的效果。如果采用手术结扎痔法，可用细丝线于痔上动脉贯

穿缝合 1 针，同样可达到阻断内痔血供的效果(图 12-4-13)。

②网式注射：在圆头缺口电池灯肛门镜下，选择距齿线上约 3 点钟、9 点钟、11 点钟位置分别在直肠黏膜下层纵行向上部进针 4～6cm，回抽无回血即纵行由上往下，边退针(左右倾斜)边注入药液，形成网柱状，使药液弥散开，致使黏膜下层(包括肛垫)产生无菌性纤维粘连，恢复原位肛门衬垫，即可起间接悬吊作用，再行消痔灵三层注射法(图 12-4-14)。

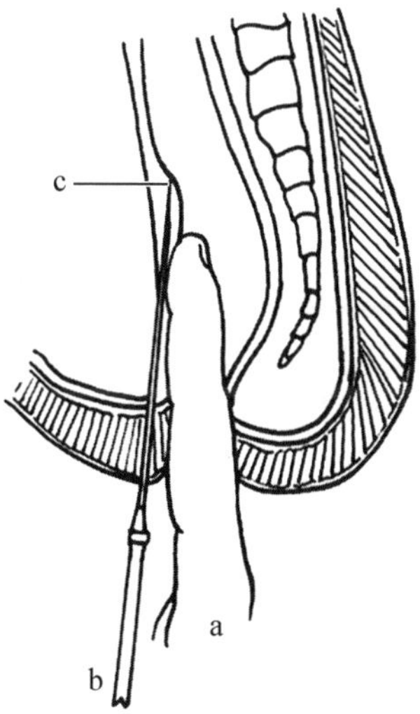

图 12-4-13　阻碍内痔血供

a. 手指；b. 消痔灵皮试针；c. 痔上动脉区。

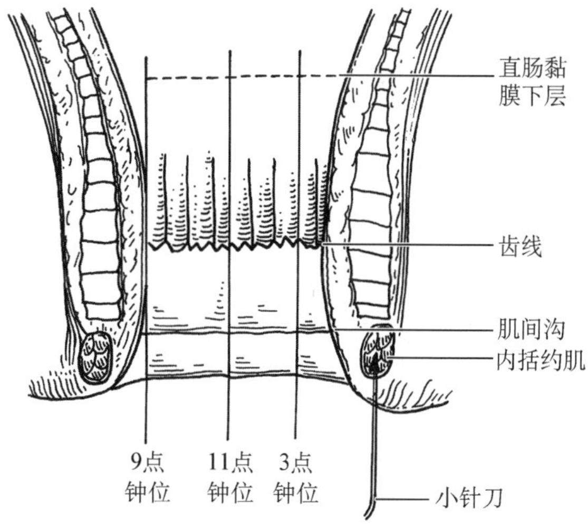

图 12-4-14　网式注射和小针刀闭合切断内括约肌

③三层注射法

第 1 层注射法：针头斜向痔基底部穿刺，总刺入深度 1～2cm，待有直肠肌性抵抗感后，稍退针约 0.1cm，以松解针头与组织的紧密接触，回抽无血后注药 1～2ml。

第 2 层注射法：第 1 层注射后使针退至黏膜下层，不取出针头，于黏膜下层刺入，可注药 1～2ml 使痔核胀大。

第 3 层注射法：调整肛镜，使齿线上区的洞状血管区痔体显露，可以再调整针头，经近乎 85°斜角，再进针 0.5cm，注药 1ml，使痔核充盈(图 12-4-15)。

注意正确选择早期内痔。对较大脱出的内痔，要辅助橡皮圈套扎法，对伴有肛门瘘、肛门梳硬结者，不适合单纯注射法。注药量及其部位的深浅要掌握好，黏膜固有层注药过多可引起坏死病灶，黏膜下层注药过多可致痔核早期坏死脱出；如注药量不足，可致痔核萎缩不愈合，注药量过于集中局部可形成硬结症；不慎将药注入尿道，可引起血尿、前列腺炎；不慎将药注入直肠壁范围过大，则可造成直肠狭

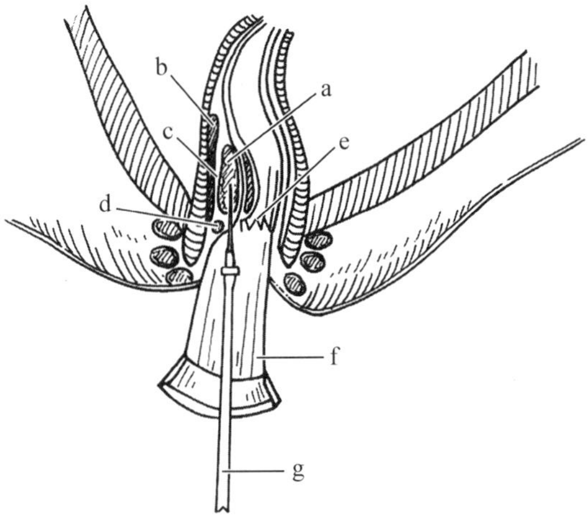

图 12-4-15　三层注射法

a. 痔基底层；b. 痔区黏膜层；c. 痔区黏膜下层；d. 洞状静脉层区；e. 齿线；f. 圆头缺口肛门镜；g. 消痔灵皮试针管。

窄。注意局部无菌消毒及术后给予甲硝唑和消炎药，否则易发生痔核病灶感染，甚至门静脉炎。

④小针刀配合治疗：在尾骨尖与肛门缘的中间，点状局麻，在左手示指伸入肛管导引，于右手持钩状小针刀自针眼插入将外括约肌皮下部分割断开。然后，拔出钩状小针刀，换斜面小针刀仍在左手示指导引下将内括约肌闭合性纵切 1cm，以松解内括约肌层及外括约肌皮下，解除内括约肌痉挛，缓解直肠颈高压，使内痔的静脉血和淋巴液回流通畅(见图 12-4-14)。

(5)小针刀配合单纯结扎治疗内痔：适应证为内痔合并黏膜脱垂者。

采用局麻或骶裂孔(腰俞穴)阻滞麻醉，取截石位，常规消毒。左手示指伸入肛内，摸清肌间沟，右手持小针刀选择距肛门左缘 0.5cm 处进针，深达外括约肌皮下部予以切断。在左手示指引导下，于肛管直肠左壁外继续潜行性插入小针刀，纵行切割部分内括约肌，以肛内左手示指有松解感为适度(图 12-4-16)。将两叶肛门直肠镜插入肛管直肠腔，直视下在齿线上将内痔连同脱垂黏膜一同用弯角血管钳于基底部钳夹，用 10-0 粗丝线给予单纯结扎，再用 7-0 丝线重复结扎。同法依次结扎其余内痔及连同脱垂的黏膜。每个结扎点之间要留有 0.2～0.3cm 的黏膜桥，使结扎点不在同一水平，以防肛门狭窄(图 12-4-17)。

(6)负压吸力式弯头套扎枪治疗内痔

①适应证：早期内痔、后期内痔或伴直肠黏膜内脱垂者。

②指肛检查：首先了解肛管腔内情况，尤其排除直肠癌。

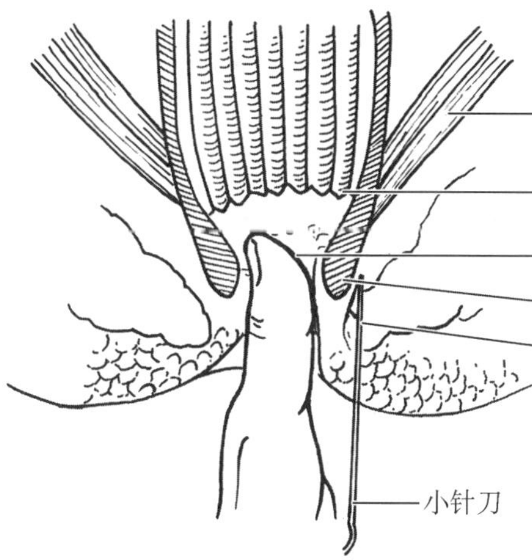

图 12-4-16 小针刀切断内括约肌

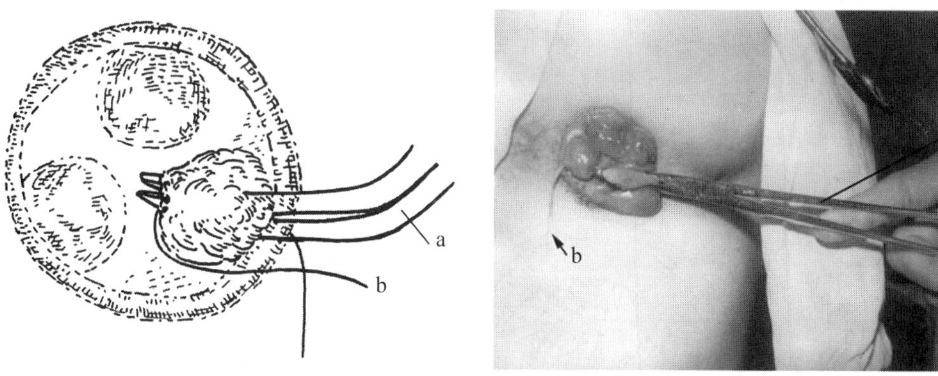

A B

图 12-4-17 内痔单纯结扎

a. 弯血管钳夹；b. 丝线结扎。

③方法：一种是将圆筒斜面缺口带光源的肛门镜，徐徐插入肛管中，不用麻醉其斜面缺口，对准要套扎的内痔部位。例如跪位 3 点钟位内痔，则斜口镜对其右侧肛管。拔出肛门镜芯(栓)，在其内灯光照射下，观察确定是内痔，然后再用弯枪头口完全扣入其内痔基底部，即直肠黏膜基底层。勿只扣入一半，不完全扣入，易引起术后出血或复发。然后将弯枪的枪尾用 50ml 注射器，给予负压外吸，将内痔吸入弯枪口腔内，这时扣动扳机，通过其杠杆，将弯枪口外缘凹上预制的气门芯胶圈套入内痔基底部。在其被套扎后，其胶圈上的内痔，再注入 1ml 消痔灵使痔核胀大，此后，产生套扎痔核枯死，5～7 天，枯死痔核组织自行随粪便脱掉。如不理想，

1周后可以再重复套扎1次，此后再用上法分别套扎9点钟位、6点钟位和12点钟位内痔。但套扎部位要超过齿线，以防术后疼痛。每次套扎1～4个为宜。最后肛门内挤入九华膏一类的药物，套扎后，次日再排大便，其饮食活动照常。

另一种是在圆头缺口电池灯带光源的肛门镜引导下，用弯头套扎枪，套扎早期内痔(图12-4-18)。

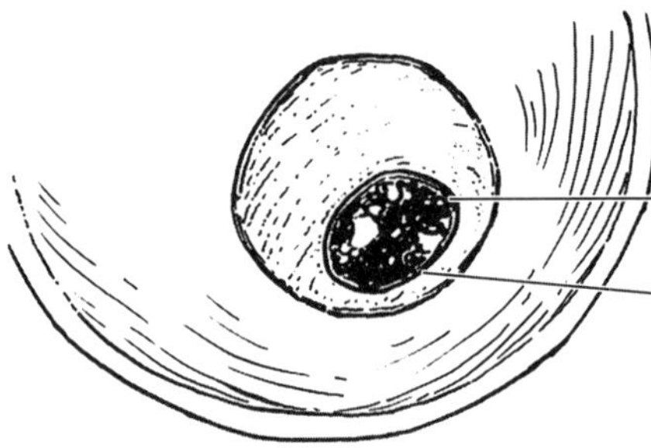

图 12-4-18　内痔套扎注入消痔灵

④后期内痔或伴直肠黏膜脱垂。

第1步，插入肛门镜，先用负压吸力式弯头套扎枪，先将痔核上方的直肠黏膜脱垂吸入枪口内套扎，并于胶圈的上方注入1ml消痔灵致黏膜层隆起(图12-4-19)。

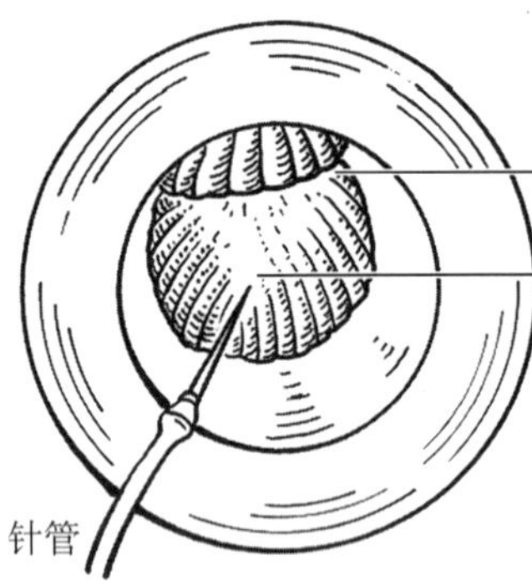

图 12-4-19　直肠黏膜层套扎

附：Nivatvongs介绍美国Minnesta大学附属医院用胶圈套扎疗法，不套扎痔体，而是借助Hinkel-James肛门镜在痔体上方只套扎正常直肠黏膜(图12-4-20)，其优点是保存肛垫，阻止下垂；可间接治疗痔体。由于套扎地点在齿线以上，所以不痛。

第2步，在第1步的基础上，退出部分肛门镜再次用负压吸力式套扎枪将其痔核胶圈套扎，并于胶圈上方注入1ml消痔灵致痔核隆起(图12-4-21)。

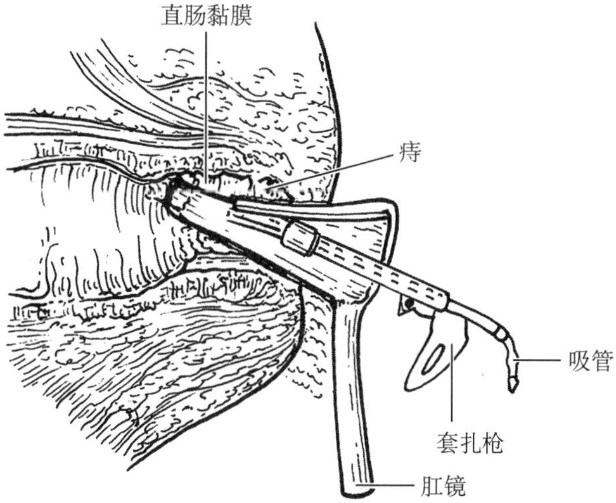

图 12-4-20　美国 Minnesta 大学附属医院胶套扎疗法

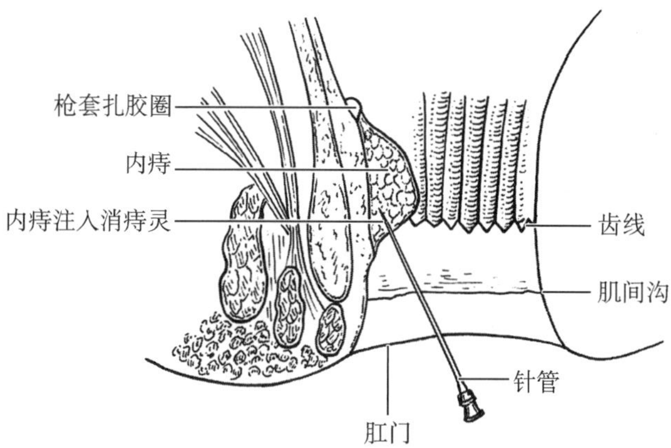

图 12-4-21　痔套扎

(7)非负压吸力式弯头套扎枪治疗内痔

①适应证:内痔脱出肛门外者。

②方法:将脱出肛门外的痔核,应用非负压吸引式套扎枪,于其痔核基底部套扎,并在胶圈套扎之上注入消痔灵 1ml,致痔核隆起。不必送回肛门内,仅外敷外痔贴中药膏即可(图 12-4-22)。

(8)小针刀配合弯头套扎枪治疗脱出痔

①适应证:脱出痔合并黏膜脱垂者。

②治疗方法:膀胱截石位,常规消毒局麻。

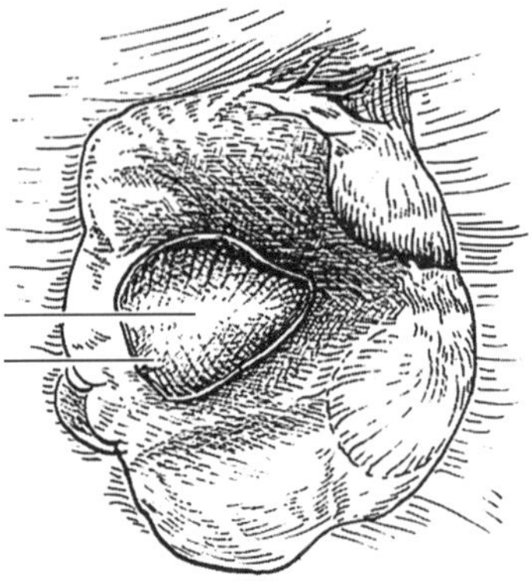

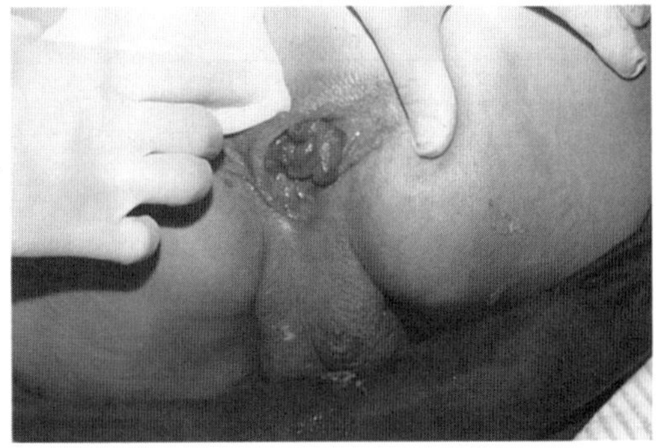

图 12-4-22　内痔外脱套扎

第 1 步:小针刀将内括约肌闭合切断,左手示指伸入肛管(中)于肌间沟上按压固定内括约肌。然后右手持斜面小针刀于肛门(外部皮肤)3 点钟处垂直插入到肛管内括约肌。在左手示指引导下将内括约肌纵行切断 1～2cm,以松解内括约肌。拔出小针刀,针眼碘伏棉球按压即可(图 12-4-23c,d)。

第 2 步:采用弯头负压吸入式套扎枪先将其外脱肛外痔核(上吊),即在痔核基底部给予橡皮筋套扎,并(于套扎上部)注入 1∶1的消痔灵 1ml,使其痔核于其橡皮筋前隆起(图 12-4-23h)。

第 3 步:将缺口电池灯肛门镜插入肛管(中),在齿线上用套扎枪将其相应的脱垂黏膜基底上与下部位 2 次套扎,上吊并于橡皮筋套扎前注入 1∶1消痔灵,使其脱垂黏膜层隆起(图 12-4-23i,j),然后肛管内注入九华膏即可。

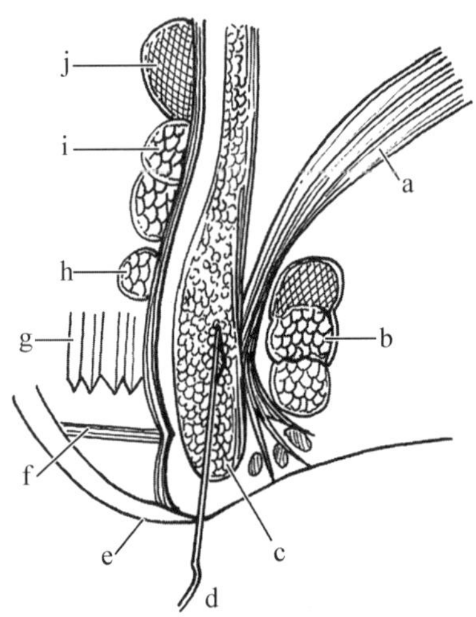

图 12-4-23　内痔上吊套扎

a. 肛提肌;b. 外括约肌;c. 内括约肌;d. 斜面小针刀;e. 肛门;f. 肌间沟;g. 齿线;h. 套扎的内痔;i. 下部脱垂黏膜层;j. 上部脱垂黏膜层。

根据痔垫下移学说,将其内括约肌闭合切断,以降低直肠压力并利于痔静脉淋巴回流,使外脱痔回纳肛管内。将外脱痔核其上部相对的松弛下垂、黏膜层纵行第 2 次分别进行套扎,起到上吊痔垫的作用。注入消痔灵,使被套扎后的痔核和黏膜均充胀隆起,套扎橡皮筋更紧,产生无菌纤维化,将脱垂痔垫上吊并黏附于直肠肌肉层,从而起到防治感染和出血的作用。

(9)小针刀治疗嵌顿痔:嵌顿痔关键是以内括约肌痉挛为主,形成“狭窄环”,痔核不能回纳肛门内,故采用小针刀闭合切断是治疗的重点。

①麻醉,应用 0.5%利多卡因 8～10ml,于尾骨尖前与肛门水肿嵌顿的外缘之间给予皮肤、皮下外括约肌、内括约肌点状纵深局麻,勿污染针头。

②利用嵌顿痔暴露于肛门外的特点,要分清其解剖界线,要看准齿线和触摸内外括约肌的肌间沟,要清楚是“倒向”还是肛管呈外翻外脱状,是治疗依据性指标。

③首先将暴露嵌顿疝的内痔部位位于齿线附近用套扎枪,先给予套扎治疗,不用负压吸,不用注药(图 12-4-24)。

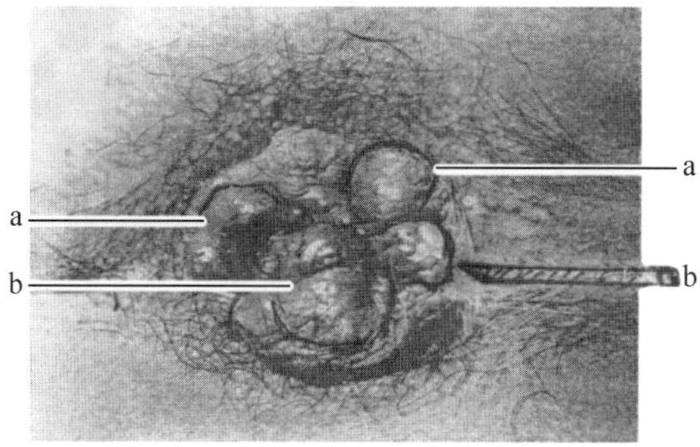

图 12-4-24　嵌顿痔套扎与小针刀方法

a. 痔套扎;b. 小针刀;横行插入肛门外皮肤下层中。闭合切断外括约肌,皮下部和内括约肌(手触肌间沟为标记)。

④再次应用斜面小针刀(于肛门外缘一侧的针眼插入),先将其外括约肌的皮下部切断,肛外在左手指触摸下,右手持小针刀再深入内外括约肌间沟下,将其内括约肌切割开,由于在肛门外,操作解剖界线清楚。小针刀切割线在直视下进行,故要注意防治污染,小针刀勿刺切肛管。由于内括约肌与外括约肌的皮下部被切断,能立即解除了绞窄环,嵌顿痔即可回纳。治疗后将嵌顿痔回入肛管中,不要用手“送回”套扎痔,否则会脱掉。肛内注入九华膏,肛门外敷消炎膏,2～3d 方可排便,以巩固疗效。

4. 混合痔采用内套外扎疗法(图 12-4-25)

(1)先用弯头负压吸力式套扎枪胶圈套扎内痔,并于胶圈上注射消痔灵 1ml,致痔核隆起。

(2)再用粗丝线单纯结扎外痔,并于结扎丝线之上注射亚甲蓝止痛药 1ml,致外痔隆起。

(3)肛门内挤入九华膏,肛门外敷外痔贴。

5. 痔根治术　随着痔的根治术式不断改进,已在临床上取得了满意的疗效,但目前国内痔根治术现状还存在着需进一步研究探讨的问题。

(1)切口选择:在痔切除术中,外痔部分切除过少,术后存在治疗不彻底;而外痔部分切除过多,则会影响肛门的收缩功能,甚至造成肛门、肛管缩紧。因此,必须选择恰当的切口,既能达到彻底治疗,又能有效地避免后遗症的发生。对此国内外许多学者做了大量细致的研究,主张对单纯性结缔组织增生性外痔、炎性外痔、血栓性外痔、静脉曲张性外痔采用放射状切口或弧形切口,肛周切口应沿结缔组织走向,以减少对肛周皮肤及肛管上皮组织的损伤,减少瘢痕的形成,降低肛周因瘢痕上缩而致畸形和后遗症。这是保护肛门功能不容忽视的一个重要方面。具体切除多少应视外痔的大小、病情轻重而定。此法操作简单,较易掌握。对混合痔结扎切除术(外剥内扎术),多主张将肛缘外痔皮肤和肛管皮肤剪成尖端向外的V形切口,直至齿线,再结扎内痔黏膜部,并将内痔黏膜牵引至齿线水平,进行低位结扎,以避免肛管广泛剥离,形成大面积瘢痕。最近日本学者高野正博提出,保存肛门括约肌,尽可能地保存肛管上皮组织,使切除的肛管上皮恢复到原来的位置,再配合小针刀闭合性切断其内括约肌及外括约肌皮下环部,使手术疗效得到显著提高。

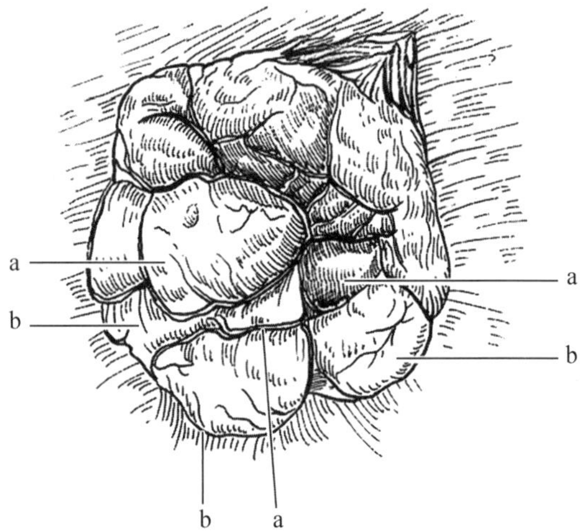

图 12-4-25 混合痔内套外扎

a. 内痔套扎;b. 外痔结扎。

(2)分段结扎:在环状混合痔切除结扎术中,如果内痔一次结扎过多、位置过高,势必引起术后直肠狭窄,而分次结扎切除,又存在着疗程长、患者痛苦大、患者不易接受等缺点。此时可遵循分段结扎法的原则,即对环状混合痔按自然分界线分段,外痔剥离,内痔结扎,要求结扎或套扎术和剥离创面不在同一平面,痔体之间留有一定正常黏膜和皮肤桥。此法能有效地保存肛管上皮,解决了一次性内痔结扎过多、结扎位置过高、术后造成直肠狭窄的问题,而且减轻了患者多次手术的痛苦。

(3)术后出血的防治:痔根治术后大出血是较常见的并发症之一。原发性大出血多发生在术后 24h 内,其原因是创面止血不彻底。术前应检查出、凝血时间及血小板计数,消除隐患。术中首先在搏动明显的痔上动脉基底部贯穿结扎 1 针,使结扎线穿透黏膜下层,结扎不得过松或注射消痔灵,目的是预防术后大出血和减少痔区供血。在结扎内痔时,线要扎紧,防止结扎线滑脱,切除痔核时,结扎的残端不能留得过少,以免出现结扎线滑脱。套扎术应套扎于痔垫,凡手术创面有活动性出血点要仔细结扎止血,直至不见活动性出血为止,术后密切观察血压及伤口敷料,以便及时发现处理。若术后出现渗血或出血量少者,可用敷料或吸收性明胶海绵压迫止血,还可用凝血酶干燥粉末喷洒于创伤表面或消痔灵封闭伤口予以止血。术后应保持排便通畅,防止便秘,尤其在痔核坏死脱落期,尽量避免剧烈活动,术后视病情应用中药或止血药物及抗生素。

(4)术后尿潴留防治:肛门直肠的各种手术对肛门直肠及邻近组织痉挛,或直肠内留置大块敷料压迫尿道括约肌,均可引起尿潴留,所以术后应做好患者心理辅导,树立自主排尿的信心,查明产生尿潴留病因,对症治疗。若因敷料压迫过紧可松动敷料。若精神因素,可采用水声诱导,利用条件反射的原理促其排尿,或下腹部热敷并配合针刺关元、中极、水道、三阴交(用泻法),口服利尿汤,穴位或肌内注射新斯的明 0.5～1mg。必要时导尿。

(5)术后肛缘水肿的防治:术后肛周出现肛缘水肿,多因术后便秘或结扎内痔数目较多,或皮下曲张的静脉丛清除不够彻底,或一次全部结扎造成痔静脉及淋巴回流受阻,或肛周不洁,致病菌感染,形成炎性渗出,使组织水肿。因此,在对混合痔、外痔做外切内扎处理后,对多发性内痔在肛门缘相对应处做减压切口,正确处理皮瓣。尽可能地保存肛管上皮组织,将皮桥下曲张的静脉丛和小血栓尽可能地去除。尽可能地保存肛管上皮组织,将结扎的内痔残端送回原位。便后常规用痔洗汤坐浴。若术后便秘者可服液状石蜡润肠通便。多食高纤维素饮食。服用中药通便汤,保持排便通畅。

二、痔的伴发病症

(一)痔的三联征

痔合并前列腺增生、阳痿称痔三联征。多发生于成年男性。

【病因病机】 肛门、肛管与泌尿生殖器官相邻,构成肛门会阴三角区。肛门直肠静脉和膀胱、前列腺和阴茎背部静脉均一同回流入髂内静脉,痔患者静脉血回流缓慢则引起肛门痔、前列腺静脉和阴茎静脉共同瘀血,血管扩张。前列腺增生压迫直肠和尿道可引起排便和排尿困难,甚至阴茎勃起障碍。

【临床表现】 肛门会阴下坠、内痔外脱、便血伴排尿困难、滴尿、性欲减退,阴茎勃起不坚或阳痿。

【诊断】 根据病史,有痔、前列腺增生和阳痿。肛指检查前列腺增生、肥大;肛门镜检查有痔,且阴茎勃起障碍,即可明确诊断。

【治疗】

1. 痔治疗　采用弯头负压吸力式套扎枪,进行内痔套扎和注射套扎的痔核治疗(见本节第一部分)。

2. 肛管直肠腔减压治疗　采用斜面小针刀针眼闭合性切断内括约肌和外括约肌皮下部治疗（见本节第一部分）。

3. 前列腺增生和阳痿治疗

（1）采用针灸或埋羊肠线配合关元、气海、中极、命门、三阴交、足三里穴位。

（2）口服中药治疗，如健脾补肾汤。

（二）痔伴便频症

患痔后引起便频症，无脓血便、无腹痛，只是每日排粪便次数增加。

【病因】　因痔可导致肛垫充血、肿胀、表面张力增大，粪便感觉器敏感，即使小量粪便刺激也会引起强烈的急迫排便，且频次多甚至排便功能紊乱。多发生在痔初期。

【临床表现】　排便次数增多，但不伴腹痛，无脓血便。①便常规化验无异常；②肛镜或纤维结肠镜检查可见痔，且充血水肿，无结、直肠炎表现。

【治疗】

1. 口服中药，如升举汤。

2. 选择痔注射、套扎、结扎法等疗法（见本节第一部分）。

（三）痔伴便秘症

患痔后引起便秘症，但没有排便困难，只是每3～4天才排便1次，粪干燥。

【病因】　痔后期往往发生便秘，肛垫下移，直肠黏膜松弛下垂，肛管内括约肌痉挛或肥厚，引起便秘。粪留置直肠过久，致干燥。

【临床表现】　后期排便次数减少，每3～4天才排便1次，不伴排便困难。大便常规化验无异常；肛镜或纤维结肠镜检查见肛垫下移、直肠黏膜下垂，无直肠炎与狭窄；肛门指检诊断肛门内括约肌痉挛或肥厚。

【治疗】

1. 口服中药，如润肠汤。

2. 小针刀配合弯头套扎枪进行痔垫上吊法治疗（见本节第一部分）。

（四）痔伴贫血症

患痔后，引起贫血症，是长期排便时带血或出血引起。

【病因】　因患痔后肛垫在长期排便冲击下，血管内压升高，且渐渐肿胀、充血、隆起，排便时又受括约肌收缩作用，产生门槛效应，致Treitz韧带断裂，肛垫下移，黏膜和血管破裂出血。

【临床表现】　排便带鲜血或血凝块，甚至出血，伴全身无力，面色苍白。血常规检查见红细胞和血红蛋白明显下降；粪隐血试验阳性；肛门镜检查见肛垫充血隆起、瘀斑；指肛、B超、血液检查等无异常。

【治疗】

1. 早期治疗，可采用注射、套扎，或结扎法（见本节第一部分）。

2. 口服中药，如痔疮止血汤。

【点评】

1. 钩状小针刀治疗外痔　通过针眼，将外痔内的血栓或静脉团等钩碎而治愈。外痔是皮赘，不宜切除，否则造成肛门缘缺损的溢液、瘙痒。

2. 小针刀闭合性切断内外括约肌　通过左手示指插入肛管内，触及肌间沟，其上为内括约肌，其下为外括约肌的皮下部。右手持小针刀从肛门外的针眼插入，在左手示指导引下相隔肛管壁，插入内括约肌，纵行切断 1cm，再切断外括约肌皮下部。以左手示指触及括约肌松解或凹窝为准，治疗括约肌痉挛。不宜开放切开或切除部分括约肌，否则会造成肛门缺损条沟而致肛门溢液或漏气。

3. 弯枪头套扎注射　将缺口电池灯肛门镜插入肛门，其脱垂黏膜和内痔则因肛门镜的缺口而凸入肛门腔，用弯枪头使气门芯可套扎于黏膜或痔核的基底。于套扎气门芯之上再注入消痔灵于黏膜或痔核中，则会隆起胀大，致气门芯套扎更紧，进而干枯，不会感染或出血。

三、肛门直肠周围脓肿

中医学最早把肛门周围脓肿叫作“脏毒”，近代改称“肛门痈”。肛门直肠周围脓肿常见病菌为葡萄球菌、链球菌、大肠埃希菌、铜绿假单胞菌和结核杆菌等。

【影像学检查】　MR 示脓肿呈脓腔样改变，壁较厚，形态呈类圆形、不规则或马蹄形，与周围组织分界不够清楚，T_1WI 呈稍低信号、T_2WI 呈高信号；中央脓腔为信号不均的脓性物质，T_1WI 呈稍低信号、T_2WI 呈高信号，DWI 呈高信号；增强扫描脓肿壁呈环形强化，中央脓液不强化（图 12-4-26）。

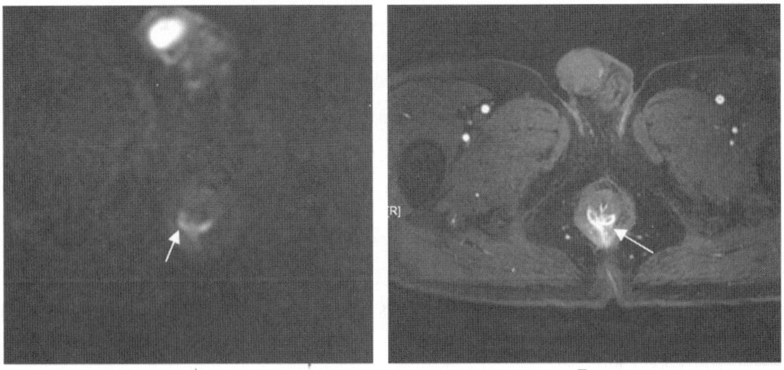

A　　　　B

图 12-4-26　肛周脓肿

A. MR DWI 轴位像，脓肿呈马蹄形（白箭），脓液 DWI 呈高信号；B. MR 强化横断面，增强后脓肿壁呈环形强化，脓液不强化（白箭）。

按肛门直肠脓肿所在部位，可分为肛提肌上脓肿和肛提肌下脓肿。前者包括黏膜下脓肿、骨盆直肠脓肿及直肠后部脓肿。后者包括皮下脓肿及坐骨直肠窝脓肿（图 12-4-27）。

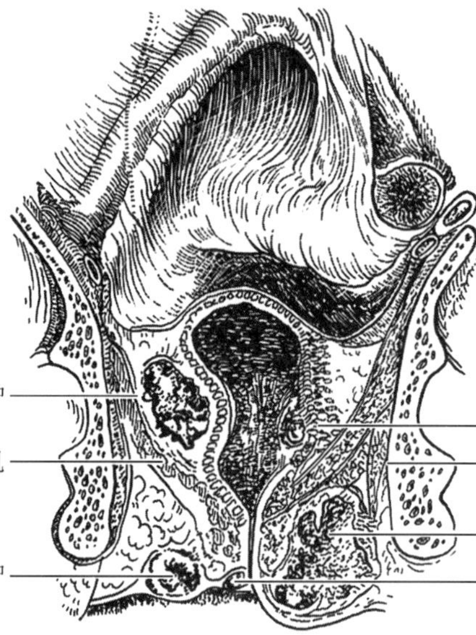

图 12-4-27　肛门直肠周围脓肿部位

（一）皮下脓肿

多在肛门两侧。

【临床表现】　患者先觉肛门部有跳痛，压迫时则加重，排便或行路时更甚。后在肛门周围皮下出现红肿硬块，有压痛，伴有畏寒、发热、周身不适及排尿困难等。

【诊断】　如发现有上述全身及局部症状，即可确诊。

【病情演变】　此类脓肿如不早期切开，有时可引起严重的全身反应，在局部常有以下 3 种结局。①脓液由肛窦或肛裂流出而成内瘘；②脓液由皮肤穿出而成完全瘘；③脓液由皮下蔓延到两侧坐骨直肠窝而成蹄铁形瘘。

【治疗】　脓肿初期，应以清热解毒为主，可给予消肿止痛汤或仙方活命饮，或给予抗菌药物；另外，可服缓泻药使粪便稀软。局部用中药祛毒汤熏洗及热敷，并敷外痔贴，如已化脓，宜早期手术切开。

1. 刮匙小针刀洞口单纯挂线引流　患者取侧卧位，常规消毒，脓肿壁点状局麻。选择肛门缘的脓肿最低位，右手持刮匙小针刀，朝向脓肿对端先垂直刺入最低位的脓肿壁，同时旋转 1 周即完全洞式切口，边进刮匙小针刀边旋转，穿切至脓肿对端壁穿出，完成第 2 个对端脓肿壁的洞式切口。至此贯通脓腔的中心，将粗丝线挂在刮匙小针刀的刀柄前缘，原路退回并拔出刮匙小针刀，其粗丝线留挂在脓腔中，将粗丝线的两头分别由 2 个洞口牵出脓腔外再打结，形成弧形线圈，起到对口引流作用。术后敷消脓膏纱布块。待术后 1 周，脓液消失剪断引流线圈后拔去(图 12-4-28)。由于没治疗内口，故需再次行肛瘘手术。

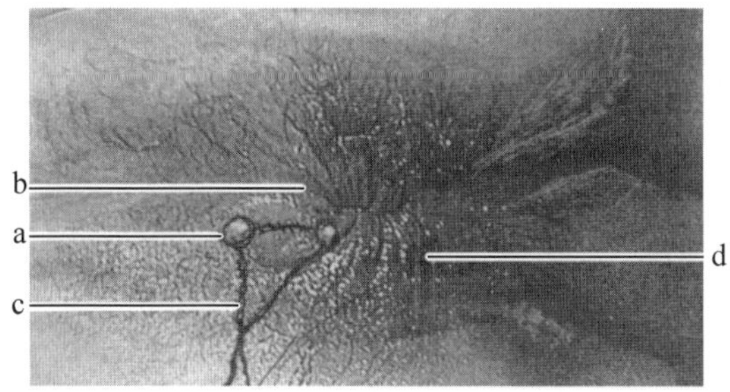

图 12-4-28　刮匙小针刀洞口挂线引流

a. 肛门外对口挂线；b. 肛门；c. 丝线；d. 阴囊肛门脓肿。

2. *钩刮小针刀疗法*　患者取截石位，将骶尾部托起，在局麻或骶管阻滞麻醉下，采用圆头缺口电池灯肛门镜插入肛管直肠病变一侧(图 12-4-29)。

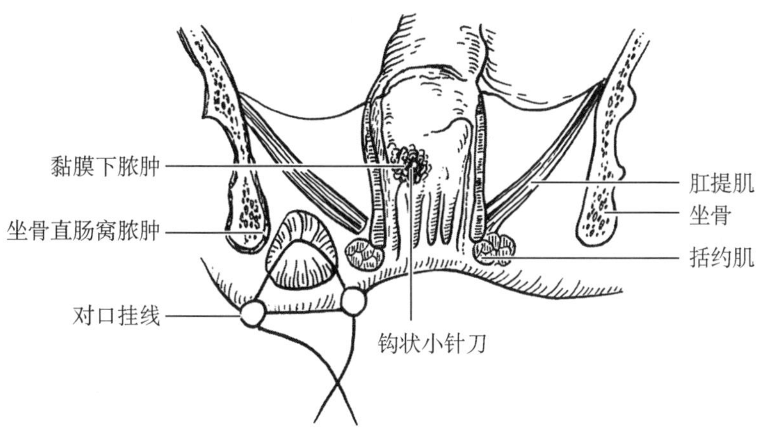

图 12-4-29　肛周脓肿的治疗

(1)黏膜下脓肿隆起不明显的，则应用钩状小针刀从脓肿上缘纵行钩割，致脓肿下缘，术毕。

(2)黏膜下脓肿隆起明显的，则再应用刮匙小针刀，从其脓肿下缘插入脓肿腔中，并旋转一圈，拔出。脓液外溢，术毕。

(3)肛门挤入九华膏。

3. *探针小弯刀一期切开挂双线治疗坐骨直肠窝脓肿*　患者取截石位，在局麻或骶裂孔阻滞麻醉下进行。

第 1 步：在肛门脓肿时，距肛门缘近端做第 1 个洞式切口（图 12-4-29），然后再用一手示指伸入肛管，一手持探针、小弯刀从洞口探入，通过脓腔走向寻找内口。探针从内口引出，折弯拉出肛门外。再顺探针走行，其后段弯刀口切开皮肤至齿线。然后将消毒的带橡皮筋的丝线一端系在探针球头处，拉出探针，使橡皮筋的一端由内口拉出，勒紧橡皮筋回送 3cm 后再用丝线将橡皮筋结扎固定。肛门直肠环括约肌的挂线周围同时应用亚甲蓝 1ml 和 1% 普鲁卡因 5ml 浸润注射，起长效止痛作用（图 12-4-30）。

第 2 步：距肛门缘远端的脓肿，做第 2 个洞式切口，并探入第 1 个洞式切口，再用第 2 根丝线将两个洞口贯穿成线圈，引流外部脓腔脓液，外敷消脓膏（图 12-4-31）。

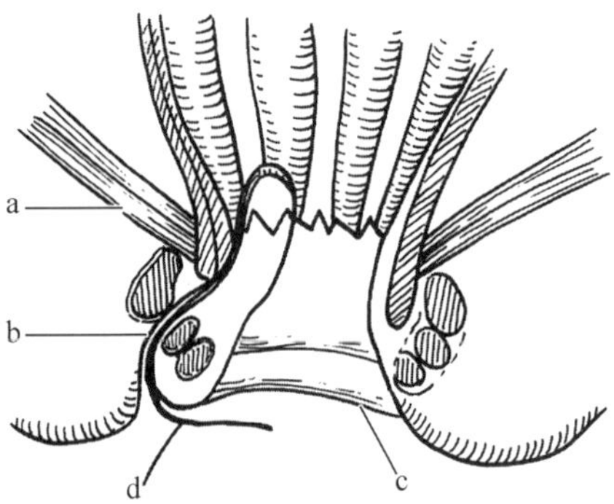

图 12-4-30 肛管直肠环挂线

a. 肛提肌；b. 直肠环挂线；c. 肛门；d. 挂线。

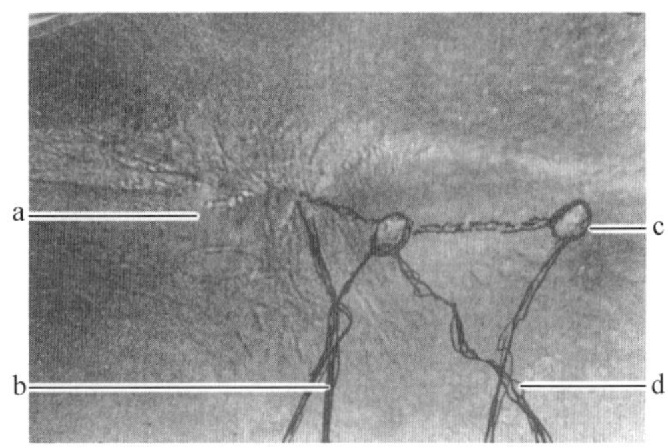

图 12-4-31 肛门外脓肿洞口挂线

a. 肛门；b. 肛门内挂线；c. 第 2 个洞口；d. 第 2 根线。

长期以来，治疗肛周脓肿多采用脓肿切开引流，待脓腔缩小形成肛瘘后，再行第 2 次手术。这不但给患者增加痛苦，还使疗程延长。我们采用切开挂双线术结合中药坐浴，既可治疗肛周脓肿，又预防了肛瘘。实践证明，此法痛苦小，疗程短，可一次根治，易为患者接受。

4. 探针小弯刀一期对口引流治疗骨盆直肠窝脓肿　采用腰俞穴麻醉，常规消毒尾骨尖前肛旁皮肤，在脓肿波动最明显处，尽量选择近肛门缘处做洞式切口，脓液流出后，右手持探针小弯刀前段的探针插入脓肿腔中，于直肠环上寻找其内口。此时左手示指伸入肛管中，与其探针自然无阻力，相触即为内口。然后，顺着探针折弯将其拉出肛管外，将齿线以下脓肿壁利用探针后段小弯刀切开。而超过括约肌直肠环部的内口给予挂橡皮筋回退 3cm 再结扎紧。对双侧脓肿，单纯给予挂橡皮筋，行对口引流；橡皮筋勿扎紧，以发挥引流作用。因其主瘘脓肿来自同一个内口，当第 1 个挂紧的橡皮筋脱掉后，再依次分别剪断、加压第 2 个和第 3 个引流橡皮筋，以消脓膏纱布条引流外敷（图 12-4-32）。

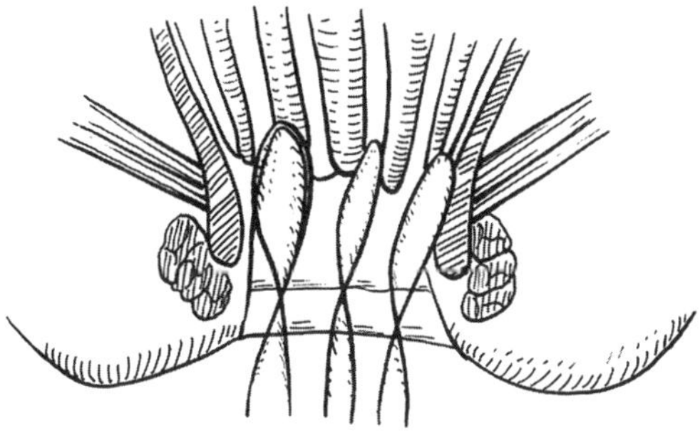

图 12-4-32　骨盆直肠窝脓肿挂线疗法

a、b、c. 3 根挂线。

(二)坐骨直肠窝脓肿

这类脓肿发生在坐骨直肠窝内，较皮下脓肿大且深，是一种常见的肛门直肠脓肿。

【临床表现】　先觉肛门部不适或微痛，并可出现头痛、寒战、发热、脉搏加速、食欲缺乏等，渐渐局部疼痛加重，肛门内觉灼痛或刺跳痛，大便时疼痛加剧，坐立不安，排尿困难，常有尿闭发生。肛门旁皮肤肿胀、变硬、色红紫，感觉敏锐，有压痛，如脓浅时触之有波动感。

【诊断】　依照前述之症状，检查如肛门旁皮肤有红肿变硬，指检时可摸到肛管内一侧或两侧肿起，压之疼痛或有波动，即可诊断为坐骨直肠窝脓肿。

【鉴别诊断】

1. 黏膜下脓肿　其特征是生在直肠黏膜下，外部无病变，指检时在直肠壁上可摸到圆形隆起，触之疼痛或有波动感，黏膜表面常有脓苔。

2. 直肠后部脓肿　其特征是肛门外无特殊变化，指检可在直肠后部摸到肿物且有波动感，按压肛门及尾骨中间时有痛感。

3. 骨盆直肠间隙脓肿　其特征是脓肿生在直肠上部肠壁之外、骨盆腔内的两侧，指诊时按压有压痛及波动感，在初期很难与坐骨直肠脓肿鉴别。

【病情演变】　如不早期切开引流，除出现严重的全身性反应外，脓液常由内、外括约肌之间穿入肛内，或由肛门部皮肤穿出体外，形成高位坐骨直肠瘘；或经过肛门后部围绕括约肌蔓延，而传到对侧坐骨直肠窝内，形成蹄铁形复杂瘘，或骨盆直肠窝脓肿向上经肛提肌而穿入盆腔，造成盆腔内脓肿，这种脓肿往往形成复杂性肛瘘。

【治疗】　详见“皮下脓肿”。

(三)骨盆直肠窝脓肿

【临床表现】　患者深部肛门胀痛，伴畏寒高热。

【诊断】　如发现有上述表现，指检在直肠上部肠壁之外的骨盆腔间隙窝按压，压痛或波动感即可诊断。或肛门超声或穿刺。

【治疗】 详见“皮下脓肿”治疗。

(四)结核性脓肿

原发性结核性肛门直肠周围脓肿甚少,多继发于身体其他部位的结核性病灶,而在肛门部形成脓肿。

【临床表现】 结核性肛门周围脓肿之症状,与非结核性脓肿相似。不过结核性脓肿发病缓慢,疼痛轻微或不觉疼痛;自溃或被切开后形成瘘管。另外,一般可能有身体瘦弱、食欲缺乏,午后轻度发热、盗汗,或有咳嗽、咯血等症状。

【诊断】 结核性肛门周围脓肿初起缓慢,在无混合感染的情况下,不会发生急性炎症现象。肛门旁虽有肿物,压之有波动感,但无明显压痛。用空针穿刺可抽出稀薄似米泔汁样的脓液,带有微臭。

【病情演变】 结核性肛门周围脓肿破溃后,将形成结核性瘘管。

【治疗】 结核性皮下脓肿、结核性坐骨直肠窝脓肿、结核性骨盆直肠窝脓肿的治疗,具体方法可视病情选择前述治疗方法。

四、肛瘘

肛瘘主要发生在肛门附近及直肠下部,一端进入直肠或肛管,另一端开口于肛门周围的皮外或其他邻近的器官,常由于肛门旁脓肿演变而成。

【病因病机】 肛瘘的发病原因,除少数患者由于穿刺性外伤等所致外,绝大部分继发于肛门脓肿溃破以后,伤口久治不愈而成。所以说,凡是引起肛门旁脓肿的原因,都可成为肛瘘的病因。肛瘘是肛门旁脓肿演变的结果。

中医学认为,肛瘘与痔的发病机制基本一致,不外乎内伤七情,外感六淫,以及饮食不节(过食辛辣、生冷、油腻等食物),或禀赋素虚,久病失养等引起机体阴阳平衡失调,阻碍气血运行,致使湿热之邪乘虚流注下焦(肛门直肠部),郁久化热,溃腐成痈,穿肠窜臀,遂形成所谓“脏毒”(即肛门旁脓肿),溃后伤口不敛,最后成为肛瘘。虽然现代病理生理还不能解释“湿热”的真实意义,但是,中医学对其病因的认识,既强调整体又照顾到局部的观点是科学的。

肛瘘除与痔的发病机制有着很多相似之处外,生物因子,如细菌的参与也是重要因素。细菌正是在机体失常的情况下,使肛门周围出现发炎、化脓、破溃、窦道形成等一系列的病理变化。具体来说,肛门和直肠交界处(齿线上)有许多肛窦,其口向上,基底在下,并有肛门瓣围拢于其下缘,因此又增加了肛窦的深度,粪便等异物进入肛窦内就不易排出,终会发酵分解,给细菌造成繁殖的良好场所。从而使肛窦内的分泌物增加,肛窦内压逐渐升高,其所容之物含有大量细菌脓性分泌物,即沿着所属淋巴管道进入肌肉间隙流渗到肛门周围的软组织中,逐步形成肛门直肠周围脓肿(图 12-4-33)。

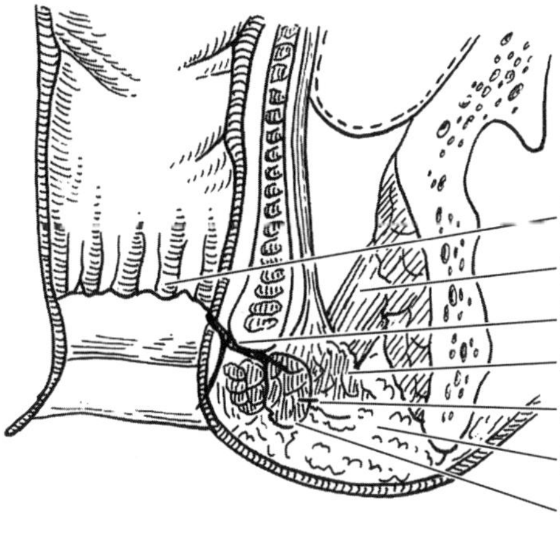

图 12-4-33　肛门直肠感染蔓延方向

在肛门出现红、肿、热、痛，小便困难，并出现发冷发热及全身不适等。如失治或误治，脓肿可逐渐扩大，最后自行溃破或手术切开。除少数患者能自行愈合外，绝大部分将演变成肛瘘。

至于脓肿溃破后演变成肛瘘的原因，除了由于正气衰弱（机体抗病力低），愈合力差外，还与以下因素有关。

1. 脓肿被切开或自行溃破，但原发部位（肛管内发炎之肛窦）仍继续有化脓性病变，并不断向下排出脓汁或粪便，影响伤口修复。

2. 当排便或排尿时，肛门括约肌必然出现收缩与舒张，使患处很难得到静息生养。

3. 肛门区血液循环较差（静脉回流迟缓），修复缓慢。

4. 破口缩小，脓肿腔道弯曲，引流不畅。

5. 直肠腐败物质不断进入脓腔，刺激腔壁，促进结缔组织形成，尤其当瘢痕组织收缩时，可阻断新生毛细血管丛形成，终致失去愈合的可能。

【临床表现】　肛瘘除局部表现明显外，全身也可出现各种不同的症状。

1. 全身症状

（1）单纯型：一般无明显全身症状。

（2）湿热型：多表现有口苦、胃满、食欲缺乏、肢体沉重、全身无力，或有轻度畏寒发热、粪便干燥或秘结、小便发黄等。

（3）虚寒型：身体衰弱、四肢无力，劳动后有心慌气短，喜暖怕冷、食欲差、便稀、小便清白、自汗或盗汗等。

（4）虚中夹实型：本属虚寒型，又加感染发炎，表现有畏寒发热，头痛身黄等。

2. 局部症状

（1）流脓流水：是肛瘘的主要症状，也有粪便及肠内气体经瘘管随脓液排出。

多发性复杂瘘脓多，瘘管如与其他器官相通，则会产生相应症状，如直肠膀胱瘘，肛门可有尿流出；尿液中也可出现脓球或粪渣等。

(2)疼痛：瘘管内有脓液积存，或内口较大，管道弯曲，粪块流入管道中，由于刺激，可以发生胀痛，尤其出现炎症反应时，可出现剧烈疼痛。单口内瘘常感觉直肠下部及肛门烧灼不适，排便时感到疼痛。

(3)瘙痒：多因流出之分泌物刺激肛门周围皮肤，形成湿疹而致瘙痒。

【影像学检查】 MR 示肛管与会阴皮肤相通的异常信号灶，T_2WI 压脂序列呈高信号；增强明显线条状或管状强化（图 12-4-34）；DWI 呈高信号，对应 ADC 减低。简单瘘线条状无分支炎性通道，内口位于肛管或下段直肠，外口位于肛周皮肤。复杂瘘除原发瘘外，含有数量不等的次级分支瘘、盲端瘘管窦腔、脓肿马蹄形肛瘘。瘘管愈合、慢性无活动性表现 T_1WI、T_2WI 低信号纤维条带增强无强化。

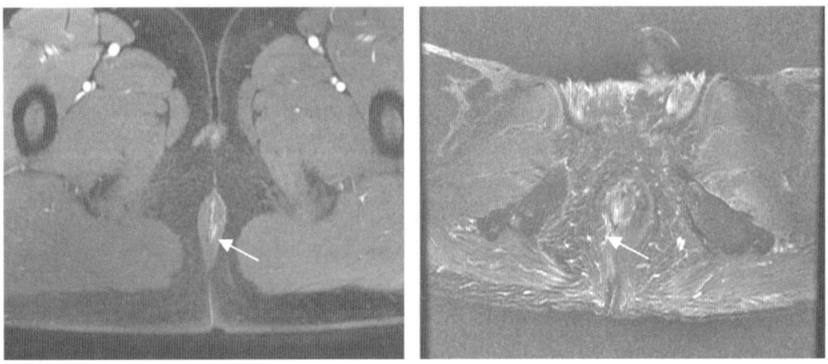

A　　B

图 12-4-34　肛瘘

A. MR 强化横断面，肛管 6 点钟方向见条状高强化影（白箭）；B. T_2 加权像压脂序列，瘘线呈条状高信号，内口位于肛管（白箭）。

【诊断】 首先询问病史。如肛门周围曾有过脓肿，经自行破溃或手术切开，其后伤口经久不愈，时常流脓流水等，在此基础上再进行全身及局部检查。

1. 定型诊断

(1)单纯型：脉象多为平脉，舌苔薄白或少苔。局部病变多为单纯性，肛瘘较轻。

(2)湿热型：脉象多呈弦数或弦紧；舌质赤，苔多黄厚而腻；局部病变多为肛瘘早期（脓肿破溃不久，分泌物较多而脓稠，或有臭味），或单纯性肛瘘，伴有轻度感染发炎。

(3)虚寒型：脉象多呈沉细或弦细；舌质多淡红，苔多薄白或少苔；局部病变多属病期较久的复杂性肛瘘、结核性肛瘘或一般单纯性肛瘘。因身体素虚或因其他脏腑有病而致身体衰弱。

(4)虚中夹实型:脉象浮数无力或弦细而数;舌尖发红,苔黄或薄白;局部病变范围较大,多属于病期较长之肛瘘而又有严重继发感染。

2. 分类诊断　见图 12-4-35。

(1)完全瘘:外口在肛门周围皮肤上形成小的凸起,中间有瘘孔,挤压时有脓汁流出;自外口向肛内皮下可摸到一条索状物,这就是瘘管;内口大部在齿线附近,不超过直肠环而穿入肛管或直肠壁。有的内口虽只有一个,但外口可能有数个(图 12-4-36A)。如由皮下脓肿而得的完全瘘,其内口也在齿线附近,外口多半在肛门附近处,瘘管则通常在皮下组织及外括约肌之间(图 12-4-36B),或者在外括约肌皮下部及浅部之间(图 12-4-37A)。如由坐骨直肠窝脓肿而得的完全瘘,瘘管在坐骨直肠窝内,经过外括约肌浅部及深部通入直肠(图 12-4-37B),其外口距离肛门较远,常在臀部坐骨结节附近,其内口在直肠环以下;也有的瘘管在肛门后部正中线的两侧(此类瘘管比较少见)。

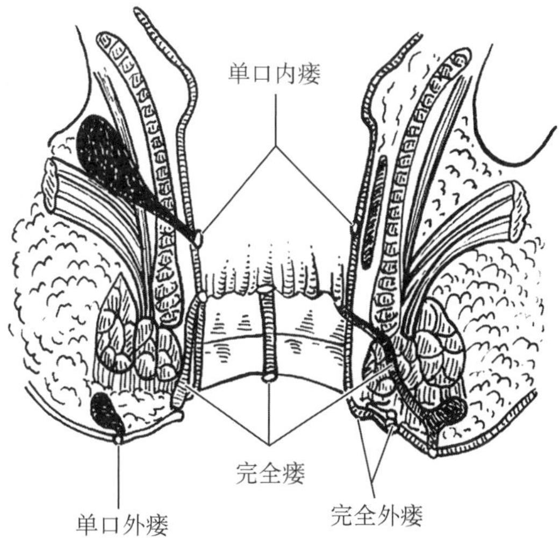

图 12-4-35　肛门直肠瘘分类

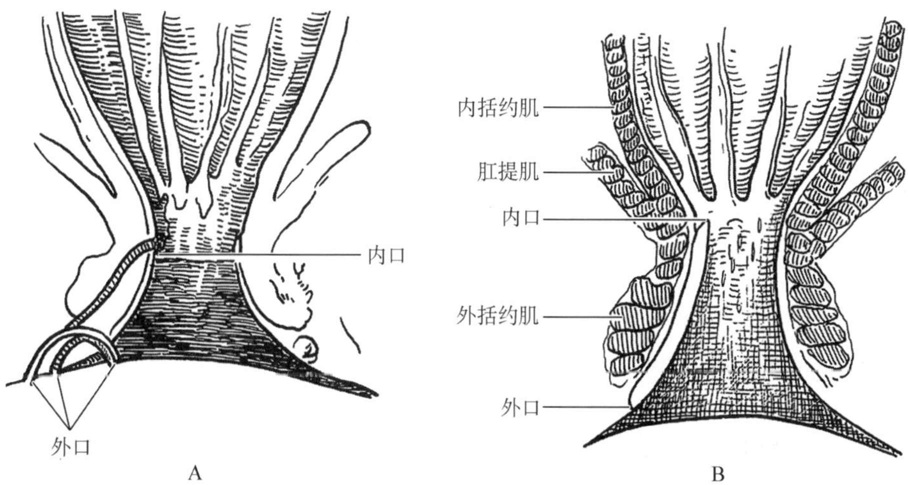

图 12-4-36　完全瘘

A. 完全瘘有数个外口;B. 完全瘘管位于黏膜肌括约肌之间。

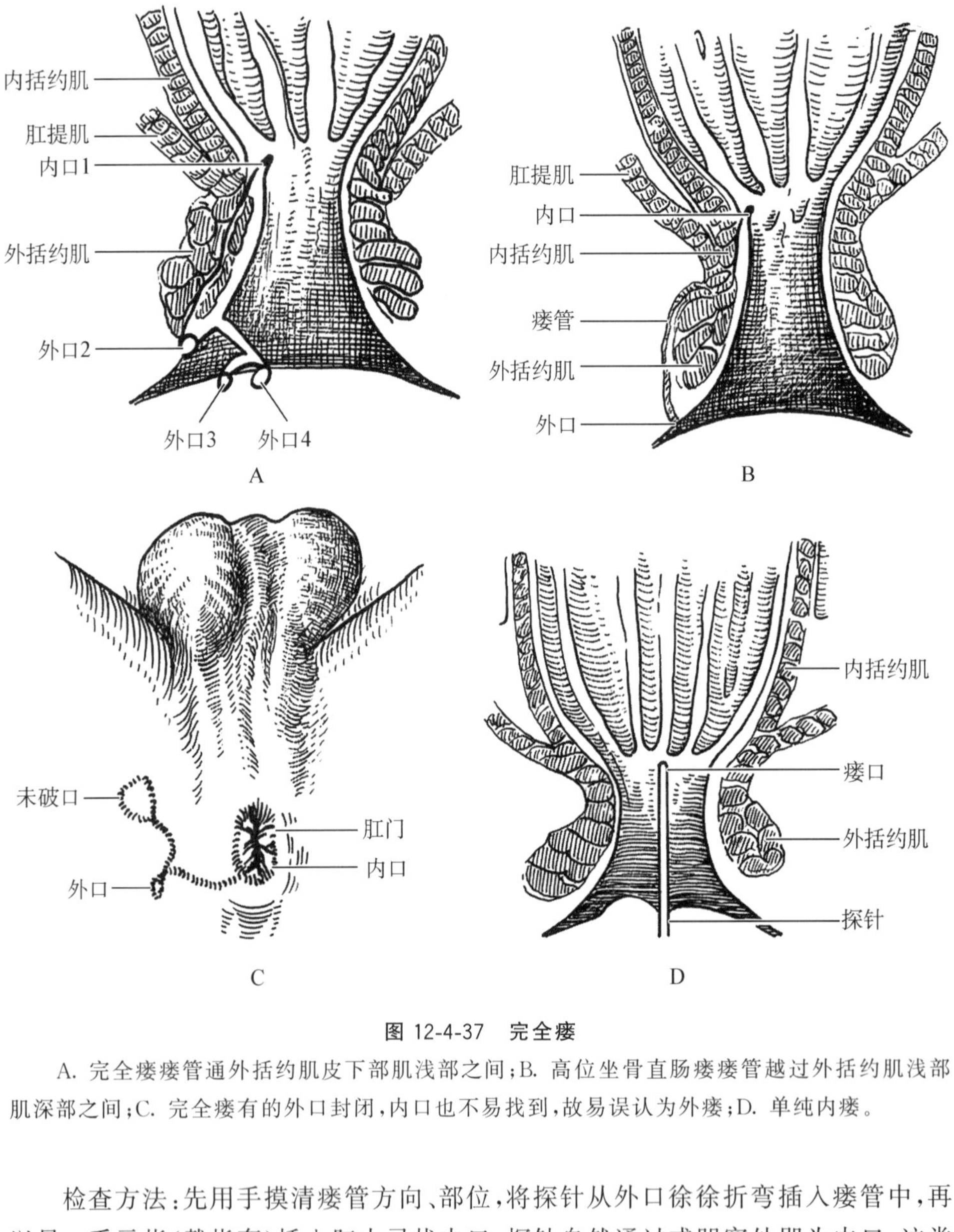

图 12-4-37 完全瘘

A. 完全瘘瘘管通外括约肌皮下部肌浅部之间；B. 高位坐骨直肠瘘瘘管越过外括约肌浅部肌深部之间；C. 完全瘘有的外口封闭，内口也不易找到，故易误认为外瘘；D. 单纯内瘘。

检查方法：先用手摸清瘘管方向、部位，将探针从外口徐徐折弯插入瘘管中，再以另一手示指(戴指套)插入肛内寻找内口，探针自然通过或凹窝处即为内口，这类瘘管比较简单，容易治疗。

(2)单纯外瘘：只有外口在肛门皮肤上，平时流脓不多，按之有少量脓液流出。这类瘘管极少见。平常所见到的多是具有内口的完全瘘，或有许多外口，但检查时未找到内口，误认为外瘘。如图 12-4-37A 所示，其实有内口，如内口 1 在齿线附近，外口 2 在肛门周围，因外口 2 暂时封闭，而又由外口 3、外口 4 穿破，增加了两个外口。因此如以探针检查，可由外口 2 通到外口 4，也可由外口 3 通到外口 4，但原发内口未被发现。如（图 12-4-37C）未探及内口，故误认是外瘘。

检查方法：用探针从外口插入（但不能通入肛内），同时在肛内指诊触不到探针顶端时，如属完全外瘘，探针顶端可从肛缘另一内口穿出；较深的外瘘也可以用色素（亚甲蓝）注射试验，或用肛钩检查肛窦，以确定诊断。

（3）单纯内瘘：在肛管或直肠内，从外面看不到。这种瘘有的只有一个口，多在齿线附近，在黏膜下层有一条窦道（图 12-4-37D），也有两个口均在肛管或直肠内的完全性内瘘（图 12-4-38），还有的一口开在肛管或直肠内（齿线附近为原发内口），另一口通于其他器官，如膀胱、子宫、阴道等处，这些类型极为少见。

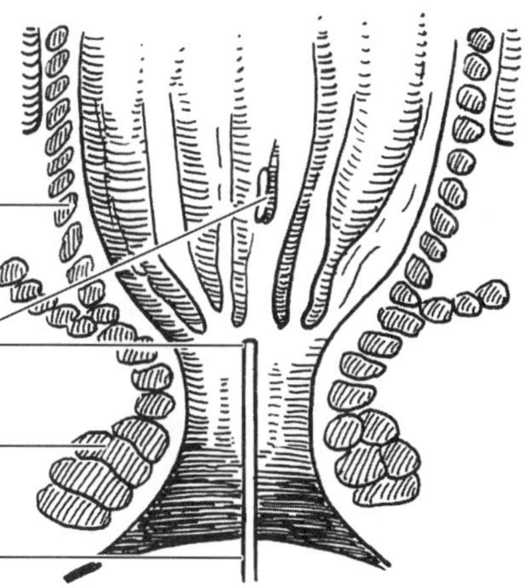

图 12-4-38　完全内瘘

检查方法：必须用鸭嘴窥肛器扩开肛门，可见流脓的瘘口（一个或两个）。然后，再以探针插入，以了解其深度和方向，区分是单口内瘘，还是完全内瘘。

（4）多发瘘：在肛门皮肤上有两个以上外口或瘘管，内口仍在直肠环以下。检查方法与完全瘘相同（图 12-4-39A）。

（5）高位坐骨直肠瘘：外口在坐骨结节部，内口在直肠环以上或直肠环中间，是一条较长、位置深的瘘管（图 12-4-37B）。

（6）蹄铁形肛瘘：瘘管虽不多，但管道弯曲有叉，或呈马蹄形，外口有两个，分别位于肛门两侧，内口多半有一个在前部者称作前部蹄铁形瘘（图 12-4-39B）；在后部者称作后部蹄铁形瘘。后部蹄铁形瘘的内口，常在后部正中线上或稍偏一侧；前部蹄铁形瘘的内口则不一定在前部正中线上，而均在直肠环以上通入直肠。

（7）多发性复杂瘘：在肛门周围皮肤上有许多外口，最多可达 30～40 个，排满两臀（图 12-4-39A），按之可见许多孔同时流出脓液，这些瘘口互相连通，经常发炎肿痛。外口虽多但内口一般只有 1～2 个，在直肠环以上通入直肠。

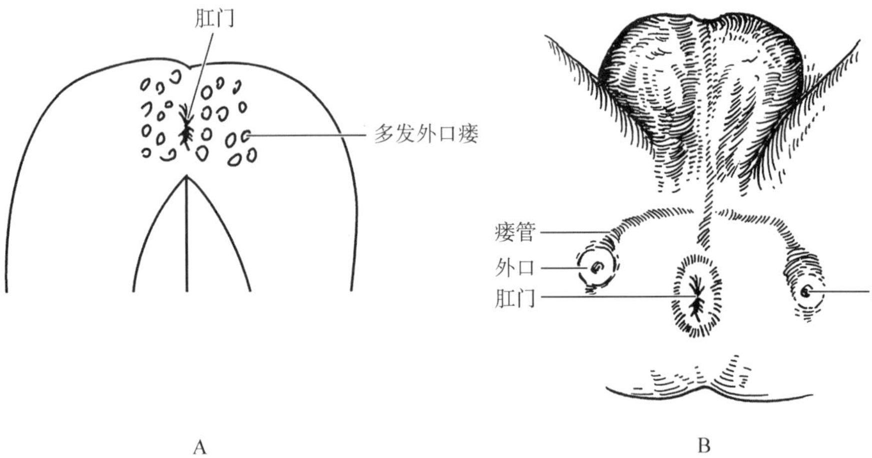

图 12-4-39

A. 多发性复杂瘘；B. 前部马蹄铁形瘘。

检查方法：高位坐骨直肠瘘、蹄铁形瘘和多发性复杂瘘的检查需要仔细，应用探针及肛钩检查，如查不清内口所在位置，可以做碘油造影或局部麻醉下检查。总之这些复杂性肛瘘在手术以前，必须检查清楚，否则很难治愈。

(8)结核性肛瘘：不论是单纯的或是复杂的，均有其大而不整的外口，边缘呈灰色，伤口肉芽肿，缺乏弹性，摸不到索状硬条的瘘管，按之有稀薄脓液流出。对结核性肛瘘患者应做全身检查，如肺结核、骨结核，以便明确原发病灶。为了确诊，最好切取管壁送病理检查。

【治疗】 根据中医学“辨证论治”“同病异治”“异病同治”的精神，对肛瘘采用了局部与整体兼治的疗法。

1. 整体分型　治疗原则和方法

(1)单纯型：一般无须做全身治疗。

(2)湿热型：以清热解毒、利湿通便为原则。一般常用仙方活命饮(加减)，或槐角丸、麻仁滋脾丸及其他抗生素等药物。

(3)虚寒型：以补气养血、健脾和胃为原则。常用八珍汤(加减)或补中益气汤(丸)、十全大补丸及维生素等药物。

(4)虚中夹实型：以清热解毒、消肿止痛为原则。常用消肿止痛汤、仙方活命饮(加减)或用抗生素等药物。待炎症情况缓解时，再投以补养之剂。

2. 局部分类治疗原则和方法

(1)完全瘘：不论几个瘘管，一般均可采用“简易小针刀”疗法。如因内口处有内痔(应先进行内痔注射疗法)，或可采用单纯挂线(橡皮线)方法治疗。

(2)外瘘：用小弯刀切开方法治疗。

(3)内瘘:用小钩刀切开瘘管后,敷外痔贴治疗。

(4)多发瘘:应采用开刀和挂线综合疗法治疗。肛外所有浅层瘘管采用开刀,从深部至通向直肠环以上内口部分,必须采用挂线(橡皮线)疗法。

(5)高位坐骨直肠瘘:适用小针刀与高位挂线疗法、肛外瘘管部分只切开,从深部至通向直肠环以上内口部分,必须采用挂线(橡皮线)疗法。

(6)马蹄铁形复杂瘘:用探针小弯刀切开,深部用双挂线(橡皮线)疗法治疗。

(7)多发性复杂瘘:肛外浅部瘘管不论多少,一律采取小针刀切开法;通向直肠的瘘管,采用挂橡皮线方法治疗。

(8)结核性肛瘘:除瘘管部分应按以上治疗原则处理外,还应根据原发病灶情况给予适当抗结核全身治疗。

3. 简易疗法　这种疗法可以使症状减轻,防止瘘管发炎和蔓延,但不能根除。

(1)适应证:肛瘘不宜手术者。

(2)方法

①调理排便:每天多吃蔬菜,多喝白开水,定时排便。大便干燥时可吃些缓泻药(如槐角丸、五仁润肠丸、脏连丸等)。

②保持局部清洁:每日用温开水坐浴,或用 1∶5000 高锰酸钾液或祛毒汤坐浴,后敷外痔贴和涂九华膏等,以免流出的分泌物刺激肛门周围皮肤引起湿疹。

③消炎、止痛:肛瘘在发炎时,可用祛毒汤熏洗,或用温开水勤洗(每日 2～3 次)或坐浴,洗后敷消脓膏。还可内服清热解毒汤,每日 1 剂,分 2 次服。

4. 探针小弯刀疗法

(1)适应证:内口在直肠环以下者。

(2)操作方法:嘱患者侧卧,屈膝向上,露出肛门(图 12-4-40),剃去肛门周围阴毛,对局部皮肤进行常规消毒,于瘘管及切开线处注射 1%普鲁卡因溶液(内加 1∶1000 肾上腺素溶液数滴)4～10ml。将探针小弯刀从瘘管外口徐徐插入,并以另一手示指(戴指套)插入肛门内寻找内口(图 12-4-41),以示指触到探针自然通过之口,即为内口。再将探针小弯刀前段探针部分折弯牵出肛外(图 12-4-42A),循瘘管向上锯开(即扩开瘘管)。伤口敷外痔贴。

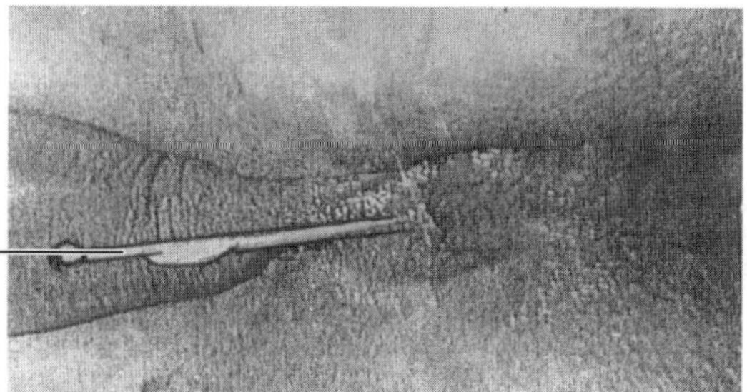

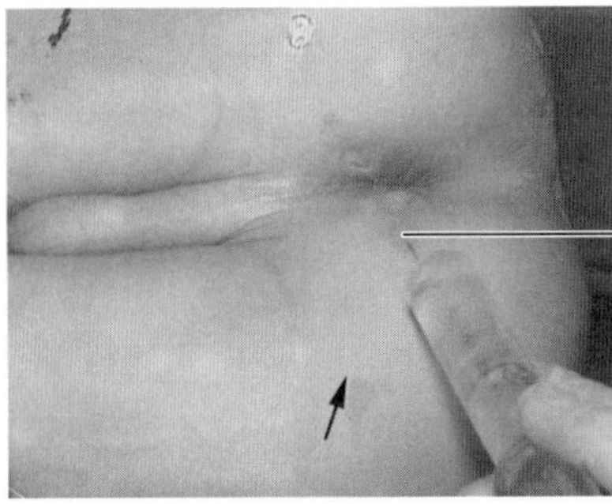

图 12-4-40　侧卧后，露出肛门，探针小弯刀从瘘管外口插入

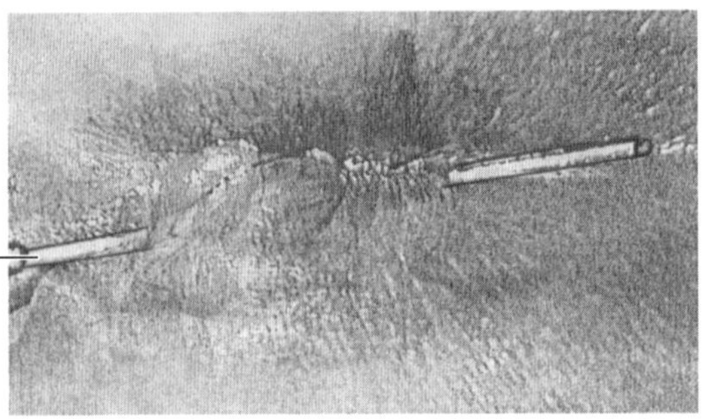

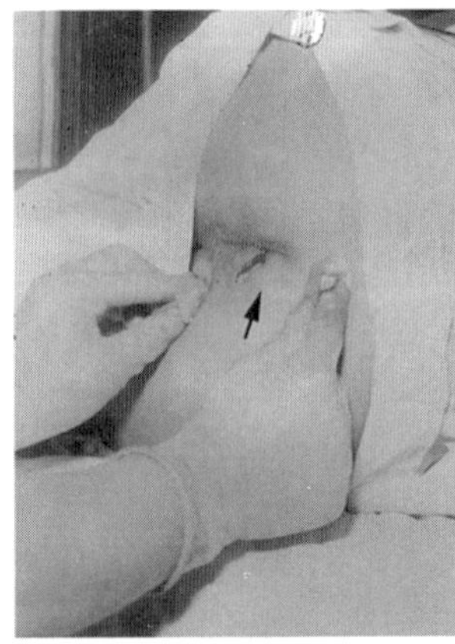

图 12-4-41　另一手示指由肛门插入寻找内口，将探针部分自内口牵出肛外

5. 探针挂线疗法

(1)适应证：肛门复杂瘘，内口在或超过直肠环者。

(2)操作方法：采用挂橡皮线法。麻醉后，以探针从瘘管外口徐徐探入，同时以另一手示指插入肛管内寻找内口(图 12-4-42B)，内口一般多在肛窦附近。若手触着探针，即为内口所在，需要慢慢上下探找，至自然通过(注意不要强力探入，以免造成人为内口，如直针不能顺利探入时，可将探针曲成弯形，以便寻找内口)即为内口。将探针从内口折弯牵出肛门后，于探针尖球部系上丝线，线上再缚上橡皮圈(图 12-4-43A)。

随后将探针慢慢由原路后退，把橡皮圈由瘘管内口向外口拉出(图 12-4-43B)。这时橡皮圈的一端露在瘘管外口，一端从内口经肛管露出，将两端合并拉紧(使其保持一定弹力)，然后在近皮肤处用丝线结扎牢实(图 12-4-44A)，为了减少患者痛苦，可将表面皮肤处切开至外括约肌部，填上痔瘘粉后用纱布敷盖包扎。挂线后，每日或隔日复查 1 次，如线松可再缚紧，8～9 天可脱线。

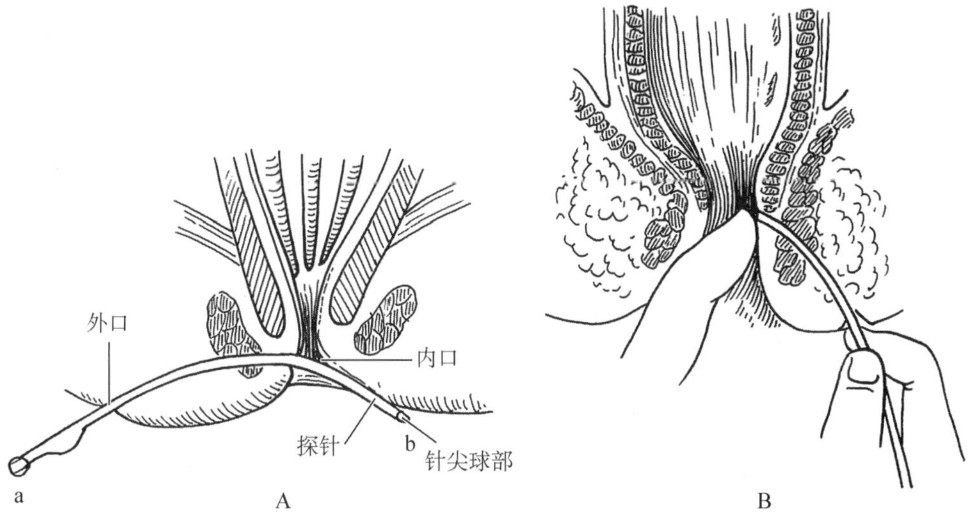

图 12-4-42　探针小弯刀操作

A. 探针小弯刀探出内外口；B. 手指插入肛管内寻找内口。

a. 探针小弯刀；b. 将探针牵出肛外。

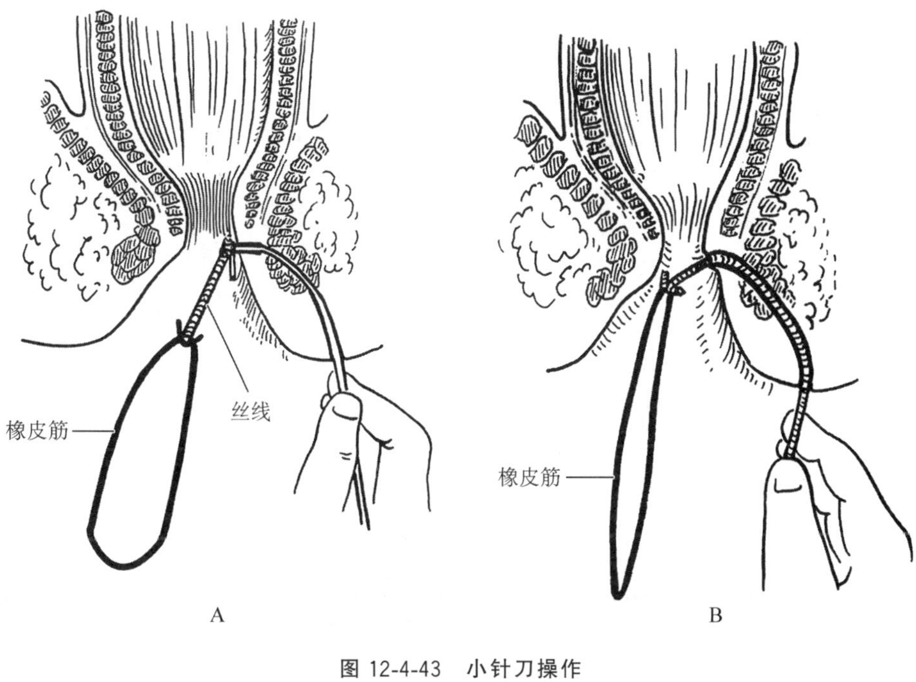

图 12-4-43　小针刀操作

A. 线上缚以橡皮圈；B. 把橡皮圈由内口拉出。

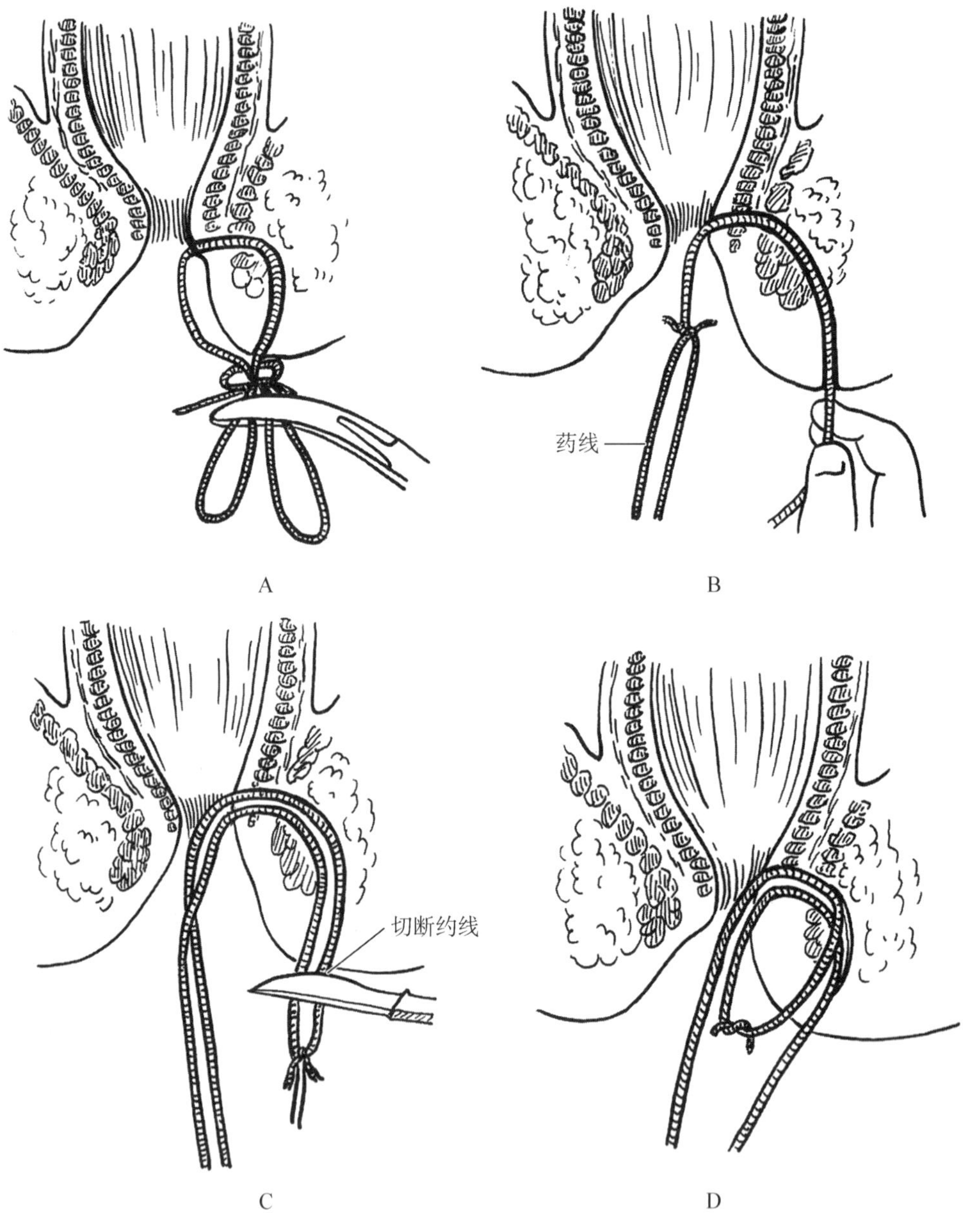

图 12-4-44 探针挂药线操作

A. 在近皮肤处用丝线结扎牢实;B. 丝线上缚以药线;C. 把药线带进管道;D. 药线两端交错接合,呈环形绕于管道。

6. 探针挂药线疗法　适应证和探针使用等与挂橡皮线疗法相同。在挂药线时，将内口之探针牵出肛门外，在探针球部系上丝线，线上再缚上药线(图 12-4-44B)，然后将探针慢慢自内口退出肛外，将药线带进管道中(图 12-4-44C)，并将一端割断，使两端交错接合，呈环形绕于管道(图 12-4-44D)，最后将剩下的两端线拉紧，打结固定(图 12-4-45)，用纱布覆盖包扎。

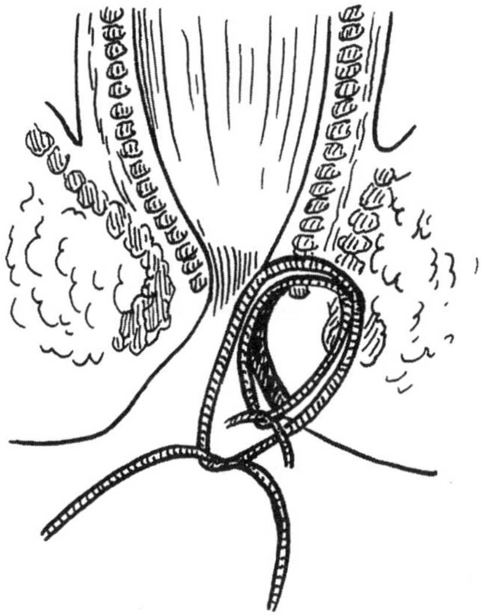

图 12-4-45　将涂有药的药线拉紧打结固定

7. 小针刀切开高位挂线疗法

(1)适应证：凡内口位于直肠环以上的复杂性肛瘘(高位坐骨直肠瘘、蹄铁形瘘、多发性复杂瘘)，内口在肛门直肠环以上瘘管挂线，而齿线以下肛瘘切开。

(2)操作方法：取截石或侧卧位，肛门常规消毒后，先探查瘘管走行方向及内口所在位置。然后从瘘管外口顺瘘管切开到齿线并将所有分支切开，最后必然找到一条总管通向内口方向(此时如发现较大之血管给予结扎止血)，切开到外括约肌浅部时，可以摸到直肠环边缘，发现腐肉处即为通入内口之瘘管。此时用探针小弯刀，自瘘管向内徐徐插入，术者以另一手示指插入肛管内寻找内口，在内口瘢痕硬结处可触到探针顶端，从此穿出，再牵出肛外。在探针球部系上丝线，线上再缚上橡皮圈，随后将探针慢慢退回，将橡皮线一端通过内口拉出至外口，另一端从内口(直肠环上)经肛管内露出肛门外。两端合并拉紧，在近直肠环处用双丝线结扎牢实(图 12-4-46)。肛门外的橡皮圈应放在纱条上面，且与创面隔开，再以纱布压迫包扎，用丁形带勒紧固定。

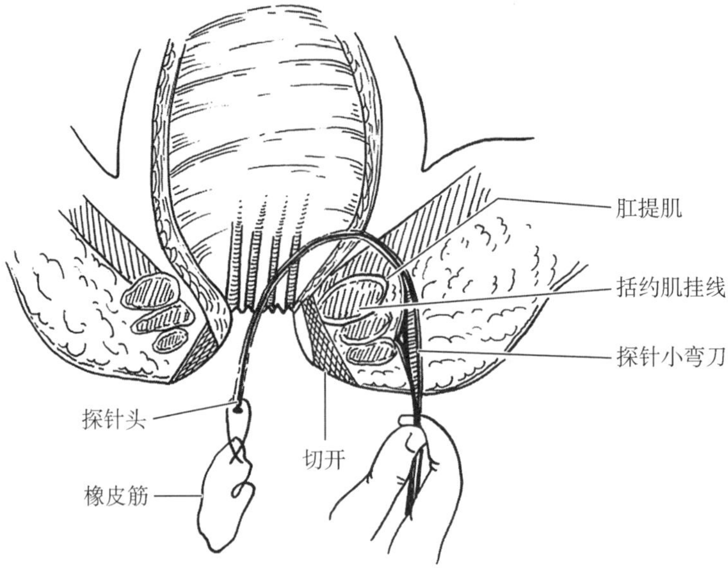

图 12-4-46　肛门瘘切开配合挂线

8. 探针小弯刀挂双线疗法

(1)适应证:适宜肛门括约肌浅薄的复杂瘘患者。

(2)操作方法:局麻或腰俞穴麻醉,肛门常规消毒。右手持探针小弯刀从肛瘘的外口按其肛瘘走行徐徐插入,左手示指伸入肛门内导引并寻找肛瘘的内口;当左手示指尖端触到探针头又可以自然通过之口即为内口。其内口往往通过或超过肛门直肠环深部括约肌即为复杂瘘,再将探针小弯刀前段探针部分给予从内口经肛门内折弯后牵出肛门外。用探针头挂 2 根粗丝线和橡皮筋备用,继用探针小弯刀后段刀锋锯开肛门直肠环以下的瘘管。但包括内口在内的肛门直肠环深部括约肌均不能锯开,以免造成肛门失禁;需采用前述挂双线治疗。然后再徐徐退回探针小弯刀,其双线即挂在包括内口在内的肛门直肠环深部括约肌上。但只将第 1 个单线挂的粗丝线给予一次性勒紧结扎,第 2 个单线橡皮筋暂不要结扎紧,容其宽松引流。当第 1 个粗丝线术后 5～6 天松弛时,才将第 2 个单线皮筋勒紧结扎,9～10d 后即可与丝线一同自行脱掉。然后,将肛瘘敞开的外口修整成 V 形,瘘管及瘢痕均不剪除,引流通畅即可。用痔瘘粉纱布条覆盖(图 12-4-47)。

9. 小针刀挂线引流加压疗法

(1)适应证:有马蹄铁形肛瘘的支瘘管或多发支瘘管者。

(2)操作方法:主瘘管治疗按常规手术进行。支瘘管采用本法治疗。以后方蹄铁形瘘为例,先插入直肠镜寻找瘘管内口,然后将探针小弯刀自一侧外口插入,由内口穿出。探明主瘘管后,于其内口相对应的肛门外缘,再以此为人造新瘘管外

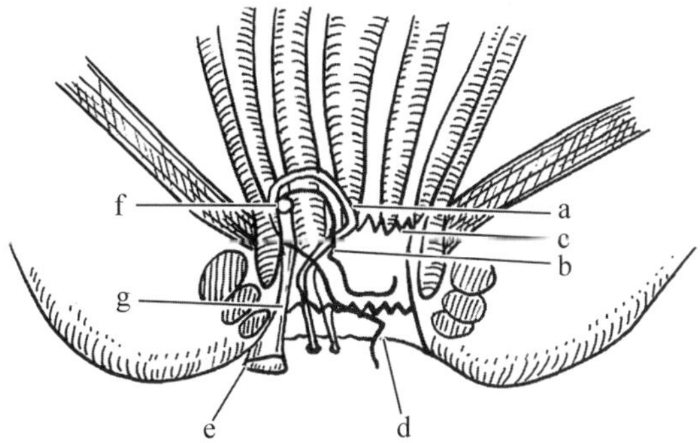

图 12-4-47　复杂肛瘘探针小弯刀挂双线疗法

a. 橡皮筋；b. 丝线；c. 齿线；d. 肛门；e. 外口；f. 内口；g. 肛瘘。

口。重新由新外口插入探针，再由内口穿出，并于肛门后方顺瘘管走行切开皮肤，按常规方法治疗肛门瘘主瘘管。其两侧肛瘘的支瘘管采用只挂线引流外口，并加压疗法，即将上述人造新外口及支管远端的原有瘘 2 个外口处增殖肉芽组织刮去，或内翻的皮肤边缘剪平，用刮匙小针刀清除支管壁内腐败组织。此支管不要切除，也不要切开，只将一根粗丝线从瘘管中穿过，并将线引出支瘘管外，不缚紧，松松打成一个丝线圈套即可引流，对侧肛门蹄铁形支管采用同法，然后用敷料加压包扎。术后每日换药，待主瘘管的伤口将近愈合时，再剪掉 2 个支瘘管挂的引流线。其 2 个支瘘管腔因敷料外加压而粘连闭合治愈(图 12-4-48)。

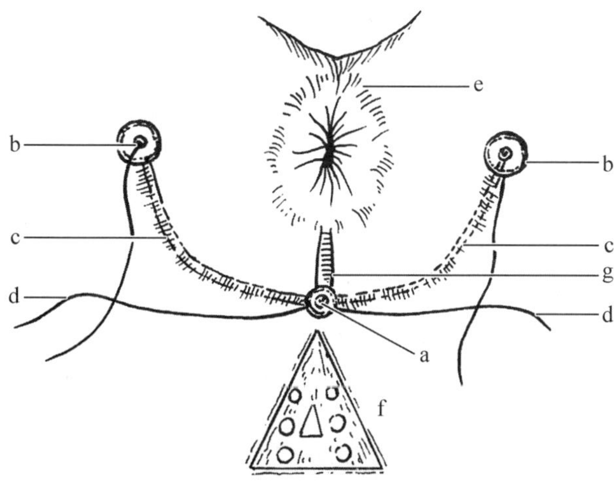

图 14-4-48　蹄铁形肛瘘支瘘管挂线疗法

a. 主瘘管人造外口；b. 外口；c. 支瘘管；d. 引流挂线；e. 肛门；f. 骶尾骨；g 主瘘管。

由于本方法对支瘘管既不切除，也不切开，只是将支瘘管引流后加压，使其支瘘管前壁粘连后壁而愈合，故术后肛门伤口小，愈合快，术后瘢痕小。

【点评】

1. 探针挂线疗法　为治疗肛瘘的有效疗法之一。无论什么线，主要是利用其机械作用及药物腐蚀作用；剖开瘘管，使其引流通畅，再加换药使伤口愈合。其最大优点是对深长瘘管(内口在直肠环以上者)也不会发生后遗症，解决了手术最担心的问题。肛门括约肌一旦失禁治疗时间较长。因此目前有些瘘管(如完全瘘)，均可以简易小针刀疗法代替单纯挂线疗法。但是仍然还有不少肛瘘，如复杂瘘、不适合于开刀的完全瘘，还是以此法治疗为好。

2. 切开配合挂线疗法　内口位于直肠环以上的复杂性肛瘘，由于手术不慎易造成大便失禁的后遗症，可采用切开配合高位挂线疗法。其机制是肛门直肠瘘的治疗基本原则，是通过内外口切开瘘管达到敞开引流的目的，使肉芽组织顺利生长，最后达到愈合；对直肠环以上的复杂性肛瘘，也是如此。但由于位置较高，须切断直肠环，因此在处理这个关键性问题方面有所不同。西医采取的治疗方法是分期手术，以避免造成肛门括约肌失禁，中医单纯采用挂线疗法，则痛苦多、疗程长，所以也存在一定缺点。探针小弯刀采用切开配合高位挂线的治疗方法。不必分期手术，疗程短。给予长效止痛。开刀配合高位挂线疗法，是目前治疗高位复杂性肛瘘的一种较好的方法。本法是将内口位于直肠环以下的肛瘘所有瘘管均行切开。内口位于直肠环以上的肛瘘要挂橡皮线。借橡皮线之弹性回缩作用，勒于深在(通越直肠环)之内口及瘘管，由于其持续地收紧而产生的压迫作用，使接触处之组织发生缺血性坏死，而逐渐将内口全部组织(包括直肠环)勒开。组织被扩开的同时，后边肉芽组织即逐渐新生而粘连愈合，不致使直肠环同时割断而失去括约的作用(由于橡皮圈对局部组织之刺激作用而产生纤维性粘连，使勒开之肌纤维仍留于原来位置，不致收回，故不易造成肛门失禁的危险)，其掉线时间以人为拉紧橡皮筋松紧为度，拉橡皮筋过紧的则掉下快(3～5 天)，也易损伤肛门括约肌。拉橡皮筋再回送 3cm 再结扎，让其稍松，勒割掉下则慢些，8～10 天，这是正常的，才不会损伤括约肌。

3. 挂双线　即将橡皮筋和丝线同时挂线。丝线松弛时，则再结扎紧橡皮筋，待一同脱掉。免去再次麻醉结扎或切断丝线。

4. 探针小弯刀疗法　可将探查切开和挂线同步完成，即将直肠环以下的肛瘘用小弯刀切开，而直肠环以上的肛瘘内口，用探针头，挂橡皮圈。因瘘管不切除、不缝合，故伤口愈合快。只将瘘管前壁切开，其瘘管后壁，则会演变肉芽组织，往上生长而愈合。无并发症，无肛门瘢痕沟，无肛门溢液。

5. 挂线疗法的发展　挂线疗法治疗肛瘘经过 2 次改动，第 1 次是将药线或丝线改为有弹力的橡皮筋，而解决了频繁紧线，并使挂线时间变得可以随意控制；第 2

次是采用低位切开、高位挂线的中西医结合方法，可以缩短疗程，减轻患者痛苦。

随着医学发展，尤其西医学解剖学、生理学与中医学的结合，切开与挂线部位有了定位，即肛门复杂瘘的肛门直肠环以下，给予切开，不会造成大便失禁。其挂线只挂在肛门直肠环上或其深部肛门括约肌。这样不但减轻痛苦，缩短疗程，也提高中西医结合的疗效。

五、肛裂

肛裂，如《医宗金鉴》所载："肛门围绕，折纹破裂，便结者火燥也，初俱服止痛如神汤消解之，外俱用菩提露或田螺水点之。"即指肛裂是由于某些原因造成肛管皮肤损伤而形成的溃疡（图 12-4-49）。在内括约肌紧缩状态下，此溃疡呈裂隙状，排便时肛管扩张，则呈椭圆形创面，故久不愈合。

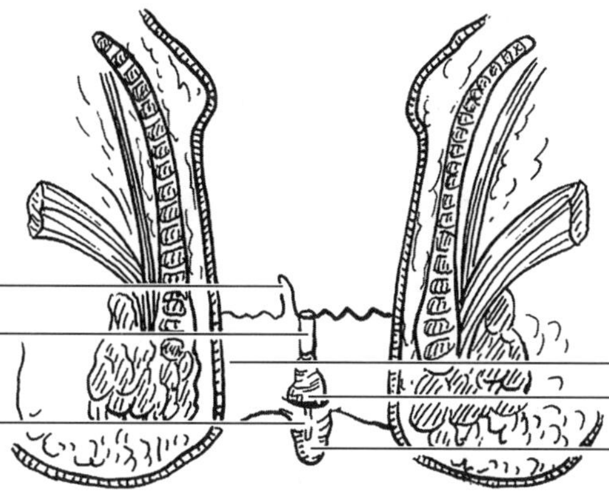

图 12-4-49　肛门裂

【病因病机】　中医学认为，肛裂发生的原因和病机，是由于外感六淫，内伤七情，饮食不节等引起便燥火结（大便干燥或秘结）；又因局部解剖的某些缺陷，致使肛管皮肤遭受损伤，形成溃疡。

1. *局部解剖缺陷*　肛门外括约肌从尾骨起向下至肛门后部开始分为两部分，沿肛门两侧向前围绕肛门，到肛门前方连在一起（图 12-4-50）。因此，在肛门前后各留有三角空隙，同时肛门两侧有肛提肌附着，因而肛门前后不如两侧坚固，一旦损伤，容易引起裂口感染。

2. *肛管直肠位置的影响*　肛管向下向后，与直肠形成一个角度，排便时，肛门后部受粪便压力较重，加之肛管后部血供较差，弹力较小，容易引起创伤，且不易愈合。

3. *便秘*　由于里热炽盛，排出的粪块又粗又硬，可反复损伤肛管皮肤，以致长期不能愈合。

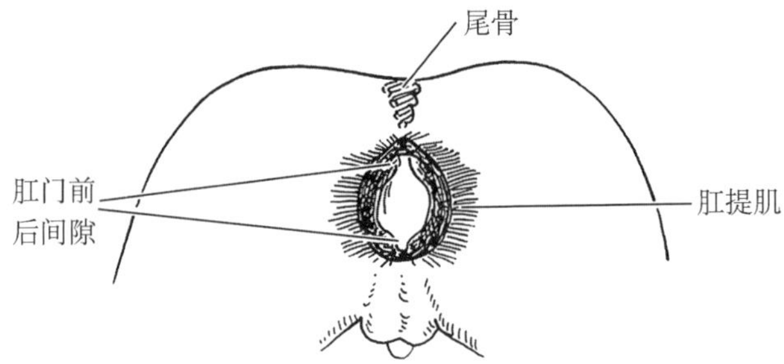

图 12-4-50　外括约肌

4. 其他疾病的影响　如妇女生产多、白带刺激过多，以及肛门狭窄、肛门乳头炎、肛窦炎、直肠炎、梅毒等，也易引起肛管损伤，形成肛裂。异物刺伤也能引起肛裂。

5. 栉膜带影响　因为肛窦、乳头经常发炎充血，极易引起纤维组织增生，在肛管内形成栉膜带的纤维化。栉膜带位于黏膜下层内、齿线与白线之间，宽 0.8～1.2cm，覆被有移行上皮，缺乏弹力，使肛管经常保持紧缩状态，妨碍括约肌的松弛。

【临床表现】

1. 疼痛　疼痛轻重和时间长短，因体质强弱及裂口大小、病期久暂、创口深浅而不同。疼痛多为阵发性，常因解大便而引起。在排便时(尤其是大便干燥时候)，裂口内的感觉神经纤维被刺激而引起疼痛，持续数分钟至半小时后疼痛即可缓解，此后进入疼痛间歇期(图 12-4-51)。约半小时后，因肛门内括约肌痉挛收缩，遂又出现更为强烈的疼痛，常持续半小时至 10 余小时，以至坐立不安，十分痛苦，直到括约肌因疲劳而弛缓(痉挛停止)，疼痛始逐渐减轻。但在疼痛末期仍觉肛门部酸痛，此后疼痛才逐渐停止。病情严重者，在咳嗽、打喷嚏或排尿时，也会引起疼痛。疼痛有时可向骨盆及下肢等处放射。

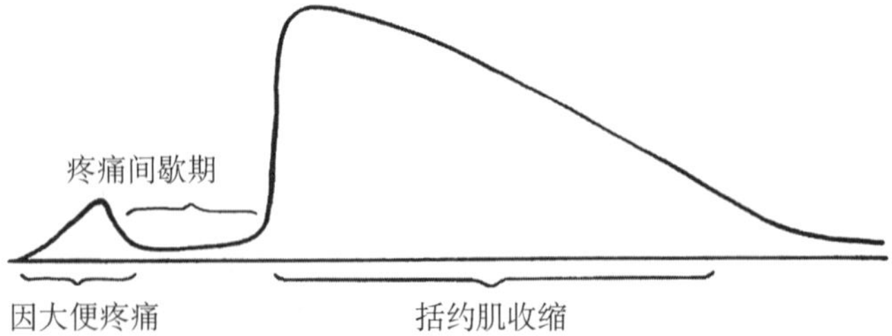

图 12-4-51　肛门裂疼痛间歇期图解

2. 大便秘结　除机体内热炽盛引起便燥外，常因惧怕疼痛，想尽一切办法控制排便，如少吃饭或吃渣滓少的食物（如鸡蛋、肉类等），或有意控制便意，久之定会加重粪便秘结的程度，使病情加重。

3. 出血　大量出血很少见。平时常见在排便后有几滴鲜血流出，或附于粪便上，或染红便纸；有时与黏液混合在一起排出。其原因是粪便损伤裂口底部的肉芽创面所致。

4. 肛门瘙痒　有时由裂口内流出分泌物（脓水）刺激肛门皮肤引起瘙痒，或由于长期刺激引起肛门周围湿疹。

5. 并发肛瘘　裂口处感染，使前哨痔形成脓肿，溃破后可以成为肛瘘。其瘘管比较浅，治疗肛裂时可以一并切除。

【影像学检查】　MRI 对肛裂的诊断具有一定的价值，但是多需结合临床病史才能明确诊断。MRI 多表现为黏膜下条状长 T_1、短 T_2 信号，长 0.5～1.0cm；增强扫描可见裂隙状强化，伴感染时可见周边片状强化。

【诊断】

1. 定型诊断

(1)燥火型：脉象多为弦紧或弦数；舌苔黄薄，舌边发赤；局部多为单纯肛裂或复杂肛裂，没有炎症。

(2)热毒型：脉象多为洪数或弦数；舌苔黄厚，舌质发赤；局部多为肛裂并有较重感染，或因前哨痔发炎及脓肿形成。

2. 分类诊断

(1)单纯肛裂：肛外没有前哨痔，裂口（溃疡），其边软，底浅（图 12-4-52）。

(2)复杂肛裂：溃疡深大，底部呈灰白色，周围有炎性浸润哨痔出现（图 12-4-53）。

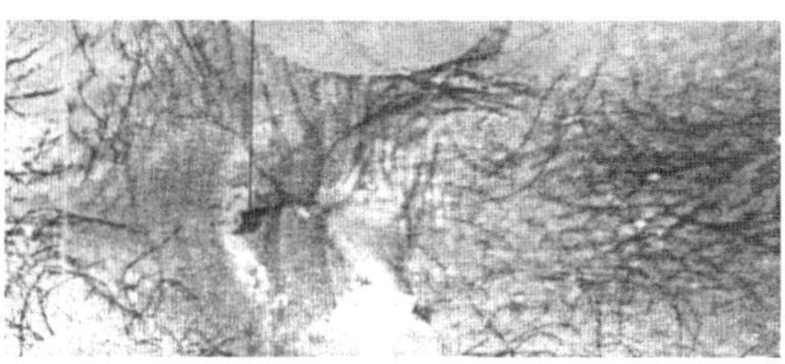

图 12-4-52　单纯肛裂

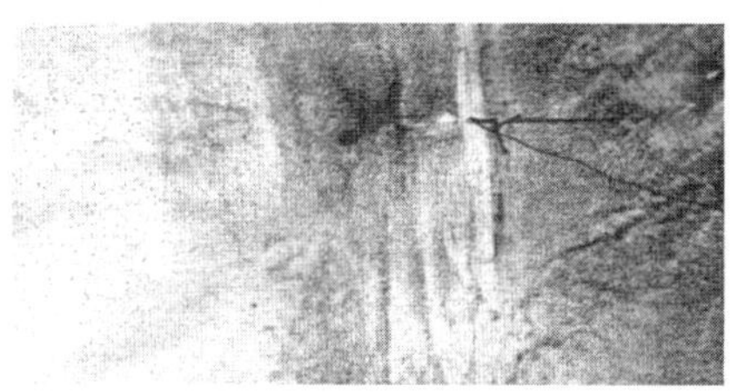

图 12-4-53　复杂肛裂

【治疗】

1. 整体治疗原则

(1)燥火型：以清热润便为主，常用脏连丸、麻仁滋脾丸。

(2)热毒型：以清热解毒为主，常用仙方活命饮、消肿止痛汤等。

2. 局部治疗原则

(1)单纯性肛裂：适合简易疗法，外敷痔裂膏。小针刀钩切法、局部封闭疗法(以1%普鲁卡因与亚甲蓝液5～10ml注入裂口基底周围)。

(2)复杂肛裂：小针刀挑割结扎法。

3. 简易疗法　单纯肛裂可以临床治愈，复杂肛裂可以减轻症状。

(1)调理大便：排便是否正常与肛裂关系十分密切，如粪便干燥可使病情加重。故每天应多吃蔬菜及容易消化的食物；粪便干燥时应服缓泻药、润肠汤或通便粉以保持粪便稀软。

(2)局部处理：患者自己可以用温开水或止痒汤等中药熏洗肛门，每日2次(轻者可每日或隔日1次)。熏洗后用示指(戴指套或用棉球)将痔裂膏涂于肛门裂口处。

4. 小针刀挑割结扎疗法

(1)适应证：①复杂肛裂底深、边硬且不整齐，缺乏弹力，外有前哨痔和齿线上有发炎的乳头者；②单纯肛裂经简易疗法治疗无效者。

(2)禁忌证：①体弱或合并有严重心脏病、高血压及其他急性传染病者；②肛门局部有明显感染及正在患腹泻或痢疾等病者，暂缓手术。

(3)操作方法：局部常规消毒后，于裂口周围及基底部注射1%普鲁卡因4～10ml。麻醉后扩开肛门，检查裂口的大小、位置，以及上方齿线处有无发炎乳头。随后用止血钳子将肛裂下端两侧合并一同提起用小针刀沿肛裂底部将前哨痔及肛裂挑割。其上方如有肛窦、发炎乳头也一并提起在齿线下部用丝线结扎(图12-4-54A)。然后将裂处的栉膜带纵行切开，并切断一部分外括约肌皮下纤维，使呈扇面形(图12-4-54B)。最后用枣核形棉球蘸痔瘘粉填入伤口，以压迫止血，用纱布包好，橡皮膏固定。

5. 小针刀钩切疗法

(1)适应证：单纯肛裂。

(2)操作方法：骶裂孔阻滞麻醉或局麻。①小针刀内括约肌切断术，术者先用左手示指插入肛管内1.5cm确定括约肌间沟的位置，其上缘即为内括约肌，给予固定。右手持肛肠斜面小针刀从肛门外3点钟位或9点钟位点状局麻针眼插入，在肛管内以左手示指引导下隔着肛管左手示指尖摸到小针刀顶端，随着右手持斜面小针刀，两手指同时上下配合纵行切开内括约肌1.5～2cm，切勿横切，刺穿肛管腔，拔出小针刀，术毕(图12-4-55a)。②小针刀肛裂钩切开术，圆头缺口电池灯肛门镜下，用钩状小针刀将肛裂上端肛窦、肛瓣纵行钩割，并下延其肛裂溃疡面下纤维化栉膜带至肛门外缘(图12-4-55b,c)钩割开，同时于其上伤口与周围呈扇形注入亚甲蓝长效止痛药，外敷生皮膏纱布。

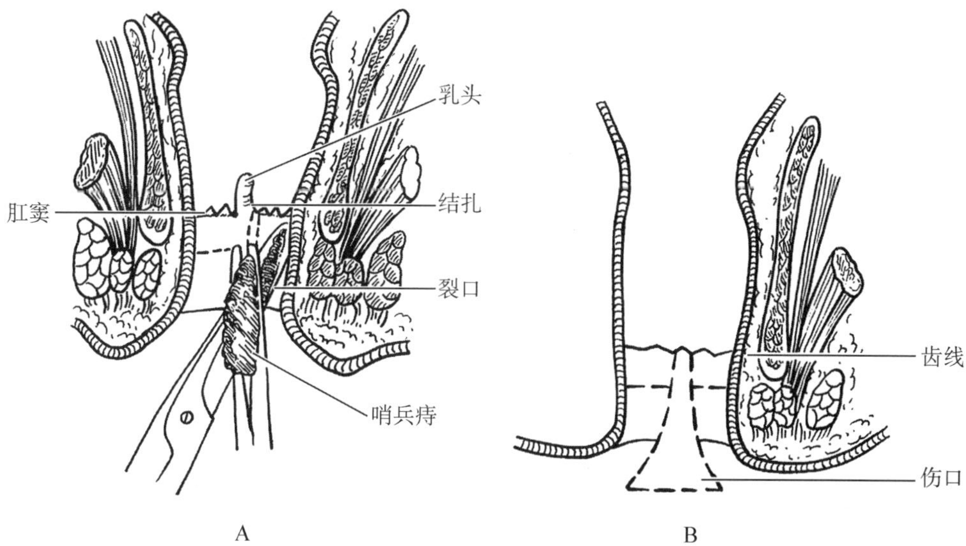

图 12-4-54　小针刀挑割结扎疗法

A. 复杂肛瘘小针刀挑割结扎疗法；B. 扇面形伤口将裂口、前哨痔乳头一并挑割至齿线结扎。

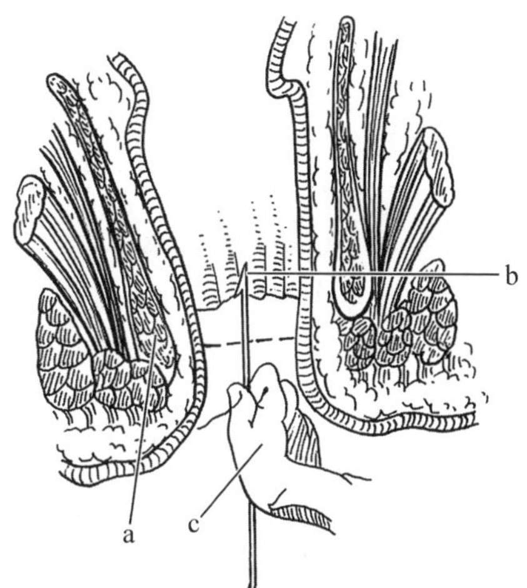

图 12-4-55　肛裂小针刀疗法

a. 切断内括约肌；b. 钩开肛窦；c. 手指持钩状小针刀。

【点评】

1. 小针刀切断内括约肌的意义

(1)解除内括约肌痉挛:由于松解了肛管“外箍”紧缩,可促进肛裂溃疡面愈合。

(2)降低肛管压力:利于肛管静脉血液、淋巴液回流通畅,减轻肛门水肿。

(3)缓解疼痛:减轻疼痛,加速肛裂愈合。

2. 内括约肌解剖生理特点

(1)内括约肌是直肠环肌层的延续,上界平肛管直肠肌环平面,下达括约肌肌间沟,高度约2.32cm,下端肥厚形成一条清楚的环状游离缘,居齿线以下1.0～1.5cm。

(2)内括约肌具有消化道环肌层固有特性,属内脏神经支配;持续性痉挛可使肌组织结构改变易致肛裂。

(3)内括约肌,除有机械性关闭肛门作用外,还有参与外括约肌的随意性抑制作用,故不能完全切除,只能切断内括约肌。

3. 肛管内的肛裂溃疡　其下纤维化栉膜带钩开,松解内箍。

4. 肛窦病灶钩开　引流后可治愈。

六、其他肛周疾病

(一)肛窦炎

肛管内肛窦发炎可引起肛门内疼痛,排粪便时加重。有的可伴低热。

【病因病机】　肛窦炎,又称肛隐窝炎。因为肛窦位于齿线,窦口开口呈袋状,所以易损伤,导致引流不畅;肛窦边缘又有游离的半月形的肛瓣,容易受到干燥的粪块擦伤或撕裂;如果腹泻频繁刺激肛窦和肛瓣也容易发炎;如果粪便或异物存积肛窦,因肛窦腺分泌液引流不畅利于病菌在肛窦繁殖引起肛窦炎。

【临床表现】　慢性期,肛内有轻微隐痛、坠胀、不适感;急性期,常伴疼痛,如肛管内刺痛、撕裂痛,严重者因刺激骶神经引起臀部、会阴部放射痛。

【诊断】　根据病史和临床检查。

1. 肛门检查　于齿线附近触及凹陷,硬结触痛明显。

2. 肛镜检查　肛窦、肛瓣充血水肿,有脓性分泌物。

【鉴别诊断】　应与肛门瘘内口鉴别,如有瘘管,可沿走行触及,尤其要与瘘的内口区别,必要时用钩针探查。

【治疗】

1. 切开引流　肛窦一旦发炎化脓应切开,但切口不宜过大,否则易出血,愈合慢。

2. 钩状小针刀疗法　在圆头缺口电池肛门镜下,应用0.5%利多卡因加亚甲蓝液1支,肛窦周围,即齿线下组织局部注射。然后,右手持钩状小针刀,将肛窦及炎性肛瓣呈爪形钩割开，创口敷痔瘘粉，棉球压敷后拔出肛门小针刀及肛门镜即可。术后肛门内注入九华膏，口服甲硝唑，照常吃饭排便。

（二）肛门潮湿综合征

以肛门潮湿，肛门周围皮肤瘙痒为主要表现。

【病因病机】　肛门内肛窦炎或肛管内瘘炎症分泌物外溢，引起肛门潮湿和瘙痒。

【临床表现】　肛门周围皮肤潮湿、瘙痒；伴发炎症则疼痛。从肛门内溢出黏液或炎性分泌物，常有排便不畅或排便不尽感。

【诊断】　根据肛门潮湿、瘙痒病史，肛指检查肛窦或肛管内有瘘口，有硬结或内陷。肛门镜检查见肛管齿线、肛窦红肿，或肛瘘内口有分泌物外溢。

【治疗】

(1)口服中药和熏洗肛门：如口服利湿止痒汤，另用止痒汤外洗(见相关内容)。

(2)钩状小针刀疗法：见“肛窦炎”。

（三）肛门瘙痒症

【病因病机】　肛门周围皮下神经末梢受到刺激，肛门出现刺痒，肛门瘙痒症十分顽固，不易治愈。体力活动较少者居多。其发病原因复杂，常不易找到确切的致病因素。中医学认为，由风邪引起。现代医学认为，发病原因有以下几种。

1. *分泌物刺激*　多数因患肛瘘、痔、肛裂、肛窦炎等，使肛门周围经常受到分泌物的刺激而引起。

2. *寄生虫*　如蛲虫、阴虱等寄生虫在局部引起瘙痒。

3. *皮肤病*　如湿疹、毛囊炎、湿疣等。

4. *便纸太硬、局部不洁、经常摩擦(内衣太紧)等*　均可以引起肛门瘙痒。一般由于寄生虫或真菌寄生所引起的瘙痒虽不多见，但比较顽固，治愈比较困难。

【临床表现】　主要是肛门周围瘙痒，有的长期瘙痒，不间歇；有的时好时坏，或轻或重，非常苦恼。一般多是日轻夜重，故影响睡眠和休息。严重者因瘙痒不止，以致坐卧不宁，精神紧张。日久，可使身体衰弱。初起不久，局部可有红色斑点或丘疹，或始终无明显改变。但时间较久，皮肤多增厚变硬，呈灰白色。有的肛门两侧有丘疹，触之即可诱发瘙痒加剧。有的患者瘙痒可由局部蔓延至会阴及前阴部。

【诊断】　根据症状和局部情况，可以做出诊断。临床常见的瘙痒多继发于肛瘘、肛裂或肛门周围皮肤发炎，由刺激引起。

【治疗】

1. *一般治疗*　局部保持清洁，大便后用温开水及肥皂水洗净肛门，或用热水坐浴，或用中药止痒汤熏洗，每日 2 次。洗后局部涂甲紫、痔裂膏或收湿膏，然后包扎。同时内服利湿止痒汤，每日 1 剂。另外，衣裤不要太紧；忌食刺激性食物，如辣椒、芥末等，最好不吃鱼、蟹、虾等海味；应停止吸烟、饮酒，每日多喝开水；神经过敏者可服用镇静药。

2. 斜面小针刀悬浮疗法

(1)采用长效麻药肛门周围局部浸润麻醉，再用小针刀做肛门周围皮下切割。

(2)用甲紫将肛门瘙痒区域或范围画出。右侧卧位，常规消毒。选择尾骨尖至肛门瘙痒区之间的中点进针。将0.5%利多卡因18ml加亚甲蓝液2ml，滴入肾上腺素2滴摇匀后，进行肛门周围皮肤下浸润麻醉。右手持小针刀仍从麻醉进针处刺入皮肤，深达皮下组织。勿深入脂肪层。在肛外左手示指触摸引导下，小针刀先向肛门左上侧倾斜，并潜行性缓慢切割肛周皮下组织呈扇形面，向外超过瘙痒区2cm，向内达肛门缘，向前达会阴部。切勿穿破肛周皮肤及肛管。退回小针刀，并将刀锋改为反向而紧贴肛周皮肤的内面，边搔刮边退出小针刀进针处、退出体外。同法治疗肛门右下侧，倾斜切割，并于会阴部会合，完成肛周皮肤及皮下组织的游离(图12-4-56)。

【点评】

1. 肛门瘙痒症，用长效亚甲蓝液封闭麻醉，因亚甲蓝可亲和神经细胞、麻痹神经末梢的作用，因而能止痒。

2. 小针刀闭合切断瘙痒区皮下神经，因而能止痒。

3. 小针刀是闭合治疗，是针眼手术，故可以多次治疗，无后遗症，无并发症。

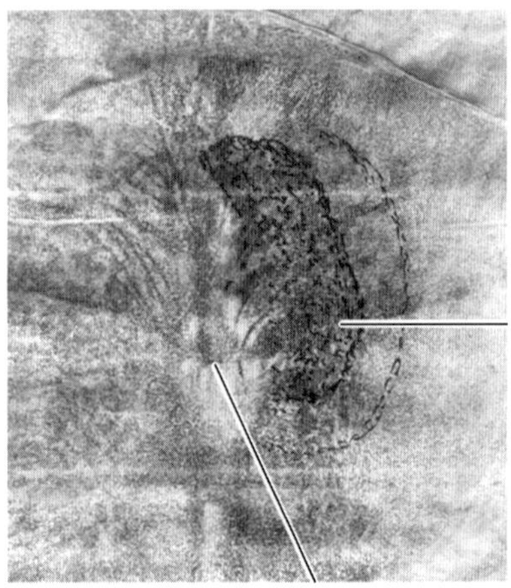

图12-4-56 肛门瘙痒症斜面小针刀疗法

(四)肛周大汗腺病

肛周汗腺感染可反复发作、蔓延，呈慢性炎症，甚至形成小脓肿腔、窦道或瘘管，经久不愈，并有可能恶变。Jackman报道恶变发生率为3.2%。

【病因病机】 病因复杂，与激素代谢异常有关。肛周汗腺、皮脂腺均开口于毛囊，一旦毛囊汗腺感染则蔓延扩散，形成脓腔、窦道、瘘管，或相互沟通反复感染，或波及臀部和会阴，破溃为穿掘性化脓，形成瘢痕。病原菌多为金黄色葡萄球菌和厌氧菌。

【临床表现】 发热，肛周肿痛，汗腺毛囊红肿，硬结，破溃，流脓。

【诊断】 肛周皮肤汗腺、毛囊反复发炎、溃烂，呈结节、条索状，形成瘢痕、皮下脓肿、窦道或瘘管，但肛管直肠内无病变，也无肛瘘内口。碘油造影可发现肛周皮下多发性、广泛性、慢性瘘管，但应与肛周疖肿、淋巴结或肛瘘等鉴别。

【治疗】

1. 全身治疗原则

(1)抗感染,首选青霉素类药物。

(2)肾上腺皮质激素类治疗。

(3)抗雄性激素类,如环丙氯地孕酮。

(4)口服中药清热解毒汤。

2. 中药外用　如中药祛毒汤熏洗,或中药消脓膏外敷。

3. 小针刀治疗　骶裂孔阻滞麻醉,碘伏消毒。

(1)探及瘘管,用探针小弯刀从前瘘口深入,再从后瘘口探出,顺之用弯刀割切开瘘管,敞开瘘管,外敷痔瘘粉,定期换药。

(2)探及窦道,用刮匙小针刀将窦道搔刮,再用钩状小针刀将窦道钩割开。

(3)探及脓肿空腔,采用挂线探针从空腔底往顶端探出,即剪成人造 2 个洞口,然后挂粗丝线,从原路拔出,粗丝线置空腔中做引流丝圈。用过氧化氢冲洗空腔,外敷消脓膏药。

(4)再于变硬的皮肤外缘的正常皮肤边缘插进斜面小针刀,将变硬的皮下组织,即达脂肪层前,潜行边切边搔刮组织至渗性出血,伤口只用消脓膏纱布敷上,痔瘘粉中药外敷即可。术后照常饮食,每天排便后以祛肿汤坐浴,外敷消脓膏纱布(图 12-4-57)。

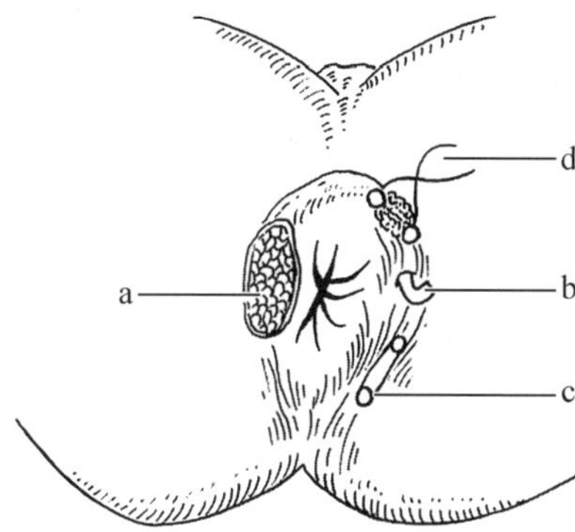

图 12-4-57　肛周汗腺病小针刀疗法

a. 斜面小针刀切割变硬皮下组织;b. 刮匙小针刀,搔刮窦道;c. 探针小弯刀,切开皮下瘘管;d. 脓肿空腔,挂线引流。

【点评】　肛周化脓性汗腺炎,是由于肛周皮肤内汗腺感染所致,可反复发作转为慢性炎症,广泛蔓延,形成皮下脓腔、窦道或瘘管,经久不愈。采用脓肿腔挂线引流,促脓肿腔愈合后则可剪掉引流线圈;窦道采用搔刮切开;瘘管采用切开引流;变硬皮肤采用斜面小针刀皮下搔刮,用过氧化氢冲洗,外敷痔瘘粉、消脓膏而治愈。首创小针刀疗法不损伤肛周皮肤。

七、肛肠病激光小针刀疗法

(一)治疗机制

激光探头制成的小针刀,是将激光光纤制成套管空心,然后与小针刀结合为载体,将光纤输入端准确探达肛门内括约肌或病灶,使激光对其深部组织直接照射起到双重效果。即小针刀闭合切开深部病灶,探头可挂线,同时又可使激光对切开组织产生“凝固”止血、消炎作用，防止再“粘连”；还可通过控制小针刀的进针方向，使光纤、光束顺利达到深部组织，避免激光传输过程中造成周围组织损害。

采用不同激光聚光束功率密度，则可选用对组织的“汽化”切割或“炭化凝固作用”。

1. CO_2 激光器　根据病理检查，采用不同量的激光，使距离、照射时间与被照射部位产生不同的效果。中、低度 CO_2 激光功率调至 8～10W，对组织可产生轻度炭化，至形成焦黄色的凝固膜为妥。

2. 机械套管　空心小针刀长 5～6cm，为激光束与组织的距离。激光探头与激光导线接头连接。

3. 操作方法　激光器开关采用脚踏式。脚踏开关即可发出激光束，并立即（如同电烧灼一样）将深部病灶组织炭化为黄色凝固膜，穿透深度为 0.1～0.2mm，以小针刀切开与激光凝固同步完成为好。因疾病不同，要求激光作用的强度也不同。

(二)常见肛门直肠疾病的治疗

1. 内痔　CO_2 激光调至 8～10W。激光小针刀对准内痔，采用点状或扇形照射，至内痔表面呈焦黄色凝固斑膜，深达 0.1～0.2mm，使内痔血管蛋白变性、萎缩，达到炭化凝固、止血、消炎的作用。

2. 肛门内括约肌狭窄　CO_2 激光调至 8W，应用激光小针刀从肛门外，在示指（肛内）导引下闭合插入内括约肌，边切开边给予激光照射，使内括约肌切开同时切缘发生凝固、止血，防止再粘连，并有消炎作用。

3. 痉挛　耻骨直肠肌激光小针刀治疗，同肛门内括约肌狭窄疗法。其激光小针刀切断耻骨直肠肌痉挛狭窄部，勿损伤肛门直肠环肌。

4. 单线肛瘘　自肛瘘外口插入激光小针刀，顺瘘管边切开边照射，使瘘管前壁敞开，伤口边缘凝固，同时清除瘘管内的坏死组织。复杂瘘应加用挂线疗法。

5. 肛裂　将肛裂上端的肛窦、中段的肛裂溃疡、下端的哨兵痔，由上至下纵行边切开边激光照射，使切口炭化凝固、止血、消炎。

6. 肛旁脓肿　自肛旁脓肿最下缘，用激光小针刀边切开边照射，使脓肿前壁敞开至内口。如内口超过直肠环，则配合挂线疗法。

7. 外痔

(1)小外痔：2cm 内者，可利用激光小针刀边切除边照射，使伤口创面凝固、止血、消炎。

(2)大外痔：超过 2cm 者，利用激光小针刀先散焦照射，使瘤体血管凝聚，包膜皱缩，再用激光汽化切割。

8. 直肠癌　配合用激光小针刀，从肿瘤边缘边切开边汽化，深达肿瘤底部及周围使之凝固、止血。

9. *直肠硬结症*　常因内痔注射所致，可在肛门镜下用激光小针刀边切边凝固、止血、消炎。

10. *肛门瘙痒症*　用激光小针刀于皮下边切边凝固、止血、消炎，破坏引起瘙痒的神经末梢。

(三)肛门尖锐湿疣的配合治疗

【病因病机】　尖锐湿疣是由 Papova 病毒的亚类——人乳头瘤病毒(HPV)引起的一种良性表皮肿瘤。据报道，HPV 病毒尚未在体外培养成功，故人类是其唯一宿主。本病在国外的发病率较高，尤其是在欧美国家。我国近年来的发病率亦有明显增加，并已上升为国内性病的第 2 位，仅次于淋病，必须引起人们的重视。

中医学认为，本病由于房事不洁，感受秽浊，房劳伤精，秽浊病毒乘虚侵入，下注阴器，浊毒而发。浊毒与痰湿蕴积，故见疣状增生；湿、毒、热互结，表面溃烂、流水、流脓，甚则出血。肛门尖锐湿疣多发生在肛管黏膜内、肛门周围皮肤等处。临床上以凸凹不平呈菜花样增生为主要特征。国内外有关资料表明，癌变率较高。近年来，病例明显增多。采用 CO_2 激光小针刀和抗病毒药物局部注射，结合中药外洗的综合疗法治疗肛门尖锐湿疣，效果显著，明显优于其他疗法。

【诊断】　根据皮疹特点、发生部位、发展情况、结合询问接触史，一般诊断不难。

【鉴别诊断】

1. *扁平湿疣*　为表面扁平的潮湿的丘疹，基底下窄，可找到梅毒螺旋体，梅毒血清学阳性。

2. *皮脂腺异位症*　丘疹在黏膜内，无重叠生长，多为淡黄色。

3. *皮脂腺增生*　淡黄色丘疹，无蒂、无棘刺、无重叠、无融合。

4. *传染性软疣*　单个不融合的皮色半球形丘疹，周围光滑，中央有脐凹，可挤出软疣小体。

5. *阴茎珍珠丘疹病*　多见于青壮年，为冠状沟部珍珠状半透明丘疹，白色、黄色或红色，呈圆锥状、球状或不规则状，无明显自觉症状。

6. *系带旁腺增生*　包皮系带两侧成对排列的淡红色丘疹。基底不窄，粟粒或针头大，无明显自觉症状。

7. *鲍温样丘疹病*　皮疹常由多个色素性丘疹组成，也可单个出现，散在分布或有群集倾向，排列成线状或环形，严重可融合成斑块，发展缓慢(数月或数年)。本病为原位鳞癌，可由尖锐湿疣发展而来。本病女性稍多，主要分布在大小阴唇、肛周。

8. *假性湿疣*　又称女阴尖锐湿疣样丘疹。多见于青壮年。皮疹位于两侧小阴唇内侧面，表面为群集不融合的鱼子状或息肉状小丘疹，触之有颗粒感或柔软感，淡红色，较潮湿，一般无自觉症状，有的有轻度痒感。

9. 龟头炎　初起包皮肿胀、潮湿、发红，继而在龟头和包皮内发生渗液、糜烂和溃疡，其上覆盖少许淡黄色脓性分泌物。

10. 肛门梅毒　肛周有扁平疙瘩隆起，亦有乳白色或灰白色奇臭滋水流出，根据其梅毒史、化验反应强阳性分泌物。

11. 阴茎梅毒　肿物长大时，可有溃疡、奇臭的分泌物，肿块质地坚硬，呈菜花样增生，触之易出血，呈浸润性生长。初发症状类似尖锐湿疣。如诊断有困难时，可行病理组织活检，以资区别。

【治疗】

1. 全身治疗　加强机体免疫力，提高身体素质。选用聚肌胞 2mg，隔日 1 次肌内注射（也可局部注射）或利巴韦林 100mg，每日 1 次肌内注射；口服吗啉胍 0.5g，左旋咪唑 100mg，每日 3 次，饭后服。7～10d 为 1 个疗程。

2. 激光小针刀治疗　取截石位或左侧卧位，常规消毒、局麻，先用 0.9%生理盐水湿敷尖锐湿疣，再用激光小针刀探头对尖锐湿疣逐一炭化，炭化至略低于皮肤为准，外涂甲紫药水或氟尿嘧啶软膏，纱布包扎固定。

第五节　肛肠排便障碍性疾病

一、肛门直肠脱垂

中医学有关肛门直肠脱垂症记载很多，如《医学入门》中载有“脱肛全是气下陷”。

【病因病机】　肛门直肠脱垂，俗称脱肛，是肛门和直肠或黏膜因某种原因失去支持遂向下移位。脱出肛外的叫外脱垂；脱垂部分仍在肛管内，外面不能看见的叫内脱垂。依照脱出程度可分为三级。

第 1 级：仅是肛管或直肠的黏膜与肌层分离，向下移位。若仅是肛管皮肤脱出的叫作脱肛，或叫肛管黏膜脱出；若只是直肠黏膜脱出的叫作直肠脱垂，或叫直肠黏膜脱出。

第 2 级：是指肛门直肠各层全部向下移位，有时上部直肠可脱入到直肠壶腹，叫直肠套叠。

第 3 级：是盆结肠向下移位，叫作盆结肠套叠，可脱出肛门外很长，甚至可达 30cm 以上。

中医学认为，由于气虚（中气下陷），以至升提无力而形成直肠脱出。现代医学则认为是由于解剖上发育缺陷，如骶骨弯曲度小，直肠失去其有效的支持，或直肠前陷凹腹膜反折处过低，当腹腔内压力增高时，均可使直肠被直接向下推移。另外，由于支持直肠的组织软弱，如坐骨直肠窝脂肪被吸收，失去支持直肠的作用；也可因为神经系统疾病引起肛提肌及括约肌松弛或瘫痪；或由于腹腔内压力经常增高，促使直肠向外脱出。最常见的肛管黏膜脱出，则多由于较大的内痔反复脱出，使黏膜与肌层间组织松脱，与内痔一并脱出。

【临床表现】　初起排便时有黏膜自肛门脱出，便后自然缩回。这是因为直肠环还有紧张力的关系，以后由于反复脱出，直肠环渐渐松弛，脱出的黏膜则不能自然复回，必须用手推回肛内，并常有少许黏液由肛门流出。如果长久反复脱出，在打喷嚏、咳嗽、行走稍久时，均可脱出。这是因为直肠环过于松弛。因为黏膜常受刺激而糜烂，所以大便有时有少量出血。常自觉肛门部坠胀、酸痛。内脱垂一般坠胀较明显，常感觉粪便未排净，常有血和黏液排出。

【影像学检查】

1. X 线　排粪造影用于直肠病变诊断。

2. MR　用于完全和直接观察盆腔器官和所有 3 个腘室的支撑结构。①直肠黏膜部分脱垂：直肠黏膜突出肛门以下不超过 2.5cm（图 12-5-1）；②外部（完全）脱垂：直肠所有层都通过肛门突出。

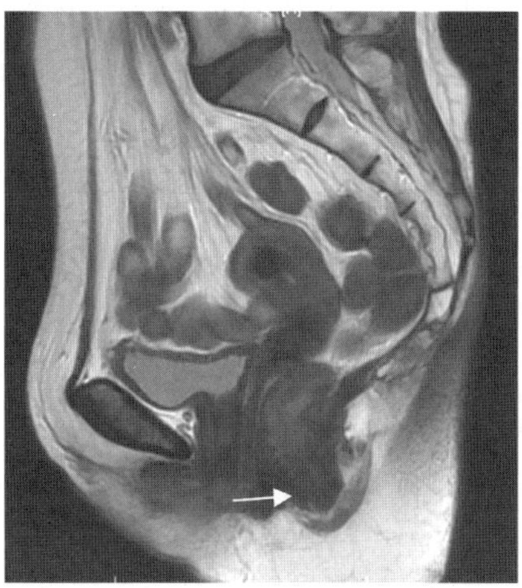

图 12-5-1　直肠部分脱垂

MR T_2 加权矢状面，力排末期相见直肠突出肛门以下（白箭）。

【诊断】

第 1 级脱垂：排便后可见黏膜脱出，便后自然缩回。在脱出时可见红色环形肿物，长数厘米，自肛管中央向周围有放射状纵沟。指诊可摸出两层折叠黏膜，没有弹性（不同于内痔）；在突出黏膜外侧与肛管之间，可摸到一沟，即直肠脱垂或称直肠内黏膜脱出（图 12-5-2）。如无此沟就证明是肛管黏膜也随着脱下。如果黏膜未脱出肛外，指诊时在直肠上部可摸到折叠的黏膜，质柔软，上下可移动。用窥肛器检查可见直肠黏膜折叠，有时也可能有部分黏膜脱出。

第2、第3级脱垂：直肠及盆结肠各层完全脱出肛外，脱出部分如螺旋形环状皱襞，且较第1级长，有时可达30cm以上。有时稍微弯腰、略一用劲即可脱出。如未脱出肛外，在直肠内可摸到脱出部分为一硬块，光滑、活动；手指可摸到脱下部分与肠壁之间有一环状沟；用窥肛器检查可见脱出部分塞满肠腔，黏膜充血(图12-5-3)。

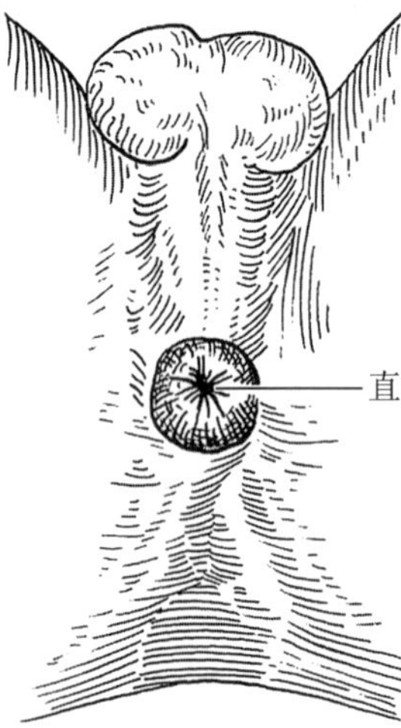

图12-5-2　直肠脱垂(肛管中央有向外放射状纵沟)

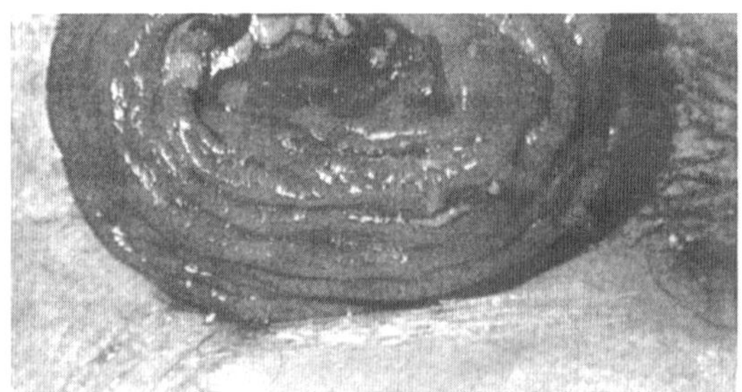

图12-5-3　第2级直肠脱垂

【治疗】

1. *简易疗法*　调理排便，如内服补中益气汤。

2. *直肠黏膜内脱垂治疗*

(1)弯头负压吸力式套扎枪配合小针刀治疗

①小针刀治疗：采用斜面小针刀和钩状小针刀，从肛门外，点状皮肤针眼分次刺入肛门内括约肌和外括约肌皮下层。将内括约肌和外括约肌皮下层闭合性切断。

②弯头负压吸力式套扎枪治疗：用圆头缺口电池灯肛门镜，分4次分别插入肛门直肠腔使脱垂黏膜层突入缺口肛门镜中，再用弯头套扎枪于截石位3点、6点、9点和12点钟位分别套扎直肠(腔内)黏膜层的4个部位。先将3点钟位的松弛黏膜，用胶圈套扎，并于被胶圈套扎上方的黏膜层内注射消痔灵液1ml以隆起为度。此后，依次分别套扎6点、9点和12点钟位松弛的黏膜层(图12-5-4)。

(2)多点单纯结扎配合小针刀治疗

①多点单纯结扎：取截石位，局麻或腰俞穴麻醉、扩肛后于两叶肛门镜直视下，从齿线上至直肠壶腹，用直角血管钳夹住，并提起直肠前壁松弛的黏膜(包括黏膜

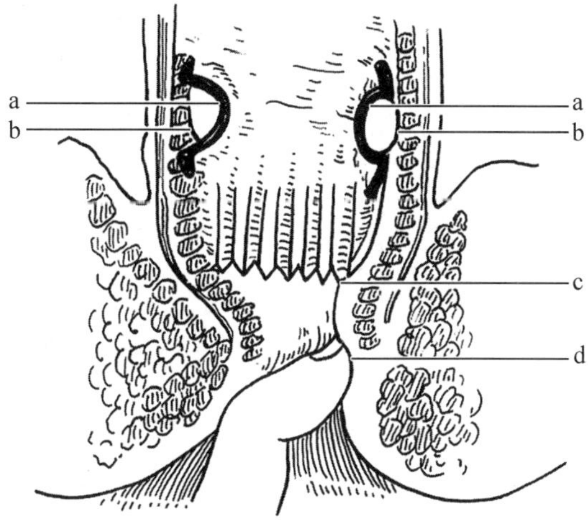

图 12-5-4　直肠黏膜内脱垂套扎枪治疗

a. 套扎胶圈上，注入消痔灵；b. 胶圈套扎；c. 齿线；d. 肌间沟。

下层及肌层）。每点仅钳夹 $1cm^2$。用粗丝线于基底部单纯结扎，由近至远行点状结扎，每点之间应留 0.3～0.5cm 黏膜桥，并避免在同一水平结扎，使结扎点纵横交错，成均匀分布的网状结节。直肠全周黏膜内脱垂，则在直肠前与后壁及侧壁用同法处理；若合并内痔、息肉或直肠前凸也采取同法处理，但直肠前凸要以前凸凹陷消失为准进行多点单纯结扎，以加强直肠前壁支撑。

②配合小针刀治疗：于肛管腔将肛管后侧栉膜带切断，再于后尾骨尖至肛缘肛外皮肤中点旁开 1cm 为进针点，潜行刺入小针刀，深达肛门白线，即肛门内外括约肌的分界线，下端外括约肌皮下部用小针刀闭合切断，再用小针刀将上端内括约肌潜行闭合性纵行切开 1～1.5cm，使肛管松解，术毕肛内外置干纱布（图 12-5-5）。

3. 双位注射配合小钩针点状缩肛术治疗　肛门直肠脱垂治疗方法较多，但老年患者体弱多病，不愿接受手术治疗，因此，宜采用双位注射，配合小钩针点状缩肛术治疗。

（1）肛管镜下注射法：用肛门镜较高位插入才有利于向松弛黏膜上方注射药物。用碘伏消毒，取 20ml 注射器抽 0.5％普鲁卡因与消痔灵液（1∶1）。用心内注射器的长针头在 3 点、6 点、9 点钟位置及齿线上，最好选择在脱垂起始部，即直肠乙状结肠交界处的尖端，直肠中下段末端，于第 3 个直肠瓣为标界，每点注入 6ml。呈扇状注射，即针头向上注射再往回吸（没回血），边退针边注射药液至齿线止。注射总量 3 处共 18ml。每点间隔相距 1.5cm。注射后，以上 3 个点位置呈纵行分布于肠腔中，以注射在黏膜下层为准，勿注入过浅（黏膜层），也勿注入过深（波及直肠肛管壁的肌层），以黏膜层充盈隆起，毛细血管清晰可见为度。

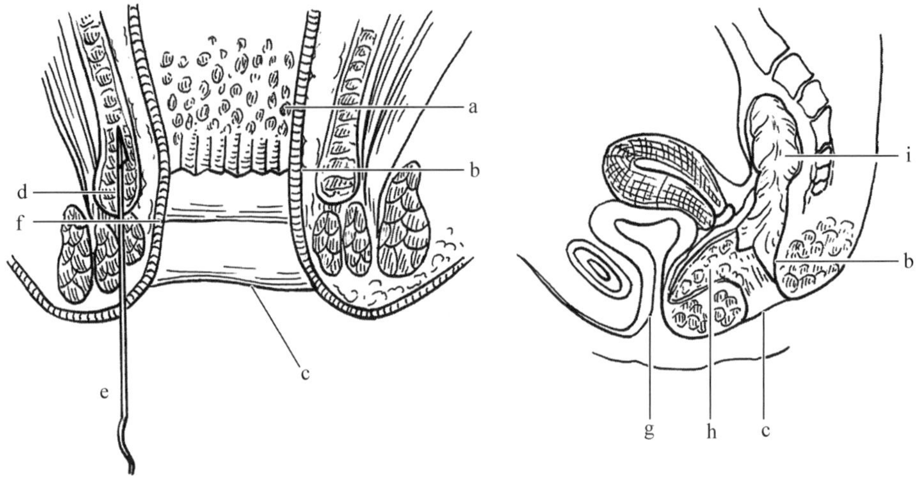

图 12-5-5 直肠黏膜内脱垂多点单纯结扎与小针刀治疗

a. 多点结扎黏膜层;b. 齿线;c. 肛门;d. 内括约肌;e. 小针刀;f. 肌间沟;g. 阴道;h. 前凸;i. 直肠。

(2)肛管与直肠间隙注射法:将肛周皮肤消毒,分别于截石位 3 点和 9 点钟位,肛缘外 1.5cm,选用腰麻针头接 20ml 注射器,抽鱼肝油酸钠注射液 15～20ml 或 1∶1的消痔灵液。将左手示指伸入肛管直肠腔,先触摸内外括约肌分界的肌间沟。其上为内括约肌,两侧为坐骨结节,即找到坐骨直肠窝。如为脱肛,则各注入 5ml 至两侧的坐骨直肠间隙。如为直肠脱垂,则将药注入两侧骨盆直肠窝(也叫骨盆直肠间隙),第 2 个针头刺空感,一般在肛提肌与盆肌膜之间(图 12-5-6)。刺入并穿过肛提肌才可进入骨盆直肠窝。其针头类似刺入橡皮感觉后,再有刺空感。

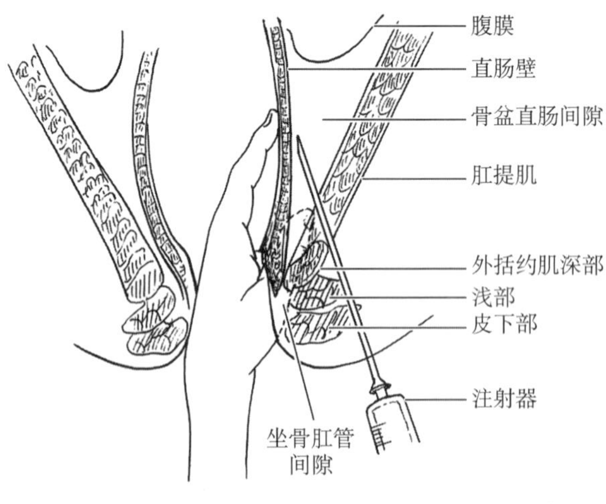

图 12-5-6 肛门直肠脱垂注射疗法

4. 小钩针点状缩肛术　消毒，取尾骨尖与肛门缘之间的皮肤行点状局麻，右手持钩状小针，从局麻针眼刺入，将左手示指伸入肛内作为辅助，将肛周外括约肌皮下部向尾骨方向推移，找到条状肌束，然后右手用钩状小钩针从针眼钩出肌束。最后用细羊肠线做 2 次结扎紧缩。紧缩程度以示、中指可插入肛管，并有紧缩感为度。最后仍从原针眼处将扎紧的外括约肌皮下部推入原位针眼，用乙醇纱布块压迫即可(图 12-5-7)。

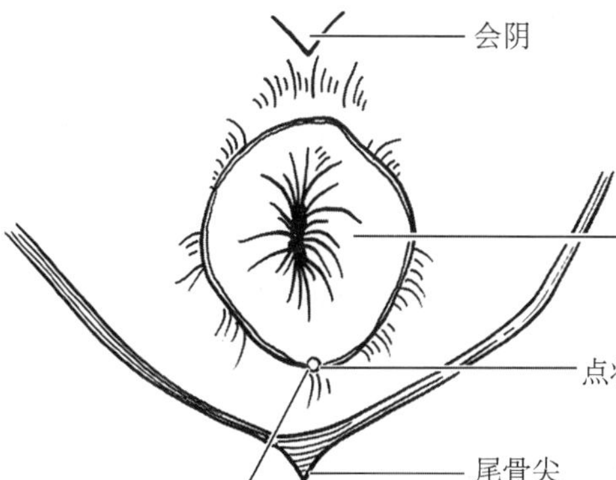

图 12-5-7　点状缩肛术

【注意事项】

1. 不要将药注入括约肌中。回吸无回血再注入药，以免注入血管中。

2. 肛管与直肠间隙勿注入过深或过浅，必须在左手示指肛管直肠腔内导引下，左手示指与右手持腰麻针或心内注射长针头，两者相离肛管或直肠壁有一定距离，又可触及针尖，以相距 0.5～1cm 为宜。每处注药 5～6ml。

3. 骨盆直肠窝注射部位一定要准确。针刺通过肛提肌，一定要体验出通过类似肌性橡皮针感后针头有明显落空感、回抽无回血再注射药。然后，再伸入示指按摩注射间隙，以避免药物过于集中。

4. 黏膜下层镜下注药时，针尖勿穿破肛管直肠腔，以免引起感染或内瘘。勿注入括约肌中，尤其不可注入肛门直肠环内。

5. 肛管和直肠窝分别注射，位置要确切，针刺要有明显的刺空感，针尖上下有一定移动度，没阻力，回吸没回血才可缓慢、定向注入药物。

【术后处理】　术后俯卧(或侧卧)，臀部垫高 10～20cm，给予流质或半流质食物 3～5d，并给阿片酊 0.5ml 口服，每日 2～3 次，以防排泄粪便。治疗后第 3 天在排泄粪便之前用盐水洗肠，或服五仁润肠丸等，保持粪便稀软。如排便后黏膜脱出须立即送回，否则时间长久，注射局部组织已粘连固定，即不易送回。术后经常练习收肛活动(有意识地收缩肛门)。1周后下地活动,但粪便仍应保持稀软。脱垂从此即不会再出现。

【点评】

1. 直肠脱垂的起始部在直肠与乙状结肠交界部,脱垂首先发生在黏膜松弛处,形成内脱垂性肠管上尖端脱套,远端直肠腔中进入直肠中下段,最后才经肛门脱出。因此,采用多点位黏膜下层注射硬化剂造成无菌粘连(悬吊)固定法。但勿注入直肠肌肉层,其针头似刺入橡皮感则回退。

2. 盆底肌群和肛管松弛,失去支持作用和承托作用,排便腹压增高时,尤其在原有直肠黏膜内脱垂的基础上,可迫使全直肠和黏膜层组织外脱出。肛管和直肠间隙注入消痔灵等可起粘连、固定、承托作用,使肛管、直肠与周围组织粘连固定,恢复生理状态。

3. 由于单纯双位注射法不能使已松弛的肛门缩小到理想程度,所以采用钩状小钩针将外括约肌皮环钩出至肛外,用羊肠线结扎紧缩再送回肛内。羊肠线为异体蛋白,易与肌组织粘连、纤维化,起到缩肛及固定双重作用。

二、直肠前凸与便秘

【病因与症状】 直肠前凸又称阴道后壁膨出,主要是阴道损伤造成直肠阴道壁薄弱而形成,大部分患者与便秘无关。肛管因括约肌痉挛使排便受阻,粪便挤入薄弱的直肠前凸而加重。常需用手指插入阴道,挤回前凸以协助排便。

【临床表现】 阴道后壁膨出导致出口梗阻,引起便秘。但术后约一半患者虽然前凸消失,但便秘症状仍不缓解或缓解后再复发,其原因与女性盆腔解剖生理特点有关。直肠前凸程度有轻、中、重之分。

【影像学检查】 排粪造影显示,直肠壶腹部远端呈囊袋状突向前方,深度>6mm。本症常与直肠前壁黏膜脱垂(AMP)、直肠内套叠(IRI)、会阴下降(PD)等同时发生,是女性特别是经产妇的常见病。测量时应标明长度和深度,根据前突的深度分为三度:6~15mm为轻度;16~30mm为中度(图12-5-8A);≥31mm为重度(图12-5-8B)。

【诊断】

1. 轻度前凸 直肠前凸囊袋深6~15mm,如果肠壁张力较大,也属不正常,称为直肠前壁薄弱。

2. 中度前凸 直肠前凸囊袋深>15mm,≤30mm,前壁复原缓慢,不能复原。

3. 重度前凸 直肠前凸囊袋有的深达31mm以上。肛指检查直肠前凸不但要明确直肠前凹深度,更要了解直肠前凸的肠壁张力。

【治疗】 采用小针刀配合套扎枪双向治疗。

1. 点状局麻,从肛门外3点或9点钟位侧面插入斜面小针刀,在左手示指肛管

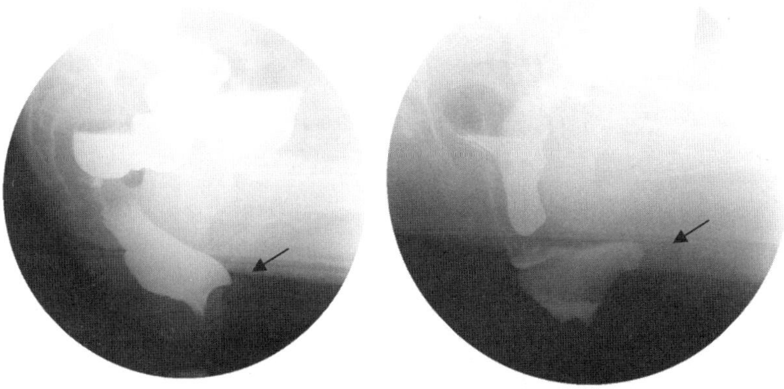

A　　　　　　　　　　B

图 12-5-8　直肠前凸

A. 直肠排粪造影，直肠前凸的深度 16～30mm 为中度（黑箭）；B. 直肠排粪造影，直肠前凸的深度≥31mm 为重度（黑箭）。

内导引下将内括约肌和外括约肌皮下部闭合性切断，以解除肛管压力，利于排便。

2. 从肛门插入圆头缺口电池灯肛门镜，应用弯头套扎枪将直肠阴道前凸的黏膜层及下层一同多点套扎，直至直肠前凸消失，以变平坦为度。然后在阴道口应用套扎枪同法将阴道后壁，即直肠前凸的囊袋全套扎或用丝线单纯多点结扎。直至直肠阴道后壁变平直。将九华膏挤入肛门。

3. 从阴道插入窥阴器，用弯血管钳夹住阴道后壁的突凸（囊袋），用丝线多点单纯结扎（勿缝扎）至阴道后壁平坦置入阴道栓药剂。

【点评】

1. 从肛门直肠与阴道的双向结扎治疗直肠前凸，方法简单，效果好。

2. 因采用单纯结扎致“前凸”平直，没有缝合的针眼，不会发生感染引起直肠阴道瘘，故没有后遗症。

三、直肠瓣增生与便秘

病因不清，长期便秘腹胀，需服用泻药。

【诊断】　肛指检查可触及直肠瓣增生，呈半月形。肛门镜检查直肠瓣隔板样增生，将直肠横行阻断，直肠上方扩张，有粪便堆积。

【治疗】　采用钩状小针刀治疗。洗肠后，肌内注射地西泮 1 支。取膀胱截石位，骶尾部托升。左手示指伸入肛管扩肛。在圆头缺口电池灯肛门镜下，用钩状小针刀沿肛门直肠瓣正中线及左侧右侧纵行钩断成 3 处纵沟。敞开隔板状增生直肠瓣，用痔瘘粉纱布条上敷即可（图 12-5-9）。

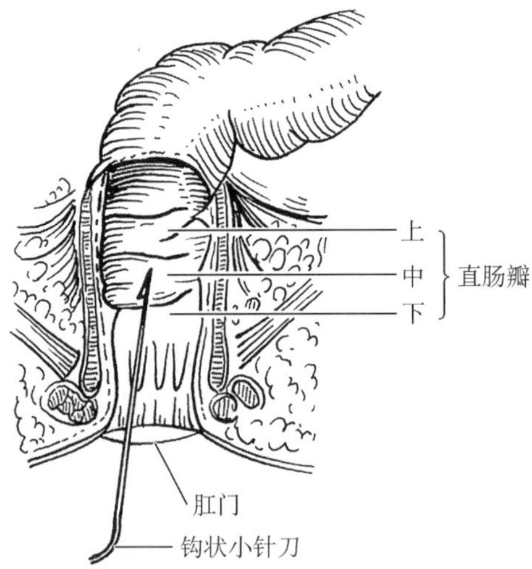

图 12-5-9 直肠瓣增生

【点评】 直肠瓣由霍斯顿于 1830 年首先叙述,一般为 3 个横行皱襞。直肠瓣的功能是支撑粪便,减慢排入直肠肛管。但增生成隔板状则会引起便秘。采用小针刀纵行钩断敞开即可使排便通畅。该方法简单,没有后遗症和并发症。

四、内括约肌失弛缓与便秘

【病因病机】 患者无痛性粪便排出困难。其诱发因素有长期抑制便意;精神负担过重致自主神经功能紊乱;心理压力过大,使内括约肌紧张度增生,舒缩功能紊乱。

【临床表现】 患者无痛性排便困难,且排便多次仍感排出困难,有一半患者大便干结。

【影像学检查】 排便造影可观察到肛管不开放,直肠颈部呈对称性囊状扩张,在肛管直肠交界处呈萝卜根状改变,向前方深度$>$6mm;静息相见直肠扩张明显,甚至出现巨结肠,钡剂不能完全排空。

【诊断】 内括约肌失弛缓症者直肠指检可摸及内括约肌增厚、弹性增强、肛管压力增高。内括约肌肌电图放电频率均超过每分钟 9.4 周,肛管压力测定静息压和直肠最大耐受量 MTV 均高于正常。

【治疗】 取侧卧位,消毒,局麻。术者先用左手示指插入肛管内约 1.5cm,确定括约肌间沟的位置,其上缘即为内括约肌,可按压固定。右手持肛肠斜面小针刀从肛门处 3 点钟位点状局麻针眼插入。在肛管内的左手示指引导下,隔着肛管左手示指尖摸到小针刀顶端,随着右手持斜面小针刀,两手指同时上下配合小针刀纵行切开内括约肌 1.5～2cm。禁忌横切,切勿刺穿肛管腔。拔出小针刀,术毕(图

12-5-10）。

【点评】 肛管内括约肌失弛缓性便秘常为顽固性便秘，女性多于男性，病因不清。内括约肌是参与排便的重要肌束，它处于生理状态，是排便不可缺少的重要条件。如肛管内括约肌舒缩功能紊乱，出现失弛缓，采用内括约肌切断术即可治愈。

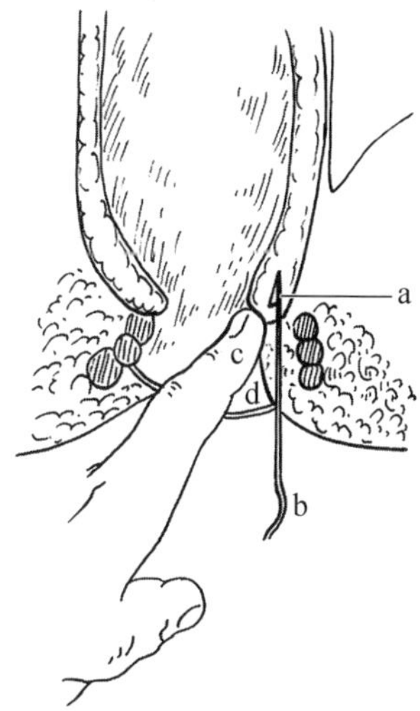

图 12-5-10 内括约肌失弛缓小针刀治疗

a. 内括约肌；b. 斜面小针刀；c. 指尖；d. 肛门。

五、肛门直肠狭窄

肛门直肠狭窄可分为单纯肛门狭窄、单纯直肠狭窄和肛门直肠联合狭窄。后者是前二者的结合，因此，其病因、临床表现、诊断基本上也是前两者的综合，其治疗也更复杂。

(一)肛门狭窄

【病因】 肛门或直肠发炎、糜烂，或内外痔手术切除皮肤黏膜太多，或肛瘘手术后有较大的瘢痕形成(多见于多发性复杂肛瘘术后)，以及肛门部外伤、肿瘤等影响，都可使肛门变窄。

【临床表现】 主要是排便困难和排便时或排便后肛门疼痛，有时为刺痛或剧烈疼痛，可持续数分钟至数小时。有的伴里急后重感。

【诊断】 根据临床表现结合病史，如以往患者肛门部有过损伤感染，或肛门部做过手术等，指检可摸及肛管缩窄，有时在齿线下触到坚硬的瘢痕组织；或呈环形狭窄，有的伴肛裂(图 12-5-11)。

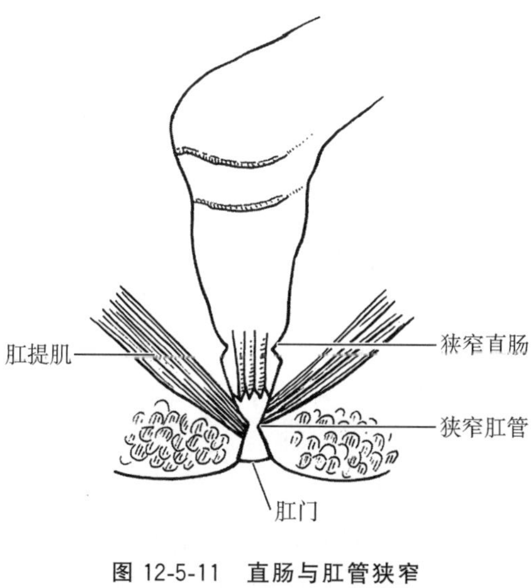

图 12-5-11 直肠与肛管狭窄

【治疗】 参考“直肠狭窄”。

(二)直肠狭窄

【病因】 主要是由于直肠术后引起瘢痕收缩,如内痔手术时将直肠黏膜切除太多,或因用内痔注射疗法时,不慎波及黏膜下层肌肉形成坏死。另外,直肠损伤后(如枪弹伤、穿刺伤、烫伤等)引起感染,以及因误用过强腐蚀性药或接受放射治疗等,均可损伤直肠组织,造成瘢痕收缩,引起直肠狭窄。另外,如慢性痢疾、直肠癌、腹股沟淋巴肉芽肿(女性多见)等,也可引起直肠狭窄。

【临床表现】 初期常感肛门直肠坠胀不适,长期便秘,并日渐加重。排便后常感未排净,仍有便意,粪便形状细而扁;晚期则伴黏液、脓血便。肛门周围皮肤常因分泌物刺激形成湿疹,或出现表皮糜烂。

【诊断】 根据上述症状,结合专科检查结果。指诊检查时,可触及括约肌多处狭窄,多位于齿线上2.5～5cm,直肠壁变硬,弹性消失。狭窄孔大者,可将手指伸过狭窄的上方,并可摸出狭窄范围之大小;如不能通过手指,则不能勉强,否则会引起疼痛、出血,或撕破肠壁。用窥肛器检查时,可见狭窄下端黏膜色淡。如用狭窄镜(细结肠镜)检查,则可见狭窄上端溃疡及肠内情况,可区别线状、片状、环形或全管状狭窄。钡剂灌肠后做X线检查,可确定狭窄范围和形状;直肠腔由周围向内缩小成一环形,如狭窄部分上下宽度不过2.5cm,为环形狭窄;直肠腔由周围向内缩小,狭窄区域较长,成管状,则为管状狭窄;直肠腔部分狭窄,不波及全管周围,为线状狭窄;表面不平、坚硬,常在肠壁一侧为片状狭窄,发展快,甚至出现恶病质,多为恶性肿瘤狭窄。

【治疗】

1. 安全套气囊扩张疗法

(1)适应证:直肠腔内的黏膜层狭窄与直肠线状或片状狭窄。

(2)安全套气囊制作方法:见本书“安全套气囊疗法”有关内容。

(3)方法:按相关章节介绍的方法制作安全套气囊。①治疗前用开塞露3枚灌入肛门,洗肠,使直肠内粪便排空。②先将安全套外涂九华膏润滑剂,用手指推进肛管齿线上方的直肠腔。③注入150ml或250ml空气后针头与安全套气囊连接,然后给安全套气囊充气,扩张狭窄的直肠,并留置1h或3h,等待患者不能忍耐,则可剪断塑料管,排出空气,安全套即可自行排出。④按上述方法,每天治疗1次,3～7d为1个疗程。

2. 探针小针刀配合挂线疗法 蛛网膜下隙阻滞麻醉(鞍麻)或腰俞穴麻醉,截石位。

(1)肛管狭窄:左手示指伸入肛管内导引,或用两叶肛镜,右手持小针刀先从肛门后侧(6点钟位)狭窄下端下部、浅部及内括约肌下端,将小针刀刀锋对向肛管腔,边探查边切割,并穿过肛管狭窄后侧全下缘,再刺破肛管,进入肛管腔,顺小针刀锋由肛管内向肛管外弧形割开狭窄的肛管壁，并延长切口到肛缘下 1cm，即完成弧形切开术。肛管直肠指检若认为松解不理想，再选肛门两侧缘(3 点或 9 点钟位)，按上法用小针刀割开，一般可以扩肛至可容 3～4 横指。

(2)直肠狭窄：需用探针小针刀配合挂线治疗。齿线以下肛管部分仍可用小针刀按上述方法进行切开。此后右手持探针小针刀继续向纵深边探查边插入，在狭窄的直肠后壁上缘绕过，再刺破直肠壁进入直肠腔。此时小针刀不能切割，需配合挂线治疗。在两叶肛门镜观察下，用左手指或血管钳协助，将小针刀前部探针拉至肛门外；在小针刀探针头系上粗丝线，再将小针刀前部探针原路退回，使粗丝线挂在直肠狭窄处(包括深部括约肌或肛门直肠环)一次性勒紧结扎。直肠指检如认为松解不满意，可选择肛门两侧缘(3 点或 9 点钟位)，再按上述方法挂第 2 根或第 3 根引流丝线(不要勒紧结扎)，待第 1 根线脱掉后再依次勒紧第 2 根及第 3 根挂线。为防止括约肌同时受损，术后肛门内置入痔瘘粉纱布条。照常饮食排便(图 12-5-12)。

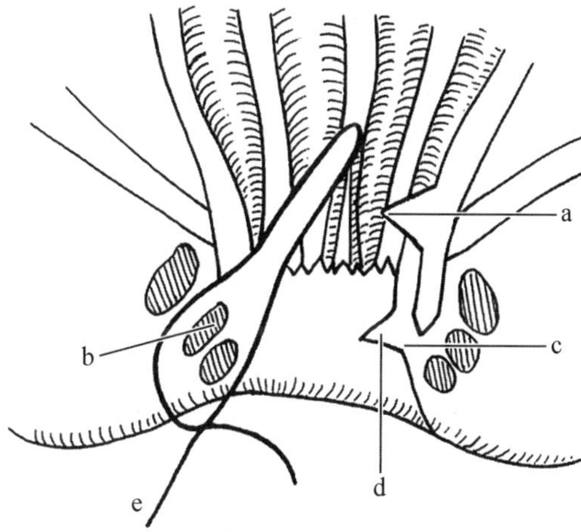

图 12-5-12　肛管直肠狭窄小针刀挂线疗法

a. 直肠狭窄；b. 肛门直肠环；c. 肛管狭窄；d. 肛管切开；e. 肛门直肠环挂线。

六、巨直肠与便秘

病因不清，长期便秘，排便困难。采用人工扩肛，服泻药长期治疗后，病情反复发作。肛指检查为巨直肠，行肛管直肠压力测定、排粪造影、钡剂灌肠造影、肌电图、直肠镜检查等确诊。

【影像学检查】

1. X 线

(1)平片：出现不全性低位结肠梗阻表现，结肠和小肠均有扩张，结肠可见有气液平面，还可见较多粪便影(图 12-5-13A)。

(2)钡剂灌肠：显示"锯齿征"及通过测算直肠指数(直肠最宽径/乙状结肠最宽直径，如果<1 为异常)等均可辅助诊断，并可通过移行段显影判断病变肠管范围。

2. CT　表现为结肠扩张伴积气、积液(图 12-5-13B)，可伴有积血，横皱襞扭曲或消失，结肠肠壁不规则结节样增生。

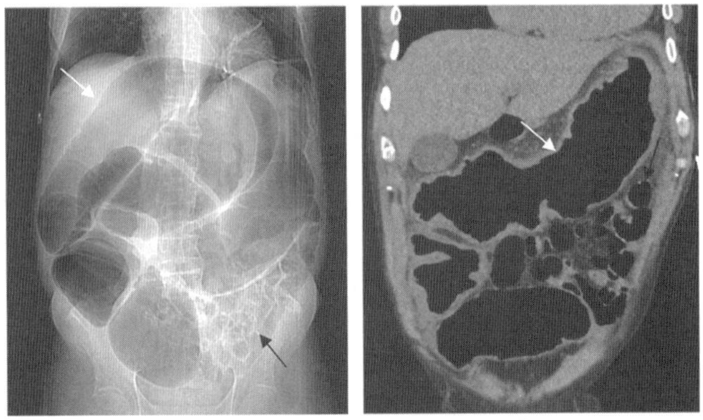

图 12-5-13　巨结肠

A. 立位腹平片；B. CT 冠状面，结肠明显扩张、积气（白箭），小肠扩张、积气（黑箭）。

【治疗】 采用小针刀闭合切断内括约肌治疗。取侧卧位，消毒、局麻。术者先用左手示指插入肛管内约 1.5cm，确定括约肌肌间沟上缘即为内括约肌，按压固定。右手持肛肠斜面小针刀从肛门外 3 点或 9 点钟位点状局麻的针眼插入。在肛管内的左手示指引导下，隔着肛管左手示指尖摸到小针刀顶端，随着右手握持的斜面小针刀，两手指同时上下配合纵行切开内括约肌 1.5～2cm，禁忌横切，切勿刺穿肛管腔。拔出小针刀，术毕（图 12-5-14）。

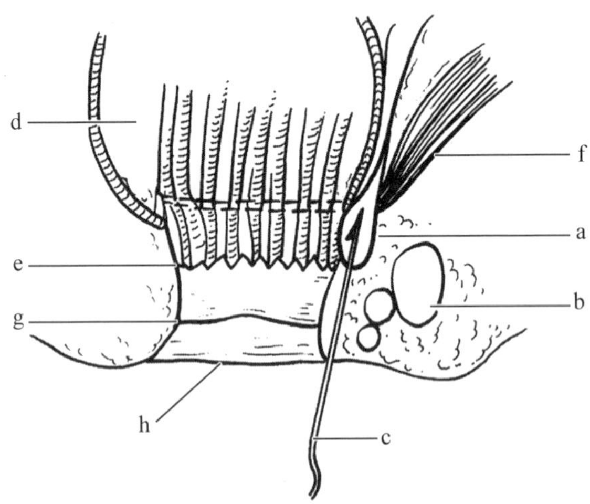

图 12-5-14　巨结肠便秘小针刀疗法

a. 内括约肌；b. 外括约肌；c. 小针刀；d. 巨结肠；e. 齿骨；f. 肛提肌；g. 肌间沟；h. 肛门。

【点评】　特发性巨直肠的肛管长度明显长于正常人，直肠腔宽大，腔内压力低，内括约肌反射虽然存在，但排便阈值(即注入直肠气囊的空气量)高出正常人 1 倍多。指检无狭窄。可触及大量蓄积粪便。采用小针刀闭合切断内括约肌术式简单，效果好。

七、耻骨直肠肌痉挛与便秘

【病因】　耻骨直肠肌痉挛是一种以耻骨直肠肌肥大引起的功能性与器质性出口梗阻、排粪障碍性疾病，常与慢性炎症、滥用泻药等有关。

【临床表现】　严重的排粪条细窄，排便频繁，但仍有排粪不畅感，伴肛门或骶尾部坠胀疼痛。

【影像学检查】　排粪造影以肛直角的动态变化为依据，正常静坐为 101.9°±1.64°，力排为 120.2°±16.7°，当力排时肛直角增大未达正常标准，即可诊断。

【诊断】　肛门直肠指检，手指通过肛管有狭窄感，肛管明显延长，伴触痛，直肠环后部边缘锐利，直肠后方呈囊袋状，耻骨直肠呈搁板状，亦称“搁架征”，即可确诊。排粪造影检查 X 线摄片见肛直角变小，肛管延长。

【治疗】　手术切断痉挛的耻骨直肠肌。过去认为，耻骨直肠是组成肛门直肠环的重要部分，其功能是控制排便，一旦切断将造成大便失禁。但耻骨直肠肌一旦发生痉挛性肥大等病理改变，其肌纤维往往呈纤维化，与周围肌组织产生粘连，因此手术切断后不会发生肛门失禁。

常规消毒，腰麻或局麻，肛门缘与尾骨尖的中点为小针刀进口。右手持钩头小针刀，于此进针点垂直刺入，左手示指先伸入肛管直肠做导诊，触及尾骨尖为耻骨直肠肌上缘标志，用左手示指伸入直肠腔向上顶起，并扣住痉挛耻骨直肠肌，右手持小针刀纵行钩割切断 1～2cm。再用左手示指触及加压，对凹陷、已被切断的耻骨直肠肌按摩，加大其间隙，以防术后肌断端肌纤维粘连，并隔着直肠后壁可钝性分离，扩大切断面。以左手示指触及并感到耻骨直肠变松弛，有凹陷感为度。如不理想可再纵行重切，但勿横切，勿刺破肠腔引起感染。以在左手示指尖与右手小针刀头部相吻合、相触及为原则，确认左手示指触摸到右手小针刀头才可以钩割切断痉挛的耻骨直肠肌。切忌只使用小针刀盲目切割，以防损伤肛提肌及外括约肌深部，造成大便失禁。该法可以将以往复杂的开放性耻骨直肠肌切开缝合术变成简单的闭合微创术，手术简单，效果好，无并发症(图 12-5-15，图 12-5-16)。

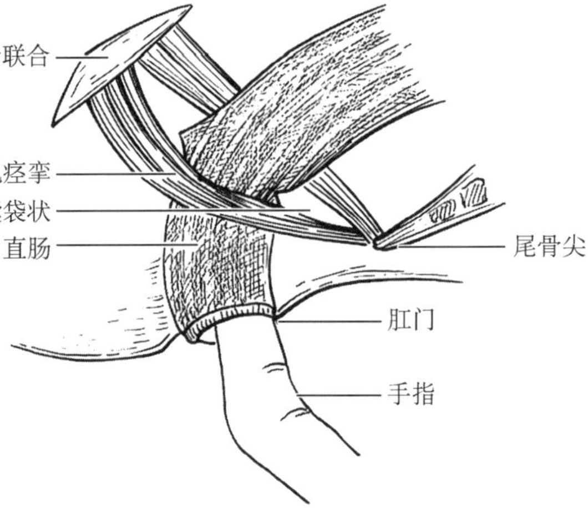

图 12-5-15　耻骨直肠肌痉挛

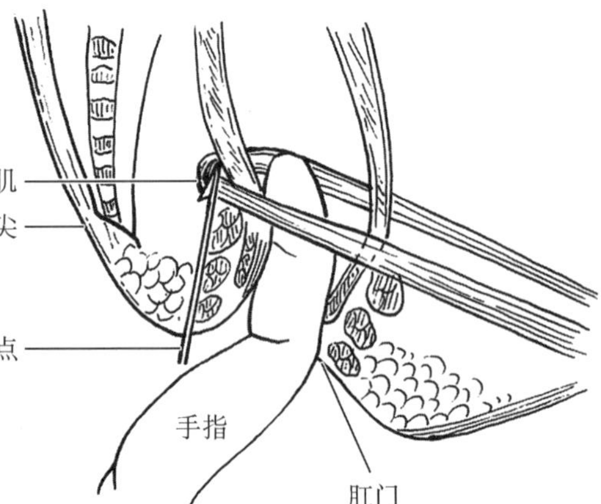

图 12-5-16　小针刀钩断耻骨直肠肌

八、粪便嵌塞

粪便嵌塞是粪便梗阻于肛管、直肠中，患者无能力自行排出，须协助治疗。多见于老年人、卧床患者及长期用泻药者；多为功能性，少有器质性；可并发粪块性直肠溃疡、出血或穿孔。

【病因病机】　中医学的便秘、脱肛、虚劳、肠痹，就是西医学的粪便嵌塞、便秘、出口梗阻。中医学称肛门为魄门、后阴，司开阖，排出糟粕，为肾所主。位于大肠之末端，其需肾气之温煦气化，肺气之宣发肃降，脾之健运，心血滋养，肝气疏泄。若饮食不节，七情失调，劳倦过度，生育过多，年老气衰，久病不愈，导致脾气失健运。其"中气受损"清阳不升，浊阴不降，脾气不能散精于肺，而洒其六腑致大肠功能失常，肾元气亏损，不能气化温煦，心血失其滋润，肝气郁结而气机不畅，使肛门不能开阖，糟粕不能排出，致粪便嵌塞。关键是"清阳不升，浊阴不降"。《内经》说"清阳出上窍，浊阴出下窍。清阳发腠理，浊阴走五脏，清阳实四肢，浊阴归六腑。"

【影像学检查】 CT可评估直肠和腹腔的情况，表现为硬化的粪便不能通过并阻塞结肠内腔（图12-5-17），易发生直肠或乙状结肠压力性坏死。

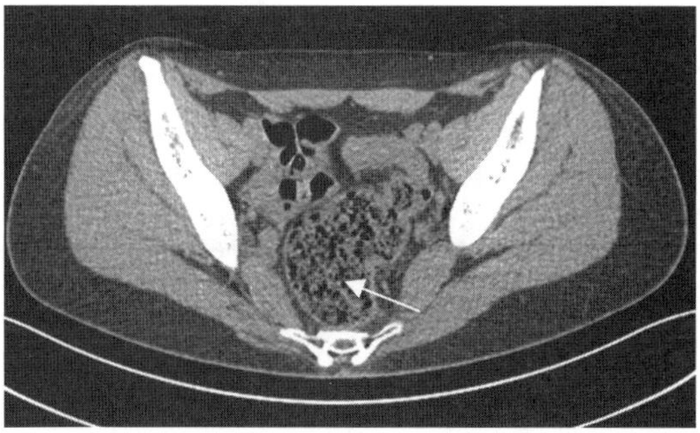

图12-5-17　CT检查直肠腔内见混杂密度粪便团块（白箭）

【诊断】

1. 长期卧床，尤其腹部、盆部手术，以及骨折、妇科、泌尿科手术后。以老年人多发。

2. 精神病、失眠、习惯看报排便者等。

3. 长期习惯服泻药者或灌肠者，导致结直肠蠕动减弱，一旦停止服泻药则造成粪便嵌塞。

4. 截瘫患者不仅粪便嵌塞，有时还会大便失禁。

【鉴别诊断】

1. 先天性巨结肠病　主要是病变肠远侧节段神经节细胞缺如，肠无力、肠管扩张巨大。

2. 直肠无力　与巨结肠病的区别是，直肠无力不存在神经节细胞缺如；也有继发巨结肠病者，其特点是直肠对粪便容量的刺激不起反应，而且肛门的括约肌明显松弛无力。

3. 肛门内括约肌痉挛　肛裂、肛窦炎、内外痔、肛瘘等致肛门内括约肌痉挛加重或纤维化变窄。因为这类患者长期惧怕排便疼痛，抑制排便或服用止痛药而加重，以致恶性循环。

4. 直肠内异物　误吞金属异物或骨片，致嵌插直肠内壁，引起粪便嵌塞。

5. 肛门耻骨直肠肌痉挛综合征　使直肠颈牵拉、悬吊、狭窄。

6. 直肠黏膜内脱垂　排便时直肠松弛的黏膜层阻塞肛管。

7. 直肠阴道前突症　排便时粪块经直肠前壁疝囊经阴道后壁凸入阴道。

8. 肛管直肠先天或后天因素　先天或后天手术、外伤致狭窄，或久病，或肛管直肠套叠。

9. 肛管直肠肿瘤　如癌肿增生，狭窄。

粪块嵌塞，不但引起直肠腔极度扩张，还可刺激直肠黏膜引起炎症、糜烂、出血，诱发溃疡穿孔和腹膜炎。

【治疗】

1. 针对性治疗

(1)根据病因采用治疗方案、方法。

(2)配合小针刀闭合切断。①内括约肌痉挛；②耻骨直肠肌痉挛。

(3)腰俞穴麻醉下，用手指挖出嵌塞粪便或用圆头圈钳夹住嵌塞粪块取出肛管外；或配合"刮匙小针刀"将嵌塞粪块化整为条，取出肛门外。

(4)对合并直肠出血者，在圆头缺口电池灯肛门下，找到出血点，用消痔灵液封闭注射，并放置撒有痔瘘粉的止血海绵块。

(5)对合并直肠穿孔者，则开腹行直肠穿孔单纯修补术及盆腔橡胶管引流术。

2. 中医辨证施治

(1)首先根据西医的正确诊断，再进行中医辨证施治，以防止误诊误治。

(2)做肛门直肠动力学检查、结肠传输功能检查、肛门肌电图、排粪造影检查、光导纤维直肠结肠镜，以及肛门直肠腔内超声检查等，为确诊提供依据，也为缩小中医辨证范围提供依据。

根据辨证，可采取热则寒之，燥则润之，风则驱之。例如，补脾健胃，口服通便汤，配合小针刀治疗等(参阅相关内容)。

九、盆底痉挛综合征

盆底痉挛综合征，多合并耻骨直肠肌痉挛综合征或内括约肌痉挛综合征。在排粪过程中，盆底和肛门不舒张，不开放，反而收缩痉挛，使肛门关闭，造成粪便滞留、便秘，引起排粪困难或粪便梗阻性疾病。

【病因病机】　根据临床和盆底肌电图等分析，多种因素牵拉或损伤盆底神经、骶神经和盆底肌肉群可引起盆底痉挛。

1. 神经系统　受损伤神经纤维缩小，传导弛缓，甚至丧失。

2. 肌肉群　一组或某一束肌肉纤维被牵拉延长、变细，甚至纤维断裂，影响肌肉功能，引起收缩痉挛，故造成盆底功能紊乱。

【临床表现】　便秘 3～5d 排便 1 次。粪便干燥或球形粪块，排便困难。排便后肛门仍有下坠感，或排不尽感，伴肛门、会阴胀痛，甚至粪便阻塞。

【影像学检查】 排粪造影显示在排便造影时表现为用力排时肛直角不增大，仍保持在 90°左右或更小，且多出现耻骨直肠肌痉挛压迹。如合并直肠前凸时，出现“鹅征”。

【诊断】 根据病史临床症状和如下检查可以明确诊断。

1. 合并耻骨直肠肌痉挛者　肛指检查处理尾骨尖、直肠环后缘有囊袋、搁板征。

2. 合并内括约肌痉挛者　肛指检查触及肌间沟上内括约肌痉挛或肥厚。

3. 排粪造影　检查结肠直肠肛管的功能、动力和解剖结构，有无病灶。

4. 肛管直肠测压　检查、肛门直肠的括约肌功能。

5. 盆底肌电图检查

(1)耻骨直肠肌痉挛，肌电图静息相下紧张表现异常。

(2)盆底肌肉痉挛，肌电图静息相收缩，肛门相和用力排便动作相出现反常肌电表现，如呈反向收缩的异常肌电征。

【治疗】

1. 针灸或电针　大肠俞、气海俞、太溪俞、肾俞、脾俞、次髎俞。

2. 中药治疗　通便汤，一煎口服，二煎灌肠。

3. 钩针埋入羊肠线　选长强、会阴、双侧足三里等穴。

4. 穴位注入药液疗法

(1)用针管经腰俞穴(骶骨裂孔)，注入药液。见治疗骶盆、神经相关内容。

(2)药液组合。①1%利多卡因 10ml 加入生理盐水 5ml，共 15ml。②维生素 B_1 100g，维生素 B_6 100g，维生素 B_{12}100g；加辅酶 A 50U，肌苷 100g，山莨菪碱 10mg。③曲安奈德注射液(曲安缩松)40mg。

注意：上述药液不能静脉注射。针头插入腰俞穴回吸无回血可吸入 20ml 至针管中，改用细小短的 7 号针头，18min 一次性注入腰俞穴，每周 1 次，1 个月为 1 个疗程。

5. 小针刀手术　①合并耻骨直肠肌痉挛者，采用钩头小针刀治疗；②合并内括约肌痉挛者，采用斜面小针刀治疗。

第六节　肛肠排便失控性疾病

一、慢性溃疡性结肠直肠炎

慢性溃疡性结肠直肠炎是一种多种原因及不明原因的炎性肠道病，其发病率较高。溃疡性结肠炎相当于中医学泄泻与痢疾病，综观整个病程，还是属于痢疾，以久痢为多。另外，结肠与直肠均属大肠腑范围，如痢疾入脏，可由肠胃累及脾肾或入侵营血与肝肾。

【病因病机】 多与遗传因素、感染、精神、免疫及酸化学说(肠道分泌物过多、溶菌酸酶破坏黏膜对肠壁的保护作用,引起细菌侵入,发生黏膜坏死导致溃疡形成)等有关,并发生病理改变。非特异性者多局限结肠黏膜层、黏膜下层,严重者可侵犯肌层和浆膜。内镜下早期黏膜充血、水肿、颗粒状、点状出血,渗出发展成溃疡。慢性期黏膜挛缩,纤维包围或假息肉。

本病有实证和虚证之分。

1. 实证 病变机制是虚热或寒虚蕴结大肠。大肠转运功能失利,以致腑气不行,气机不利,故以腹痛为主。热迫大肠故里急;邪伤肠络故面红耳赤,气血凝滞,湿蕴不化,故败瘀夹湿;化而为脓及黏液。

2. 虚证 病久肠肾损伤致中气虚亏,脾阳不振。再由脾胃反肾(子病累母),命火衰微,形成脾肾两虚,是痢久伤阳病机。以上为伤阳。久痢伤阴致营血耗伤,损及脾肾与肝阴,也有湿热不化致寒湿郁而化热,致邪热入侵营血致动风惊厥或自闭外脱。以上为伤阳伤阴、动风惊厥。

【临床表现】

1. 湿热型 腹泻,便脓血,赤白夹杂、里急后重,腹胀、腹痛、发热身倦,口苦咽干,小便短赤;舌苔黄腻,脉滑数。

2. 肝脾不和型 腹泻、腹痛、痛即欲泻夹黏液脓血;苔薄白,脉弦细。

3. 脾胃气虚型 腹痛时作时止,里急后重,黏膜液化,血便,腹胀隐痛;舌淡,苔白,脉细。

4. 脾肾阳虚型 便溏胶冻夹脓血,五更泻,腹胀冷痛;舌淡,苔薄白,脉沉细无力。

5. 血瘀型 泄泻不爽,腹痛有定处,按之痛甚;舌暗红,舌边有紫斑,脉弦小涩。

【影像学检查】 CT 及 MRI 表现为结肠及直肠壁增厚,肠壁均匀强化、周围脂肪间隙较清晰(图 12-6-1),肠系膜淋巴结轻度肿大。

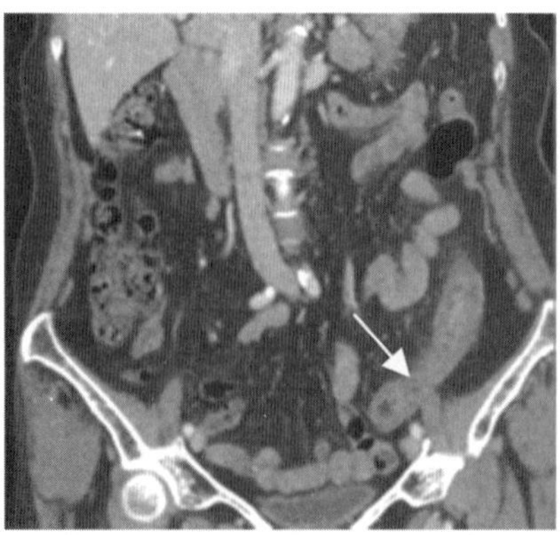

A

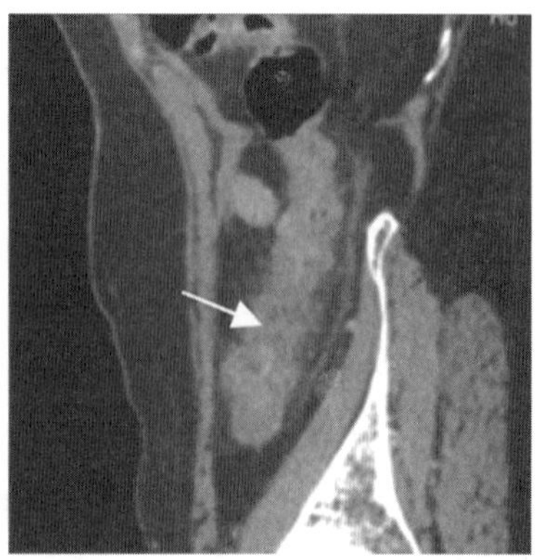

B

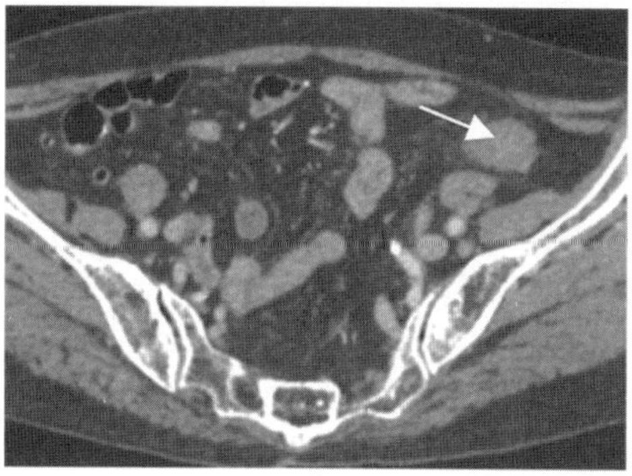

C

图 12-6-1　溃疡性结肠炎

降结肠及乙状结肠局部管壁增厚，增强后强化较均匀，管腔狭窄，浆膜层毛糙，周围脂肪间隙渗出，密度增高。

【诊断】　首先通过光导纤维结肠镜检查确诊，并与肠癌、菌痢、阿米巴肠炎等鉴别。中医辨证以脾、肾为主，脾肾阳虚及气滞血瘀多见。临床多表现为虚中夹实。

【治疗】

1. 中药汤剂治疗

(1)湿热型：健脾清热汤，一煎口服，二煎保留灌肠。

(2)肝脾不和型：健脾疏肝汤，一煎口服，二煎保留灌肠。

(3)脾胃气虚型：健脾和胃汤，一煎口服，二煎保留灌肠。

(4)脾肾阳虚型：健脾补肾汤，一煎口服，二煎灌肠。

(5)血瘀型：健脾化瘀汤，一煎口服，二煎灌肠。

2. 钩针穴位埋线

(1)主穴取中脘、下脘、足三里(双)、天枢(双)、气海。有五更泄者加中膂俞、关元；有脓血便者加大肠俞、胃俞、长强、阴陵泉；脾虚者加脾俞，肾虚者加肾俞。穴位消毒麻醉，1%利多卡因加亚甲蓝长效液点状局麻。

(2)用钩针从穴位下缘刺入，从穴位上缘穿出，再将 0-0 羊肠线钩进穴位留置，拔出钩针，并剪断羊肠线。穴位针眼用创可贴贴敷。

二、老年人肛门括约肌松弛性大便失禁

老年人肛门括约肌松弛、萎缩性大便失禁是指老年人机体功能减退，肛门括约肌萎缩，直肠环松弛引起肛门括约肌功能减弱，不能随意控制排便和排气。

【临床表现】　咳嗽、下蹲时有粪便黏液外溢；走路时内裤有粪便溢出；不能随

意控制排便排气。肛门检查见肛门闭合不严，呈椭圆形张开，肛门潮湿，肛门收缩无力。直肠检查肛门括约肌收缩无力，肛门直肠环张力差，肛管直肠测压肛管波静息压和最大缩窄压均较正常对照组差，盆底肌电图检查轻度收缩，电压降低。

【诊断】 主要是依据病史、肛指检查、钡灌肠造影测压试验。但要鉴别诊断。肛肠测压仪图像分析，肛管波静息压均在 5cmH_2O 以下，肛管收缩压均为 100～150cmH_2O。盆底肌电图像分析所示，横纹肌电位两侧均产生多相波。

【治疗】 右侧卧位，消毒铺巾，于尾骨尖与肛门缘中点进行点状局麻，左手示指伸入肛管，摸到肌间沟其上缘为内括约肌，其下缘为外括约肌皮下部。右手持钩状小针，仍从点状局麻针眼插入肛管后侧。在左手示指肛管内导引下，右手持钩针先将内括约肌钩出，用弯蚊式血管钳对拢钳夹，羊肠线结扎，然后再送回针眼，再将外括约肌皮下部同法钩出结扎也送回针眼。针眼外敷创可贴即可(图 12-6-2)。

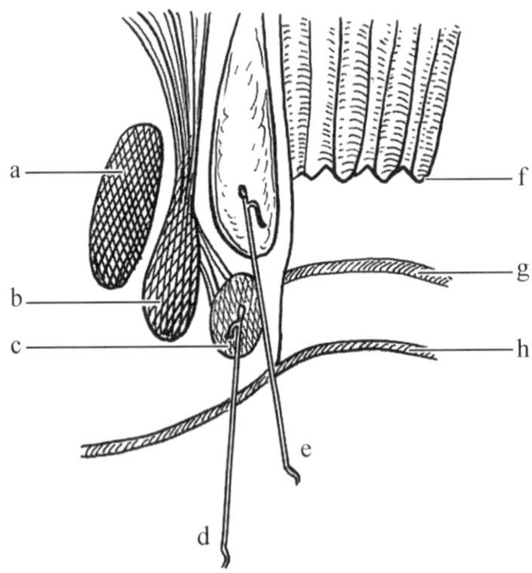

图 12-6-2　肛门括约肌松弛小针紧缩术

a. 外括约肌深部；b. 外括约肌浅部；c. 外括约肌皮下部；d. 钩头小针钩出外括约肌；e. 钩头小针钩出内括约肌；f. 齿线；g. 肌间沟；h. 肛门。

第七节　肛肠肿瘤

一、良性肿瘤

(一)直肠息肉

息肉是肠道常见良性肿瘤，多发生于结肠和直肠，为球形或卵圆形肿物，由蒂与黏膜附着。可有许多个集聚于一段或全部结膜或直肠(称为结肠息肉病)，也可单发，或有数个分散于直肠内(称为直肠息肉)。大者直径可达数厘米，小者呈小结节样隆起于黏膜上。直肠息肉也有恶性变的可能，但远较结肠息肉病少见，以儿童多见。

【病因】 发生原因目前还不太清楚，多发息肉似与家族遗传有关；直肠息肉并无家族遗传因素。有学者认为，可能由于胚胎发育异常，或因为慢性刺激所致。

【临床表现】 最常见便后肛门出血，色鲜红，且与粪便不相混杂，或便后可见息肉脱出，其他无特别感觉。

【影像学检查】

1. X 线　钡灌肠检查肠腔内轮廓光整充盈缺损影，多发性息肉表现为多个大小不等充盈缺损影，可显示带蒂息肉的长蒂，可有一定的活动度。

2. CT　可明显观察直肠息肉的位置、形态、大小，以及周围结构关系，通过后处理多平面重组（MPR）、CT 结肠成像（CTC）等方法，更为清晰显示直肠息肉的内部结构。

3. MRI　对肠息肉具有独特优势，可进行多平面、多参数、多序列的扫描，提供更多、更准确的影像学信息，并可对直肠息肉进行病理学类型、浸润程度及周围结构受累情况进行全面的影像学分析（图 12-7-1）。

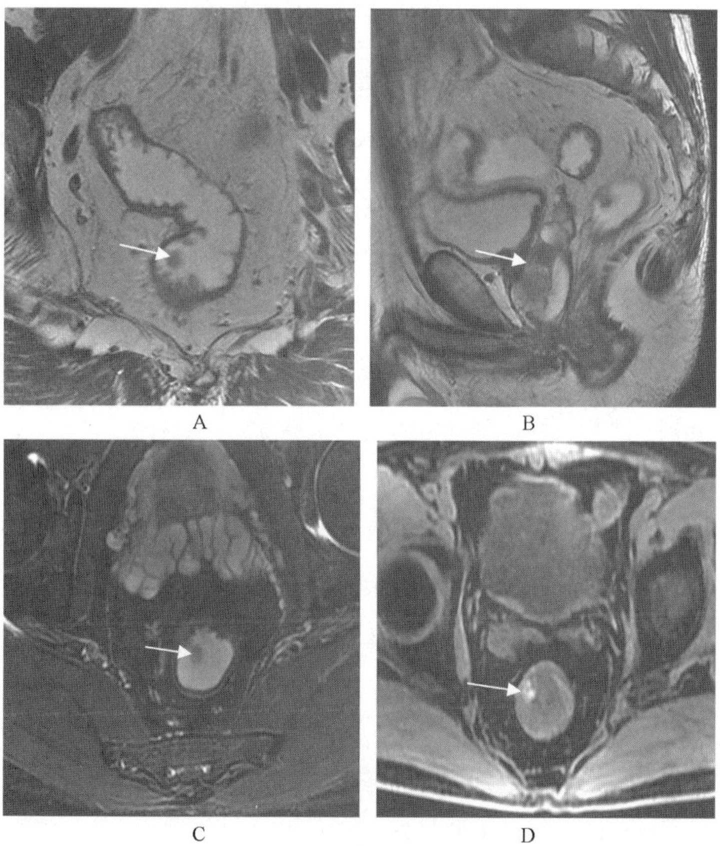

图 12-7-1　直肠息肉(1)

A、B. MR T_2 加权斜冠位像，直肠右前壁带蒂软组织信号结节影（白箭）；C. MR T_2 加权脂肪抑制轴位像，直肠右前壁带蒂结节（白箭），显示更为清晰；D. MR 增强轴位像，直肠右前壁结节状息肉呈明显强化（白箭）。

【诊断】 指检时可以摸到单个或数个质软而有弹力的小球状肿物(小者如豆,大者如核桃)。用窥肛器检查,可见到有蒂的卵圆形肿物吊挂在肠壁上,色红或紫赤,表面光滑,有光泽,质脆,易出血(图 12-7-2A)。若便后脱出肛外者,则更易诊断。但是,如果见到多发息肉,则应想到结肠息肉病的可能,应进一步确定发病部位和广泛程度。如在结肠息肉患者的口腔黏膜及口旁皮肤处,可见到多数黑斑,或常有腹痛、腹泻症状,且大便多混有黏液。最好进行光导纤维结肠镜检查,以肯定诊断。因为结肠息肉的治疗和预后与直肠息肉不同,必须引起注意。

此外,直肠或乙状结肠另一种较少见息肉为乳头状或绒毛状瘤,多为单个且比较大(图 12-7-2B),基底广阔,表面平滑,易出血。

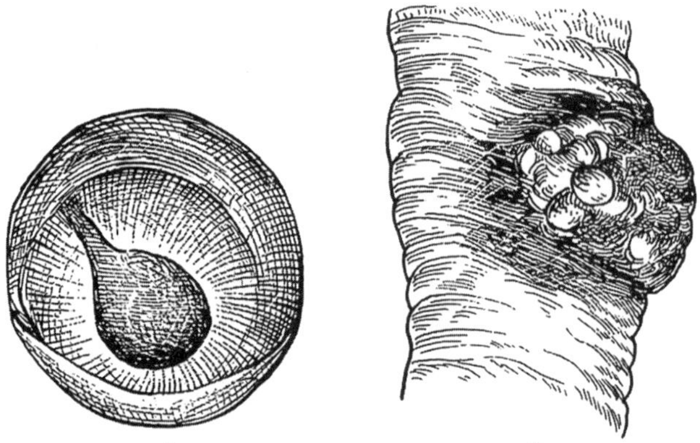

A　　B

图 12-7-2　直肠息肉(2)

A. 带蒂直肠息肉;B. 直肠广基良性息肉。

【治疗】

1. 息肉套扎　用弯头负压吸力套扎枪套扎小息肉。在胶圈套扎前注入亚甲蓝长效止痛药,肛内挤入九华膏。

2. 结扎法或钝剥法　对长蒂直肠息肉可用结扎法。方法是将息肉自根部单纯结扎,或以缝针贯穿结扎。术后于肛管内注入九华膏。一般 3～5d 息肉即可脱落。钝剥法是用手指自息肉根部钝性剥离,使息肉与蒂脱离(或捏断),不可用暴力扯掉,以防出血。

3. 小针刀切除息肉　基底广阔者宜行小针刀手术切除。

(二)肛门乳头状纤维组织瘤

乳头状纤维组织瘤,又称乳头瘤,是指肛门乳头肥大。

【病因】 多由于排便时创伤或肛门乳头附近组织炎症的影响而发炎,加之反复发作,日久逐渐肥大,在排便时可脱出肛门外。

【临床表现】 经常感觉肛门部瘙痒(似蚁走感),有时排便后乳头脱出肛门外,如有内痔脱出时更易将其带出。发炎时可有里急后重感。

【诊断】 根据特有症状,或便后脱出肛外时可看到如锥体形的小肿瘤,色淡,质稍硬,即可确诊。如不能脱出者,用窥肛器检查,可发现在齿线附近有灰白色肥大乳头(图 12-7-3),指诊可摸到细长锥体形较硬的肿物。

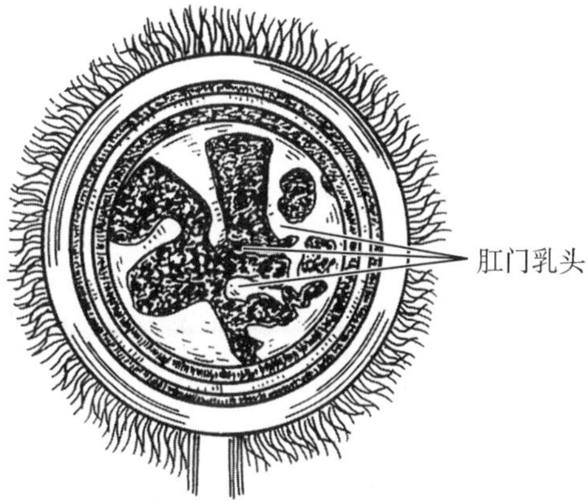

图 12-7-3　乳头瘤

窥肛器下观察可见肥大乳头。

【治疗】

1. 结扎法　用窥肛器扩开肛门,找到乳头瘤根部(在齿线上),用丝线从根部结扎,以断绝血流。如有脱出肛门外者,可直接采用上法结扎(图 12-7-4)。

2. 套扎枪治疗　小乳头状纤维瘤合并有内痔者,分别用套扎枪套扎。

3. 小针刀切除　乳头瘤基底宽者,采用小针刀切除治疗,创面敷痔瘘散。

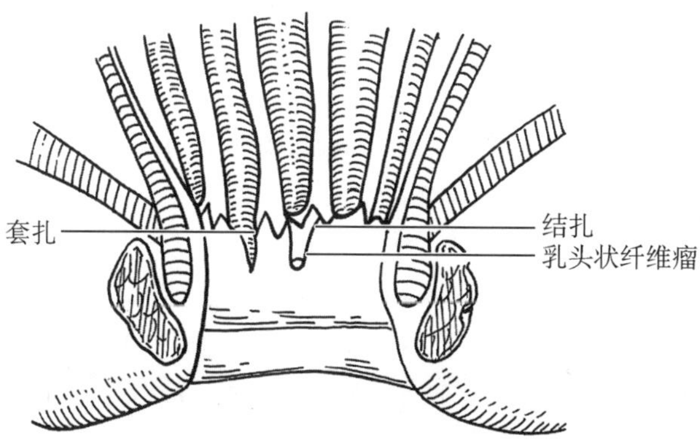

图 12-7-4　乳头状纤维瘤

二、肛门、直肠癌

肛门、直肠癌在《外科大成》一书已有记载，如“锁肛痔、肛门内外如竹节锁紧，形如海蜇”。

(一)肛门癌

肛门直肠癌之病因目前还不清楚。肛门瘢痕、白斑、湿疹、痔瘘等均可能发生癌变，形成肛管癌(多属于鳞状细胞癌)。

【临床表现】 肛门或肛管癌，初起在肛门旁皮肤上出现硬的结节，逐渐长大，而表面出现破溃，形成特殊的边缘凸起，并向外翻、溃疡，常有血性分泌物，有疼痛感；如继发感染时，可出现红肿和剧烈疼痛；如侵犯到括约肌，可有里急后重、大便失禁(严重者)或排便困难、粪便形状变细等。

【诊断】 根据上述病史和临床表现，应首先考虑到癌症的可能。因为这种癌瘤可以在肛门瘘管的基础上发生；也有由于癌的存在而继发感染形成肛瘘者，而两者在治疗和预后上则相差很远。因此，应早期做出诊断，遇有可疑时，最好做活检。

(二)直肠癌

【病因】 直肠癌也有一部分是由息肉转变而来。另外，持久性肛瘘亦可能转变为癌(多属于腺癌)。

【临床表现】 直肠癌早期除直肠黏膜上触及较硬结节外，当出现症状时多已进入较晚期。其症状主要是由于瘤体增大，粪便中混有新鲜血液和黏液，并有脓性物，出现粪便少而形状细扁，癌肿侵犯骶神经丛时，则在直肠内或骶部出现剧烈的持续性疼痛，且向腹、腰及下肢放射。如侵犯至膀胱及尿道时，则会出现排尿困难或尿频及尿痛感。晚期表现明显消瘦、食欲缺乏、贫血、水肿等。

【影像学检查】

1. X线 最常用的为钡剂灌肠、气钡双重对比造影，依病变类型不同而表现各异。

(1)增生型：腔内可见不规则的充盈缺损，轮廓不规整，多位于肠壁一侧，黏膜皱襞破坏中断或消失，局部肠壁僵硬且平直，结肠袋消失，肿瘤较大时可使钡剂通过困难，并且在病变区可触及肿块。

(2)浸润型：病变区肠管狭窄，常累及一小段肠管，狭窄可偏于一侧或形成向心性狭窄，其轮廓可光滑整齐，也可呈不规则状，肠壁僵硬，黏膜破坏消失，病变区界限清晰。本型常可引起梗阻，甚至钡剂止于肿瘤的下界而完全不能通过，病变区亦可触及肿块。

(3)溃疡型：肠腔内较大的龛影，形状多不规则，边界多不齐，可见一些尖角，龛影周围有不同程度的充盈缺损与狭窄，黏膜破坏中断，肠壁僵硬，结肠袋消失。

2. CT CT 检查对直肠癌的诊断有一定的价值，其作用主要有如下几点。①发现结、直肠内较小而隐蔽的病灶；②评估肿瘤与其周围组织的关系，局部有无淋巴结转移，其他脏器有无浸润或转移(图 12-7-5A，B)；③对于结肠癌进行分期；④应用螺旋 CT 仿真结肠镜技术可观察结肠癌完全性梗阻时阻塞近端肠腔内的情况。

3. MRI 多参数多方位成像，使用小视野和直肠内线圈，可观察到肿瘤对黏膜和黏膜下层的侵犯情况，DWI 检查还有助于进一步明确肿瘤范围及评估其分化程度，即进行 TNM 分期。MRI 矢状位图像上能够精准测量病变下缘距肛门口距离。MRI 能清楚显示直肠系膜和直肠系膜筋膜(MRF)结构。在 MRI 图像上，直肠系膜筋膜表现为在直肠系膜周围的环形低信号影，进展期直肠肿瘤常累及 MRF(图 12-7-5C～F)。术前了解肿瘤是否累及 MRF，是决定能否行外科手术的关键。当肿瘤侵犯 MRF 时，往往需要先进行新辅助化疗。

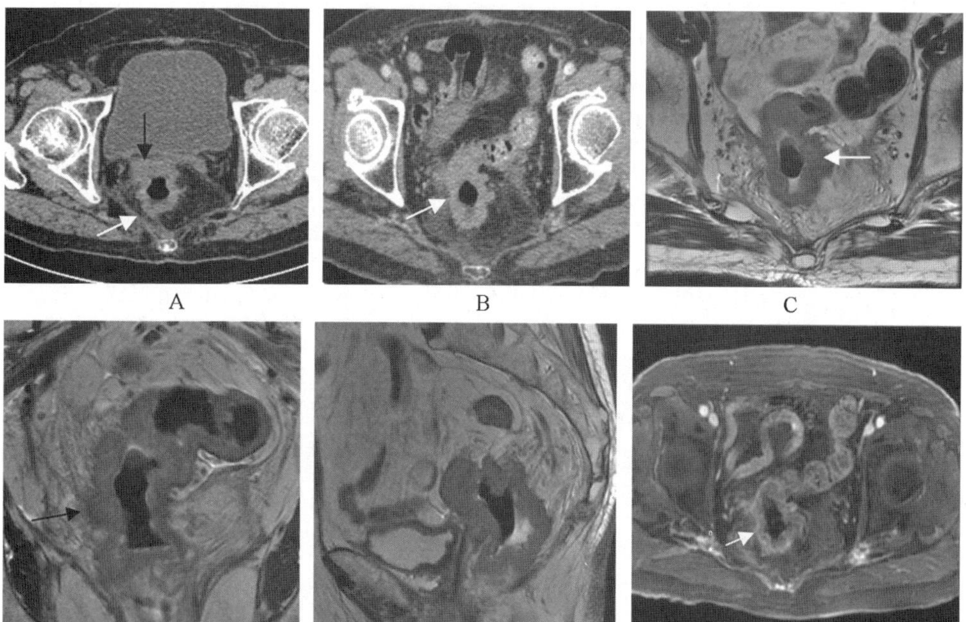

图 12-7-5 肛门、直肠癌

A、B. CT 平扫，横断位，直肠肠壁不均性增厚，肠腔狭窄(白箭)，直肠系膜混浊，并多发增大淋巴结，浸润右侧精囊腺(黑箭)；C、D、E. MR T_2 加权像，非抑脂序列轴位像冠状位矢状位，直肠肠壁明显不均性增厚(白箭)，局部肠腔狭窄，系膜信号增高、混浊，并见多发增大淋巴结，局部浸润 MRF(黑箭)；F. MR 增强轴位像，直肠肠壁增厚，呈明显不均强化，侵出浆膜层至直肠系膜(白箭)。

【诊断】

1. 指检　是十分重要的简易检查方法。在直肠黏膜上可以摸到有结节凸起，凹凸不平，质硬底宽，与下层组织粘连，固定不动。同时，周围黏膜糜烂，常有脓血粘于指套上。如多在癌的中央形成溃疡，边缘凸起不平。如位于肠壁周围，可触及环形狭窄。

2. 窥肛器检查　将窥肛器插入直肠后，可见癌的位置、形状、溃疡大小、有无脓血；可见底部宽广、边缘不整、色红紫、质脆、溃疡边缘凸起外翻、基底有坏死（图 12-7-6）。在插入窥肛器前，须指诊了解肛门有无狭窄，无狭窄时才能用窥肛器徐徐插入，不得勉强插入，否则因肿瘤质脆，会引起大出血。

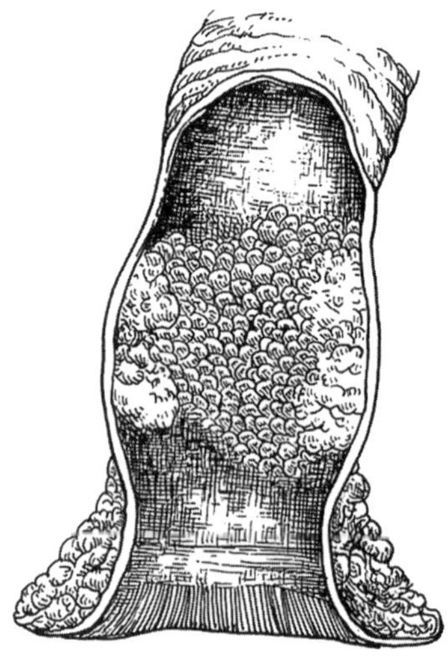

图 12-7-6　直肠癌

3. 活检　可疑癌瘤均应做活检。方法是用窥肛器扩开肛门，于癌瘤边缘（不要选坏死组织和离癌远的组织）用刮匙小针刀旋切取一块组织，做病理检查。

【治疗】　肛门直肠癌目前较有效的治疗办法是争取早期做彻底切除，以达到根治。如晚期不能根治，只好采用中西医药物疗法，以减轻症状。

1. 配合用双面小针刀手术　在 Miles 手术基础上进行。将乙状结肠游离后提起，直视下剪开分离直肠上段的骶前筋膜和直肠深筋膜之间的网状疏松结缔组织后进入该间隙。右手持小针刀仔细寻找前述延伸的间隙或薄弱处，边探边进，逐步扩大其孔隙。用力点尽可能靠近肿瘤直肠壁一侧，切勿伤及骶前静脉，以免引起大出血。在左手示指辅导下从另一端拔出小针刀后，在小针刀柄孔系上丝线留挂在该间隙中。一旦发生大出血，则将该丝线立即结扎紧，可以起到止血作用。一般进展顺利则以线代刀，将丝线均匀地用力结扎（不打结），借其力勒割开该间隙。或小针刀将粘连在间隙中的癌肿块分别切开，或用线挂勒割开，或于相应的部位注射抗癌液以扩大其间隙，再从注射针眼处插入小针刀探切，分别穿过丝线勒割该间隙。以点带面，逐渐扩大范围，逐步将直肠后壁癌肿从骶前筋膜间隙至尾骨尖完全分割切除。照此法，从直肠两侧壁分离至肛提肌水平，男性从直肠前壁分离至前列腺的后方，勿伤及精囊；对残留在骶前筋膜或输尿管上的癌肿，采用电刀烧灼和抗癌药物封闭给予配合治疗；勿再钝性分离或切除造成骶前大出血，之后酌情再做腹部人造瘘口或保留肛管，或行肛门重建术（图 12-7-7）。

2. 小钩针配合螺旋管支架肠吻合术　按 Miles 手术游离乙状结肠及直肠并松解结脾曲，采用 GF-Ⅰ型（34mm）吻合器进行吻合。完成后用两叶肛门镜插入肛门

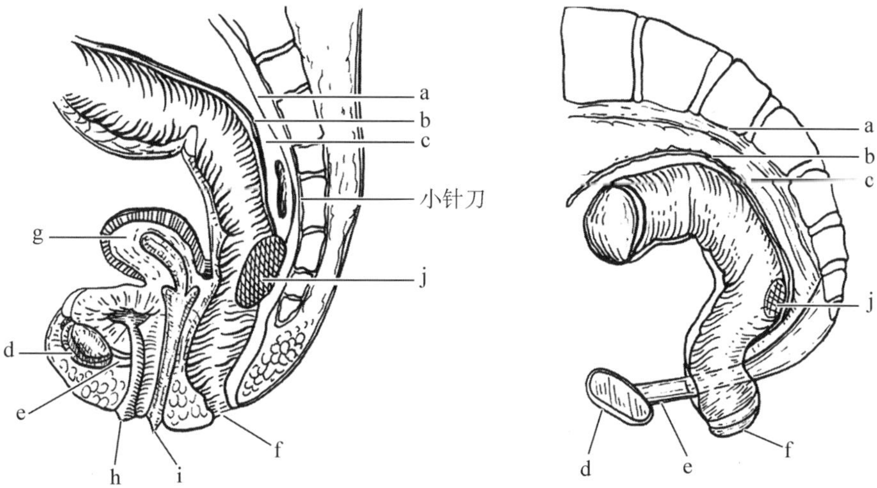

A B

图 12-7-7 直肠后壁肿瘤双面小针刀配合手术

a. 骶前筋膜；b. 直肠深筋膜；c. 骶前间隙；d. 耻骨联合；e. 耻骨直肠肌；f. 肛门；g. 子宫；h. 尿道；i. 阴道；j. 肿瘤。

内检查吻合口，如有钽钉脱落或吻合裂再给予缝合。然后将螺旋塑料管于肛门口用小钩针置入吻合口及上端，起支撑吻合口、引流吻合口上端粪液的作用，流出肛门外，防治吻合口瘘。螺旋管下端再接肛管外引流瓶中(图 12-7-8)。

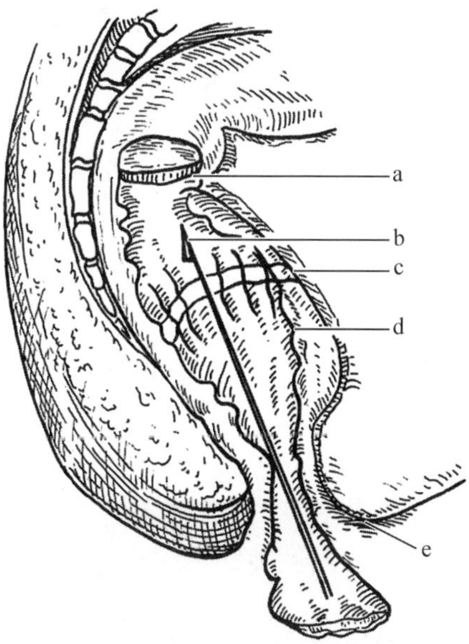

图 12 7 8 小钩针配合螺旋管支架肠吻合术

a. 直肠上段；b. 小钩针；c. 吻合口；d. 螺旋管；e. 肛门。

第八节 肛门直肠少见病

一、肛门会阴坏死性筋膜炎

【病因】 肛门会阴坏死性筋膜炎，可继发会阴部各种损伤，如肛周脓肿等，可采取肛门硬化剂注射治疗。肛门或会阴手术后，常合并有慢性消耗疾病，如糖尿病、肿瘤、肝硬化及长期使用免疫抑制药等。坏死性筋膜炎是一种少见的坏死性软组织感染，如不及时治疗，往往死于败血症和毒血症。

致病菌多为溶血性链球菌、大肠埃希菌，伴厌氧菌感染多为混合感染。

【临床表现】 感染主要侵犯皮肤、皮下脂肪和浅筋膜，可出现广泛坏死，但不累及肌肉。表现主要为突然寒战高热，肛门会阴部皮肤开始红肿，类似蜂窝织炎或丹毒，进而引起浅筋膜广泛坏死。

【影像学检查】 CT 及 MRI 检查可辅助临床对病变的进展进行评估，可检出肛周组织紊乱的程度及积气情况，并可评价坏死组织边缘的大致范围及坏死组织的程度(图 12-8-1)。

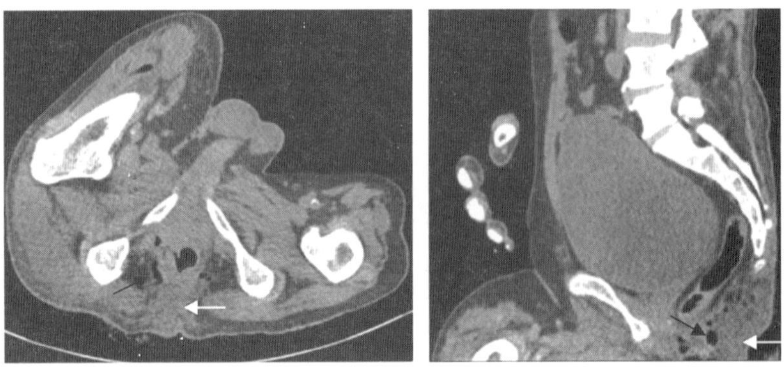

A　　B

图 12-8-1 肛门会阴坏死性筋膜炎

CT 平扫，横断矢状位，肛门会阴部软组织层次紊乱，密度增高(白箭)，深达肛管周围，见多发气体影(黑箭)。

【治疗】 硬膜外麻醉。肛门或会阴部脓肿可触及捻发感或波动感。在脓肿上下缘和内外缘分别用刮匙小针刀插入脓肿下缘，并在脓肿壁旋转切割多个圆洞，再在脓肿相对应的上缘与下缘各刺破并穿出脓肿壁，旋转切割成另 2 个圆洞，使脓肿上缘与下缘有两个对口。然后用粗丝线系在刮匙小针刀颈部，从脓肿下缘切口退出刮匙小针刀，使粗丝线留挂在脓腔作为引流丝线。照此方法，将脓肿内缘与外缘做第 2 个对口挂线引流。再将脓肿中部做第 3 个对口挂线引流。将坏死的筋膜同时刮出脓腔。最后用过氧化氢冲洗脓腔，外敷中药消脓膏，黏膏固定（图 12-8-2）。

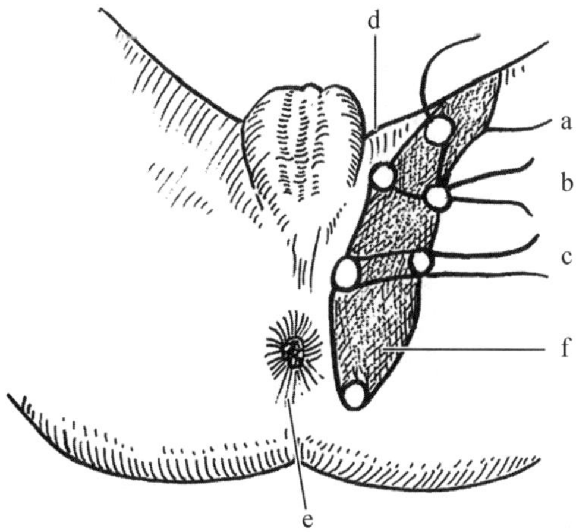

图 12-8-2　坏死性筋膜炎小针刀洞式对口挂线引流

a. 上下缘口引流线；b. 内外缘口引流线；c. 中部口引流线；d. 会阴；e. 肛门；f. 坏死筋膜。

二、肛门海绵状血管瘤

【病因与诊断】　病因不清。根据病史、粪便有鲜血、坠胀感及肛门镜检查可确诊。

【治疗】

1. *小针刀疗法*　取侧卧位，消毒，局麻。术者先用左手示指插入肛管内约 1.5cm，确定括约肌间沟的上缘即为内括约肌，按压固定。右手持斜面小针刀从肛门外缘右侧点状局麻针眼插入。在肛管内左手示指引导下，隔着肛管左手示指尖摸到小针刀顶端，随着右手持斜面小针刀，两手指同时上下配合，纵行切开内括约肌 1.3～1.8cm。切忌横切，以免刺穿肛管腔。拔出小针刀，术毕（图 12-8-3）。

2. *套扎式和注射*　在圆头缺口电池灯肛门镜下，使海绵状血管瘤凸入镜中，再用弯头负压吸引套扎枪扣入，使胶圈套扎在基底部，并于胶圈套扎后上端注入消痔灵 1ml 充盈，使其呈水疱状。同法治疗另外血管瘤或内痔（图 12-8-3）。

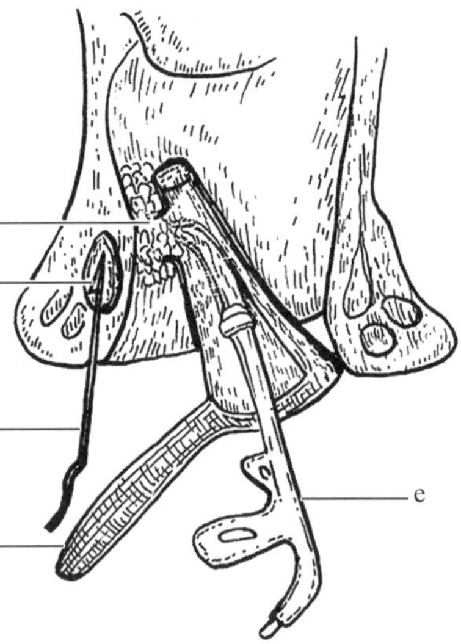

图 12-8-3 海绵状血管瘤套扎式注射，配合小针刀疗法

a. 海绵状血管瘤；b. 内括约肌；c. 小针刀；d. 肛门镜；e. 套扎枪。

三、大肠肛门放线菌病

【病因与症状】 大肠肛门放线菌病多为慢性化脓性肉芽肿性炎症，有时伴脓肿和溃疡形成。肛周肿物没有明显的疼痛，只有坠胀感或坠痛，肿物质硬，一般2cm 大小没有波动感。

【检查与鉴别】 在超声波检查时也可用穿刺法吸出肿物内液体。如液体有臭味，呈硫黄色，内有颗粒，病检一般为放线菌。应与肛门脓肿、肿瘤、结核鉴别。鉴别依据为分泌物病检，也可用钩状小针刀，刺入肿物内钩取一些组织送病检确诊。

【治疗】 采用骶裂孔阻滞麻醉或局麻。术前用亚甲蓝液画出肿物边界，用小针刀从肿物基底部刺入，连同皮肤、皮下整块，清除。如伤口有污染，可开放引流，外敷中药外痔贴；如伤口清洁，也可缝合。切除肿物，送病理检查。

四、闭孔肌肥厚致肛门抽动痛

【病因与诊断】 病因不清，病史间断，不明原因肛门内抽动痛。无肛门裂、肛窦炎，肛门外观无异常。肛门镜、盆腔 CT、超声均无异常。肛指检查在肛管直肠两侧或一侧检查可触及 2cm×4cm 大小、质软、条索样、肥厚闭孔内肌，上端入坐骨小孔，下端止于坐骨结节内侧。

【治疗】 取截石位，消毒，局麻。术者左手示指伸入肛管，隔着肛管壁触及条索状肥厚的闭孔内肌止于坐骨结节，其间隙为坐骨直肠窝。右手持斜面小针刀于肛门缘与坐骨结节、皮肤中点、经局麻针眼插入坐骨直肠窝。在肛管内的左手示指引导下隔着肛管，摸到小针刀顶端，随着右手持斜面小针刀两手指同时上下配合纵行切开条索状肥厚闭孔内肌 1.5～3cm，切忌横切，勿刺穿肛管腔，拔出小针刀，术毕(图 12-8-4，图 12-8-5)。对侧同法治疗。

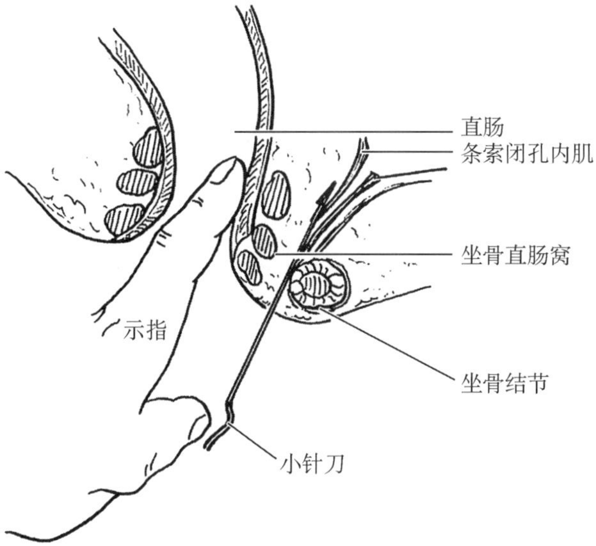

图 12-8-4　闭孔内肌纵切术

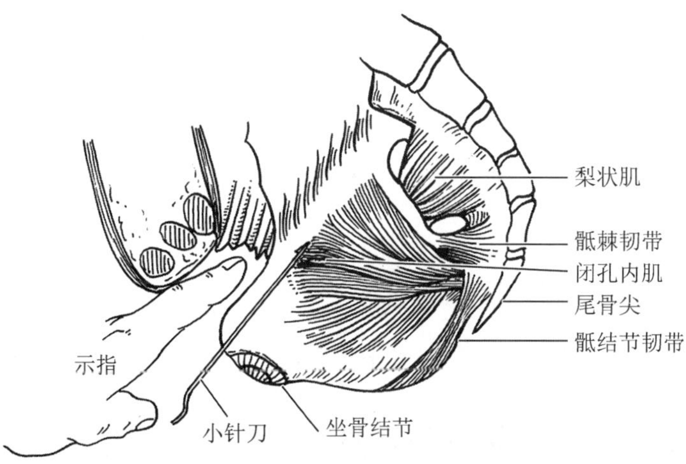

图 12-8-5　闭孔内肌肥厚纵切术

五、骶尾部脊索瘤疼痛

【病因与诊断】 病因不清，排便后仍感排不尽，伴下腰骶臀部疼痛。尿频、排尿困难，无脓血便。腰骶X线未见异常，CT和切除病检诊断"骶尾部脊索瘤"。肛门指检可扪及骶前肿块约2cm×2cm质硬、光滑，移动差。指套无血染。

【治疗】 取侧卧位，骶管阻滞麻醉，术者先用左手示指插入肛管内摸到尾骨尖，向上触及骶前肿块。右手持肛肠斜面小针刀，经尾骨尖前至肛门缘中点的点状局麻针眼插入。在肛管内的左手指引导下隔着肛管直肠左手指摸到小针刀顶端，随着右手持斜面小针刀，两手指同时上下配合纵行切割骶前肿块1圈，切忌横切，勿刺伤骶前静脉丛，以免出血。拔出小针刀，再用直血管钳插入针眼扩大间隙，将骶前肿物钳夹，拉出肛管外，针眼外敷创可贴(图12-8-6)。

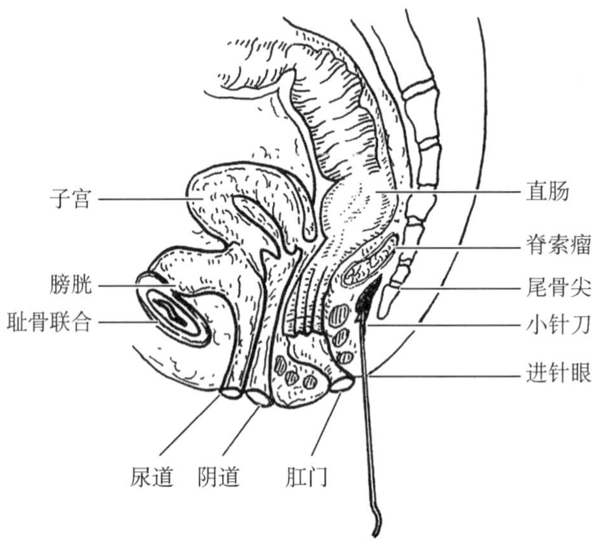

图12-8-6 骶尾部脊索瘤切除术

六、肛门直肠子宫内膜异位症

子宫内膜异位于小肠、大肠，好发于直肠，也可见于肛周或会阴皮下，引起周期性并与月经周期相关的便血。1860年，Roktansky首次发现子宫内膜异位症。Farinonam认为，结肠或直肠子宫内膜异位好发于育龄妇女，占15%～40%。

【病因】 子宫内膜种植。内膜异位为月经逆流所致，即子宫内膜碎片随月经倒流发生异位症，或与基因、免疫因素等有关。

【病理】 直肠子宫内膜异位症初期可见紫蓝色小点，并向阴道直肠隔发展，形成包块压迫直肠，向直肠壁浸润。肠道子宫内膜异位症，严重者可形成肿块导致肠梗阻。

【临床表现】 有肠道症状与妇科子宫内膜异位的症状。如出现与月经有关的周期性腹泻、下腹痛、恶心、呕吐或肠梗阻，并有与月经有关的肛门出血，尤其是经期便血，严重者可出现贫血；伴有腹胀、周期性肠绞痛，可波及直肠，肛指检查可触及肿块或狭窄。

【影像学检查】 MRI 是诊断子宫内膜异位症的重要方法之一，对其诊断具有特殊优势，病变多与直肠阴道、骶子宫韧带等子宫内膜异位病变相融合，直肠前壁、子宫后壁、阴道后壁及盆壁等分界不清，子宫直肠陷凹变浅或消失，受累肠壁增厚或呈结节状改变，T_1WI 呈等信号，T_2WI 以低信号为主（图 12-8-7A，B），增强 MRI 检查增厚肠壁呈轻度强化（图 12-8-7C），程度低于邻近黏膜。

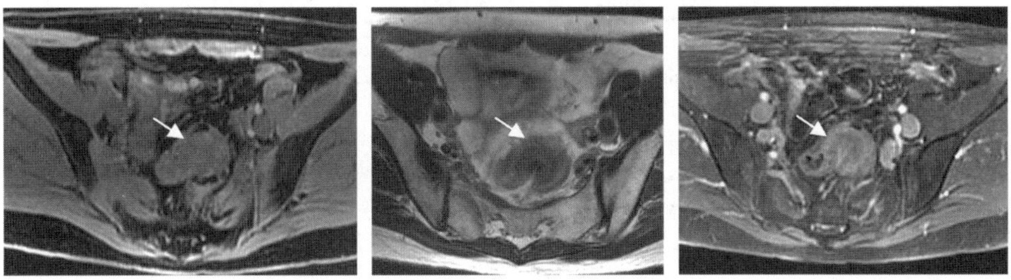

A　　B　　C

图 12-8-7 肛门直肠子宫内膜异位症

A. MR T_1 加权像，横轴位、抑脂序列，直肠壁明显增厚，呈等信号（白箭）；B. MR T_2 加权像，横轴位、非抑脂序列，直肠壁明显增厚，呈低信号（白箭）；C. MR 增强，增厚直肠壁轻度强化（白箭）。

【诊断】 主要依靠病史、临床表现及相应的辅助检查。对周期性肛门便血，尤其与月经有关的便血，伴有腹痛或有不孕史、痛经史，均要进行妇科检查。肛门直肠检查发现有结节、肿块、狭窄的病灶，要进行活检，与直肠癌或炎症疼痛便血鉴别。

【治疗】

1. 药物治疗

(1)假孕法：应用孕激素造成类似人工闭经。甲羟孕酮（安宫黄体酮）加服炔雌醇。

(2)假绝经法：应用药物诱导假绝经，以减少卵巢激素的分泌，使子宫内膜萎缩。口服达那唑。

2. 激光小针刀治疗　在病灶部位进行激光，小针刀全切，汽化治疗，也可用高频小针刀电灼治疗。

3. 手术治疗　切除卵巢内膜异位囊肿、肠道病灶（图 12-8-8）。

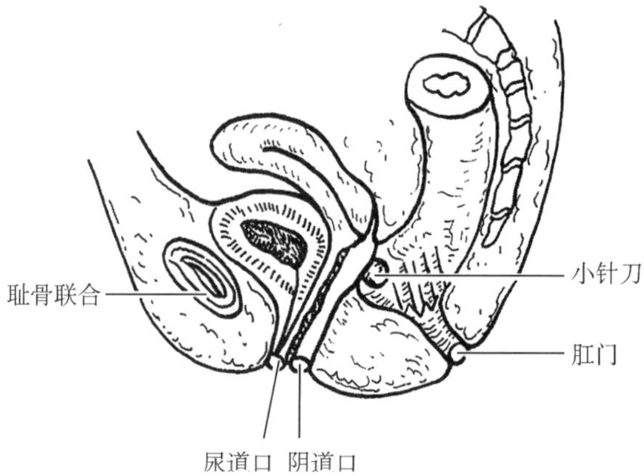

图 12-8-8 肛门直肠子宫内膜异位症小针刀疗法

【预后】 本病预后良好。目前未见有肠道子宫内膜异位症癌变的报道。

七、肛尾肠囊肿

肛尾肠囊肿，即直肠发育期囊肿，主要是压迫直肠引起排便困难。常有排便困难、便秘、排便次数多或伴尿频、坐骨神经痛，女性患者伴会阴下坠。肛指检查可触及直肠前壁外肿块或囊肿，有波动者可穿刺取囊液病检(图 12-8-9)。

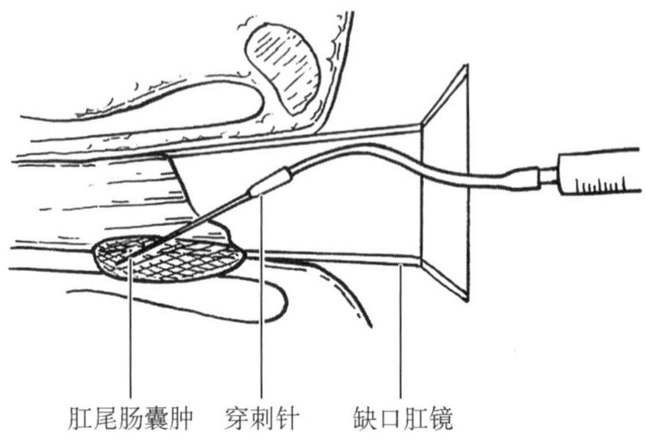

图 12-8-9 肛尾肠囊肿穿刺术

【影像学检查】

1. CT 骶前间隙可见类圆形或多囊性水样或软组织样密度影，囊壁及分隔无钙化，增强检查内容物无明显强化，囊壁及分隔可强化。

2. MRI T_1WI 因病变内部成分而信号多变，T_2WI 一般呈高信号影，DWI 呈高信号影，增强检查囊壁及分隔可见强化，内容物无强化(图 12-8-10)。

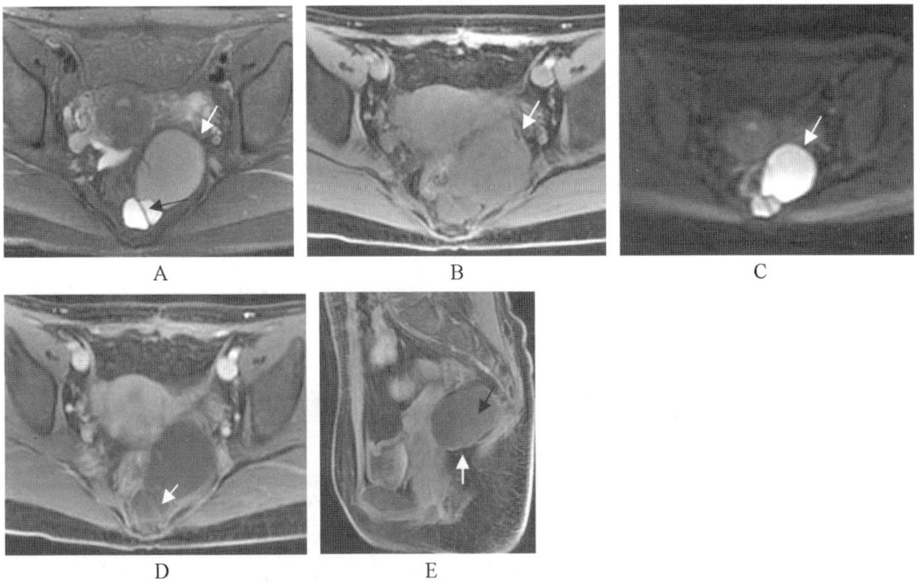

图 12-8-10　肛尾肠囊肿

A、B. MR T_2、T_1 加权像，抑脂序列，骶前间隙类圆形肿物 T_1 等、低信号，T_2 等、高信号，边界清晰（白箭），中心见多发分隔（黑箭）；C. MR DWI，病变呈高信号（白箭）；D、E. MR 增强，病变囊壁及分隔明显强化（白箭），内容物无强化（黑箭）。

【治疗】 采用双面小针刀手术完整切除囊肿，并送病理检查（图 12-8-11）。身体衰弱不宜手术者，可以用刮匙小针刀行囊肿单纯引流术，以缓解压迫症状。

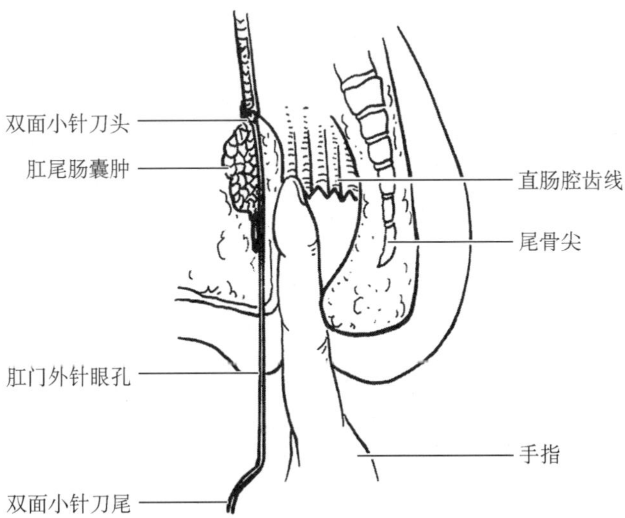

图 12-8-11　双面小针刀囊肿切除术

八、肛旁藏毛窦

肛旁藏毛窦是肛门旁皮肤上藏有毛发的窦道，多发生在肛门后方骶尾部。其发病常与肛旁皮肤损伤、感染等，致毛发侵入所致。局部检查常见肛门旁或骶尾部皮肤隆起、硬结、发炎或脓液，窦道内有毛发钻出。肛指、肛门镜检查均无异常。

【影像学检查】 MRI可对肛旁藏毛窦具有很好价值，对病变进行准确定位，并可初步评估病变内脓液量，准确性及敏感度均较高(图 12-8-12)。

【治疗】 ①化脓性藏毛窦用刮匙小针刀刮切窦道后引流，外敷消脓膏纱布条。②硬结性藏毛窦用钩状小针刀完全切除后外敷痔瘘粉。

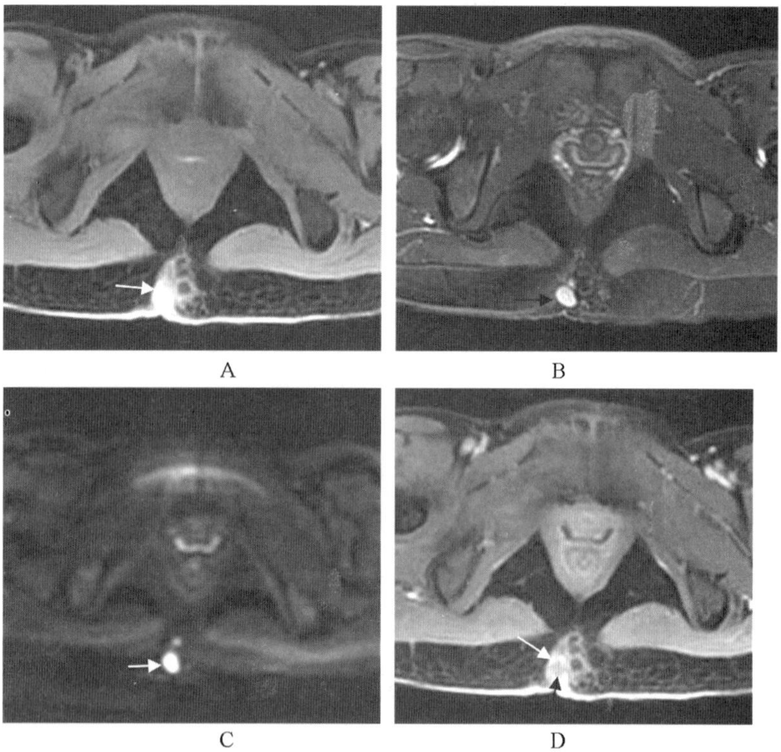

图 12-8-12 肛旁藏毛窦

A、B. MR T_1、T_2 加权像，抑脂序列，肛门后方皮下见混杂信号影，边界不清，T_1 呈等、稍高信号(白箭)，T_2 呈高信号(黑箭)；C. MR DWI，病变内脓液呈明显弥散受限高信号(白箭)；D. MR 强化，病变边缘呈明显不均性强化(白箭)，中心脓液区无强化(黑箭)。

第九节　肛肠病治疗后并发症

一、内痔注射并发症

内痔注射是治疗内痔的方法之一。虽然操作简单，但操作不当，也会引起多种并发症，如感染、出血、疼痛、内痔脱出、前列腺炎和肛管狭窄、肠穿孔等。

(一)感染

【临床表现】　局部感染多见，大多发生在注射后 2～3d。表现为肛门坠胀疼痛，有灼痛感、便血、黏液便、大便次数增多、便意不净感、肛门分泌物增多等。低热，周身不适。肛指检查触及注射区轻压痛、硬结、肿胀感，指套有脓血。肛门镜检查可见痔注射后点或片状黏膜溃疡，直径 0.5～1cm，中心有紫色血凝块，有少量渗血，周围黏膜水肿突起。继续发展可引起肛门脓肿，伴肛门脓性分泌物，局部红肿、疼痛、畏寒、发热，甚至引起静脉炎、肝脓肿，患者往往伴有黄疸。超声检查可确诊。

【防治措施】

1. 注射前选择病例。如有慢性肠炎或腹泻，尤其近期伴黏液血便，应先治疗肠炎，当症状好转，再选择注射疗法治疗内痔。注射前要排除直肠结肠炎或怀疑直肠癌，应做肛指检查，肛镜检查可以了解直肠内情况。注射前，伴发热、感冒、肺结核、肝炎活动期等，应等病情控制后再进行注射疗法。

2. 注射时要严格无菌、消毒措施。选择注射点尽量一次定针，不要反复多次、多针眼注射，以减少感染面。注射后，用无菌干棉签或苯扎溴铵棉球压迫针眼，待数日再排便，排便后塞入痔疮栓，或九华膏。一旦出现脓肿，则配合小针刀挑割引流术。

3. 注射后口服甲硝唑(厌氧菌)、百炎净片(广谱杀菌药)预防，必要时用抗生素。

(二)出血

【临床表现】　多数为伴发感染后出现便血。主要是注射后，黏膜层创面渗血，量少。如溃疡糜烂面大、腐蚀到痔动脉则引起大出血。

【防治措施】

1. 必须在麻醉下用细羊肠线，以出血点为中心进行，置一海绵一同缝合。然后再用止血海绵蘸痔瘘粉或酌情安全套气囊压迫止血。

2. 操作应轻柔准确，进针适当，药液不能外溢积留在痔核表面。

(三)疼痛

【临床表现】　内痔注射后肛门轻度坠胀感，一般 6h 消失。如操作不当，进针过深可损伤括约肌层，或波及齿线，药液弥散至齿线以下则引起肛门剧痛。继发感染也可伴疼痛加重。

【防治措施】 进针勿过深，勿达肌肉（尤其是括约肌），只限黏膜层、黏膜下层。进针勿过低，应在齿线以上 0.5cm 处进针。注入药液勿过量，以痔黏膜下层变色、隆起为度。为了减轻注射疼痛及肛管水肿，降低肛门直肠角度压力，可配合小针刀闭合性切断内括约肌。

（四）内痔脱出

【临床表现】 多发生痔注射后 1～2d。排便久蹲时，可见被注射的痔核完全或部分脱出于肛门外。继发感染者肛管水肿、剧痛。

【防治措施】 切勿仅注射痔核，应在痔核上部，在黏膜下层一边注射，一边进行封闭各痔核，即对黏膜固有层注射，呈网状封闭，使产生无菌粘连固定。对较大、较多的痔核应采用分次注射法。对注射后已脱出的痔核，应轻轻复位，外敷中药、外痔贴，送回肛门。严重者则配合小针刀，闭合切割外括约肌皮下部及内括约肌，以松解嵌顿环，利于脱出痔核送回肛管内。

（五）前列腺炎或直肠阴道瘘

【临床表现】 多发生注射前位内痔。因进针穿进前列腺、膀胱、尿道，注射后表现尿痛、尿急、尿血、尿常规发现红细胞或脓细胞。发生尿潴留、前列腺炎。进针穿进阴道可引起直肠阴道瘘。

【防治措施】 注射前嘱患者先排尿、排便；注射时勿过深，回抽无尿液。注射时必须直视下见痔核明显隆起，一旦发生隆起不明显，应回抽观察回吸液中有无尿液、前列腺液样浑浊物，一旦发生，则按泌尿系统感染或前列腺炎综合治疗。未婚女性可以配合肛管指检防止刺入阴道。

二、直肠硬结症

【病因】 有内痔注射史，如注射消痔灵或其他硬化剂药量过多引起。内痔注射后引起内痔基底部肠壁广泛性变硬，弹性下降尤其注射过深，累及肠内壁肌肉层更易发生直肠硬结症。

【临床表现】 肛门直肠内有坠胀感，便意不尽，排便次数多，有异物堵塞感或大便变细。肛指检查触及直肠齿线附近孤立或盘曲、边缘清晰、表面光滑、质中度的硬结，移动差，无压痛和触痛。肛镜检查见隆起肿块，用刮匙小针刀旋转切除部分送病检为炎症。注意与直肠肿瘤鉴别。

【治疗】

1. 口服中药　治疗行气活血，消肿散结。如散结汤，一煎口服，二煎保留灌肠。

2. 刮匙小针刀治疗　排便后取侧卧位，用两叶肛门镜或斜缺口电池肛门镜，将其直肠硬结显露,亚甲蓝、利多卡因点状麻醉,用苯扎溴铵或碘伏消毒后,右手持刮匙小针刀,将硬结由底部从右向左旋转并切除,创面用敷有“痔瘘散中药粉”的棉球压迫。治疗后 24h 再排便,以后每日肛内注入九华膏,疗程约 3 周。如没有痛苦,可照常饮食、排便活动(图 12-9-1)。

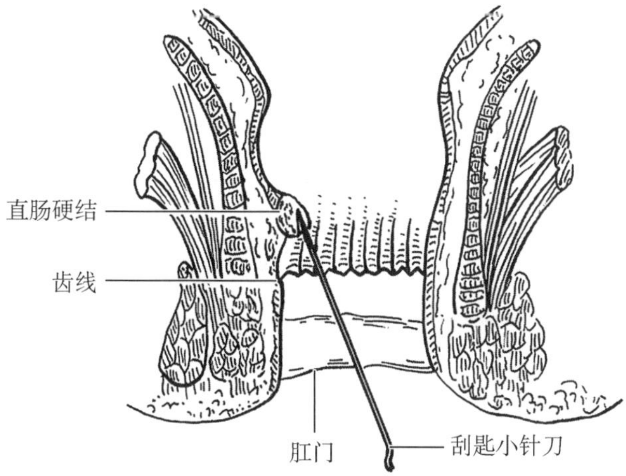

图 12-9-1　直肠硬结症小针刀疗法

三、破伤风

破伤风在痔瘘的并发症中虽然极为少见,但是由于病情严重,病死率高,处理比较困难,因此,应提高警惕。

【感染途径】 破伤风杆菌生存在动物及人的肠道中,随粪便排出体外,可形成芽孢,抵抗力较强,并能在土壤中长久生存,随灰尘飞散而沾染在衣物和皮肤上,因此,创伤总有被破伤风菌感染的可能。在治疗痔瘘的过程中,“明矾压缩”“简单开刀”“枯痔法”等都会造成新鲜创口和溃疡,因而有发生破伤风的可能。另外,如在伤口内存有坏死组织及异物,组织因炎症引起氧化作用降低,或脓汁引流不畅及某些微生物同时存在等,均有利于破伤风杆菌的繁殖而发病。

【临床表现】 前驱症状多表现四肢无力、多汗、头痛、腹肌疼痛、说话不便、吞咽困难或伤口处肌肉痉挛等。发病后最早出现最常见的症状是咀嚼肌痉挛,开口困难;以后便发生下颌痉挛、牙关紧闭,因表情肌痉挛而表现一种特有的“苦笑”面貌;当颈部及背部肌肉发生痉挛时会出现躯体向后屈曲,呈角弓反张。对外界任何刺激(如光、声、震动)均可诱发痉挛发作或加剧。

【诊断】 当出现上述症状时,一般容易诊断。但对早期症状不明显容易误诊。如吞咽困难,开口不便,常被诊为咽喉炎、颈部淋巴结炎等;当出现神经系统症状时，可被误诊为脑膜炎，应注意鉴别。因此，凡发现疑似破伤风症状者，均应仔细询问病史，注意近日来有无外伤或手术史等，严密观察，直至排除此病为止。当然，在伤口检出破伤风杆菌更有助于诊断。

【治疗】 目前由于采用中西医结合的综合疗法，疗效已大大提高。治疗方法主要是消灭感染病灶内的病原体，解除破伤风毒素的毒性，增强机体的抵抗力，预防及治疗并发症。

1. 长期治疗 进行系统全面的治疗措施如下。

(1)氯丙嗪 25mg，每 6 小时 1 次，肌内注射(或口服)。

(2)水合氯醛合剂 10～20ml，每天 3 次，口服或保留灌肠。

(3)混悬青霉素 40 万 U，每日 1 次，肌内注射(皮试阴性)。

(4)肾囊封闭，隔日 1 次，每次用 0.25%普鲁卡因 60～100ml。

(5)玉真汤，每日 1 剂。

(6)针刺，每日 1～2 次。常用穴位为人中、风府、大杼、合谷、少商、曲池、涌泉、哑门、百会、三阴交。

(7)饮食，给予流质或半流质食物。

(8)B 族维生素、维生素 C，肌内注射。

2. 对症治疗

(1)中和毒素，于入院后的第 1、第 2 天，每日用破伤风抗毒素 10 万 U，行肌内或静脉注射(以后可根据情况酌情应用)。

(2)痉挛严重时，用硫喷妥钠 0.5g，行一次肌内或静脉注射。

(3)处理伤口，如适当扩创(并做细菌涂片及培养检查)，并用过氧化氢冲洗或玉真散外敷。

3. 特别处理 如痰涎较多有窒息危险时，应以吸引器吸净。必要时宜及时做气管切开术。

重症患者在行针灸疗法时可诱发痉挛发作，但在行针后有全身肌肉松弛感。此法与解痉药配合使用，可增强治疗效果，故应在注射解痉药后行针。

【预防】 除了在手术时注意无菌操作，应用器械、敷料也要求严格无菌外，对一些开放伤口(如肛瘘切开，外痔切除术后)，应注意引流通畅，最好用痔瘘粉，以抑制破伤风杆菌。对有些伤口，如明矾压缩法、枯痔法术后留的伤口，深长的复杂瘘管配合高位挂线疗法者应及时换药。如有坏死组织或引流不畅者，除尽可能用痔瘘粉、消脓膏外敷，必要时可考虑给予破伤风抗毒血清(1500U)注射。

四、肛门疼痛

【病因】 肛门周围神经末梢颇丰富，肛管直肠括约肌结构特殊。因肛门皮肤及括约肌受到刺激，加上括约肌痉挛性收缩，致术后剧痛。患者因怕痛而拒绝手术或治疗。有的因疼痛而排尿困难。因尿道与肛门属同一神经分支，相互影响，也可引起排便困难，并形成恶性循环。

【治疗】

1. 长效镇痛药　肛门术后应用。即在术后注射于肛门的伤口处，如封闭镇痛，疗效好，无不良反应。镇痛药封闭后可缓解疼痛和括约肌痉挛，改善肛周血液循环、淋巴回流及肛门缘水肿，促进伤口愈合。

2. 长效镇痛药组成

(1)1 号液：0.25%丁哌卡因 4ml，1%亚甲蓝 1ml，肾上腺素 2 滴(高血压、心脏病患者不用)，混合后伤口周围封闭。

(2)2 号液：0.5%利多卡因 10ml，1%亚甲蓝 1ml，加入肾上腺素 2 滴，混合后伤口周围封闭。

(3)3 号液：1%普鲁卡因 5ml，1%亚甲蓝 1 支(2ml)，肾上腺素 2 滴，混合后伤口周围封闭。

(4)4 号液：复方利多卡因(曾用名，复方薄荷脑注射液)10ml，肾上腺素 2 滴，混合后伤口周围封闭。

3. 长效镇痛药穴位注射

(1)适应证：肛门术后患者，如肛瘘、肛裂、混合痿、肛门乳头瘤、肛门脓肿术后。

(2)选用穴位：会阴穴、长强穴(图 12-9-2)。

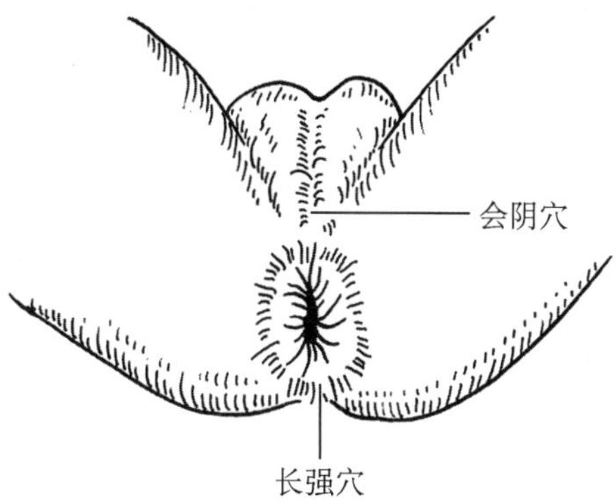

图 12-9-2　长效镇痛药穴位注射

(3)镇痛药：1%亚甲蓝 2ml，0.5%利多卡因 10ml 混合。

(4)操作方法：用 6 号针头，分别注入会阴、长强穴，进针角度 45°，深 1.5～3.0cm，针进入穴位后，回抽无回血无尿液，每个穴位注入 2～4ml 即可。

4. 效果　会阴、长强两穴具有通络行气活血的作用，再加上长效镇痛药的穴位封闭，不但起到针灸的镇痛作用，又有长效镇痛的双重作用。不但镇痛效果好，而且缓解了肛门括约肌痉挛,可治疗因膀胱会阴尿道内括约肌的痉挛并发的尿潴留。但应注意,会阴穴勿刺入过深,以免损伤尿道。

五、肛门坠胀

肛门术后机械或炎症刺激,可引起肛门内坠胀不适感或胀满感,合称坠胀。

【病因】

1. 机械刺激　内痔结扎、直肠黏膜结扎、肛门瘘挂线等刺激均可以出现肛门坠胀感。

2. 换药刺激　伤口换药、填塞纱条引起坠胀。

3. 炎症刺激　术后伤口充血、水肿、炎症刺激出现坠胀。内痔术后因排便、内脱或外脱嵌顿引起坠胀。

【临床表现】　术后感觉肛门下坠、不适感或胀满感,往往引起便意或排便次数增多,也有欲便不解或里急后重感,重者频频如厕,但便后坠胀感并不缓解,十分痛苦。

【治疗】

1. 解除刺激病因　消炎、消肿治疗或重新换药。

2. 药物治疗　口服中药秦艽苍术丸。外洗药、祛毒汤、坐浴、肛门内注入九华膏。

3. 针灸封闭　取气冲、长强、承山穴位。

4. 其他　如合并肠炎应及时治疗。

六、肛肠术后尿潴留

尿潴留是肛肠术后常见并发症,以膀胱充盈,但排尿不尽或不能排出为特征。确切机制尚不明确,但各种迹象表明,肛肠术后尿潴留与麻醉引起膀胱张力敏感度下降,或膀胱颈挛缩及尿道括约肌的痉挛有关。

【病因】

1. 肛门局部水肿,压迫尿道。
2. 麻醉后膀胱功能失调。
3. 有前列腺肥大病史或泌尿系统感染。
4. 肛肠术后尿道或膀胱受牵连。
5. 肛肠术中牵拉或损伤,尿道膀胱神经或因疼痛引起括约肌功能失调。
6. 局部感染累及尿道。
7. 填塞纱布过多压迫尿道。
8. 年迈体弱、膀胱无力。
9. 精神过度紧张或肛肠术后伤口疼痛波及影响尿道或不习惯床上排尿。

【治疗】

1. 针灸　右侧足三里、三阴交、阴陵泉穴，进针深 5～6cm，中强刺激，得气后留针 30min，每 5 分钟行针 1 次。

2. 穴位封闭　关元、水道、气海、足三里，穴位注射新斯的明。

3. 口服中药　利尿汤，木通 30g，车前子 30g，通草 15g，黄连 20g，黄柏 20g。

4. 口服西药　如硝苯地平片。

5. 导尿　伴男性前列腺肥大者保留尿管。

七、内痔术后出血

对早期内痔采用注射疗法，对较重的后期内痔或混合痔、脱肛，采用内痔结扎法，或贯穿缝扎法。术后并发出血占 1%～2%。

【病因】

1. 感染

(1)内痔注射局部感染，导致痔蒂内动脉壁软化、分解、破裂出血，或引起肌层组织坏死脱落，血栓形成缓慢而出血。

(2)结扎的内痔脱掉后继发创面感染引起渗血。

2. 缝扎不适合

(1)结扎不牢或仅结扎痔核下部，没有结扎在痔衬垫痔核的基底部。

(2)内痔缝合针贯穿过深，直接伤及痔上动脉。当痔核坏死脱落时，致深部创面血管出血。

(3)痔核过大，根部面积过大，单纯大块的一次结扎致痔核脱落后引起创面大出血。

(4)花冠痔，结扎每个痔核后的间隙过小、过密，导致痔核脱落后创面扩大而渗血。

(5)内痔缝合针贯穿过浅，或血管钳钳夹痔核过浅，或因未钳夹于痔核的基底部而伤及血管，痔核脱落后引起出血。

(6)结扎痔核后，剪除结扎线以上的痔核组织过多，以致线滑脱引起出血。

3. 粪便干燥，排便过于用力　使痔核过早、过快脱落，因坏死的痔核中血管闭锁不牢，凝血不牢而出血。

【治疗】

1. 非手术治疗

(1)轻度渗血：凡士林纱布条蘸痔瘘粉压迫即可。也可用 1%明矾水 20ml，保留灌肠，以收敛出血，或 5%～10%明矾水 50ml 保留直肠灌肠，或消痔灵 10ml，肛内注入保留肛管，直腔内。

(2)中度出血：①用消痔灵，创面封闭注射，再于痔上动脉区封闭。②用橡胶肛管外包裹痔瘘粉插入肛门直肠腔中，注意要超过齿线以压迫创面。将橡胶肛管引出肛外，接盐水瓶，观察直肠腔有无再出血。③口服中药，凉血地黄汤＋黑地榆＋黑槐花＋紫珠草，水煎口服。④静脉输注酚磺乙胺、卡巴克洛等。

2. 重度出血安全套气囊治疗

(1)安全套气囊疗法

①安全套气囊制作。用50ml注射器将连接的粗针头插入细硬塑料管中，此后置入安全套中，将套口用丝线结扎紧。

②肛指检查并除去积血，将安全套气囊送入肛门，通过直肠环，放入直肠腔内。用50ml注射器吸入150～250ml空气并注入，使安全套气囊加大，然后用火柴将塑料管烧断封堵即可(图12-9-3)。

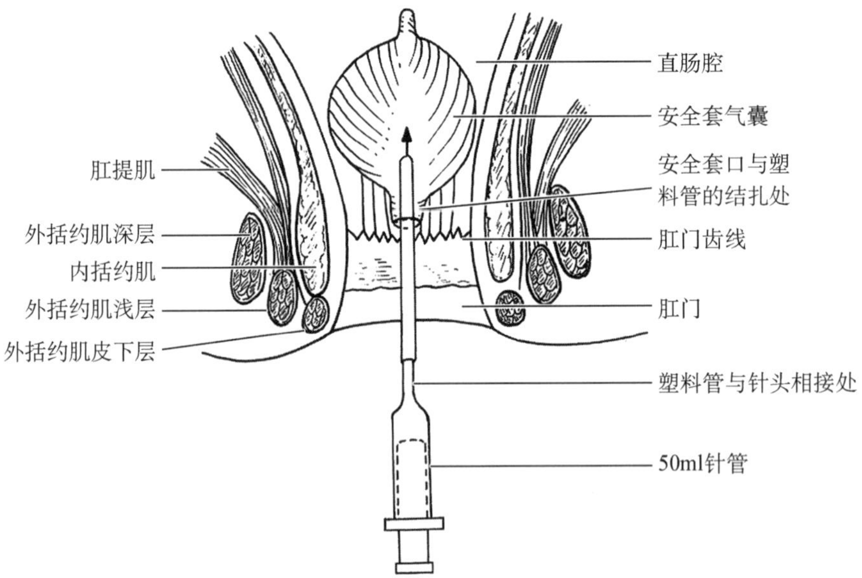

图12-9-3 安全套气囊止血疗法

(2)手术治疗：结扎出血创面和痔上动脉手术关键是了解影响寻找出血点的因素，掌握寻找方法。

①影响寻找出血点因素：a. 对肛肠术后、病情、手术方法应了解。不可慌张，不可盲目找出血点，应有的放矢，要心中有数，仔细进行寻找。b. 正常肛管直径为3cm，麻醉下扩张至4.5cm。因管腔狭窄，影响视野，因此，光源要充足。c. 用肛门镜易刺激肛门括约肌，引起括约肌痉挛，反而压迫出血点而不易找到。有的肛门镜直接压迫出血点而不能发现出血点。d. 直肠腔内瘀血没清净时出血点也不易找到。

②寻找出血点的方法：a. 麻醉要使肛管充分松弛。术前注入地西泮，消除紧

张，利于术中配合；开通静脉输液，以利调整血压及血液循环，以利显露出血点；用两叶肛门镜或电池灯圆头缺口肛门镜，先清除积血，并用纱布块堵塞直肠上腔，控制污物下流，使创面充分显露。b. 参照手术记录，从左至右，从上至下，依次对手术部位及创面逐一寻找出血点，重点是母痔区。c. 全面了解手术部位后，先从截石位 12 点钟位查起，从上至下观察内痔结扎线是否脱落，外痔延伸的切口有无渗血，缝合部位是否对合，有无出血。如结扎线已脱落，创面有无出血；是否还有残存的痔块。如没发现明显的出血点，应行全层贯穿缝合痔块，使以前的结扎线在痔基底部。因组织脆弱，勿钳夹。也可于痔核块上敷止血海绵一块，并一同线扎。d. 由于麻醉或肛镜压迫，当发现创面只是渗血或充血，无明显出血点时，渗血点就是出血点。因出血的血管断端全部封闭，直视下未见出血点，也不见渗血点创面上的充血点也应按出血点缝扎止血处理。e. 用肛镜观察创面，如无出血点、无渗血点或充血点，只寻见瘀血点，也应按出血点处理。全层缝合，深达肌肉层。f. 如查找不到出血点、渗血点、充血点和瘀血点时，观察到创面坏死组织、水肿糜烂或创面张裂，也应按出血点缝扎；如发现创面组织表面生长良好，伤口已修复，则应按新老创面的颜色、光泽进行比较，对已愈合与刚愈合的创面进行比较，尤其对创面黏膜鲜红而嫩的创面也应按出血点进行处理。g. 如按上述方法仍没找到出血点，出血已停止，也不可以结束检查。此时应取出肛门镜。输液中升血压观察 30min 后再次插入肛门镜查寻，如肛门镜下仍未发现出血点，但直肠上端有鲜血或血块流出，应改换纤维结肠镜检查，以了解直肠上部或乙状结肠其他病变有无诱发的出血点，如溃疡、血管瘤、肿瘤等出血病灶。

(3)手术方法：腰俞穴麻醉。在两叶肛门镜下观察，先清除积血，寻找出血病灶。首先将痔创面上方的痔动脉用丝线贯穿缝扎一针。痔创面小的病灶，可用消痔灵于基底部封闭注射，大的痔创面有明显出血点时置海绵块用细肠线全层贯穿缝合。肛管留置，外裹中药痔瘘粉、云南白药。插入直肠腔内肛管引出肛门外，止血完成或再压迫止血。

【预防措施】

1. 感染

(1)内痔注射后，应用苯扎溴铵棉球压堵注射针孔，24h 后再排便，口服甲硝唑(厌氧的细菌)。

(2)结扎内痔术后，肛门挤入九华膏或痔瘘粉。

2. 注意缝扎技术

(1)内痔结扎必须将痔核全部在基底部结扎牢。痔核基底部酌情注射消痔灵封闭。

(2)结扎的内痔不宜超过齿线上 1.5cm，以免将痔上动脉也结扎在内。痔上动脉周围酌情注射消痔灵封闭。

(3)对多发痔或花冠痔,不要集团结扎,要逐个结扎;对较大痔核,可以分段单独结扎,以防痔核脱落后创面过大。结扎痔蒂注入消痔灵。

(4)每个痔核之间留有黏膜桥(0.3～0.5cm),防止痔核被结扎后间隙小,掉线后溶成大的创面而渗血。

(5)对较大的痔核,要在单个痔核上先用手指触及痔上动脉搏动后,再在痔动脉下贯穿缝扎或配合消痔灵注射封闭。

3. 小针刀切断内括约肌,降低肛管内压力　因内痔形成与肛管内压力升高有关,尤其是肛管静息压增高,导致痔衬垫充血,痔核堵塞肛管出口,使排便时压力大增,造成排便费力,阻力加大,易引起痔术后出血。肛管内压力增加与内括约痉挛有关,也是导致被结扎痔核血管压力升高的原因。一旦结扎线脱落,创面容易继发出血,因此应用小针刀将痉挛的内括约肌切断,以降低肛管内压力。

八、肛门直肠瘘术后复发

肛门直肠瘘,是由于肛门直肠脓肿破溃而形成的。手术治疗后复发以高位、低位的复杂肛瘘多见。

【病因】

1. 术前误诊　肛瘘虽然是局部病变,但与全身疾病有关系,故不能忽视全身情况,如伴有肺结核,应考虑是否为结核性肛瘘;如骶尾部囊肿或畸胎瘤,有破溃史引起的肛门直肠瘘;如肛门直肠癌引起肛瘘,以及直肠阴道瘘、会阴尿道瘘等误诊为肛门直肠瘘,治疗时只是按一般肛瘘手术或方法处理。

2. 术前分类不清　因术前未对肛瘘进行正确的分类,未确定瘘管的深度,内外口的部位与数量,以及病变范围与肛门直肠环的关系,如盲目手术可造成手术失败,因为未将瘘管全部切开或遗留瘘管。

3. 未找到真正内口　肛瘘内口,是肛瘘发生的主要病灶。手术中应准确找到内口的数量、部位,要防止因探查造成假道或假内口而致手术失败。如果未找到可信的内口而盲目手术,虽然肛瘘切开暂时会愈合,但肛瘘感染没有去除,仍难免复发。正确判定内口的位置是手术成败的关键。因此,寻找内口首先应仔细探查瘘管走行,除触诊外,应循瘘管弯曲度轻柔地探查,勿用力过猛。探针需多次弯曲顺瘘管走行,探针能无阻力通过。肛指检查内口往往呈凹陷的硬结,这可能是内口部位,但探针往往需往上往前稍深入些,即从内口窝的顶上后端探出,勿在内口的中部或下部探出,以防遗留内口窝上部的无效腔隙而复发。术前用肛门镜检查内口,可发现、了解齿线附近肛窦及其邻近区组织有无充血、水肿、隆凸、起凹、陷窝、糜烂,以及溢脓的孔隙、配合肛瘘外口探针进入瘘管中,顺其弯度检查清楚。尤其是复杂肛瘘管道往往纵横交错,支管丛生,因此边探边切开前管壁,使探针顺肛瘘的后壁弯曲走行自然探查,较易找到真正内口。因此有时需用多根探针分别通过多个瘘管才能找到共同的内口。有的内口通向肛内，或为多发内口，或仅一个内口而为多发外口，因此探查弯曲瘘管须分别切开弯曲的肛瘘前管壁，才使探针顺利探行，不存留残余、盲端或腔隙。对敞开的肛瘘支管壁仍需用刮匙、小针刀搔刮，发现有发黑的坏死点均要用探针再次探查，以防遗留下层支瘘管。对通过顺利的内口，也要将内口周围或感染的肛隐窝、肛门腺剪开、敞开瘘管，充分扩创、搔刮。切开、清除炎性腐败组织，以防遗留无效腔。

4. 瘘管清除不彻底　肛瘘支瘘管或窦道清除不彻底，尤其是复杂肛瘘，管道多弯曲，且伴有支瘘或无效腔，一旦遗留必将会复发。因此术中用多个探针均需一一切开，搔刮，利于通畅引流。不宜过多切除管壁，损伤肛管，以防术后肛门溢液，延长愈合时间。

5. 肛瘘挂线位置不对　没有弄清内口位置与肛瘘走向的关系即挂线，使挂线不在内口的顶端或瘘管的上端，以至未真正勒割开内口及肛瘘，造成病灶清除不彻底，引流不充分。

6. 引流不畅　虽然诊断明确，手术操作严谨，内口寻找正确，但忽视术后创口处理，如上皮组织内翻、内陷，造成对边粘连假愈合，也可引起肛瘘复发。因肛门直肠周围肌肉纵横交错，解剖复杂，术后创面清洁不彻底，引流不通畅；肉芽组织只有平行生长才能被上皮覆盖，过低或过高，如没有处理，上皮组织不能顺利生长也影响愈合。因此，换药时要剪修过高的肉芽组织，或引流低凹的肉芽伤口，使肉芽组织从伤口最底部往上生长，当肉芽组织与两边的皮肤平行时，两边的上皮组织才会生长，覆盖其上而愈合。术中要仔细检查瘘管与肛门直肠环和括约肌的关系，决定一期或二期手术，或是否用挂线疗法。特别注意不能切断肛管直肠环或耻骨直肠肌，以免发生肛门失禁。术后保持伤口引流，中药换药处理。伤口每隔数日须做直肠指检，扩张肛管，避免形成瘢痕性狭窄。

7. 正确处理内口及原发病灶　肛腺感染是肛瘘形成的主要原因，因此，正确处理内口，彻底清除感染肛窦、肛门腺及其导管，是手术成败及防止复发的关键。借助钩针、小弯刀，必要时借助肛镜、指诊、染色和造影等，均可正确地寻找肛瘘内口。切开内口后，充分扩创、搔刮周围坏死组织，彻底清除感染的肛隐窝、肛门导管和肛门腺；彻底清除支管和无效腔窦道内的感染物质，保证创口引流通畅和清洁。术后创口和支瘘管内滞留粪便等感染物质，如引流不畅，可剪开创口、支瘘管愈合延迟。在支瘘管或窦腔内挂入橡皮筋，应使橡皮筋松弛，才可持续发挥引流作用，使支管及窦腔彻底引流。换药时牵拉转动橡皮筋，并用过氧化氢液冲洗，使创面及支管内清洁。主瘘管挂线须扎紧。伤口对拢粘连需全部剖开管道，应视病情而定。引流线不需要扎紧，拆除时间视病情而定，一般当主瘘管伤口闭合可予拆除支瘘管引流线。

【治疗】　综合上述 7 条，肛门直肠瘘术后复发虽然由多种因素引起，但只要术前正确诊断，术中按不同类型瘘管选择合适的手术，找到真正内口，敞开所有肛瘘管，注意术后换药，做到引流通畅，修整伤口，术后肛瘘复发是可以避免的。

九、术后肛缘水肿

【病因】

1. 混合痔只治疗内痔或外痔，不是内外痔及时综合治疗。

2. 内痔或直肠黏膜，结扎或套扎治疗后，因排粪、虚恭，被结扎的内痔或直肠黏膜组织外脱。

3. 嵌顿痔治疗后没再做肛缘减压术。

4. 肛门手术牵拉、钳夹可损伤肛门缘皮肤。

5. 其他

(1)单纯结扎外痔，肛缘血液循环障碍。

(2)内痔注射或套扎内痔接近齿线以下。

(3)肛门手术皮下止血不彻底，产生皮下血肿渗血。

(4)肛门病治疗后久蹲不起，排便用力过猛，使腹压、直肠腔内压升高，肛缘血流受阻。

【临床表现】 术后肛缘水肿，引起肛门疼痛、下坠、胀满感，排粪受阻。

【治疗】

1. 口服中药通便，如润肠汤。

2. 排粪后，中药祛毒汤坐浴。

3. 外敷中药外痔贴。

4. 肛缘血肿、水肿，应用钩状小针刀治疗。

第十节　肛肠疾病伤口的治疗

一、肛肠术后换药

1. *术后第1次换药*　患者排便与否均要进行伤口检查和换药，以了解、处理、治疗术后伤口。例如，创面敷料血染程度、肛门缘水肿病灶脱出与否、切口皮瓣长合情况、长效麻药注射后组织情况等。对排便困难者口服液状石蜡20～30ml，每晚饮用；排尿困难者可配合针灸治疗。伤口痛给予0.5%丁卡因喷洒伤口；伤口渗血、便后滴血者，可用痔瘘粉生皮膏纱布条用探针插进肛门内与肛外伤口。换药时纱布条要拉齐，理顺引出伤口外，勿扭曲或堵塞伤口，使中药纱布条起引流作用，发挥药效。肛门外水肿，包括脱出痔、脱出肛管，均可用中药熏洗后外敷中药外痔贴，肛门内一般挤入九华膏，可慢慢消肿。

2. 内痔注射后换药　了解有无发热,如有黄疸应排除门静脉炎。排便后有无出血并观察痔核坏死脱落情况。适当给予止血药,如维生素 K、酚磺乙胺(止血定)。如便后有血块给予痔瘘粉生皮膏纱布用探针插入到肛管内伤口处,可起到消炎、止血作用。

3. 肛周脓肿及肛瘘术后　观察伤口引流是否通畅,以及肉芽生长情况。防止伤口两边缘粘连。肉芽过高应剪平。内陷纱布条应置于伤口底部,超过上端伤口,往下引流超过下端伤口。生长肉芽可用中药生肌长皮膏纱布条平贴换药。肛周脓肿用消脓膏纱布引流换药,纱布条不可太紧、太严或过松,以平敞引流为适合。对挂线伤口,应于挂线的上前侧置 1 条纱布条,挂线伤口后下再置 1 条纱布条,将两条纱布条均引出、置平,并引出肛门外。

4. 结核性伤口换药　如伤口肉芽生长缓慢,引流物稀如米汤样,边缘高,中间凹陷,不规则,应考虑结核感染,可用抗结核药链霉素、异烟肼(雷米封)治疗和换药,中药消脓膏、外痔贴效果较佳。

5. 尖锐湿疣换药　应考虑抗感染、抗病毒,可用青霉素 80 万 U 肌内注射,口服吗啉胍。局部可用氟尿嘧啶浸纱布条外敷创面,不要用膏剂油剂,保持伤口清洁干燥。

6. 注意肛门外观　肛门变形,如肛门一侧移位,一侧凹陷,不规则,与手术不完善有关。如只注意治疗病灶,不重视肛门变形,可影响排便功能。因此,换药时应尽量矫正,如伤口一侧用粘膏布进行引拉性皮桥。但不要过早修剪,因为看似没生命的组织,可以起到一定的平衡和牵拉作用,可采取中药换药。可待恢复后,再进行处理。为防止肛门狭窄,在换药过程可扩肛,或配合小针刀治疗。

7. 内扎痔核外脱或肛门水肿外翻　不要立即送回,可用外痔贴中药外敷治疗。因外脱痔送回易过早松动,且排便时仍会外脱,换药即可消肿回位。伤口粘连应分开,防止假道、窦道形成。酌情应用过氧化氢,但只限肛外伤口,勿滴入肛内,以利分泌物清除。如合并感染的脓肿坏死组织出现窦道、凹陷,应用刮匙小针刀修整,以保证引流通畅。

8. 伤口感染　注意疾病和药剂对切口的影响。降低污染性手术切口与感染率的方法如下。

(1)术前酌情用抗生素。

(2)切口加垫,伤口平衡。

(3)橡皮条双片引流。

(4)细菌培养和药敏试验后应用抗生素。

(5)对污染性手术切口,应冲洗,以降低切口感染率。处理好切口感染的基本问题及术后感染因素,加速感染切口愈合。

(6)切口表浅感染的处理,如深及浅筋膜以外的皮肤感染或蜂窝织炎,应及早清创、搔刮。

(7)对深筋膜以下的严重切口感染,应及早扩创,如采用小针刀及时行切口引流减压,再用刮匙小针刀清除坏死组织,引流通畅,过氧化氢冲洗。

(8)对大而浅的创面,如汗腺炎切除术后,应严格无菌操作、器械消毒,防止铜绿假单胞菌感染,及时清除坏死组织。

(9)如有窦道形成,应用刮匙小针刀,切口引流,同时清除管壁腐肉或增生的肉芽组织。对少见的特异性感染切口可针对病因处理,扩创、清创要彻底,重视伤口的观察及处理。

由于致病细菌和感染情况不同,脓液性质也不同,一般根据脓液的颜色、气味和黏稠度,可以鉴别细菌的种类,以利对伤口的处理和治疗。也要配合中药熏洗,应用痔瘘粉、消脓膏、外痔贴等可防治感染,提高愈合效果。

二、肛肠术后伤口愈合延迟

【病因】

1. 伤口愈合分期

(1)凝血期:防止血液进一步流失,保证伤口处的机械强度。

(2)炎症反应期:使伤口与静脉回流分开,起到吞噬系统作用,消灭异物、细菌,控制感染。

(3)肉芽组织形成期:包括胶原纤维及细胞重新组合,提高机械强度。

以上任何一项受影响,均引起伤口愈合迟缓。

2. 全身因素

(1)年龄:伤口愈合延缓多发生于老年人。

(2)营养:蛋白质缺乏可引起纤维增生和胶原合成不足,血浆胶体渗透压改变则可加重组织水肿,氨基酸和糖分不足可以直接影响胶原和多糖合成,营养不良时对伤口愈合有多种作用的血浆纤维蛋白值下降。

(3)维生素C:对中性粒细胞产生过氧化物杀灭细菌,可促进胶原合成,影响巨噬细胞的游走和吞噬功能。

(4)维生素A:可促进胶原聚合上皮再生,使受皮质类固醇抑制的伤口恢复生长。

(5)维生素E:有抗氧化作用,可保护伤口,不被中性粒细胞释出的氧自由基破坏。

(6)维生素B_1:维持神经正常功能,促进糖类的代谢。

(7)微量元素:锌是多酶系统,包括DNA和RNA聚合酶的辅助因子,缺乏时可影响细胞增殖和蛋白的合成。

(8)温度:过热或过冷能明显延迟愈合,因两者都能引起组织损伤和血管栓塞。

(9)贫血：可伴发低血容量，出现组织缺氧，引起伤口愈合不良。

(10)糖尿病：高血糖可抑制中性粒细胞的功能，故减弱抗炎症作用。特别是对巨噬细胞的抑制，可影响成纤维细胞生长和胶原合成。糖尿病性动脉粥样硬化及小血管分布状态也可影响愈合。

(11)恶性肿瘤扩散和转移及蛋白质缺乏：可影响伤口愈合。

(12)尿毒症：伤口低血容量和供氧减少，营养不良，均影响肉芽肿组织形成，延长伤口愈合。

(13)黄疸：影响维生素 K 吸收，使凝血因子减少，增加伤口血肿的发生，肝功能失调，也妨碍蛋白代谢。

(14)药物：外源性皮质类固醇可影响炎症期伤口愈合，阿霉素对伤口愈合也有明显抑制作用。

3. 局部因素

(1)感染：伤口感染则影响愈合，尤其是妨碍血供，不利于细胞生长，出现组织广泛坏死，异物、无效腔、血管栓塞、低氧状态等均影响伤口愈合。

(2)缺血：伤口局部压迫及血管本身病变，特别是动脉粥样硬化的影响。

(3)血肿：伤口血肿形成，压力加大，阻碍皮肤血液循环，甚至出现坏死、血肿，还可为细菌感染提供条件。

(4)机械刺激：外科手术、换药、大便干燥等均影响伤口愈合；坏死组织清除不彻底、无效腔、结扎、线头、异物残留也影响伤口愈合；因肿瘤或伤口切除过多，组织缺损等也影响伤口愈合。

(5)其他：合并有溃疡结肠炎、克罗恩病、肠瘘、滴虫、湿疹均影响伤口愈合。

【治疗】

1. 全身治疗

(1)术前预防性应用抗生素。

(2)补充维生素。

(3)应用生物生长因子，促进伤口愈合。

(4)诱导单核细胞、吞噬细胞、上皮细胞合成纤维细胞的伤口运动，可促进吞噬系统清除细菌碎片净化伤口，促进细胞生长活性。

(5)中医治疗，口服益气活血药，增强机体免疫力。

(6)支持疗法，补液及注射丙种球蛋白、胎盘球蛋白。

2. 局部治疗

(1)生长因子应用于外源透明质点状植皮。

(2)激光照射。

(3)应用生物蛋白胶。

(4)刮匙小针刀去除腐败组织。

(5)斜面小针刀治疗,使伤口引流通畅。

(6)采用中药膏换药,去腐生肌长皮。

第十一节　肛肠病的预防

一、医源性肛肠病预防

1. 肛指检查　要综合考虑,尤其肛管与邻近组织器官的关系,以防误诊。如曾有直肠前壁肿,后来会诊是子宫后倾直肠综合征。

2. 肛镜造成肛管撕裂伤　肛镜插入肛管 2～3cm,即肛镜通过肛管直肠环,要拔出肛镜内栓,再见腔进镜。

3. 乙状结肠镜盲目插入造成肠穿孔　要见腔进镜,尤其是直肠与乙状结肠交界狭窄处。

(1)长期服用缓泻药:如引起结肠黑变病,直肠镜下见直肠黏膜黑色小斑点(蛇皮斑),可酌情用中药,口服润肠汤治疗。

(2)肠道菌群失调症:长期应用抗生素,应配合中药治疗。

(3)外用药:引起淤血、水疱,可改用外痔贴中药。

(4)普鲁卡因、丁哌卡因过敏:用药前做过敏试验,可选用利多卡因。

4. 肛管直肠溃疡　应用治疗机造成热灼伤,形成溃疡糜烂。应用中药消脓膏。

5. 污染肛门,尖锐湿疣　应用胸腺喷丁皮下浸润封闭注射。

6. 肛周注射引起感染脓肿　刮匙小针刀治疗,外敷消脓膏中药。

7. 前列腺出血、血尿　因直肠前壁注射药液过深引起。输注等渗利尿液。

8. 肛管直肠硬化症　注射用药量过大或刺入过深,引起肛管直肠硬化。口服中药治疗,刮匙小针刀治疗。

9. 人造假肛门瘘　探针误伤形成假道。应用探针小弯刀,检查、切开、挂线同步完成,可预防误伤。

10. 肛管直肠狭窄　内外痔手术切除过多,形成瘢痕狭窄。应用弯头负压吸力式套扎枪治疗和探针小弯刀配合斜面小针刀治疗。

11. 肛门失禁　手术伤及肛门直肠环。给予直肠环修补。可采用挂线疗法预防。

12. 直肠黏膜外脱　因肛门手术损伤致直肠黏膜外脱,可采用小针刀治疗皮条游离修补,也可用弯头负压套扎枪治疗直肠黏膜外脱。

13. 肛管术后大出血　给予安全套气囊压迫治疗。

二、肛肠病预防

早在 2000 年前《黄帝内经·四气调神大论》中就有："是故圣人不治已病治未病，不治已乱治未乱"的记载。从机体和外界环境统一的观点出发，预防疾病的原则应当是既重视整体，也注意局部；要承认外因，更要考虑到内因。《黄帝内经·上古天真论》就提出"虚邪贼风，避之有时"。即指预防外在致病因素的侵袭时，更强调人体的内在因素。又说"恬淡虚无，真气从之，精神内守，病安从来"。说明疾病的发生，固然与外界刺激有着密切的关系，而发病的关键是由机体内在情况决定。因此，在肛肠病预防上，不仅要注意和防御一切与发病有关的诱因，更重视如何保持精神愉快，通过锻炼保养正气，增强体质，提高抗病能力。只有内因与外因并防，整体与局部兼顾，使机体与变化着的环境经常处于平衡状态，才能达到有效地预防发病。主要预防措施如下。

1. 保持精神愉快　人的精神状态，与疾病的发生有密切关系。精神受到不良刺激，情绪发生波动，可影响正常生理活动，如刺激过大，或持续时间过久，就会引发疾病。《素问·阴阳应象大论》曾说："喜伤心，怒伤肝，忧伤肺，思伤脾，恐伤肾。"《素问·疏五过论》又说："暴乐暴苦，始乐后苦，皆伤精气，精气竭绝，形体毁沮。"都是中医学所说的七情内伤。如果有失节制，则可造成阴阳失调，气血虚损，引起疾病。因此应防止七情内伤，以增强防病能力。纵然有外邪侵袭，可不引起发病。说明避免情绪过度波动，保持心情舒畅，对预防疾病的重要性。

2. 经常锻炼身体　中医学很早就提倡锻炼身体，预防疾病。例如，早在公元 220 年以前，华佗创造了类似体操运动的"五禽戏"来锻炼身体，以调和内在平衡，促进气血循行通畅，达到预防疾病的目的。久坐久站容易妨碍肛门直肠静脉血回流，使肠管运动迟缓，有诱发痔瘘的可能。因此，经常锻炼身体，调和、促进血液循环，提高抗病能力，是非常必要的。坚持练太极拳和练习气功，除能治疗疾病外，对预防肛肠病也会发挥更积极的作用。

3. 注意节制饮食　中医学在《素问·上古天真论》中说："饮食有节，起居有常，不妄作劳。故能形与神俱，而尽终其天年，度百岁乃去"。说明生活、饮食节制对健康的重要作用。关于饮食不节与发病的关系，《疮疡经验全书》中更有具体的阐述："……脏腑所发，多由饮食不节，醉饱无时，恣食肥腻，胡椒辛辣，炙煿酽酒，禽兽异物，任情醉饱……遂致阴阳不和，关格壅塞，湿热下冲，乃生五痔。"

(1)每餐不要吃得过饱：否则除会引起胃肠功能紊乱(消化不良等)外，还可增加腹腔内压力，影响痔静脉血回流，为痔形成创造有利的条件。

(2)少吃或不吃刺激性食物：如饮酒，过多地吃胡椒、芥末、辣椒等，以免刺激引起盆腔内充血导致便秘。

(3)其他：如吞下鱼刺、碎骨片等异物，也可刺伤直肠，引起感染。

4. 保持排便正常　经常大便干结或泻痢既是肛肠病的结果，也可是肛肠病的重要诱因。要保持大便正常，除节制饮食外，更应养成定时排便的习惯，最好每天1次，排便时间以晨起或睡前为佳。这样可使胃肠蠕动正常，粪便水分不至于被过多吸收而干硬。假如应该晨起排便而推迟到晚上或第2天，粪便水分就被过多吸收引起粪便干硬。干硬的粪便定会压迫直肠、阻碍血液回流，容易诱痔。用力排便易损伤肛门，形成肛裂，或损伤肛窦，甚至引起脓肿。如排便运动长期被有意识地控制、延长，则养成不良排便习惯，出现习惯性便秘。因此，排便不正常时，必须及时调理，便干时可酌情服用缓泻药，如麻仁滋脾丸、槐角丸、脏连丸、液状石蜡等。或喝少许香油或蜂蜜，至排便恢复正常为止。患腹泻或痢疾时，应及时给予适当治疗。

5. 保持肛门周围清洁　肛门部不洁，可直接刺激局部引起发病，如妇女白带过多者常发生肛裂、感染或肛门直肠周围脓肿。因此，要经常保持肛门部清洁，尤其肛门或阴道分泌物较多者更应注意。如经常用温水洗肛门，不用不洁的便纸或土块、柴禾叶等擦拭肛门，还应经常换内裤。

6. 孕期注意促进静脉血回流　妊娠后，由于子宫逐渐膨大，压迫下腔静脉，使肛门直肠静脉的血液回流受到影响，尤其当胎位不正时，更容易造成明显压迫。因此，要及时矫正胎位，并应适当休息，更应注意避免便秘及久站久坐等。

总之，除前面所说外，习惯性便秘、腹泻、痢疾、蛲虫病、白带过多等均可诱发肛肠病。因此，应注意及早适当治疗这些诱发病。如已发生痔、瘘、肛裂、湿疹等，应该及时治疗，以免日久病情加重，给自己造成痛苦，增加治疗困难。

第十二节　肛肠科常用中药方剂

一、内服中药方剂

（一）痔瘘汤

【处方】　生地黄炭、赤芍、大黄、炒槐花、黄连、生槐角、防风各10g，当归、黄芩、地榆炭、红花、生栀子、升麻、金银花、枳壳、侧柏炭、荆芥穗、桃仁、麻仁、陈皮各9g，白芷、生阿胶各6g，乌梅5个，生白芍15g，甘草3g。

【功能】　清热，除湿，止血，润便，消肿。

【主治】　湿热型痔，肛瘘或肛门肿痛，大便出血，大便干燥。

【用法及用量】　水煎服，每天1剂。

（二）痔疮止血汤

【处方】　大蓟、小蓟、侧柏叶、荷叶、茅根、茜草根、栀子、棕榈皮、槐花、麻仁各10g，陈皮、黄连、地榆、黄芩、荆芥穗、桃仁、生地黄各9g，大黄、牡丹皮各6g，甘草 2g。

【制法】 将以上各药用 600ml 水煎至 200ml。

【功能】 止血，祛瘀，生新，润便，消肿。

【主治】 便血。适用于内痔出血或术后渗血。

【用法及用量】 口服，每天 1 剂。

(三)润肠汤

【处方】 生地黄、桃仁、火麻仁、郁李仁、杏仁、柏子仁、肉苁蓉(酒蒸)、广皮、熟大黄、当归、松子仁、枳实(麸炒)各 10g，生白芍 15g，厚朴(姜制)6g。

【功能】 滋润大肠，健胃通便。

【主治】 肠热燥结，大便不通，腹胀胸闷，产后及病后肠液不足的便秘。

【用法及用量】 水煎服，每天 1 剂，每晚服 1 次。

【禁忌】 孕妇忌服。

(四)通便粉(丸)

【处方】 芦荟面 15g，大黄面 20g，朱砂粉、芒硝粉各 5g。

【制法】 将以上四药研细和匀，以白酒泛为小丸，每袋 3g。

【功能】 润肠通便。

【主治】 习惯性便秘，大便燥结或数日大便不通而引起腹部胀痛、头晕胸闷。

【用法及用量】 每晚服 1 袋，米汤水送下。

【禁忌】 孕妇忌服。

(五)利湿止痒汤

【处方】 苍术、藁本、防风、黄柏、泽泻、紫花地丁、蒲公英各 9g，天花粉、羌活、牛蒡、独活、苦参、川黄连各 6g。

【制法】 将以上各药用 600ml 水煎至 200ml。

【功能】 利湿，止痒，解毒。

【主治】 肛门周围湿疹及肛门瘙痒症、阴囊瘙痒等症。

【用法及用量】 早、晚各服 100ml。

(六)汤剂组方

1. *清热解毒汤*　太子参 6g，连翘、蒲公英、白头翁、红藤各 30g，白术、茯苓、当归、陈皮各 15g，白芷、皂角刺各 10g，生甘草 3g，炒白芍 20g，金银花 60g，黄芪 5g，穿山甲(代)9g。

2. *升举汤*　白术、当归各 15g，柴胡、桔梗各 5g，陈皮、枳壳各 10g，延胡索 9g，甘草 3g，知母 9g，炙黄芪 50g，党参 25g，升麻 20g。

(1)气阴虚者加生地黄 30g，玄参 15g，山药 10g，扁豆、莲子肉各 6g，大枣 5 个，谷芽 9g。

(2)脾肾阳虚者加陈皮、吴茱萸各 9g，白芍 15g，防风、川芎、补骨脂各 6g。

3. 健脾清热汤　白头翁20g，黄连6g，秦皮、黄柏各10g，赤芍、金银花各15g，当归、枳壳、川芎、茯苓各9g。

4. 健脾疏肝汤　白术、陈皮各9g，白芍15g，防风、升麻、黄芪、川芎各6g，乌梅5枚，五倍子2g。

5. 健脾和胃汤　党参、茯苓、炒白术、山药、扁豆、莲子肉、黄芪、升麻各9g，太子参、谷芽各6g，炙甘草3g，大枣5枚，诃子肉、肉豆蔻各2g。

6. 健脾补肾汤　补骨脂、肉豆蔻各3g，陈皮、党参、白术、川芎各9g，五味子2g，吴茱萸6g，大枣5枚，生姜3片。

7. 健脾化瘀汤　当归、香附、枳壳、乌药、五灵脂、木香、桃仁、没药、牡丹皮、红花、川芎、甘草、延胡索各6g，茯苓9g。

8. 散结汤　木香、桃仁、红花、秦艽、秦皮、川楝子各9g，延胡索、防风、柴胡、炙大黄各6g，当归、夏枯草、乌药各10g，白芍15g。

9. 玉真汤　天南星、白附子、防风、白芷、羌活各9g，明天麻6g。

(1)病在半表半里者，在原方基础上加大黄、柴胡、细辛、僵蚕、蝉蜕、朱砂、钩藤、甘草等。

(2)病情重而入里者，在原方基础上加大黄、钩藤、僵蚕、全蝎、蝉蜕、蜈蚣、橘红、橘络、苏梗、生石膏、粉甘草、羚羊角粉(冲服)。

(3)病情急重危者，在病情重而入里之处方基础上去石膏、大黄、羚羊角粉，加川乌、草乌、雄黄、干姜。

(4)制法：用水600ml煎成300ml。

(5)服法：每日1剂，3次分服，患者清醒能吞咽者口服，不能口服者采用保留灌肠法。

10. 通便汤　火麻仁、柏子仁、肉苁蓉各20g，枳壳10g，大黄6～15g，玄参、煅牡蛎各9g，黄芪、白术各10g，甘草4g。方中火麻仁、柏子仁、肉苁蓉润肠通便；枳壳消积止痛；大黄软坚攻下，增强胃肠蠕动而促使排便；玄参、煅牡蛎滋阴生津，潜阳补阴，软坚散结，止血收口；黄芪、白术补中益气，健脾和胃；甘草调和诸药。全方组合，共奏润肠通便、行气活血、通络止血、健脾和胃、祛风散热之功效。

二、外敷中药制剂

(一)痔瘘粉

【处方】　冰片、狗胆、乳香、没药、血竭、儿茶、鹿茸各5g，驴皮、海巴、龙骨、猫骨、赤石脂各10g，炉甘石、石膏、海螵蛸、花蕊石各15g，珠子3g，三七7g。

【制法】　先将珠子、海巴、花蕊石、石膏、猫骨煅制，驴皮(炙)、乳香、没药去油，然后把上述各药共研细末，越细越好。本药敷在新鲜伤口处，因药内有腐蚀及杀菌药物，微有刺痛感，一般经过7～10min就可消失。如在此药内加10%的苯唑卡因或普鲁卡因，疼痛即可减轻或消失。

【功能】 止血，消炎，杀菌，去腐，生肌，收口。

【用法】 于肛瘘、肛裂、外痔等术后，敷于伤口。

(二)外痔贴

【处方】 珍珠、红粉各 3g，冰片、生乳香、海螵蛸(去壳)、官粉各 5g，生白石脂、煅海巴、煅龙骨、煅炉甘石各 30g，儿茶 4g，煅石膏 17g。

【制法】 将以上各药研成细粉，混合调匀即可。取散 30g，凡士林 70g，成 30％的外痔贴(冬天或较浓时，可加些液状石蜡或麻油)。

【功能】 消肿，止痛，生肌，收口。

【用法】 用于各型痔瘘感染发炎、肿胀、疼痛等，敷之有卓效，可立即止痛、消肿。

(三)消脓膏

【处方】 当归、白脂各 60g，甘草 30g，白芷、血竭各 5g，紫草 3g。

【制法】 将各药研成细粉，用麻油 30g 调成膏。

【用法】 用于一切感染之伤口。

(四)痔裂膏

【处方】 氧化锌 60g，凡士林 30g，硼酸、驴皮各 10g，冰片、银朱各 5g，乳香、没药各 9g。

【制法】 将各药研成细粉，用凡士林调匀成软膏，冬天可加些麻油。

【功能】 去腐，生肌，收口，止痛。

【用法】 用于初期单纯或复杂性肛裂，将此膏注入肛内可治愈；对肛门湿疹及瘙痒症涂敷此膏也很有效。

(五)生皮散

【处方】 熟石膏、炉甘石、赤石脂各 30g，驴皮(炙)5g。

【制法】 将以上各药研成细粉，混合调匀即可。

【功能】 生皮，收口，去湿。

【用法】 用于一切将愈合的伤口，敷之可促进上皮增长，提早愈合。

附：取生皮散 30g，凡士林 70g，混合调匀，即为 30％的生皮膏。敷用于一切将愈之伤口，其功能与生皮散相同。

(六)收湿散及收湿膏

【处方】 枯矾 30g，樟丹、炉甘石、白芷、冰片、驴皮、乳香、没药、儿茶各 2g。

【制法】 将以上各药研细，混合调匀即得收湿散。取收湿散 30g，凡士林 70g，混合调匀即得收湿膏。

【功能】 祛湿，止痒，消肿，生皮，杀菌。

【用法】 用于肛门周围湿疹、肛门瘙痒症及伤口分泌物过多等症，敷之颇佳。

三、熏洗中药

(一)祛毒汤

【处方】 瓦松、马齿苋、川文蛤、苍术、防风、枳壳、侧柏叶各15g,朴硝30g,甘草、川椒、葱白各5g。

【制法】 每剂可用水1000ml,煮沸后放于坐盆内即得。

【功能】 消肿,解毒,止痛。

【用法】 用于发炎感染之痔瘘,患者先坐于盆上,借热气熏之,待水温后再洗。用后将药放于阴凉处,可于次日加热再用,每剂可用1～2d。

(二)止痒汤

【处方】 皮胶120g,白矾(研末)、硫黄、蛤蟆草各30g。

【制法】 加水1000ml,煮沸后放入熏洗盆内。

【功能】 止痒,收敛,消毒,杀菌。

【用法】 用于肛门瘙痒症或肛门周围湿疹。先熏后洗,至凉时用净布蘸药汤擦洗,每日1～2次,每次20～30min。

(三)去肿汤

【处方】 川乌、草乌、马齿苋、蛤蟆草各15g,葱白2根。

【制法】 将以上各药放在砂锅内,加水1000ml(约5茶碗),煎半小时将汤滤出,放在洗盆内。

【功能】 消肿,止痒,止痛。

【用法】 用于一切感染发炎时期之内外痔及肛门瘘等;对肛门瘙痒症也有效。每日熏洗1～2次,每次30min。

参考文献

[1] 王伯祥.中医肝胆病学[M].北京:中国医药科技出版社,1993.

[2] 吴咸中.普通外科手册[M].北京:中医古籍出版社,2001.

[3] 秦国政,涂泽云.中医脾胃病学[M].北京:科学出版社,2017.

[4] 黄家驷.外科学[M].北京:人民卫生出版社,1964.

[5] 田淇第.肛肠病小针刀综合疗法[M].北京:人民军医出版社,2009.

[6] 田淇第.现代肛肠病小针刀综合疗法(汉英对照)[M].天津:天津科技出版社有限公司,2013.

[7] 田淇第.肛肠病小针刀综合疗法[M].2版.北京:人民军医出版社,2014.

[8] 杨甲三.针灸学[M].北京:人民卫生出版社,1988.

[9] 白人驹.医学影像诊断学[M].北京:人民卫生出版社,2010.

[10] 吴恩慧.医学影像诊断学[M].北京:人民卫生出版社,2001.

[11] 赵玉沛,吕毅.消化系统疾病[M].北京:人民卫生出版社,2016.

[12] 张敏鸣.格-艾放射诊断学[M].北京:人民军医出版社,2015.

[13] 金征宇.放射学高级教程[M].北京:中华医学电子音像出版社,2018.

[14] 张国福.腹部影像学[M].上海:上海科学技术出版社,2016.